急诊科
疑难病例精粹

主编／朱继红 黄文凤 主审／张国强

人民卫生出版社
·北 京·

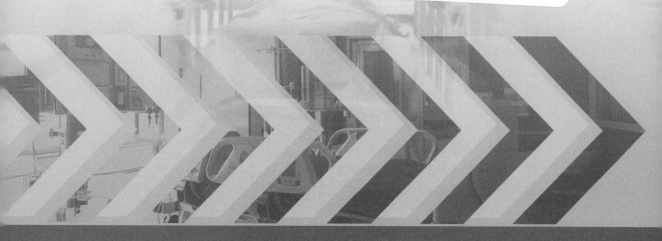

图书在版编目（CIP）数据

急诊科疑难病例精粹 /朱继红，黄文凤主编.

北京：人民卫生出版社，2024. 10. -- ISBN 978-7-117-36516-1

I. R459. 7

中国国家版本馆 CIP 数据核字第 20244RH603 号

| 人卫智网 | www.ipmph.com | 医学教育、学术、考试、健康，购书智慧智能综合服务平台 |
| 人卫官网 | www.pmph.com | 人卫官方资讯发布平台 |

急诊科疑难病例精粹

Jizhenke Yinan Bingli Jingcui

主　　编：朱继红　黄文凤
出版发行：人民卫生出版社（中继线 010-59780011）
地　　址：北京市朝阳区潘家园南里 19 号
邮　　编：100021
E - mail：pmph @ pmph.com
购书热线：010-59787592　010-59787584　010-65264830
印　　刷：河北宝昌佳彩印刷有限公司
经　　销：新华书店
开　　本：787×1092　1/16　　印张：21　　插页：4
字　　数：524 千字
版　　次：2024 年 10 月第 1 版
印　　次：2024 年 10 月第 1 次印刷
标准书号：ISBN 978-7-117-36516-1
定　　价：159.00 元

打击盗版举报电话：010-59787491　E-mail：WQ @ pmph.com
质量问题联系电话：010-59787234　E-mail：zhiliang @ pmph.com
数字融合服务电话：4001118166　E-mail：zengzhi @ pmph.com

点评专家（以姓氏汉语拼音为序）

曹素艳　北京医院

晁彦公　清华大学第一附属医院

陈旭岩　清华大学附属北京清华长庚医院

陈志海　首都医科大学附属北京地坛医院

付　研　首都医科大学附属北京同仁医院

郭　伟　首都医科大学附属北京天坛医院

郭　杨　北京大学人民医院

黎檀实　中国人民解放军总医院第一医学中心

李　毅　中国医学科学院北京协和医院

李春盛　首都医科大学附属北京友谊医院

马青变　北京大学第三医院

梅　雪　首都医科大学附属北京朝阳医院

米玉红　首都医科大学附属北京安贞医院

秦　俭　首都医科大学宣武医院

王　晶　首都医科大学宣武医院

夏　鹄　中国人民解放军战略支援部队特色医学中心

于东明　首都医科大学附属北京天坛医院

曾　红　首都医科大学附属北京朝阳医院

张国强　中日友好医院

张新超　北京医院

赵　斌　北京积水潭医院

赵　丽　首都医科大学附属复兴医院

赵晓东　中国人民解放军总医院第四医学中心

郑亚安　北京大学第三医院

朱海燕　中国人民解放军总医院第一医学中心

朱华栋　中国医学科学院北京协和医院

朱继红　北京大学人民医院

朱宇清　中日友好医院

祝振忠　北京大学首钢医院

编 者 （以姓氏汉语拼音为序）

才仔全　北京市昌平区中医医院
丛鲁红　中日友好医院
党　伟　中国人民解放军总医院第四医学中心
董桂英　北京大学人民医院
杜　昌　北京大学人民医院
段建钢　首都医科大学宣武医院
高雨松　北京大学第一医院
顾　伟　北京市垂杨柳医院
关　键　清华大学第一附属医院
郭　维　北京大学人民医院
郭丽平　北京大学人民医院
郭志中　北京博爱医院
何新华　首都医科大学附属北京朝阳医院
胡　振　北京医院
黄文凤　北京大学人民医院
李　佳　北京大学人民医院
李　京　首都医科大学附属复兴医院
李　彦　中日友好医院
李建国　首都医科大学附属北京天坛医院
练　睿　中日友好医院
梁　颖　首都医科大学附属北京安贞医院
刘　妍　北京大学国际医院
刘京铭　首都医科大学附属北京天坛医院
刘思齐　北京大学人民医院
刘雅芬　北京大学人民医院
刘易新　首都医科大学附属北京同仁医院
刘禹赓　首都医科大学附属北京朝阳医院
吕　苏　北京大学人民医院
马炳辰　首都医科大学附属北京同仁医院
马晓路　北京大学人民医院
马剡芳　首都医科大学附属北京地坛医院
裴源源　北京大学人民医院
乔　莉　中国人民解放军战略支援部队特色医学中心

乔文颖　首都医科大学附属北京朝阳医院

单　凯　首都医科大学附属北京天坛医院

申晓东　中国人民解放军总医院第一医学中心

沈林霞　北京大学第三医院

宿志宇　北京大学人民医院

王　孚　中国人民解放军总医院第一医学中心

王　卉　首都医科大学附属北京地坛医院

王　晶　首都医科大学宣武医院

王　娜　北京博爱医院

王武超　北京大学人民医院

王英婵　中国医学科学院北京协和医院

温　伟　北京医院

肖琦凡　中日友好医院

谢云燕　首都医科大学宣武医院

徐　玢　首都医科大学附属北京天坛医院

徐　钰　北京大学人民医院

徐胜勇　中国医学科学院北京协和医院

宣靖超　首都医科大学附属北京朝阳医院

闫圣涛　中日友好医院

杨　惊　中国医学科学院北京协和医院

杨　靓　北京大学人民医院

杨　军　首都医科大学附属北京朝阳医院

尹月秋　首都医科大学附属复兴医院

余剑波　北京大学人民医院

曾琴兵　清华大学附属第一医院

张　静　首都医科大学附属北京胸科医院

张　堃　北京医院

张　颖　首都医科大学附属复兴医院

张素巧　中日友好医院

张文涛　中国人民解放军总医院

张玉梅　北京大学第三医院

赵慧颖　北京大学人民医院

赵晓丽　北京大学首钢医院

郑　康　北京大学第三医院

周倩云　北京大学首钢医院

序

非常高兴看到《急诊科疑难病例精粹》一书与广大读者见面。这是从近些年来在兄弟医院急诊病例研讨会上分享的大量病例中精心挑选出的具有代表性的疑难、复杂、少见或罕见病例，进行总结、加工、整理而成的心血之作。

兄弟医院急诊病例研讨会，由北京大学人民医院急诊科主办。自 2011 年 11 月迄今，在各家医院精诚合作、众多志同道合专家的支持、百余家医院急诊同仁们的积极参与下，已坚持 10 年。其内容为真实鲜活的实践病例，形式为病例分享＋讨论、专家点评＋总结，力求达成共识并变为临床实践，达到"把别人的经验变成大家的经验，亦把一人的教训变成大家的经验"的目的。

我参加了多次现场会，切身感受到了现场的热烈气氛。以实际病例为载体的病例讨论还是非常受临床医生欢迎的。兄弟医院急诊病例研讨会的影响范围也越来越广，受到急诊科、全科医学和内科学各亚专业医生及医学生的广泛关注。而且会议还将继续本着"同心聚首，百家争鸣"的宗旨和"开放、自由、平等、分享"的理念持续举办下去。目前每期现场参会者 200～300 人，线上参会者可达数千人。只有分享，没有藩篱，这为急诊的一线医生提供了良好的学习机会。

由朱继红教授主编的《急诊科疑难病例分析》于 2011 年 11 月由人民卫生出版社出版，在同行中具有较好的口碑。本书实为《急诊科疑难病例分析》的续版，两本书的病例讨论形式相似，但本书病例来源更广，分析讨论思路更成熟。

本书纳入的 78 个病例，来自北京 22 家医院的急诊科，包括北京大学人民医院、北京大学第三医院、北京大学第一医院、中国医学科学院北京协和医院、中国人民解放军总医院第一医学中心、中日友好医院、北京医院、首都医科大学附属北京朝阳医院、首都医科大学附属北京天坛医院、首都医科大学附属北京安贞医院、首都医科大学宣武医院、首都医科大学附属北京同仁医院、首都医科大学附属北京地坛医院、首都医科大学附属北京胸科医院、北京积水潭医院、首都医科大学附属复兴医院、清华大学第一附属医院、中国人民解放军总医院第四医学中心、中国人民解放军战略支援部队特色医学中心、北京市昌平区中医医院、北京大学首钢医院、北京博爱医院。这些病例涉及多个系统，涉及疾病的各个方面，每个病例均有各自的可取之处。

本书中，每个病例包括病历摘要、分析、讨论和专家点评4个部分。本书对病例的分析采取逐层深入的方式，完全模拟实际临床工作，有很强的实践性，重点在于培养医生的临床思维，提高临床医生提出问题、解决问题的能力。讨论部分，则在介绍相关疾病知识背景的基础上，结合病案进行个体化讨论，有利于读者增加知识、更新进展、增长经验、开阔思路。专家点评，则提炼要点，精彩实用。这本《急诊科疑难病例精粹》的出版，可谓凝结着急诊人大量的心血、智慧和奉献。

本书面世后，有望成为广大急诊医师、全科医师以及大内科各亚专业医师的临床参考书，也有望为参加规范化培训的住院医师临床思维养成的重要参考书。

诚受主编朱继红主任之邀作序，诚惶诚恐。

李春盛

2024年8月

前　言

北京大学人民医院急诊科全科大查房制度建立于2001年,最初是想解决两个问题。其一,急诊医生不知道如何去看书,或者说不知道该看哪一本书,切合我国急诊医学发展的专业书籍缺失,而国外的专著又与我国的急诊模式相距甚远。其二,急诊人看的患者不少,但由于只负责病程中的一段而缺乏全面的了解,对自己诊疗措施是否得当缺少验证,只能形成一种诊疗"习惯"而不能成为自己的经验。随着全科大查房的开展,结合案例去看书,结合案例学指南,增强了同仁学习的动力,提升了常见疾病的诊疗水平,提高了对疑难杂症的认识水平,实现了查房的目的:把个人的成功转化为全科人的经验,把个人的教训变为全科人的经验。大家的心态也从一开始的不得不去做的"制度"转变为我必须去做的一种"文化",从牺牲了个人时间的"不甘"到一次不参加就觉得"空"了的感受。

经过十年的积累,2011年我们结集出版了《急诊科疑难病例分析》一书。此书问世之时,我们希望能将这一使我们受益良多的形式(全科大查房)在更大的范围得以推广。很让人感动与高兴的是得到了北京各大医院同道的热烈响应与无私支持,开始举办了每2个月一期的兄弟医院急诊病例研讨会。讲者精彩的病例呈现,急诊及兄弟专科专家的深邃见地吸引了更多同道的注意。专业视角的不同,观点的争锋,启迪着参会人思想的火花。又一个十年的沉淀,兄弟医院急诊病例研讨会已举办了六十期,已经成为业界品牌。

值此北京大学人民医院急诊大查房启动20余年、兄弟医院病例研讨会举办13周年之际,汇集22家医院同道心血的《急诊科疑难病例精粹》终于问世了。在此,我要感谢各兄弟医院急诊同道对研讨会的支持,对该书成稿、出版所做出的努力与付出。

由于我本人的能力有限,在选题点评上有失策及错误,请广大同道不吝赐教,以期再版时及时更正。

北京大学人民医院　朱继红

2024年8月

目　录

病例 1 高钾、低钠、低血压——查色善诊，望而知之 ················ 1

病例 2 发热、意识障碍伴抽搐——都是钓鱼惹的祸 ················ 4

病例 3 乏力、喘憋、意识障碍——突兀的肺性脑病 ················ 8

病例 4 活动后胸闷、气短——一叶障目，不见森林 ················ 11

病例 5 血小板减少、贫血、头痛——难以想到但致命的三联征 ················ 15

病例 6 呼吸困难伴心前区连续性杂音——百密一疏，终有一"漏" ················ 18

病例 7 急性昏迷、针尖样瞳孔、肺部满布湿啰音——没有气味的"有机磷" ················ 23

病例 8 发热、头痛伴右下肢肌肉酸痛——由简及繁，繁复至简 ················ 26

病例 9 老年患者的急性胸痛——还应警惕食管源性疾病 ················ 29

病例 10 胸痛伴发热——急性心肌梗死"后时代" ················ 32

病例 11 发热、意识障碍、横纹肌溶解——抗精神病药物的另一面 ················ 36

病例 12 腹泻、呕吐、腹痛——蚁穴可溃堤，坎坷治疗路 ················ 39

病例 13 术后突发少尿——临床思维"连连看" ················ 43

病例 14 发热、头痛、意识障碍——心死池塘草，声悲石径松 ················ 48

病例 15 喘憋伴四肢浮肿——急诊超声，护估危重症的利器 ················ 52

病例 16 吞咽困难、呕血伴黑便——从蛛丝马迹来，到因果利弊去 ················ 57

病例 17 年轻患者的消化道出血——不要忘了还有肿瘤可能 ················ 61

病例 18 糖尿病患者的急性高热——病灶在哪里？ ················ 65

病例 19 腹痛、乳糜血——你要想到什么？ ················ 70

病例 20 一块羊排引发的"血案"——急诊常见病，其实很凶险 ················ 73

病例 21 发热伴意识障碍——脑内藏玄机 ················ 78

病例 22 上腹痛、呕吐、休克——逐层深入，去伪存真 ················ 81

病例 23 大面积心肌梗死合并心肺功能衰竭——治疗时机的抉择 ················ 84

病例 24 腹痛、腹泻、呕吐——打破惯性思维，紧抓事实真相 ················ 87

病例 25 越来越重的意识障碍——都是脱水惹的祸 ················ 90

病例 26 发热、腹痛、喘憋——年轻患者的呼衰、心衰溯源 ················ 93

病例 27　发热、脾大伴白细胞减少——微观世界寻病因 ……………………………97

病例 28　奇怪的胸腔积液——事出反常必有因 ……………………………………101

病例 29　高热、抽搐、意识障碍、肺部感染——跳出惯性思维看发热 ……………105

病例 30　氨氯地平阿托伐他汀钙过量——罕见中毒，精心解救 …………………110

病例 31　饮酒后意识障碍——勇于质疑，穷追不舍 ………………………………114

病例 32　频发酒后上腹痛——雾里看花，真假难辨 ………………………………117

病例 33　花季少女的急性腹痛——"狼"人潜伏 …………………………………121

病例 34　急性胸痛伴 ST 段抬高——小心临床陷阱 ………………………………124

病例 35　心慌、气短伴腹胀——谁伤了"心肝"？ ………………………………128

病例 36　腹痛、咳嗽的蹊跷关系——如影随形 …………………………………131

病例 37　发热伴呼吸困难——不同寻常的肺炎 …………………………………135

病例 38　头痛、视物模糊、抽搐——"抽"到为止 ………………………………139

病例 39　咳嗽伴进行性呼吸困难——横看成岭侧成峰 …………………………144

病例 40　腹痛、喘憋——拨云见日终有时 ………………………………………148

病例 41　咯血、猝死——1 例年轻患者猝死的病因探讨 ………………………152

病例 42　胰腺炎 - 脑梗死 - 肺栓塞——这也可以是三部曲 ……………………156

病例 43　身形变矮、水肿、喘憋——千头万绪是多少 …………………………160

病例 44　发热伴肢体偏瘫——首先应想到的是什么？ …………………………165

病例 45　头晕、言语不利——急性脑梗死的意外结局 …………………………170

病例 46　发热、腹泻、呼吸困难——非典型中的典型 …………………………173

病例 47　发热、脾大、血小板减少——千淘万漉只为真 …………………………177

病例 48　腹泻、会阴疼痛、急性肾损伤——关键治疗在抗凝 …………………181

病例 49　腹痛伴上消化道出血——似是而非的出血 ……………………………184

病例 50　阴道出血后胸闷、晕厥——治疗不求最好，只求更好 ………………187

病例 51　胸痛伴呼吸困难、发热——柳暗花明又一村 …………………………191

病例 52　腹痛、便血——行到水穷处，坐看"紫癜"起 …………………………196

病例 53　发热伴血小板减少——实至"名"归 …………………………………199

病例 54　言语不清、肢体无力后胸闷、心悸——卒中患者的"伤心"事 ………202

病例 55　输液后腰背疼痛伴酱油色尿——欲要看究竟，处处细留心 …………206

病例 56　发热、喘憋——重症肺炎的治疗启迪 …………………………………209

病例 57　抽搐伴精神行为异常——一个简单或复杂的病例 ……………………213

病例 58　又见发热伴意识障碍——抽丝剥茧，寻踪觅源 ………………………216

病例 59 腹膜透析患者的意识障碍——不是美味都能吃 ……………………………221

病例 60 急性腹痛伴腹水 2 例——追根究底，逢水必穿 …………………………224

病例 61 意识不清、呕吐——令人"心动不已"的药物 ……………………………228

病例 62 皮疹、腹痛、发热——危险的痘痘 …………………………………………236

病例 63 重度贫血、顽固腹水——莫为乱花迷人眼，穿过层云现阳光 …………241

病例 64 腹泻、发热——"瘾君子"的胃肠炎 ………………………………………245

病例 65 胸痛、晕厥——ST 段抬高变奏曲 ……………………………………………248

病例 66 拔管后喘鸣——伤不起的气道 ………………………………………………257

病例 67 咳嗽、发热伴呼吸困难——"胰"波三折，余韵不绝 …………………261

病例 68 肢体不自主抖动、抽搐、皮疹——惴惴不知所起，却为"梅"花恼 ……265

病例 69 腹泻、意识障碍——探本溯源，常见病中的不寻常 …………………269

病例 70 发热只是简单的开始——别具只眼，见微知类 …………………………274

病例 71 戚戚暑中痉——横纹肌溶解背后的故事 ………………………………………279

病例 72 反复咯血伴长大的肺部阴影——慢慢诊治路，"妖孽"很勾魂 …………283

病例 73 发热伴巨脾——"和谐"二重奏 ………………………………………………291

病例 74 糖尿病酮症酸中毒伴多脏器脓肿——繁华落尽，如梦无痕 …………295

病例 75 突发胸、腹、背痛——偶遇"死神之征" ……………………………………299

病例 76 单侧眼球突出、发热伴精神异常——"霉"来眼去 …………………………304

病例 77 "健康"青年的反复肠梗阻——经多见广，温故知新 …………………309

病例 78 新冠疫情期间的发热、喘憋伴肺部阴影——情理之中，意料之外 …………312

附录 1 常用实验室检查指标中英文名称及参考值 …………………………………316

附录 2 常用缩略语表 …………………………………………………………………320

病例 1 高钾、低钠、低血压
——查色善诊，望而知之

【病历摘要】

患者，女性，46岁。主因"心悸3d"于2012年12月4日21：42入院。患者近3d出现心悸，伴胸闷、恶心、打嗝，自服稳心颗粒后无明显好转，外院查超声心动图，结果未归。来诊。

既往史：曾患"肝硬化"，后治愈。

入院查体：脉搏75次/min，血压85/55mmHg（1mmHg≈133.3Pa），神志清楚，精神弱，消瘦，口唇发绀，两肺呼吸音清，未闻及干湿啰音。心率75次/min，心律齐，无杂音。腹无压痛及反跳痛，墨菲征阴性，肝脾未触及，肠鸣音正常，4次/min，生理反射正常，肌张力正常，肌力Ⅴ级。病理反射未引出。

急诊给予补液、改善循环等支持治疗，化验血常规、急诊八项、心肌标志物，结果如下：

血常规：WBC 3.85×10⁹/L，NE% 50.6%，HGB 123g/L，PLT 215g10⁹/L。急诊八项：Na^+ 120.3mmol/L，Cl^- 89.8mmol/L，K^+ 6.77mmol/L，GLU 4.56mmol/L，Ca^{2+} 2.08mmol/L，CO_2 20.7mmol/L，BUN及CRE正常。心电图大致正常，心肌标志物阴性。

【分析】

患者为中年女性，以心悸、胸闷、恶心入院，实验室检查结果显示高钾，反思患者病史，似乎找不出其病因：①患者肾功能正常，既往亦无肾病病史；②患者无高血压病史，平时未服用保钾利尿剂；③患者近期未服用钾剂；④从病史及实验室检查结果来看，不存在严重酸中毒；⑤患者尿量亦正常。进一步分析病史：患者同时存在低钠，查体血压降低，口唇发绀。根据这些，我们能想到什么？

进一步追问病史，家属诉患者10余年前曾有腹水，当地医院诊断肝病，后治愈，但之后停经。否认生产时大出血病史。近1年出现恶心、呕吐，4个月前在当地医院检查腹部超声、转氨酶、胆红素等均未见异常。1月前因"头晕、气短、心悸2d"在当地医院就诊，测血压60/35mmHg，心率106次/min，心电图提示"ST段轻度压低伴T波低平"，以"休克原因待查"收住院。住院期间化验Na^+ 130.4mmol/L，K^+ 4.45mmol/L；垂体磁共振成像（magnetic resonance imaging，MRI）正常。于11月7日自行出院。3d前在中国中医科学院广安门医院查超声心动图，结果未归。

实验室检查结果回报后，急诊给予降钾、补钠治疗。进一步查血气分析示氧分压正常，尿常规未见异常，复查生化提示GLU 2.67mmol/L。

进一步总结病例特点：患者为中年女性，30多岁停经，临床表现包括头晕、心悸、胸闷、恶心、低血压，实验室检查结果提示高钾、低钠、低血糖。入院查体曾提示患者口唇发绀，但患者氧分压正常，进一步查体发现患者面色较黑，手背部皮肤粗糙，有色素沉着（图1-1，彩图见文末彩插）。综合以上特点，考虑患者慢性肾上腺皮质功能减退、肾上腺危象可能

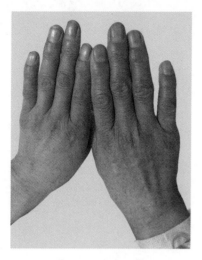

图 1-1　患者手背

手背皮肤粗糙,色素沉着,以关节处尤为明显。

性大。患者皮肤色素沉着,且无产后大出血病史,垂体 MRI 正常,考虑原发性慢性肾上腺皮质功能减退症,即 Addison 病可能。

慢性肾上腺皮质功能减退症分为原发性和继发性两种,原发性者又称 Addison 病,是指肾上腺皮质本身病变引起的糖皮质激素分泌不足;继发性者是由下丘脑 - 垂体病变引起,其中产后大出血导致的垂体缺血性坏死,临床上称为 Sheehan 综合征,是女性腺垂体功能减退症的常见类型。

慢性肾上腺皮质功能减退症的临床表现包括:①神经、精神系统:乏力、淡漠,重者可嗜睡、意识模糊。②胃肠道:食欲减退,嗜咸食,胃酸过少,消化不良;有恶心、呕吐、腹泻者,提示病情加重。③心血管系统:血压降低,心脏缩小,心音低钝,可有头晕、眼花、直立性低血压。④代谢障碍:糖异生作用减弱,肝糖原耗损,可发生低血糖。⑤肾:排泄水负荷的能力减弱,在大量饮水后可出现稀释性低钠血症;糖皮质激素缺乏及血容量不足时,抗利尿激素(antidiuretic hormone,ADH)的释放增多,也是造成低血钠的原因。⑥生殖系统:女性阴毛、腋毛减少或脱落、稀疏,月经失调或闭经。⑦对感染、外伤等各种应激的抵抗力减弱,在发生这些情况时,可出现肾上腺危象。

确诊慢性肾上腺皮质功能减退症,主要依赖血皮质醇、促肾上腺皮质激素(adrenocorticotropic hormone,ACTH)等激素水平的测定,以及肾上腺计算机断层扫描(computed tomography,CT)、垂体 MRI 等影像学检查。而鉴别原发性和继发性,皮肤改变最具特征性:原发性者因垂体促肾上腺皮质激素、黑素细胞刺激素分泌增多,全身皮肤色素加深;而继发性者由于黑素细胞刺激素缺乏,皮肤色素减退,面色苍白。

此患者上述临床表现几乎全部符合,且皮肤颜色加深,垂体 MRI 正常,故原发性慢性肾上腺皮质功能减退症可以临床诊断。因患者为夜间就诊,激素化验等待时间较长,而患者一般情况较差,因此,在临床诊断后即刻给予患者氢化可的松 200mg 静脉滴注。

进一步检查结果:12 月 6 日上午 8:00 皮质醇为 7.05μg/dL(参考范围 8.7～24μg/dL),肾上腺 CT 提示双侧肾上腺病变,考虑肾上腺结核可能性大(图 1-2)。

转归:应用糖皮质激素替代治疗后,患者一般情况迅速改善,后收入内分泌科住院,查胸部 CT 提示活动性肺结核,给予口服氢化可的松 50mg 联合四联抗结核疗法治疗结核。

【讨论】

慢性肾上腺皮质功能减退症发病隐匿,症状多样且多为非特异性,导致这类患者误诊、漏诊率极高,多数患者病程长达数十年,确诊之路非常曲折。在原发性慢性肾上腺皮质功能减退症的病因中,以肾上腺结核最为常见,而患者多分布于农村或贫困地区,这些人群就诊意识差,也是导致其长期得不到确诊的重要原因。通过本病例,我们来探讨一下该病的诊治思路。

(1)应重视低钠在该病诊断中的价值:在慢性肾上腺皮质功能减退症的诊断过程中,想到该病至关重要。自 2009 年 2 月以来,我们共诊治了 7 例慢性肾上腺皮质功能减退症患者,其中原发性 3 例,继发性 4 例。这 7 例患者临床上多表现为头晕、恶心、呕吐、腹泻及心悸、胸闷等,但在诊断过程中均出现首诊误判。头晕、呕吐者易被误判为颈椎病,呕吐、腹泻

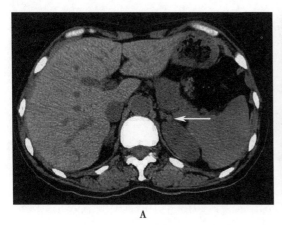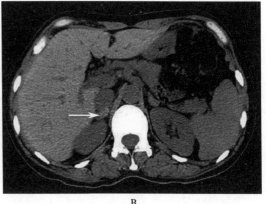

图 1-2　肾上腺 CT

A. 左侧肾上腺（箭头所示）；B. 右侧肾上腺（箭头所示）。CT 提示双侧肾上腺形态异常，弥漫增厚，部分呈结节状增厚，且结节密度较高，伴点状钙化。

者易被误判为慢性胃肠炎，心悸、胸闷者易被误判为冠心病。但这 7 例患者有一个共同点，即血钠均出现降低，120mmol/L 以下占 6 例。因此，我们提出一种思路，即低钠合并消化系统症状时，要想到肾上腺皮质功能减退的可能。而对于已确诊甲状腺功能减退者，要注意其血钠水平，血钠降低则要高度怀疑垂体或下丘脑导致的继发性靶腺功能减退。

（2）如何鉴别原发性和继发性：对于慢性肾上腺皮质功能减退症，鉴别原发性和继发性最具特征性的是皮肤改变。另外，病史至关重要，既往有产后大出血提示腺垂体功能减退。

（3）关于血钾：该病可有高血钾，但一般不重，如血钾明显升高，需考虑合并肾功能不全或其他原因导致的血钾升高。在我们诊治的 7 例患者中，仅文中该例患者出现高钾。

（4）激素治疗与结核是否矛盾：《内科学》及《实用内科学》中均指出，对有活动性结核者，应进行积极抗结核治疗；而补充替代剂量的肾上腺皮质激素并不影响对结核病的控制，并非禁忌。

（5）对于提前给予糖皮质激素治疗的看法：一旦想到该病，临床诊断并不困难。而另一方面，在临床上，有时会因为某些条件限制，不能立即进行激素或影像学检查来确诊，而患者的临床症状往往较重。在这种情况下，我们的体会是：一旦临床诊断成立，可以先给予糖皮质激素治疗，患者往往在应用糖皮质激素后，临床症状迅速得到改善，而治疗有效亦可以支持该诊断。

（6）继发性者先补充甲状腺激素的危害：腺垂体功能减退症激素替代治疗顺序应是先补充糖皮质激素，再补充甲状腺激素，否则可能诱发肾上腺危象。而在临床上，甲状腺功能减退的诊断率远远高于肾上腺皮质功能减退，因此，患者往往先补充了甲状腺激素，从而导致治疗后病情加重。因此，在诊断甲状腺功能减退时，亦要区分原发性或继发性。

【专家点评】

慢性肾上腺皮质功能减退症诊断不难，难的是想到本病。头晕、恶心、呕吐、心悸、胸闷等主诉，在急诊科非常常见，但也特别容易让人忽视，容易误诊为颈椎病、胃肠炎、冠心病等常见疾病。误诊带来的直接后果便是患者临床症状得不到根治，类似症状反复出现。我们在临床工作中，应对患者的临床表现进行仔细分析总结，尤其对于反复发病者，要详细询问病史，做到不先入为主。

（编者：周倩云　点评专家：朱继红）

病例2 发热、意识障碍伴抽搐
——都是钓鱼惹的祸

【病历摘要】

患者,男性,56岁。主因"发热1周,意识不清5d"于2013年10月10日收入北京大学人民医院急诊重症监护病房(emergency intensive care unit, EICU)。

患者1周来无明显诱因出现发热,最高体温39℃,伴咳嗽、咳痰、头痛,自服"酚麻美敏、百服宁"及头孢类抗生素,未见明显效果。5d前出现对答不切题并逐渐出现意识不清,伴有腹胀、腹泻。就诊于北京大学人民医院急诊科,查血压144/77mmHg,心率93次/min,神志欠佳,不能正确回答问题,伴有躁动,颈抵抗可疑阳性,两肺未及明显干湿啰音,查头颅CT未见明显异常,血常规示WBC $8.32×10^9$/L、NE% 81.6%,CRP 5mg/L,PCT 0.42ng/mL。急诊考虑不除外中枢神经系统感染,予以抗感染、抗病毒、退热及镇静等治疗。2d前出现上肢抽搐,行腰椎穿刺,为清亮脑脊液,压力180mmH$_2$O(1mmH$_2$O≈9.81Pa)(未应用甘露醇),脑脊液常规示蛋白定性试验阴性,总细胞$50×10^6$/L,白细胞0,脑脊液生化示蛋白0.76g/L,葡萄糖3.22mmol/L,氯化物125.3mmol/L,墨汁染色(-),为进一步治疗转入EICU,患者随即出现血氧饱和度下降,意识丧失,即刻给予胸外按压、气管插管接呼吸机辅助通气。

既往史:高血压病1年余,血压最高150/100mmHg,未行药物治疗,否认药物及食物过敏史。吸烟40余年,40支/d,未戒烟。饮酒20余年,折合酒精80g/d。

入院后查体:血压122/91mmHg,心率109次/min,SpO$_2$ 99%,气管插管接呼吸机辅助通气,神志不清,双侧瞳孔等大等圆,对光反射存在,两肺呼吸音粗,未闻及明显干湿音,心律齐,未闻及病理性杂音及异常心音,腹软,四肢肌张力增高,颈抵抗阴性,病理反射阴性。

入院后初步检查结果回报:血常规,WBC $10.42×10^9$/L,NE% 90.9%。生化,BUN 21.22mmol/L,CRE 138μmol/L。凝血分析:INR 1.51,FDP 6.1μg/mL,D-二聚体388ng/mL。床旁胸部X线检查:右下肺片状渗出影,左肺渗出性病变不除外,心影增大可能。人类细小病毒B19 IgM/IgG阴性,巨细胞病毒IgM(-),巨细胞病毒IgG抗体9.0IU/mL。头颅MRI示双侧丘脑、海马及右侧大脑脚见片状长T$_1$长T$_2$信号,在液体抑制反转恢复(fluid attenuated inversion recovery, FLAIR)序列上呈高信号,弥散加权成像(diffusion-weighted imaging, DWI)上呈等或稍低信号;T$_2$加权像示双侧大脑大静脉信号呈明显低信号;考虑双侧丘脑、海马及右侧大脑脚异常信号(图2-1),静脉性缺血/梗死可能性大,大脑大静脉栓塞不除外,必要时进一步数字减影血管造影(digital subtraction angiography, DSA)检查。

【分析】

患者为中年男性,急性起病,发热、意识障碍进行性加重,5d达高峰,出现昏迷伴抽搐,

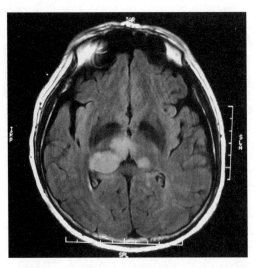

图 2-1　头颅 MRI

头颅 MRI 示双侧丘脑异常信号。

查体可见颈抵抗可疑阳性，头颅 CT 未见异常，头颅 MRI 示双侧丘脑、海马及右侧大脑脚异常信号，脑脊液生化提示蛋白升高。根据患者病史、症状、体征可考虑以下疾病。

（1）缺血性脑血管病：患者常表现为肢体活动障碍和言语不利，大面积脑梗死患者可出现意识障碍，但在发病早期，未影响体温调节中枢时，体温多正常，而该患者首先表现为发热，后逐渐出现意识障碍，考虑缺血性脑血管病可能性很小。

（2）大脑大静脉栓塞：多因静脉窦血栓形成的扩延所致。患者无明显高颅压表现，磁共振检查示上矢状窦正常，大脑深静脉未见异常，暂不考虑该疾病。

（3）Wernicke 脑病：患者有长期饮酒史，需警惕该病，但是该病主要表现为精神症状、眼肌麻痹和共济失调，补充维生素 B_1 后症状可很快缓解，与该患者不符。

（4）神经免疫性疾病：包括急性播散性脑脊髓炎、多发性硬化及视神经脊髓炎，需行脑脊液寡克隆区带检测予以鉴别。

（5）中枢神经系统感染：患者病程中首先出现发热，再出现意识障碍抽搐，需考虑到中枢神经系统感染性疾病。患者无明显脑膜刺激征，病变累及脑实质，考虑脑炎。其可能的病原为：病毒，细菌，真菌，结核或其他。患者脑脊液常规和生化中仅蛋白轻度升高，葡萄糖不低，氯不低，未见白细胞，基本可除外细菌、真菌、结核分枝杆菌等的感染，考虑病毒的可能性大，外周血 CRP 和 PCT 不高亦支持病毒感染。那究竟是哪种病毒呢？又与患者头颅 MRI 所见的双侧丘脑的病变有什么关系呢？

能引起神经系统感染的病毒很多，具有代表性的有：DNA 病毒中的单纯疱疹病毒、水痘 - 带状疱疹病毒、巨细胞病毒等；RNA 病毒中的脊髓灰质炎病毒、柯萨奇病毒等。其中，单纯疱疹病毒性脑炎是散发性病毒性脑炎中最常见且预后最差的，但单纯疱疹病毒最常侵犯额、颞叶及边缘系统，引起脑组织出血性坏死，而该患者是双侧丘脑受累，与该患者不符。此外，该患者于 10 月初发病，而夏秋季正是流行性乙型脑炎（简称乙脑）的高发季节，结合患者头颅 MRI 提示双侧丘脑等脑实质受累，需除外传染性疾病乙脑的可能。进一步追问病史，发现患者于发病前 1 周曾至北京郊区的野外钓鱼。

于是，在 10 月 12 日再次行腰椎穿刺并完善相关实验室检查，脑脊液压力 75mmH₂O，生化示蛋白 1.62g/L、葡萄糖 10.67mmol/L、氯化物 134.2mmol/L，常规示外观混浊，蛋白定性试验阴性，总细胞 5 240×10⁶/L，白细胞 42×10⁶/L，单个核细胞 40%，多个核细胞 60%。北京市疾病预防控制中心查血乙脑抗体及脑脊液查乙脑 RNA 均为阳性。故流行性乙型脑炎诊断明确。在治疗上，给予甲泼尼龙及丙种球蛋白抗炎，阿昔洛韦抗病毒，甘油果糖降颅压，维生素 B_1 和 B_{12} 营养神经，美罗培南防治细菌感染及营养支持等治疗。于 10 月 13 日转入首都医科大学附属北京地坛医院重症监护病房（intensive care unit, ICU）进一步治疗。于 11 月 3 日脱机拔管成功，11 月 8 日神志好转，能简单应答。

【讨论】

流行性乙型脑炎是由乙型脑炎病毒引起、由蚊虫传播的一种急性传染病。夏秋季为发病高峰季节,流行地区分布与媒介蚊虫分布密切相关。20 年前本病肆虐,每年重症达数十或上百人,随着近年爱国卫生运动的普及,人民生活水平提高,发病明显减少,特别近 10 年每年仅有散发。但 2013 年发病较前增多,且河北某地有群发现象,应予以重视。该患者于 10 月初发病,且有明确的郊外钓鱼史,使其可能接触到带毒蚊虫而致病。患者症状虽重,但呼吸支持及时,无过多并发症,可能留有一定的后遗症。

乙型脑炎病毒为单链 RNA 病毒,对温度、乙醚、酸等都很敏感。乙脑是人畜共患的自然疫源性疾病,人与许多动物都可以成为本病的传染源,猪是本病的主要传染源。主要通过蚊虫叮咬传播,其中三带喙库蚊是主要传播媒介,其常存在于污秽的水源环境中。人群对乙脑病毒普遍易感,多数呈隐性感染,感染后可获得持久免疫力。

感染乙脑病毒的蚊虫叮咬人体后,病毒先在局部组织细胞、淋巴结及血管内皮细胞内增殖,不断侵入血流,形成病毒血症。由于病毒有嗜神经性,故能突破血脑屏障侵入中枢神经系统,可引起脑实质广泛病变,以大脑皮质、脑干及基底核的病变最为明显;脑桥、小脑和延髓次之,脊髓病变最轻。其基本病变为:①血管内皮细胞损害,可见脑膜与脑实质小血管扩张、充血、出血及血栓形成,血管周围套式细胞浸润;②神经细胞变性坏死,液化溶解后形成大小不等的筛状软化灶;③局部胶质细胞增生,形成胶质小结。部分患者脑水肿严重,颅内压升高或进一步导致脑疝。

本病早期有高热、全身不适等症状,系由病毒血症所致。由于脑实质炎性损害和神经细胞广泛变性、坏死,患者出现嗜睡、昏迷。当脑内运动神经细胞受损严重时,可出现肌张力增强,腱反射亢进,抽搐、痉挛等上运动神经元损害的表现。脑桥和延髓的运动神经细胞受损严重时,出现延髓性麻痹,患者吞咽困难,甚至发生呼吸、循环衰竭。由于脑实质血管高度扩张充血,血管壁通透性增加,而发生脑水肿,颅内压升高,出现头痛、呕吐。严重的颅内压增高可引起脑疝。小脑扁桃体疝时,由于延髓的呼吸和心血管中枢受挤压,可引起呼吸循环衰竭,甚至死亡。由于脑膜有轻度的炎症反应,临床上也可出现脑膜刺激征。

潜伏期一般 5～15d。大多数患者症状较轻或呈无症状的隐性感染,仅少数出现中枢神经系统症状,表现为高热、头痛、意识障碍、抽搐等。根据临床表现分为 4 型,包括轻型、普通型、重型和暴发型。

病原学及血清学检测结果符合下述任一项的病例即可诊断:①1 个月内未接种过乙脑疫苗者,血或脑脊液中抗乙脑病毒 IgM 抗体阳性。②恢复期血清中抗乙脑病毒 IgG 抗体或乙脑病毒中和抗体滴度比急性期有 ≥4 倍升高者,或急性期抗乙脑病毒 IgM/IgG 抗体阴性,恢复期阳性者。③在组织、血液或其他体液中通过直接免疫荧光或聚合酶链反应(polymerase chain reaction, PCR)检测到乙脑病毒抗原或特异性核酸。④脑脊液、脑组织及血清中分离出乙脑病毒。

据报道,乙脑患者 CT 检查异常发生率占 56%,呈现丘脑及基底神经节低密度影。基底神经节有时也可见出血。而 MRI 较 CT 更为敏感,几乎所有病例均有异常发现。病变部位(按发生频度顺序)包括丘脑、基底神经节、黑质、小脑、脑桥、大脑皮质及脊髓。在乙脑流行区域和季节,临床符合脑炎诊断病例者,如 MRI 检查呈现双侧丘脑异常改变(通常 T_1 加权低信号,T_2 加权及 FLAIR 高信号),高度提示乙脑。

乙脑治疗主要以抗病毒、肾上腺皮质激素抗炎、对症支持及后遗症和康复治疗为主。乙脑的预防主要以灭蚊防蚊和预防接种为主。

【专家点评】

在急诊高热、昏迷、抽搐的鉴别诊断中如能考虑到本病,则不难诊断。此外,影像学改变可给予重要的诊断提示,在流行季节双侧丘脑对称性受累的病毒性脑炎应首先考虑到乙型脑炎。

（编者：马剡芳　黄文凤　点评专家：朱继红）

病例 3 乏力、喘憋、意识障碍
——突兀的肺性脑病

【病历摘要】

患者,女性,49岁。主因"乏力伴喘憋 7d,意识不清 4h"于 2012 年 1 月 30 日来诊。患者 7d 前突发喘憋,伴恶心呕吐,呕吐胃内容物,伴乏力,抬头困难,5d 前出现大腿内侧水疱,4h 前家属发现患者喘憋加重伴意识不清,送至我院。

既往史:消化性溃疡,肾囊肿。

入院查体:脉搏 119 次/min,血压 146/82mmHg,呼吸 21 次/min,体温 36.7℃。昏迷,下颌式呼吸,双侧瞳孔等大等圆,直径 2mm,对光反射存在,两肺呼吸音粗,未闻及干湿啰音,心律齐,未闻及杂音,腹软,双下肢不肿,双侧巴宾斯基征阴性,大腿内侧皮肤破溃,面积 8cm×16cm(图 3-1,彩图见文末彩插)。

相关辅助检查结果为:血常规示,WBC $13.34×10^9$/L,NE% 92.2%,LY% 3.8%,HGB 99g/L,PLT $273×10^9$/L。尿常规:酮体 1.5mmol/L,红细胞 5/μL。CRP<1mg/L,血

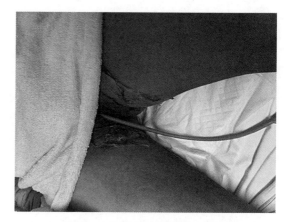

图 3-1 患者大腿内侧皮肤破溃

氨 78μmol/L。血气分析(鼻导管吸氧):PO_2 283mmHg,PCO_2 90mmHg,LAC 0.3mmol/L,BE 7.9mmol/L。生化全项、电解质、凝血分析、心肌标志物大致正常。心电图为窦性心动过速。胸部 X 线检查未见活动性病变。

【分析】

患者中年女性,乏力伴喘憋 7d、意识不清 4h 入院。入院后相关检查提示白细胞水平升高,尿酮体阳性,二氧化碳分压升高,心电图提示窦性心动过速。患者肺性脑病首先考虑为阻塞性呼吸困难所致,但是患者为中年女性,肺部感染症状、体征均不明确,既往无慢性肺部疾病,胸部 X 线检查大致正常,那么是什么原因导致Ⅱ型呼吸衰竭、肺性脑病?该如何处理呢?

首先,急诊医生应该以稳定生命指标为第一治疗目标。来诊后即刻给予患者气管插管、呼吸机辅助通气,且从气管插管内吸出大量痰液,当呼吸机辅助通气 2h 后,患者意识恢复,血气分析(FiO_2 60%):pH 7.50,PO_2 196mmHg,PCO_2 41mmHg,LAC 1.5mmol/L。患者意识恢复,二氧化碳分压正常,提示肺性脑病的可能性大,但是导致呼吸衰竭、肺性脑病的病因是什么呢?

患者生命体征稳定,意识清楚,胸部 X 线检查未见明显异常,因此进一步完善头颅 CT

检查以除外严重神经系统病变导致呼吸肌无力、呼吸衰竭。但是头颅CT亦未见异常。

患者在停用呼吸机辅助通气4h后，再次出现呼吸困难，四肢肌力、肌张力正常，血气分析显示PCO_2 81mmHg。结合患者临床表现和治疗过程中病情变化，考虑患者存在呼吸肌无力导致呼吸衰竭、肺性脑病，其呼吸肌无力可能的原因如下：

（1）Guillain-Barre综合征：其以神经根、外周神经损伤为主，常有感染病史，先双下肢无力，继而瘫痪逐步上升加重，可出现呼吸肌麻痹。

（2）重症肌无力：因乙酰胆碱受体减少出现肌无力，表现为受累横纹肌疲乏无力，晨轻暮重，分眼肌型、延髓型及全身型，可累及呼吸肌，新斯的明试验有助于诊断。

（3）周期性瘫痪：以反复发作的肌力减退为特点，双侧瘫痪对称，下肢重于上肢，近端重于远端，累及呼吸肌少见，累及心脏可出现高血压、心动过缓、室性期前收缩，多数呈现低血钾表现。

（4）其他疾病导致低钾血症。①甲状腺功能亢进，高肾上腺素能状态可促进钾水平下降而发生甲亢性周期性瘫痪。②醛固酮增多症，肾远曲小管和集合管Na^+-K^+交换增加，致排钾保钠。③肾小管酸中毒，Ⅰ型（泌氢能力下降）和Ⅱ型（回吸收碳酸盐能力明显减退），都伴有慢性代谢性酸中毒和低钾血症。

（5）中毒：影响呼吸的药物中毒主要包括，①有机磷中毒，影响呼吸中枢的M受体导致中枢性呼吸衰竭，或者乙酰胆碱大量积聚，突触后膜N_2受体由兴奋转为抑制，导致呼吸衰竭；②肉毒中毒，最强的神经毒素，最小致死量为0.01mg，影响胆碱能神经突触，导致肌肉麻痹；③三环类抗抑郁药（tricyclic antidepressant，TCA），影响呼吸肌运动神经；④阿维菌素中毒，抑制神经中枢；⑤海洛因中毒，呼吸频率降低，呼吸节律变化；⑥苯二氮䓬类药物中毒，作用于边缘系统，抑制呼吸中枢；⑦钩吻中毒，钩吻碱具有强烈的神经毒作用；⑧百草枯中毒，大量氧自由基，导致组织器官脱脂质氧化，导致急性呼吸窘迫综合征（acute respiratory distress syndrom，ARDS）。

追问病史，发现患者真的可能中毒了！患者家属提供：8d前，有接触敌敌畏史，不慎摔碎敌敌畏瓶，后未洗澡、换衣。外院送检查胆碱酯酶活性降低，但是毒物检测阴性。

进一步总结病例特点：中年女性，8d前曾皮肤接触有机磷农药，出现乏力、喘憋、意识不清、Ⅱ型呼吸衰竭，经呼吸机辅助通气治疗后患者意识恢复，但是停用呼吸机支持治疗后患者再次出现二氧化碳分压水平明显升高。结合患者病史、发病过程、治疗过程中病情变化及相关检查结果，考虑患者有机磷中毒中间综合征诊断明确。

患者应用呼吸机辅助通气治疗6d，自主呼吸恢复，出院回家。

【讨论】

有机磷中毒中间综合征，于1987年由Senanayake和Karalliedde首先报道，多数患者在急性有机磷中毒后1~4d时出现临床症状，可延迟至7d，出现第Ⅲ~Ⅶ对和第Ⅸ~Ⅻ对脑神经支配的肌肉、屈颈肌、四肢近端肌肉以及呼吸肌的肌力减低、麻痹。患者在意识清醒情况下，出现不能抬头、上下肢抬举困难、不能睁眼、不能张口、吞咽困难、声音嘶哑、复视、咀嚼不能、转颈及耸肩无力、伸舌困难等，严重者呼吸肌麻痹，常迅速发展到呼吸衰竭。其发病机制至今不详，可能是胆碱酯酶活性受到长时间抑制，使蓄积在突触间隙内的大量乙酰胆碱持续作用于突触后膜上的N_2受体使其失敏，导致神经、肌肉接头处传递障碍，而出现骨骼肌麻痹。突触后膜的主要电生理改变为持续性极化和串终板电位的消失。其影响因素包括：年龄、服毒剂量、开始救治时间、大剂量阿托品的使用（膈肌麻痹）、胆碱酯酶复能剂的应用不足或较晚、低钾血症、氨基糖苷类抗生素的使用以及不同的有机磷种类。可引起中间综合征的有机磷品种依次为：敌敌畏、乐果、对硫磷（1605）、久效磷、氧化乐果、甲胺磷、辛硫磷。

诊断依据中最重要的是有机磷农药的接触史 [敌敌畏安全剂量为 0.033mg/(kg•d)]，其他包括：①多为口服中毒，胆碱能危象控制后出现或持续存在肌无力，呼吸肌麻痹；②一般在急性中毒后 2～5d 发生，8～20d 内逐渐恢复；③肌无力主要累及颈、肢体近端、呼吸肌及脑神经支配的肌肉；④肌腱反射减弱或消失，无感觉障碍和病理性锥体束征；⑤应用呼吸机者表现出撤离和拔管困难；⑥排除其他原因所致的呼吸衰竭。辅助检查主要包括：胆碱酯酶活性以及肌电图检查（发病后 24～48h，50Hz 高频持续刺激，肌反应波幅进行性递减，但常频刺激无改变，感觉和运动神经传导速度也正常）。

中间综合征一般在发病后的 5～18d 可缓解，其治疗中最主要、最根本的是针对呼吸肌麻痹造成的呼吸衰竭的治疗，因此呼吸支持治疗就成为抢救成功的关键。一旦有机磷中毒的患者出现昏迷、自主呼吸消失、呼吸道分泌物增多等情况时，应及时实施有创机械通气。其次，有研究认为，血液灌流可以清除体内有机磷农药代谢产物以及体内蓄积的乙酰胆碱，有可能促进自主呼吸的恢复，对于中间综合征有缩短病程、提高生存率的效果。再次，对于复能剂的应用，现在尚无统一意见，有学者认为复能剂可以逆转中间综合征，研究指出：中毒早期，阿托品联合足量复能剂达到阿托品化，可以降低呼吸衰竭的发生率，对于呼吸肌麻痹患者，早期氯解磷定用量≥10g/d，可以缩短机械通气时间，但是同时也有学者认为复能剂对于中间综合征的治疗无明确效果。最后，对于中间综合征机械通气治疗的患者而言，营养支持治疗以及维持水电解质内环境平衡也是极为重要的。有研究认为维持血 pH 值为 7.45～7.55 有助于改善预后。

【专家点评】

该病例分析从肺性脑病出发，讨论了呼吸肌无力的原因，结合病例重点讨论了有机磷中毒中间综合征的诊治。在临床工作中，对于疑难病例、诊断不清的病例，可以采用发散思维和排除法相结合的方法，一步一步寻得真相。同时，细致采集病史亦极为重要，这对于我们的诊断方向具有重要的意义。对于急诊工作者而言，一定要首先稳定生命状态，在生命体征稳定的情况下，再完善检查、明确诊断、选择针对性治疗。

（编者：王武超　点评专家：郭杨）

病例4 活动后胸闷、气短

——一叶障目，不见森林

【病历摘要】

患者，男性，59岁，主因"活动后胸闷、气短4周"于2011年8月24日收入外院住院治疗。

4周前患者出现活动后喘憋，爬1层楼喘憋明显，伴间断咳嗽、咳痰，晨起多量黄痰，无胸痛、无痰中带血、无发热、无腹痛、腹泻。社区医院胸部X线检查提示支气管炎，给予"克林霉素以及左氧氟沙星"抗感染1周，咳嗽、咳痰较前缓解，但活动后仍胸闷、气短，于外院住院治疗，查CT肺动脉造影（computed tomographic pulmonary angiography，CTPA）（2011年8月10日）提示左、右肺动脉干管腔内密度不均匀的充盈缺损，并向叶、段分支动脉延伸（图4-1）。初步诊断考虑急性肺栓塞（acute pulmonary embolism，APE），予以重组组织型纤溶酶原激活物（recombinant tissue-type plasminogen activator，rtPA）50mg溶栓治疗，之后给予低分子肝素和华法林抗凝。但2d后复查CTPA提示溶栓前后对比CTPA无明显变化。为进一步治疗转来我院心外科。患者发病来精神、食欲可，二便正常，近半年体重下降10kg左右。

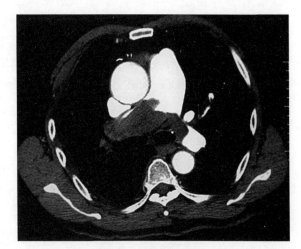

图4-1 溶栓前CTPA
CTPA提示左、右肺动脉内充盈缺损。

既往史：高血压病10年，否认其他病史。

入院查体：体温36.7℃，脉搏76次/min，呼吸18次/min，血压130/90mmHg，左肩胛下线第7肋间叩诊浊音，语音共振减弱，呼吸规整，左肺呼吸音低，两肺未闻及干湿啰音，心律齐，腹软，双下肢无水肿。无杵状指。

外院的辅助检查：D-二聚体1 819ng/mL。动脉血气分析：pH 7.47，PCO_2 39mmHg，PO_2 58mmHg，SaO_2 91%，LAC 0.8mmol/L，HCO_3^- 29.6mmol/L。血常规、肝肾功能、心肌酶、BNP、电解质、PCT正常。支原体、衣原体、军团菌抗体阴性。肿瘤标志物阴性。ESR 36mm/h。

心电图：窦性心律，非特异性ST-T改变（图4-2）。胸部X线检查：两肺结节，右肺门增大。超声心动图：右心扩大，三尖瓣反流（轻度），肺动脉高压（轻-中度）。腹部B超：肝血管瘤，胆囊多发息肉及胆固醇结晶，右下腹囊性结构，阑尾黏液囊肿。肺功能：通气功能、

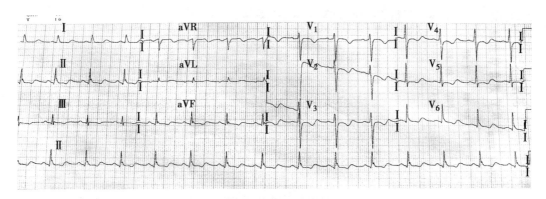

图 4-2 患者心电图

心电图可见非特异性 ST-T 改变。

弥散功能、气道阻力、残气量等指标正常；支气管激发试验阴性。

【分析】

患者中年男性，因活动后胸闷、气短就诊，早期胸部 X 线检查提示支气管炎，但给予抗感染后无好转。进一步检查 D- 二聚体增高，血气分析提示低氧血症，胸部 X 线检查提示右肺门增大，超声心动图提示右心负荷增加，CTPA 提示左右肺动脉干管腔内密度不均匀的充盈缺损，并向叶、段分支动脉延伸。根据这些临床资料诊断急性肺血栓栓塞症（pulmonary thromboembolism，PTE）似乎没有问题，但给予 rtPA 溶栓后复查 CTPA，发现溶栓前后对比变化不大。

此患者溶栓治疗效果差，其原因值得进一步探究。是溶栓不在最佳时间窗内，还是陈旧血栓的成分大，抑或有其他的病因？

入院后完善了辅助检查进一步评估病情，动脉血气分析：pH 7.455，PCO_2 38.3mmHg，PO_2 82.1mmHg，SaO_2 96.9%，LAC 2.7mmol/L，HCO_3^- 27.2mmol/L，低氧血症较前略有好转。双下肢深静脉超声未见异常。肺灌注 / 通气显像：两肺血流灌注及通气显像不匹配，多发肺段及亚肺段肺栓塞（累及 13 个肺段以及亚肺段），右肺上叶、中叶以及左肺上叶前段通气功能部分受损。

基于溶栓效果不佳，且血栓集中表现在肺动脉主干及其分支，存在肺动脉内膜剥脱术的指征。入院后即行肺动脉切开取栓术。术中肉眼可见左右肺动脉增宽，测肺动脉压89mmHg，可见鱼肉样物质以及血栓混合物。切开肺动脉行清除术，左肺动脉彻底清除，右肺动脉大部分清除，并取病理送检。术后病理回报：可见 11cm×8cm×2cm 灰白破碎软组织，部分组织灰白胶冻样，组织学形态及免疫组化表型符合肺动脉肉瘤（pulmonary artery sarcoma，PAS）伴平滑肌及血管分化。

最后确定诊断为肺动脉肉瘤。术后病情尚稳定，于 2011 年 9 月 13 日出院，出院后继续给予抗凝治疗。

患者于 2011 年 11 月 10 日主因"咳嗽、咳痰伴活动后喘憋 20 余日"收入我院 EICU。此次主要症状包括咳嗽、咳黄色黏痰，伴喘憋、胸闷，夜间不能平卧，声嘶，咯血，查体可触及左锁骨上淋巴结肿大，质硬，无触痛，胸部 CT 提示肺内及纵隔内多发淋巴结转移，左侧胸腔积液，心包积液。此时患者已多发转移，治疗上予以抽取胸腔积液（血性）、抗感染、化痰、营养支持、华法林抗凝等处理，症状有所缓解出院。出院后 1 个月死亡。

【讨论】

肺动脉肉瘤（PAS）是一种心血管系统的肿瘤，起源于肺动脉内膜的恶性疾病，极其罕见，极易误诊为肺血栓栓塞症（PTE）或其他疾病，从而影响患者的预后。1923 年 Mandelstamm 在进行尸体解剖时首先发现并报道了这种疾病。国外文献累计报道近 200 例。国内研究较晚，1999 年始有报道，手术病理证实大约 10 余例。该病发病年龄为 13～81 岁，诊断时平均年龄 49.3 岁，性别分布大致相等。本病的确切发生率不详，有报道为 0.001%～0.03%。确诊时 50% 已有肺转移，16% 已有远处转移。常常需要手术或尸检才能明确诊断，发病率常被低估。

PAS 临床表现多样，缺乏特异性，多起病隐匿，主要包括与肺动脉高压及右心功能衰竭相关的表现：呼吸困难、胸痛、咳嗽和咯血等。PAS 的起源尚不清楚，可能来自肺动脉中具有多种分化潜能的内皮细胞，其免疫学标记多样，肿瘤细胞波形蛋白（vimentin）和结蛋白（desmin）一般呈阳性反应。本例患者肺动脉组织学形态及免疫组化表型提示肺动脉肉瘤伴平滑肌及血管分化。

超声心动图可检测右心室内径、肺动脉收缩压、心包积液、右室流出道及主肺动脉内占位性病变，有助于 PAS 的诊断。血管超声可比较准确地判断下肢、下腔、盆腔静脉等部位有无血栓形成，从而在鉴别诊断上具有重要价值，可作为一项临床常规检查。有文献报道，超声心动图对 PAS 诊断具有的重要的价值。因为它可以实时显示 PAS 与主肺动脉及左右肺动脉的关系，与肺动脉管壁的关系（较密切），肉瘤随心动周期的活动度。其次，二维灰阶成像可显示 PAS 的不均匀实质性回声，有助于与肺动脉血栓的新鲜血栓的均匀性弱回声相区别。最后，频谱多普勒检查和彩色多普勒血流成像可动态显示狭窄处血流和附加回声的关系，并探及血流速度。超声心动图作为无创、动态、实时、快速的成像方法，为 PAS 的诊断和手术提供了重要、准确的信息。

PAS 的影像学检查：X 线显示肺门阴影扩大、肺动脉增宽、外周血管纹理稀疏、肺内结节影、心影扩大等，典型者肺门血管呈"三叶草"征。MRI 检查费用昂贵，诊断效果不优于 CT，不常规应用，只有对碘对比剂过敏者才可考虑应用。肺动脉造影是一种传统的肺血管疾病检查方法，近年来随着 CTPA 的普及和推广，临床上已很少应用。那么，如何从影像学上区分 PAS 和 PTE 这两种疾病，详见表 4-1。

表 4-1　PAS 和 PTE 的影像学鉴别

CT/MRI	PAS	PTE
病变位置	主肺动脉向远端肺动脉延伸	相对少见
病变范围	累及双侧肺动脉	累及双侧肺动脉
病变程度	主肺动脉及近端肺动脉完全性或大部分充盈缺损	部分充盈缺损
病变段肺动脉是否扩张	病变段肺动脉明显扩张，失去正常比例	未见明显不成比例扩张
病变密度（或信号）	充盈缺损的密度（或信号）不均匀	充盈缺损均为均匀密度（或信号）
胸腔积液	多有胸腔积液	不同程度胸腔积液
心包积液	多见	极少见

文献报道所有的肺动脉肉瘤都是致命的,如无外科干预,诊断后平均寿命为 1.5 个月,手术后平均存活时间为 10 个月。治疗的关键是早期诊断和外科手术切除,化疗和放疗益处不大。原发性肺动脉肿瘤罕见,早期症状不典型,远期预后极差。

【专家点评】

肺动脉充盈缺损只是提示内部存在占位(血栓或肿瘤),本例患者最初起病,病程 2 周就诊,首次 D-二聚体升高提示存在新鲜血栓,但是对溶栓治疗反应差,遂建议手术进行内膜剥脱,以减少慢性栓塞性肺动脉高压的形成,而结果却出乎预料。

尽管 PAS 临床罕见,诊断困难,病情凶险,但仍然有一些“蛛丝马迹”来鉴别 PAS 和 PTE。①PAS 起病隐匿,病情进展缓慢,缺乏 PTE 的突发性。②PAS 患者多有发热、食欲减退和体重下降等全身表现。③PAS 患者一般缺乏引起 PTE 的栓子来源,如下肢深静脉血栓形成(deep venous thrombosis,DVT)等。④PAS 患者影像学检查多表现为主肺动脉及左、右肺动脉甚至右心室流出道内较大肿块,导致主肺动脉或左、右肺动脉主干几乎闭塞,肿块边界不规则,可见分叶或分隔现象,而这些特征在单侧中心型 PTE 少见。⑤PAS 经抗凝或溶栓治疗后效果不明显。当患者出现与肺部体征不相符的呼吸困难时,应及时行相关检查,协助诊断。影像学仍不能很好区分这两种疾病时,诊断性溶栓治疗也是可以考虑的。

(编者:梁颖　点评专家:米玉红)

病例5 血小板减少、贫血、头痛
——难以想到但致命的三联征

【病历摘要】

患者,女性,41 岁。主因"发现血小板减少 6d,伴头痛、发热 2d"于 2011 年 11 月 30 日来诊。

患者 6d 前因腹痛就诊于外院,血常规检查提示 WBC $11.93×10^9$/L,HGB 150g/L,PLT $75×10^9$/L,肝功能检查提示 TBIL 23.3μmol/L,LDH 563U/L,白蛋白及转氨酶均正常,腹部 B 超示脂肪肝。给予奥美拉唑及硫糖铝口服对症治疗,患者症状稍有缓解。2d 前无明显诱因出现发热,体温最高 37.8℃,无畏寒、寒战,伴剧烈头痛及双眼发胀,以右眼为主,无视物模糊,伴恶心,无呕吐,无肢体活动障碍,诉尿色发红,再次就诊于外院,复查血常规 WBC $8.6×10^9$/L,HGB 105g/L,PLT $24×10^9$/L,D- 二聚体 548.3ng/mL,头颅 CT 未见异常,眼科检查眼压正常,胸部 X 线检查未见异常,给予左氧氟沙星抗感染、奥美拉唑抑酸、"去痛片"镇痛等治疗无明显好转,转至我院。

既往史:3 年前因"卵巢囊肿"行手术治疗。2 年前诊断为"2 型糖尿病",未治疗及监测血糖。

入院查体:体温 37.4℃,脉搏 83 次/min,呼吸 18 次/min,血压 135/80mmHg。神志清楚,皮肤黏膜色泽苍白,无出血点,无瘀斑。全身浅表淋巴结无肿大。心、肺、腹体格检查无异常。

急诊实验室检查:血常规,WBC $9.61×10^9$/L,HGB 104g/L,PLT $26×10^9$/L。尿常规:葡萄糖(+++),胆红素少量,酮体微量,比重≥1.030,蛋白 1.0g/L,红细胞 5/HP。ESR 35mm/h。急诊暂予以补液、抗感染对症支持治疗。

【分析】

该患者为中年女性,以"腹痛"起病,白细胞轻度升高,被诊为"急性胃炎",但其实在首次就诊时,已有血小板轻度下降,但并未引起临床医生的重视。

临床上导致血小板减少的原因很多,应结合患者的其他表现进行诊断和鉴别诊断。免疫性血小板减少性紫癜(immunologic thrombocytopenic purpura,ITP)临床表现为血小板减少,脾不大或轻度肿大,骨髓中巨核细胞数量正常或增多并伴有成熟障碍,抗血小板抗体升高,血小板寿命缩短,并排除导致继发性血小板减少的病因。药物引起的血小板减少部分也属于免疫性,应该详细询问患者服药史。先天性血小板减少性紫癜和 ITP 的表现类似,应完善调查患者家族史,必要时可对其他家族成员进行检查以明确诊断。对于年轻女性,有时候血小板减少可能是结缔组织病的早期唯一表现。在血小板减少的同时伴发血栓形成的患者应注意抗磷脂抗体综合征的可能。若患者 Coombs 试验阳性,应考虑合并溶血性贫血,即 Evans 综合征。如果外周血涂片检查发现红细胞碎片比例升高,提示血小板减少和微血管病有关。弥散性血管内凝血(disseminated intravascular coagulation,DIC)患者常常合并多项凝血功能检查的异常。白血病、淋巴细胞增殖性疾病、骨髓瘤及骨髓增生异常综合征（myelodysplastic syndrome, MDS）等均可有血小板减少，但这些患者的贫血状态和失血情况常常不成比例，且在查体时常常可以发现肝、脾和淋巴结肿大，可行骨髓检查以资鉴别。获得性单纯无/低巨核细胞性血小板减少性紫癜患者可仅表现为血小板减少，但其骨髓中巨核细胞缺如或减少。

该患者随后出现发热，伴剧烈头痛，尿色加深，血红蛋白和血小板已较前明显降低。从临床表现上看，患者在整个病程中表现为血红蛋白、血小板进行性下降，胆红素升高，以间接胆红素升高为主，乳酸脱氢酶升高，发热，头痛，这难道是血栓性血小板减少性紫癜（thrombotic thrombocytopenic purpura, TTP）"三联征"吗？来我院后，查 Coombs 试验阴性，外周血涂片破碎红细胞占 3%，满足了 TTP 的经典三联征，即血小板减少、微血管病性溶血性贫血和神经精神症状，明确了诊断。予以血浆输注、甲泼尼龙 120mg/d 静脉滴注，于 12 月 1 日收入 EICU。

患者入 EICU 当日夜间，出现躁动、情绪激动、精神恍惚。查体发现患者对答不能，双侧瞳孔等大等圆，直径约 5mm，双侧巴宾斯基征阴性，四肢肌力可，但不能遵嘱活动。请神经内科会诊，考虑患者血小板水平低下，不能排除颅内出血可能，尤其是双侧额叶或颞叶出血时精神症状较重，应尽快行头部 CT 扫描以明确诊断。即刻头颅 CT 扫描未见出血及梗死表现，考虑患者精神症状与 TTP 相关，予以药物镇静，开始血浆置换治疗。由于血源紧张，分别于 12 月 2 日、12 月 3 日及 12 月 6 日予以 3 次血浆置换，联合间断血浆输注。患者神经精神症状迅速缓解，血小板由 $26 \times 10^9/L$ 上升至 $90 \times 10^9/L$，血红蛋白波动于 90～100g/L，体温由 39℃ 下降至正常。最终缓解出院。患者无恶性肿瘤、自身免疫病、妊娠、药物、感染、造血干细胞移植等疾病，考虑为特发性 TTP。

【讨论】

TTP 和溶血性尿毒症综合征同属于血栓性微血管病的范畴，是一类少见的血液系统急危重症。其病理特征是广泛微血管血栓形成和继发消耗性血小板减少，最核心症状是微血管病性溶血性贫血和血小板减少，伴或不伴有神经系统症状、肾损伤和发热等表现。根据其病因和发病机制不同，TTP 可分为遗传性和获得性两大类，根据有无继发因素，后者可进一步分为特发性和继发性两类。常见的继发因素包括妊娠、恶性肿瘤、感染、造血干细胞移植后、自身免疫性疾病和药物等。

近年来对于 TTP 发病机制的研究已经取得重大进展。1982 年 Moake 等首先从 TTP 患者血浆中发现了超大分子量血管性血友病因子（ultra-large multimers of von Willebrand factor, UL-vWF）多聚体，推测该多聚体的出现可能与 TTP 的发生有关。随后的研究证实，TTP 的发生与体内裂解 vWF 多聚体的一种金属蛋白酶，即血管性血友病因子裂解酶（ADAMTS13）的缺陷有关。ADAMTS13 主要在血管内皮细胞合成，存在于正常血浆中，可裂解具有高凝血活性的 UL-vWF 多聚体，以阻止血小板自发性聚集和血小板血栓的形成。其活性降低见于两种情况：一是位于染色体 9q34 上编码 ADAMTS13 酶的基因突变，即遗传性 TTP；二是机体产生了抗 ADAMTS13 的自身抗体或抑制物，即获得性 TTP。

TTP 患者的微血管病性损害可导致不同器官受累，但不同患者的症状和检验并不一致，与血小板减少程度也没有明确的相关性。不同患者的神经精神症状表现变化不一，在病程初期可表现为一过性发作，也可反复发作。患者可能有不同程度的意识障碍、头痛、眩晕、抽搐、言语不利、知觉障碍、精神错乱、嗜睡甚至昏迷，部分可出现脑神经麻痹、轻瘫或偏瘫,但常于数小时内恢复。对肾功能的损害可表现为血尿、蛋白尿或者急性肾功能损伤。对心脏系统的损害可表现为传导阻滞、充血性心力衰竭,部分患者检查可发现血清肌钙蛋白水平升高。血小板减少也可以导致出血表现,例如皮肤瘀斑、瘀点,月经量增多,鼻出血,血尿和消化道出血。其他的临床体征可以有非特异性腹痛(可能与患者消化道微循环缺血有关)、恶心、发热和黄疸(与溶血相关)。

目前 TTP 的诊断仍主要依靠临床三联征或五联征来确定。典型的三联征,即血小板减少、微血管病性溶血性贫血和神经精神症状;若同时伴有肾损伤和发热,则形成五联征。因此,在急诊一旦遇有 Coombs 试验阴性的溶血性贫血和血小板减少,就应考虑到 TTP 的可能,而不应强求三联征或五联征的完全具备。此外检测血浆 ADAMTS13 活性有助于诊断。

在 TTP 治疗上,血浆置换仍然是首选,其他的治疗包括血浆输注、糖皮质激素、抗凝、抗血小板、免疫抑制剂、人免疫球蛋白(immunoglobulin, Ig)等。血浆置换的目的在于去除患者体内的 UL-vWF 多聚体和抗 ADAMTS13 自身抗体,同时提供正常的 ADAMTS13 酶。采用血浆置换后,TTP 的病死率已由原来的 80%~90% 降至 10%~20%。指南推荐:血浆置换应每天 1 次,置换量从 1.5 个血浆容量开始,临床情况和实验室检查结果稳定后可降至 1.0 个血浆容量,置换液使用新鲜血浆,应持续至血小板上升至 150×10^9/L 以上后至少 2d。建议尽可能做,尽早做,尽可能多做。

【专家点评】

TTP 属于血液系统急症,起病急,病情重,症状多样。在急诊,一旦遇到 Coombs 试验阴性的溶血性贫血和血小板减少时,尤其对于合并有神经精神症状者,即应想到 TTP 三联征的可能,ADAMTS13 活性检测有助于诊断。早期诊断、早期治疗能有效改善患者的预后。

(编者:徐钰　点评专家:朱继红)

病例6 呼吸困难伴心前区连续性杂音
——百密一疏，终有一"漏"

【病历摘要】

患者，女性，81岁，主因"呼吸困难1周"于2012年1月3日就诊。

患者1周前于活动后突发呼吸困难，静坐休息后可减轻。自感胸闷气短，无咳嗽及咳痰，无胸痛及大汗，可平卧；就诊于急诊，当时诊断为"肺炎"，给予头孢西丁和氨溴索静脉滴注，症状无明显加重，遂返家休息。此后一直感到胸闷气短，伴活动耐力明显下降，尚可平卧休息，间有咳嗽，咳少量白痰，痰中泡沫较多，无发热及胸痛，来诊。

既往否认高血压、糖尿病、先天性心脏病等病史，月经婚育史正常。

查体：血压140/60mmHg，体温36.5℃，呼吸20次/min，神志清，对答流利，半卧位，面容自如，面色苍白，双侧颈静脉怒张，两肺呼吸音粗，未闻及啰音，心率87次/min，心律不齐，于胸骨左缘第3、4肋间闻及连续性杂音，腹平软，肝脾未及，无压痛及反跳痛，双下肢水肿。

初步检查结果回报：血常规，WBC $6.99×10^9$/L，NE% 76.4%，HGB 130g/L，PLT $160×10^9$/L。血生化：AST 28U/L，ALT 18U/L，CK 159U/L，CKMB 3.1ng/mL，TnI 0.05ng/mL，α-HDH 194U/L，BUN 4.14mmol/L，Na^+ 137.1mmol/L，K^+ 3.4mmol/L。血气分析：pH 7.406，PO_2 94.1mmHg，PCO_2 34.3mmHg，HCO_3^- 21.8mmol/L；D-二聚体240ng/mL。

心电图可见不完全右束支传导阻滞，V_1、V_2导联T波倒置（图6-1）。胸部X线检查提示肺间质性变伴感染，右肺门饱满，心影饱满，主动脉硬化，左侧胸腔积液并胸膜肥厚，右侧胸膜增厚（图6-2）。

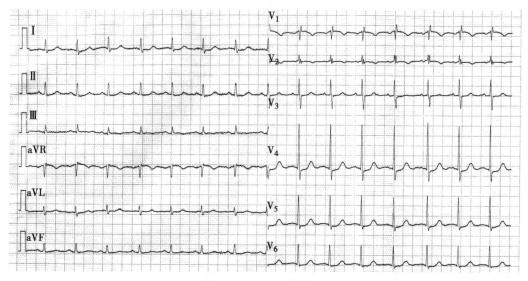

图6-1 来诊心电图检查

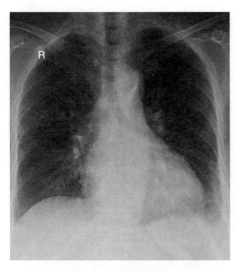

图6-2　来诊胸部X线检查

【分析】

患者为老年女性，主因呼吸困难就诊，导致"呼吸困难"的原因很多，最常见的病因为肺源性和心源性两种。通过问诊、查体及辅助检查，我们发现：①患者为急性发病，但病史中否认慢性阻塞性肺疾病病史，胸部X线检查也有助排除慢性阻塞性肺疾病急性加重的可能；②可以平卧及否认咳粉红泡沫痰，排除了急性左心衰可能；③心电图及心肌酶有助排除急性冠脉综合征可能；④患者再三否认糖尿病史，基本可以排除糖尿病酮症酸中毒可能；⑤血气分析无明显低氧血症及过度换气，D-二聚体正常，可以除外急性肺血栓栓塞症，至于非血栓性的肺栓塞（如羊水栓塞、脂肪栓塞、瘤栓栓塞等），亦无证据。此时的我们仍不能明确病因为肺源性抑或心源性，是检查仍不完善还是我们漏掉了什么？

再次仔细翻看病历，查体中的几点异常引起了我们的注意：①半卧位；②面色苍白；③脉压增大；④颈静脉怒张提示右心功能不全；⑤心脏杂音。我们调取了患者半年前的胸部X线检查结果（图6-3），前后比较发现患者的右心形态明显的异常。这时我们意识到，我们确实漏掉了什么：连续性的心脏杂音！这既是一个特征性表现，但又容易被忽略，连续性杂音的出现提示心脏的左右心之间出现了通道，我们所知的成人心脏连续性杂音的病因仅有以下几种：动脉导管未闭、主动脉窦瘤破裂、室间隔缺损合并主动脉瓣关闭不全、主动脉瘤、冠状动静脉瘘、肺动静脉瘘。

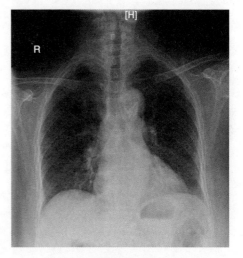

图6-3　既往胸部X线检查

于是，紧急做了心脏彩色多普勒超声。彩色多普勒超声结果提示，左室射血分数（left ventricular ejection fraction，LVEF）74%；左房大，右房轻度增大；二尖瓣反流（轻-中度）；三尖瓣反流（轻-中度）；主动脉右冠状动脉窦局部呈瘤样向右室侧膨出，壁上可见一破口，宽6～7mm，彩色多普勒血流成像（color Doppler flow imaging，CDFI）示自破口处主动脉至右室流出道双期连续性左向右分流信号，连续波多普勒成像（continuous-wave Doppler imaging）测峰值流速约170cm/s（图6-4，彩图见文末彩插）；估测右室收缩压71mmHg。

最终的诊断为主动脉窦瘤破裂。建议患者立即转入心外科进行手术治疗，但家属因为患者高龄而拒绝，遂口服硝酸酯类药物及利尿剂保守治疗，此后患者反复发作呼吸困难，进行性加重，于发病后5个月死于全心衰竭。

下面所附的是发病34d时的心电图（图6-5）、胸部X线检查（图6-6），以及超声心动图检查指标的变化（表6-1），有助于我们认识疾病的进展。

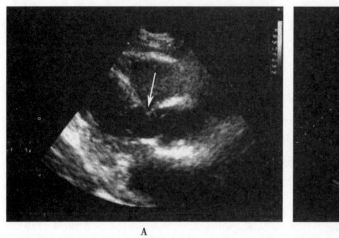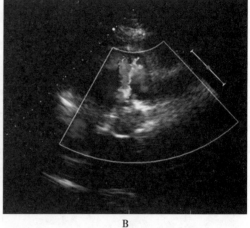

A　　　　　　　　　　　　　　**B**

图 6-4　超声心动图

超声心动图示主动脉右冠状动脉窦局部呈瘤样向右室侧膨出。A. 右冠状动脉窦破口（箭头所示）；B. CDFI 示主动脉至右室流出道双期连续性左向右分流。

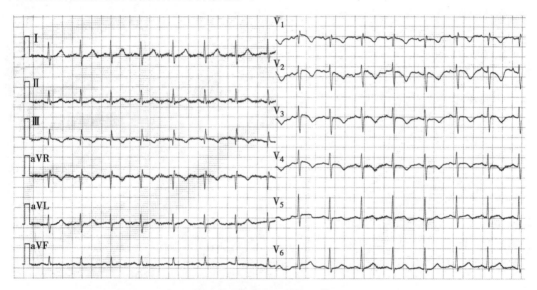

图 6-5　发病 34d 时的心电图

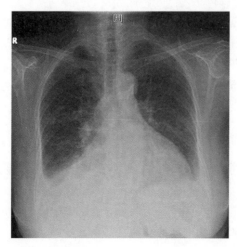

图 6-6　发病 34d 时的胸部 X 线检查

表6-1　患者超声心动图检查指标的改变

	2012年1月3日	2012年2月14日
右房横径/mm	35	41
右房长径/mm	54	56
右室横径/mm	30	40.5
肺动脉主干内径/mm	24.8	23

【讨论】

主动脉根部在与主动脉瓣相对应处扩大形成3个主动脉窦,并根据冠状动脉开口分别命名为左冠状动脉窦、右冠状动脉窦和无冠状动脉窦。

主动脉窦瘤分为先天性和继发性。由于先天发育缺陷,主动脉窦壁缺乏正常的弹力组织和肌肉组织,在主动脉压力作用下(高压血流冲击),主动脉窦壁变薄呈瘤样扩张,称为先天性主动脉窦瘤;瘤体壁薄,通常呈囊状或管状,逐渐凸向相邻的低压心腔,当某种因素引起主动脉内压力骤然升高时,瘤体顶端可能破裂,形成主动脉至心腔的异常血流,称为先天性主动脉窦瘤破裂,又称瓦氏窦瘤破裂;主动脉窦瘤也偶有突出并破入心包腔中。继发于主动脉中膜坏死、梅毒、动脉粥样硬化、心内膜炎、白塞病(Behcet disease)或穿刺伤称为继发性主动脉窦瘤,该病更加少见,罕见破裂。先天性主动脉窦瘤最多发生于右冠状动脉窦,其次为无冠状动脉窦,左冠状动脉窦罕见,可同时累及多个瓣窦,窦瘤最多破入右室,其次为右房,破入其他部位罕见。

本病发病率低,占所有心内直视手术的0.14%～0.96%,其发病率和病理改变存在人种差异,亚洲人发病率明显高于非亚洲人,男性高于女性。主动脉窦瘤未破裂者大多无自觉症状。主动脉窦瘤破裂所引发症状因破入心室、破口大小及有无合并畸形而不同;合并室间隔缺损者较少急性发作症状;合并主动脉瓣关闭不全者多见急性发作症状;引发破裂诱因包括用力活动、交通事故、心导管检查、偶有感染性心内膜炎;马方综合征患者患窦瘤更易于破裂。窦瘤破裂仅在35%患者引起急性发作症状,窦瘤分流量大则症状重,在剧烈活动或外伤后突发胸痛和上腹痛、伴心悸、气短、呼吸困难甚至急性左心衰;约45%患者呈缓慢进行性加重的心衰表现,表现为渐进性的劳力性呼吸困难;20%患者可无明显症状或在体检时发现。急性发作的患者多数无须治疗,症状也会逐渐改善;整个病程可持续几周、几月甚至几年,其间常有呼吸困难及右心衰竭的症状反复发作;一部分患者因窦瘤破裂引发右心衰竭在几日内死亡。

本病最引人注意的体征就是其特征性的心脏杂音:胸骨左缘第3、4肋间可扪及细震颤,并可听到Ⅳ～Ⅴ级表浅而粗糙的双期连续性杂音(较动脉导管未闭杂音最强部位低),肺动脉瓣第二音亢进,杂音传导更远,破入右室、右房者杂音最响处在下段胸骨或胸骨下段右侧。由于舒张压低,脉压增宽,常有股动脉枪击音、水冲脉和毛细血管搏动征等周围血管征阳性的表现;右心衰严重者静脉压增大,出现颈静脉怒张、肝大、肝-颈静脉回流征阳性、腹水及下肢水肿等表现;急性发作患者表现为严重的左心衰竭,出现不能平卧、端坐呼吸、全身冷汗、头颈及躯干随心跳而摆动、心尖冲动弥散。

彩色多普勒超声心动图(color Doppler echocardiography, CDE)可以发现主动脉窦瘤,显示破口部位及大小,大多数病例经超声心动图检查即可明确诊断,同时可显示合并的心脏畸形。在二维超声心动图检查难以确定诊断时,可选择性应用心导管检查和心血管造影。

出生即存在的分流量小的主动脉窦瘤,常能较好耐受,不引起早期死亡。一般主动脉窦瘤多在30～50岁间破裂;一旦诊断明确,应及时手术。若无外科手术,绝大多数患者在1年内死亡,现有报道最长存活时间为3.9年。绝大多数的死亡原因为心力衰竭,约10%患者因合并感染性心内膜炎死亡。

【专家点评】

当患者以呼吸困难为主诉就诊时,接诊医师应首先辨别呼吸困难发生的原因,重视接诊患者的每一个细节,从问诊、查体到临床实验室检查进行综合考虑,特别是对一些特征性的体征和检查结果应加倍注意。主动脉窦瘤破裂是临床少见的呼吸困难的病因,心脏出现连续性杂音是一个重要的诊断提示,一旦出现该提示,尽早完善心脏超声检查。

（编者：杨军　点评专家：梅雪）

病例7 急性昏迷、针尖样瞳孔、肺部满布湿啰音
——没有气味的"有机磷"

【病历摘要】

患者，女性，31岁。主因"突发意识不清30min"于2011年9月2日21：00入院。

患者30min前在家中淋浴，10min后家属听到患者在浴室中大叫一声和摔倒声，入室后发现患者倒在地上，意识不清，口吐白沫，双上肢屈曲抽搐，大便失禁。呼叫"120"，测血压140/85mmHg、经皮动脉血氧饱和度（percutaneous arterial oxygen saturation，SpO_2）76%、心率125次/min，给予吸氧和地西泮10mg肌内注射后送至我院急诊。

既往体健。

入院查体：血压130/80mmHg，SpO_2 90%（储氧面罩吸氧），心率110次/min，体温36.0℃。神志不清，颈软无抵抗。双侧瞳孔直径1.5mm，对光反射无法观察。四肢肌力对称性偏低，肢体可活动，肌张力不高。病理征阴性。心律齐，未及杂音。两肺呼吸音粗，可闻及广泛湿啰音。腹软，肠鸣音正常。

急诊给予开放静脉通路、吸氧、完善检查。患者口鼻涌出白色泡沫痰，带少许粉红色，因血氧饱和度低给予气管插管和机械通气，呼气末正压（positive end-expiratory pressure，PEEP）8cmH$_2$O和吸氧浓度（fraction of inspired oxygen，FiO_2）60%时SpO_2可维持在97%左右。

辅助检查回报：快速血糖15.3mmol/L。血常规：WBC 19.5×10^9/L，HGB 131g/L，PLT 318×10^9/L；肝肾功能、电解质、血氨、凝血功能基本正常；D-二聚体456ng/mL；尿常规正常。动脉血气分析：pH 7.273，PCO_2 40.7mmHg，PO_2 53.6mmHg，LAC 4.3mmol/L，BE −8.0mmol/L；碳氧血红蛋白1.0%。心肌标志物：CK 782U/L，CKMB 17.9ng/mL，TnI 1.78ng/mL。

入院心电图检查显示窦性心动过速，心率110次/min，未见ST-T异常（图7-1）；头颅CT正常；床旁胸部X线检查提示双下肺模糊斑片影，为渗出性改变（图7-2）。

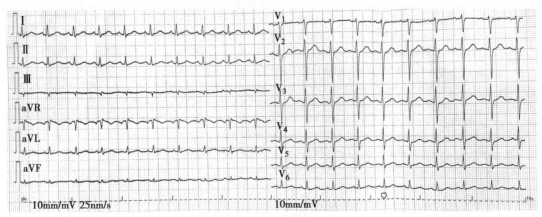

图7-1 心电图检查

心电图检查示窦性心动过速，心率110次/min。

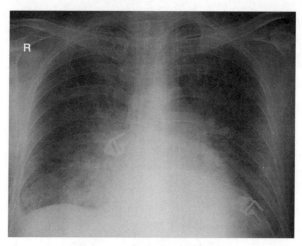

图 7-2 床旁胸部 X 线检查
胸部 X 线检查示双下肺渗出性病变。

【分析】

急性昏迷是所有急诊患者中一个非常常见的临床表现，急性昏迷的患者往往提示发生了危重状态，随时有生命危险，需要紧急救治。

昏迷的病因主要有颅内疾病和全身性疾病两大部分。

颅内疾病主要有急性脑血管病、急性颅脑外伤、颅脑占位性病变和癫痫四大类。

全身性疾病包括：①重症感染，如脑炎、脑型疟疾、伤寒、败血症各种严重感染；②内分泌代谢疾病，如低血糖、高渗性昏迷、肝性脑病、肺性脑病、尿毒症脑病、甲状腺危象、肾上腺危象、垂体危象等；③心血管系统疾病，如恶性心律失常、高血压脑病、低血压脑灌注不足、心房黏液瘤等；④药物中毒，如地西泮中毒、一氧化碳中毒、吸毒等；⑤物理损害，如中暑、触电；⑥假性昏迷，如癔症。

昏迷患者的急诊处理：①任何急性昏迷患者均应按照心搏骤停一样高度重视收入监护室，首先关注生命体征，稳定气道（airway，A）、呼吸（breath，B）、循环（circulation，C）。②简要询问病史和既往病史，特别是糖尿病、高血压、药物使用和起病前情况。③观察瞳孔情况（注意基础眼部疾患的干扰）、病理征、呼吸节律、呕吐、大便、体温情况，检查外伤。④立即检查血糖、血气、肝肾功能、电解质、血氨，安排头颅 CT。⑤难以解释的病情不要忘了中毒筛查。⑥必要时可以给予氟马西尼和纳洛酮静脉注射诊断性治疗。

该患者为年轻女性，无基础疾病和用药史，起病前状况良好。起病时以昏迷、低氧为突出表现，查体有瞳孔缩小和两肺湿啰音。针尖样瞳孔最常见的原因是脑干的严重病变和脑疝前期，以及急诊常见的有机磷和吗啡中毒。

头颅 CT 已排除脑出血、脑疝的表现，结合患者两肺湿啰音和低氧，高度怀疑患者为急性有机磷中毒。患者来诊收入抢救室给予气管插管、上呼吸机稳定 ABC［即气道（airway，A）、呼吸（breath，B）、循环（circulation，C）］。同时完善各项检查，排除了低血糖、高渗状态、肝肾电解质等代谢疾病，因心肌酶明显增高，查床旁超声心动图未见节段性室壁运动异常，心电图未见明显 ST-T 异常。做颈内静脉置管测中心静脉压（central venous pressure，CVP）为 3～4mmHg，排除了患者为心源性肺水肿的可能，结合心电图、超声心动图也排除了肺栓塞等高危疾病，同时查胆碱酯酶为 0.5kU/L，明显下降，更进一步支持了有机磷中毒的诊断。

但是该患者为城市居民，家里无农药，无明确服毒史，起病前也无吵架等情绪波动，放置胃管后引流物也无农药气味，为有机磷中毒的不支持点。但即使如此，临床上仍需要首先考虑有机磷中毒，立即给予洗胃、阿托品化、解磷定等治疗，送检毒物筛查。

治疗 2～4h 后患者好转，神志转清，肺部啰音减少，呼吸机条件下降至 PEEP 4cmH$_2$O 和 FiO$_2$ 40% 准备脱机拔管。毒物筛查回报：血中灭多威 1 050ng/mL、吡虫啉 380ng/mL，尿中分别为 1 120ng/mL、310ng/mL，胃液中上述物质也有较高浓度。

遂诊断明确：急性氨基甲酸酯中毒（灭多威）。

立即停用解磷定，根据病情逐渐停用阿托品，支持治疗；病情好转，3d 后返家，中毒途径一直未问出。

【讨论】

灭多威是氨基甲酸酯类高毒杀虫剂，挥发性强，吸入毒性高。中毒机制与有机磷相似，主要是抑制胆碱酯酶，使其失去水解乙酰胆碱的能力，出现与有机磷中毒类似的临床表现，但其作用时间短暂，与胆碱酯酶的结合也可逆，一般 4h 即可恢复活性，中毒经治疗后恢复较快。中毒途径一般是经呼吸道吸入或皮肤吸收中毒，绝大多数症状轻微，一般仅表现为乏力、头晕、恶心、出汗、瞳孔缩小、视物模糊，极少数重度中毒者（多为短时间内经口入大量毒物）可出现昏迷、心肌损害、肺水肿、脑水肿、肌肉震颤。

诊断主要通过中毒史和查体，必要时进行毒物筛查。最主要的鉴别诊断是有机磷中毒，可通过中毒史、农药气味、病情轻重、毒物筛查来进行。

治疗上，最主要的是脱离中毒环境和支持对症治疗，严重者可根据病情给予阿托品，无须阿托品化，极严重病例才需要酌情阿托品化，但一般用量也远小于有机磷中毒。禁止使用吗啡和胆碱酯酶复能剂如解磷定，因为可能会加重病情；但有时市面上的氨基甲酸酯类杀虫剂有可能混入有机磷成分，此时可以考虑使用复能剂。总体预后良好。

吡虫啉是硝基亚甲基类杀虫剂，使中枢神经系统传导受阻，作用于乙酰胆碱受体，使其先兴奋后抑制。低毒，对人安全，目前临床上尚无人体急性中毒报道。

【专家点评】

急性昏迷伴针尖样瞳孔在临床上极易想到急性脑部疾病、有机磷中毒和吗啡中毒。但实际上还有某些蘑菇中毒、尿毒症脑病、水合氯醛中毒、氯丙嗪中毒和氨基甲酸酯中毒，这些相对少见但也是急诊常常遇到的疾病。

在诊断上最容易混淆的就是有机磷中毒和氨基甲酸酯中毒，而且在治疗上存在本质矛盾（是否使用胆碱酯酶复能剂）。这两种中毒鉴别上并不难，仅根据农药气味即可快速鉴别，难在是否想到了氨基甲酸酯中毒。本例患者就是根据急性昏迷、针尖样瞳孔、血胆碱酯酶急性显著下降诊断为有机磷中毒，但未考虑到氨基甲酸酯中毒的鉴别诊断。我们在临床工作中，对于一些难以解释的现象（如本例诊断有机磷中毒但无农药气味），应高度重视、反复分析，不断修正自己的诊断处理思维。

（编者：徐胜勇　点评专家：李毅）

病例 8 发热、头痛伴右下肢肌肉酸痛
——由简及繁，繁复至简

【病历摘要】

患者，女性，70岁。主因"口干、多饮、多尿、多食12年，手指麻木2年"于2012年3月15日入院。

既往史：近1周有发热伴头痛，未予诊治。

入院查体：体温38.3℃，脉搏76次/min，呼吸18次/min，血压85/55mmHg，神志清楚，心、肺、腹部体格检查无异常，双下肢不肿。双下肢足背动脉搏动正常。体重指数（body mass index，BMI）为21.93kg/m²。

辅助检查回报：血常规，WBC 10.43×10^9/L，NE% 79.4%，RBC 3.85×10^{12}/L，HGB 117g/L，PLT 278×10^9/L。尿常规：白细胞20～25/HP，红细胞1～3/HP；大便隐血阴性；ESR 92mm/h，CRP 186.55mg/L。生化中肝肾功能、血脂、离子水平正常，GLU 7.37mmol/L；糖化血红蛋白6.9%；心肌标志物、肿瘤标志物、凝血分析正常，D-二聚体620ng/mL。甲状腺功能：FT_3 3.09pmol/L，余正常；心电图、胸部X线检查正常；腹部B超示轻度脂肪肝。

初步诊断考虑：①2型糖尿病，糖尿病周围神经病；②上呼吸道感染。入院后给予阿卡波糖及格列喹酮降糖，加用阿司匹林抗血小板、甲钴胺营养神经治疗，数天后血糖达标。但患者入院后每天发热，多在午后，体温最高38.6℃，伴头痛。由于外周血白细胞及CRP升高，尿常规白细胞增多，考虑存在细菌性上呼吸道感染及泌尿道感染，给予左氧氟沙星0.4g，1次/d静脉滴注抗感染治疗。3d后复查血常规无明显变化，尿中白细胞消失，但发热头痛无缓解，且出现右下肢肌肉酸痛，遂停用抗生素。

【分析】

患者为老年女性，以糖尿病、糖尿病周围神经病入院，给予口服降糖药治疗后血糖达标。但患者发热10余天经抗感染治疗无效，需从细菌感染、病毒感染、传染病、风湿免疫病、血液病、肿瘤着手查找发热原因。

进一步检查结果：PCT 0.108ng/mL，血、尿培养无细菌生长；支原体、衣原体、军团菌抗体阴性；乙型肝炎表面抗原阴性，甲型肝炎病毒、戊型肝炎病毒抗体均阴性，肥达试验阴性，结核分枝杆菌抗体阴性。

血清铁蛋白923.7ng/mL，升高；补体C_3 2 282.7mg/L，补体C_4 416.3mg/L，均升高；IgA、IgG、IgM正常，类风湿因子、抗链球菌溶血素O、抗ENA抗体、抗核抗体、抗双链DNA抗体、抗中性粒细胞胞质抗体（antineutrophil cytoplasmic antibody，ANCA）均为阴性。

末梢血细胞形态回报：部分中性粒细胞细胞质中可见中毒颗粒、空泡变性。骨髓形态学检查回报：大致正常骨髓象；尿本周蛋白阴性；κ轻链和λ轻链正常。

淋巴结B超示双侧颈部、腋下及腹股沟区淋巴结显示，双侧锁骨上未见肿大淋巴结；肺CT示左肺舌叶肺大疱形成，右肺下叶内侧基底段陈旧性病变；头CT示右侧外囊、左侧内囊

26

后肢低密度影,考虑缺血灶可能性大,脑白质脱髓鞘改变。

总结该病例特点:①老年女性;②不明原因发热;③头痛,以颞部为主,游走性;④头痛时查体颞动脉区出现头皮触痛;⑤伴右下肢肌肉疼痛;⑥外周血白细胞升高;⑦CRP明显升高;⑧ESR升高;⑨补体升高;⑩血清铁蛋白升高;⑪末梢血细胞形态回报提示感染。到底是什么疾病,我们想到了巨细胞动脉炎(giant cell arteritis, GCA)。行颞动脉超声可见右侧颞浅动脉管壁不光滑,表面断续增强,内中膜增厚,为0.06～0.07cm,血流通畅,但流速较快,收缩期峰值流速81～128cm/s。

巨细胞动脉炎(GCA)也称颞动脉炎,属于一种大、中动脉炎症,可累及多个部位的动脉,但均有颞动脉损害。临床上以头痛、发热、眼部疼痛、全身疼痛和进行性视力障碍甚至失明为其特征。本病是一种老年性疾病,发病年龄以50岁以上最多见,男女之比为1:3。

辅助检查的特点包括如下所述。

(1)血常规及红细胞沉降率:所有活动期患者红细胞沉降率均增快,多数患者有贫血。

(2)尿常规:个别患者可出现轻度蛋白尿和血尿。

(3)生化学检查可有肝功能异常和碱性磷酸酶升高,这两种改变多见于合并风湿性多肌痛的患者,蛋白电泳可见有 α_2 球蛋白、丙种球蛋白、血管性血友病因子(vWF)及补体升高。

(4)免疫学检查:多数患者有IgG、IgM、IgA升高;少数可有类风湿因子阳性,但滴度较低;也有少数患者出现ANCA阳性。

(5)X线检查:血管造影可发现颈内、外动脉有关分支以及主动脉有关分支出现节段性狭窄或闭塞。

美国风湿病学会(American College of Rheumatology, ACR)1990年制定的GCA诊断标准:①发病年龄≥50岁;②新近出现的头痛,新近出现的或出现新类型的局限性头痛;③颞动脉病变,颞动脉压痛或触痛、搏动减弱,除外颈动脉硬化所致;④红细胞沉降率增快,魏氏法测定红细胞沉降率≥50mm/h;⑤动脉活检异常,活检标本示血管炎,其特点为单核细胞为主的炎性浸润或肉芽肿性炎症,常有多核巨细胞。

符合上述5条标准中的至少3条可诊断为GCA。此标准的诊断灵敏度和特异度分别是93.5%和91.2%。

糖皮质激素对本病有显著疗效,可使全身症状和局部血管炎表现很快缓解,开始可用泼尼松20mg每天1次口服。红细胞沉降率是本病活动性的指标,在治疗过程中应每周复查红细胞沉降率,可根据红细胞沉降率的下降程度调整激素的用量。该病病程长短不一,多数病程短,预后良好。少数患者病情时好时坏,反复发作,经久不愈,病程可长达数年。

该患者在明确诊断后,给予泼尼松15mg每天1次口服,当天见效。之后未再发热,头痛逐渐缓解。3d后复查血常规 WBC $8.05\times10^9/L$, NE% 58.4%, HGB 101g/L, CRP 27mg/L, ESR 72mm/h,均明显好转。出院随诊未再复发。

【讨论】

巨细胞动脉炎在欧美国家50岁以上患者中的发病率为20/10万,我国无流行病学资料,日本发病率为1.47/10万。40%～60%的GCA合并风湿性多肌痛。对于神经内科医生来说,如果一个单纯头痛的老年人可能常常会想到该病。但是,如果老年患者以发热为主要症状,伴随头痛及肌肉酸痛,可能过程就没有那么简单了。首先是由于多数内科医生对GCA尚不很熟悉的缘故。那么,通过本病例,我们来探讨一下该病的诊治经验。

（1）普通的症状也许是一种复杂疾病的表象：该患者的不适主诉仅有发热、头痛及右下肢肌肉酸痛。发热每天不定时发作，但多以下午发作为多，持续2～4h，体温可自行恢复正常。超过38.5℃时曾应用布洛芬，体温亦可降至正常，但第2天仍会发热。没有太多的伴随症状，如恶心、呕吐、咳嗽、咳痰、腹痛、腹泻、皮疹、关节肿痛等。综合评估，病情平稳，无生命危险，但是找到病因却费了一番工夫。由于对GCA不熟悉，对于该患者，首先想到除外的是成人Still病。根据临床表现无皮疹及关节肿痛，结合辅助检查结果排除了该病。然后就是——排除病毒性感染、细菌性感染、肿瘤性疾病、血液病、传染病等引起的发热。

（2）重视细致查体：该患者发热时伴有的头痛以右侧颞部为主，可在颞动脉触及硬结。而且该患者的头痛呈游走性，与一般发热引起的头痛症状不同。发现这个特点可提示我们发热的原因，有利于最终的诊断。

（3）遇到50岁以上的患者出现头痛要想到除外GCA：头痛是约一半GCA患者就诊的原因，在病程中85%的患者以头痛为突出表现。疼痛位置一般在双侧或单侧颞部，也可累及枕动脉而出现枕项部疼痛。头痛的程度可有很大变化。头痛的发作形式多为持续性，也可为间歇性，也可类似于紧张性头痛、偏头痛甚至丛集性头痛。少部分患者以单眼视力突然丧失为首发症状，失明的原因是供应视神经盘的睫状后动脉受累，后者造成缺血性视神经病，接着发生视神经萎缩。复视的原因是动眼神经的缺血，或由于眶内眼外肌本身的炎症改变。多数患者有颞动脉的异常，如颞浅动脉变粗、隆起、僵硬、搏动减弱、局部触痛或动脉壁结节。除颞动脉外，其他颅外动脉均可受波及，如主动脉、椎动脉、冠状动脉、肾动脉、髂动脉等。少数患者可同时出现低度发热及肌肉、关节疼痛（风湿性多肌痛）。咀嚼时颞、咬肌发生疼痛对本病有诊断价值。

【专家点评】

巨细胞动脉炎的诊断是一个排除其他疾病的过程，但最重要的还是要想到本病。发热、头痛、肌肉酸痛是内科临床工作中遇到得最多的主诉。病因可能仅仅是一次病毒性上呼吸道感染，也可能是一个不熟悉的疾病。而不熟悉就会延长诊断时间，增加检查项目，给患者增加医疗负担。所以我们在临床工作中，要多熟悉少见病的理论知识，对患者的临床表现要细致观察，仔细查体，这样才能发现患者的临床特点，引导我们做出正确的诊断。

（编者：刘易新　点评专家：付研）

病例9 老年患者的急性胸痛
——还应警惕食管源性疾病

【病历摘要】

患者，男性，78岁，主因"胸痛2h"于2011年4月15日12：45就诊。患者2h前进餐时出现左侧胸痛，伴大汗，无呕吐，无反酸，未服药，疼痛逐渐缓解。

既往史：高血压，糖尿病，否认其他病史。

体格检查：一般状况可，心率78次/min，右臂血压168/83mmHg，左臂血压170/83mmHg，胸壁无压痛，两肺呼吸音清，心律齐，未及杂音，腹软，无压痛，肝脾（-）。急诊查胸部X线、心电图、心肌标志物、血常规均未见异常，且患者胸痛缓解，离院回家。

但患者回家后仍胸痛，再次因"持续胸痛7h"于2011年4月15日19：11就诊。此次发作胸痛呈持续性，刀割样，疼痛剧烈，与体位无关。患者及家属均明确否认异物吞入史。来诊时神志清楚，痛苦面容，心率78次/min，右臂血压180/80mmHg，左臂血压170/85mmHg，余查体阴性。再次复查心电图较前无变化，心肌标志物、BNP、D-二聚体、血尿淀粉酶和生化全项均正常，腹部超声提示肝多发囊肿，胆囊壁稍厚，欠平滑。超声心动图提示左房扩大，室间隔基部轻度增厚，左室舒张功能减低，未见节段性室壁运动异常。

【分析】

这是一个急性胸痛的患者，是急诊内科最常见的患者群，占5%～20%。急性胸痛有可能预示严重的不良预后，而且其病因复杂、确诊难度大，因此在临床上都给予高度重视。该患者为老年男性，既往还有高血压和糖尿病病史，首先考虑到的病因是急性冠脉综合征，但是反复查心电图和心肌酶均无动态改变，查超声心动图未见节段性室壁运动异常，尽管如此依然不能除外该诊断。其次是主动脉夹层，但患者双上肢血压一致，D-二聚体不高，胸部X线检查未见纵隔增宽，心脏超声亦未见主动脉内膜漂浮、升主动脉增宽或主动脉瓣反流等夹层征象，所以夹层可除外。肺栓塞和张力性气胸亦可除外。

在急诊留观期间，给予硝酸异山梨酯、卡托普利、美托洛尔、泮托拉唑等治疗后，疼痛有所缓解，但进食仍可致胸痛加重。第3天（2012年4月17日）患者开始出现上腹疼痛，为针刺样，并伴有进食困难，进流食即出现呕吐，呕吐物为胃内容物。似乎患者出现了一些与心源性胸痛不符的特点，抑酸治疗有效，进食可致胸痛加重，进食困难，上腹疼痛。其实不管是胸内结构（心脏、主动脉、肺、气管及支气管、胸膜、食管、膈肌、纵隔），还是胸壁组织（皮肤、肌肉、乳房、肋软骨、肋间神经、脊髓神经根）或膈下脏器（胃、十二指肠、胰腺、胆囊、肠系膜血管）的病变都可引起胸痛，不能只关注急性冠脉综合征和主动脉夹层。除了心源性胸痛、主动脉源性胸痛、肺源性胸痛外，急诊胸痛的另一大类原因是食管源性疼痛。

食管源性胸痛是指由食管疾病或食管功能障碍引起的胸痛，其病因包括：①胃食管反流病和反流性食管炎，占50%～70%；②食管运动异常，如"胡桃夹"食管、弥漫性食管痉挛、贲门失迟缓症；③食管穿孔；④食管血肿；⑤其他，如异物、食管癌、感染性食管炎等。其发病与胃酸反流和食管下括约肌松弛有关。由于食管与心脏的感觉神经纤维在体表和皮肤的投射定位相互重叠,如食管为 $C_7 \sim T_{10}$,心脏为 $T_1 \sim T_4$,因而两者引起的疼痛位置基本一致。

食管源性胸痛常位于胸骨后或剑突下,也可向后背放射,呈烧灼样或挤压样疼痛,有时疼痛酷似心绞痛。常伴有吞咽困难、吞咽痛、胃灼热、反酸、上腹部烧灼感等。疼痛常发生于餐后1h,吞咽时发作或加剧,刺激性食物、运动、情绪紧张常可诱发,亦可自发性发作。

结合该患者的胸痛特点,考虑食管源性胸痛的可能性大。第5天(2012年4月19日)行上消化道钡餐造影,提示钡剂通过食管下段缓慢,贲门及邻近下段食管壁僵硬,黏膜中断,并可见充盈缺损及龛影,管腔明显狭窄,其上段食管扩张,考虑食管下段及贲门占位,恶性可能性大(图9-1)。第6天(2012年4月20日)收入普外科病房住院。

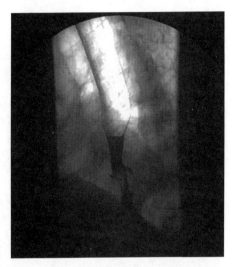

图9-1 上消化道钡餐造影
造影示食管下段管腔变窄,并可见充盈缺损及龛影。

为进一步明确诊断,第10天(2012年4月24日)行胃镜检查,发现距门齿30cm 9点处黏膜隆起,中央见一类圆形凹陷,大小约0.6cm,底深,可见白色混浊液体溢出,距门齿33cm见一横行黄色异物,大小约1.5cm×1.0cm,表面粗糙不平,试用异物钳抓取异物,不能取出。考虑食管异物,食管穿孔不除外(图9-2,彩图见文末彩插)。追问病史患者胸痛发作前进餐中有枣,但否认吞入枣核。急查胸部CT,提示食管下段管壁增厚,其内多个不规则点状高密度影及少量气体影(图9-3)。

请胸外科会诊,考虑患者无发热,无胸腔纵隔积液,考虑异物致食管黏膜损伤、食管溃疡可能性大,无明确食管穿孔征象,建议行胃镜下异物取出,备行左开胸食管穿孔修补术。请血管外科会诊,考虑取异物过程中有主动脉破裂可能,一旦血管破裂,病死率高,可

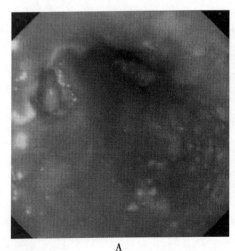

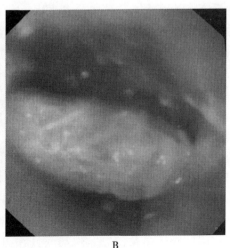

图9-2 胃镜下所见食管异物
A.距门齿30cm所见;B.距门齿33cm所见。

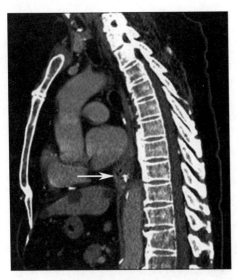

图 9-3 胸部 CT

胸部 CT 提示食管下段管壁增厚,其内可见高密度影及气体影(箭头所示)。

在术中台上会诊。

第 11 天(2012 年 4 月 25 日)在全身麻醉下行胃镜食管异物取出术,过程顺利,取出枣核 1 枚。第 20 天(2012 年 5 月 4 日)出院。

【讨论】

食管源性胸痛可酷似心绞痛,中老年患者尤其是老年患者出现胸骨后疼痛,应首先重视冠心病,但有些胸骨后疼痛是由非心源性病因所致。按冠心病治疗而无反应或症状反而加重者,应考虑到食管源性胸痛,而食管异物则是食管源性胸痛的原因之一。

食管异物多见于老年人、儿童、精神病患者、罪犯、牙齿缺失者。其发生可能与以下因素有关:

1. 个体因素　儿童常见原因:①天性顽皮好动;②吞咽功能不健全;③进食时哭闹或嬉戏;④磨牙不全。成年人的常见原因:①饮食过急或进食时精神不集中;②义齿过松食物黏性过大;③睡眠时觉醒程度低下,义齿脱落;④掺杂于食物中的细小核、骨刺被误咽入食管;⑤食管管腔狭窄、痉挛;⑥吞咽功能失调,咽部感觉减退;⑦不良劳动习惯;⑧故意吞咽。

2. 饮食习惯因素　①沿海地区习惯于将鱼虾、蔬菜混煮混食;②北方粽子内包有带核的大枣或带骨的肉团;③北方过节时有在饺子内置金属硬币的习俗。

3. 神志因素　入睡、醉酒、昏迷、麻醉状态。

4. 医源性因素　全身麻醉时义齿脱落、镶牙时牙模脱落、插管时套管脱落等。

食管异物多嵌在食管狭窄处,第一狭窄即食管入口处多见。临床特征与异物所在部位、大小性质有关。大多数患者发生食管异物后即有症状,约 10% 可无症状。症状严重程度与异物的特性、部位及食管壁的损伤程度有关。如果有明确的异物吞入史,诊断较易;如果患者和家属没有提供异物吞入史,则诊断困难。

如果诊治或处理不及时或不当,异物穿透食管壁可致食管穿孔,可出现颈部皮下气肿或纵隔气肿、食管周围炎、纵隔炎、大血管溃破、食管气管瘘等严重并发症,注意识别。

怀疑食管异物后,应行食管镜或胃镜检查并取出异物;异物刺入大血管或穿破食管壁,合并有纵隔脓肿等胸科病变,或异物嵌顿,食管镜难以取出时,由胸外科手术处理。异物合并颈段食管周围脓肿或咽后脓肿,可切开引流。局部感染者,使用足量抗生素。

【专家点评】

这是一个病因简单,但经过曲折且漫长的急性胸痛病例,给了我们很多启示。急性胸痛是急诊工作的又一个难点,漏诊可致命,而误诊影响预后,并且会给急诊医生造成不必要的压力。诊断思路应从高危到低危,动态地严密观察病情变化。思路要广,避免先入为主。心源性胸痛虽然是最常见原因,但不是唯一原因,注意识别食管源性胸痛的特点,力争尽早明确诊断。

(编者:宿志宇　黄文凤　点评专家:朱继红)

病例 10 胸痛伴发热
——急性心肌梗死"后时代"

【病历摘要】

患者，女性，92岁，主因"胸痛伴发热、气短、食欲减退1周"于2012年4月6日入院。

患者1周前无诱因出现左侧心前区闷痛，无放射痛，疼痛于咳嗽及深呼吸时加重，同时伴有发热，体温最高37.8℃，咳少量白黏痰，于家中自服"感冒清热颗粒"和"头孢克洛"等药物，效果不佳，逐渐出现活动后气促，进行性加重，2d前家属发现患者双下肢出现可凹性水肿，以脚面为重。患者自觉食欲减退明显，恶心，曾呕吐一次胃内容物，自诉腹胀，无腹痛、腹泻。为求诊治来我院急诊。

既往史：3周前外院诊断急性下壁心肌梗死，心房颤动，药物保守治疗出院；慢性支气管炎史30余年；高血压病史5年；8年前因消化道出血于外院治疗，具体不详。否认糖尿病病史，否认肝炎、结核病病史。无药物过敏史。

体格检查：体温37.3℃，脉搏98次/min，呼吸频率22次/min，血压120/80mmHg。神志清楚，精神差，半卧位，双侧颈静脉充盈，左下肺呼吸音稍减低，右肺可闻及痰鸣音，心音低，第一心音强弱不等，心律不齐，心率128次/min，腹膨隆，右季肋区轻度压痛，无反跳痛，双下肢可凹性水肿，以双足明显。

初步辅助检查回报：血常规，WBC 8.71×10⁹/L，NE% 94.1%，HGB 106g/L，PLT 238×10⁹/L。生化：ALT 10U/L，TBIL 13μmol/L，ALB 31g/L，CK 39U/L，LDH 273U/L，CRE 76μmol/L，BUN 17.35mmol/L，GLU 7.4mmol/L，K⁺ 3.5mmol/L，Na⁺ 143.2mmol/L；ESR 39mm/h。凝血分析：PT 14.5s，APTT 28.3s，D-二聚体 2 353.5ng/mL。心肌标志物：CKMB 3.85ng/mL，MYO 30.7ng/mL，TnI 0.029ng/mL；NT-proBNP 4 888ng/L。心电图：窦性心律，肢导低电压，Ⅱ、Ⅲ、avF导联可见Q波，T波低平。胸部X线检查：右中肺野外带斑片影，考虑炎症；心影明显增大；双肋膈角变钝，胸膜粘连或少量胸腔积液可能。

【分析】

患者为老年女性，因"胸痛伴发热、气短、食欲减退1周"来诊，3周前因为急性下壁心肌梗死于外院药物保守治疗1周自行出院，此次入院查体生命体征尚平稳，半卧位，双侧颈静脉充盈，左下肺呼吸音稍减低，右肺可闻及痰鸣音，心音低，房颤心律，双下肢可凹性水肿。辅助检查提示中性粒细胞百分比升高，心肌损伤标志物TnI轻度升高，NT-proBNP升高，心电图提示Ⅱ、Ⅲ、avF导联可见Q波，T波低平，胸部X线检查提示右中肺野外带炎症，心影明显增大，双肋膈角变钝。

患者此次来诊首先考虑急性冠脉综合征，心功能不全，心房颤动，肺炎。根据该诊断，给予患者抗凝、抗血小板聚集、改善冠脉供血、利尿、控制房颤心室率及抗感染、化痰、平喘等治疗，其间5次复查心肌标志物，均基本正常，无动态改变（TnI 0.014～0.029ng/mL），多次复查心电图亦无动态变化。经过上述治疗患者胸痛及双下肢水肿较前有所减轻，但是没有消失,气短症状反较前加重,仍持续有低热,体温波动在 37.2～37.8℃,伴咳嗽,少痰,腹胀、食欲减退。治疗效果不理想,是否最初的诊断有偏差呢?

于是进一步完善了辅助检查:动脉血气分析(吸氧 2L/min):pH 7.39,PO$_2$ 86mmHg,PCO$_2$ 47mmHg,BE –2.3mmol/L;双下肢深静脉 B 超:左侧股浅静脉远心段、腘静脉血栓形成(陈旧性)。

结合患者有胸痛、气短症状以及体循环淤血的相关症状体征(食欲减退、腹胀、半卧位时颈静脉充盈、双下肢水肿),D- 二聚体升高,双下肢深静脉 B 超提示有静脉血栓形成,要怀疑有急性肺栓塞可能。但不支持的因素包括动脉血气没有明显低氧血症,而深静脉血栓亦是陈旧性的,陈旧性血栓往往不易脱落。由于患者 92 岁高龄,考虑到对比剂相关肾损伤,家属拒绝做对肺栓塞诊断有明确意义的 CTPA 检查。为了进一步了解胸部情况,给予胸部 CT 平扫,提示:①右肺中叶炎症;②心包大量积液;③两下肺小叶中心型及间隔旁型肺气肿,肺大疱形成;④双侧胸腔积液,左侧为主。进一步超声心动图(2014 年 4 月 12 日)检查提示:主动脉瓣关闭不全(轻度),升主动脉扩张,心包积液(中到大量),左室舒张功能减退,LVEF 60%,无肺动脉高压。新的辅助检查结果揭示了新的发现,那就是在原有双侧胸腔积液基础上又发现有心包积液,而这中到大量的心包积液能够解释该患者的很多症状和体征(胸痛、发热、憋气、食欲减退、颈静脉充盈、心音减低、无心包摩擦音、双下肢水肿),但是还需要继续查找心包积液的具体原因。表 10-1 列出了心包积液常见原因的鉴别诊断。

表 10-1　心包积液常见原因的鉴别诊断

	特发性心包积液	结核性心包积液	化脓性心包积液	肿瘤性心包积液	心脏损伤后综合征
病史	上呼吸道感染史,起病急,常反复发作	常伴原发性结核病或与其他浆膜腔结核并存	常有原发感染病灶,伴有明显败血症表现	转移性肿瘤多见,并可见于淋巴瘤及白血病	有手术、心肌梗死、心脏创伤等心脏损伤史,可反复发作
发热	持续发热	常无	高热	常无	常有
心包摩擦音	明显,出现早	有	常有	少有	少有
胸痛	常剧烈	常无	有	常无	常有
白细胞计数	正常或增高	正常或轻度升高	明显增高	正常或轻度增高	正常或轻度增高
血培养	阴性	阴性	可阳性	阴性	阴性
心包积液量	较少	常大量	较多	大量	一般中量
心包积液性质	草黄色或血性	多为血性	脓性	多为血性	常为浆液性
细胞分类	淋巴细胞较多	淋巴细胞较多	中性粒细胞占多数	淋巴细胞较多	淋巴细胞较多
细菌	无	有时找到结核分枝杆菌	能找到化脓性细菌	无	无
治疗	非甾体抗炎药	抗结核药	抗生素及心包切开	原发病治疗,心包穿刺	糖皮质激素

心包穿刺对明确心包积液性质意义重大,但是家属因患者高龄而拒绝。针对心包积液的可能病因,进一步完善了相关检查。

甲状腺功能正常,PCT 0.06ng/mL,结核菌素试验阴性,肿瘤标志物均为阴性,自身免疫指标除红细胞沉降率增快外其余均未见异常。

心包积液的原因中最常见的是特发性,但首先得排除其他病因。该患者没有结核病史,辅助检查有胸腔积液和心包积液而没有发现结核病灶,有发热和胸痛,结核菌素试验阴性,结核性心包积液可能性不大;该患者虽然有低热、咳嗽、气短等症状,胸部 X 线检查和胸部 CT 亦提示肺部炎症,但感染中毒症状不明显,外周血白细胞和降钙素原没有明显升高,可排除化脓性心包积液;该患者没有肿瘤病史,辅助检查亦没有发现肿瘤病灶,肿瘤标志物均为阴性,暂时不考虑该诊断;最后,该患者此次出现症状前 3 周有急性心肌梗死病史,有低热、胸痛、气短,辅助检查提示肺炎、胸腔积液、心包积液,因此高度怀疑心肌梗死后综合征(postmyocardial infarction syndrome,PMIS)。

于是,加用甲泼尼龙每天 40mg 静脉滴注,患者胸痛、憋气明显缓解,体温正常,食欲好转,双下肢水肿减轻,复查超声心动图仅为少量心包积液。糖皮质激素治疗有效,更加印证了心肌梗死后综合征的最终诊断。4d 后改为甲泼尼龙每天 32mg 口服,症状进一步改善,出院,门诊随诊调整药量。

【讨论】

心肌梗死后综合征(PMIS),也称 Dressler 综合征,是指急性心肌梗死后数日至数周出现以发热、心包炎、胸膜炎、肺炎等非特异性炎症为特征的一种综合征,有反复发生的倾向。多数发生在急性心肌梗死后 2~8 周,其发生似乎与心肌梗死面积大小无线性关系。

近年来,随着对这一综合征认识的不断加深,该综合征不仅可以在急性心肌梗死后出现,也可以出现于其他存在心肌损伤的情况,如心脏创伤、手术、肺栓塞、肺炎等。故此,有学者对此类心肌损伤后的非特异性炎性反应提出了一个更加宽泛的概念,即心脏损伤后综合征(postcardiac injury syndrome,PCIS)。

目前的发病原因不十分肯定,但多倾向于心肌梗死后坏死的心肌引起的抗原-抗体反应学说。急性心肌梗死后的坏死心肌组织作为一种抗原,刺激产生抗心肌抗体,抗原-抗体形成复合物随血流沉积在心包膜、胸膜、肺泡壁的毛细血管内皮处,造成血管损伤、通透性增加、液体渗出,甚至破裂出血,引起心包炎(积液)、胸膜炎(胸腔积液)、肺炎(无菌性炎症)等改变。

急性心肌梗死数周以后出现的发热、胸痛、呼吸困难或者心包炎、胸膜炎、肺炎三联征,红细胞沉降率加快、白细胞增多、心包及胸膜腔积液可以考虑该病。目前尚无统一诊断标准,下列标准可供参考。

Welin 于 1983 年提出:心肌梗死后 1 周以上发生下列症状:①胸膜心包疼痛;②发热 37.5℃以上;③ESR>40mm/h,若有上述 2 条即可诊断。

Dressler 于 1985 年提出:①确诊的急性心肌梗死或陈旧性心肌梗死;②于急性心肌梗死后 1~2 周出现发热、胸痛、呼吸困难、咳嗽等,具有胸膜炎、心包炎、肺炎可靠证据;③抗感染治疗无效,皮质激素治疗效果明确。

本病大多数为自限性,预后良好,不增加急性心肌梗死的病死率,也无有效的预防方法,但随着心肌再灌注治疗的进展,发病率有显著下降的趋势。在治疗上,类固醇激素为首选药,开始短期给予泼尼松 40~60mg/d,当缓解后逐渐减量,每周减 5mg,达 10~15mg/d 时维持 4 周,若无复发倾向可再继续减量至每天 5mg,再维持 2 个月而停药。还可给予非甾体抗炎药或其他镇痛药物。

【专家点评】

本病例的诊疗过程至少有一个"点"是值得"反思"的:与心肌梗死直接相关的心包炎常见于两个时相,既可以是急性心肌梗死早期的并发症之一,也可以是心肌梗死后综合征的主要表现之一,发生时相、表现征象均有不同,临床评价应该不难。而关于心包炎或心包积液的检出,对于临床整体病情的把握包括诊断在内是十分重要的。事实上,少量心包积液确实难以借助体格检查来检出,但中到大量的心包积液应该是能从体征上有所启示的,如心尖冲动的位置与心界的不对应,坐位和卧位心脏浊音界的变化(非常有意义,但需仔细查验),胸部 X 线检查结果呈现的大心影而"寂静肺"等,均能充分提示心包积液的存在,甚至心电图提示的低电压也在诸多证据里又增加了可能性。若能行床旁心脏超声检查则更是显而易见,而非后期凭借 CT 扫描才得以发现。

这里提出两点供同道参考:其一是学术层面上的,即心影增大提示心脏扩大还是心包积液的临床鉴别问题;其二是关于临床医生应强化三基培训的问题。不应忽视的是,随着医学科学技术的快速发展,我们有些医生在临床工作上确实或多或少地有"多看书、重理论;少动手、轻实践"的倾向,忽视基本技能的训练,不论是主观原因还是客观原因(如在学校实习或进入医院后工作中都缺少良好实践的机会),以至于在一些典型异常征象面前或是"视而不见"(如没有见过玫瑰疹、带状疱疹、指甲下出血等),或是"充耳不闻"(没有听过胸膜摩擦音、心脏舒张期杂音、血管杂音等),由此必定会导致在缺乏真实基本资料情况下的误诊误判。

(编者:温伟 点评专家:张新超)

病例 11　发热、意识障碍、横纹肌溶解
——抗精神病药物的另一面

【病历摘要】

患者，男性，30岁，未婚。主因"发现精神异常2年，加重6d，发热4d"于2012年5月28日来诊。

2年前患者始出现疑心被害、被监视、被跟踪，于外院诊断为"未分化型精神分裂症"，先后予以口服利培酮、盐酸舍曲林、帕利哌酮治疗，其间因病情反复先后住院3次。入院前6d出现胡言乱语、易激惹，再次在外院住院治疗，给予帕利哌酮缓释片3mg/d口服，氟哌啶醇注射液2.5mg肌内注射2次/d。2d后意识有所恢复，幻觉缓解，表现木僵状态，并出现持续高热，体温最高39.7℃，全身肌肉紧张，对症处理后体温有所下降，波动在38.5℃左右，伴粉红色皮疹，无呼吸道和消化道症状。为进一步诊治转来我院。

既往体健。

入院查体：体温40.2℃，脉搏130次/min，呼吸频率32次/min，血压150/90mmHg；神志模糊，睁眼状态，呼之无反应，查体不合作；双瞳孔等大等圆，直径5mm，光反射存在，压眶无反应；咽部充血，双侧扁桃体及肺部查体（−）；心率130次/min，律齐，无杂音；腹部查体（−）；颈部、四肢肌张力增高，肌力Ⅴ级，腱反射减低，双侧病理征（−）。

辅助检查：血常规，WBC $10.21×10^9$/L，NE% 79.4%。尿常规：尿酮体10.0mmol/L，红细胞满视野。生化：K^+ 3.4mmol/L，Na^+ 148mmol/L，LDH 875U/L，CK 21 384U/L，CKMB 162U/L，ALT 122U/L，AST 365U/L，CRE 83.2μmol/L。凝血功能：PTA 70%，D-二聚体3 000ng/mL。动脉血气分析：pH 7.461，PCO_2 32.1mmHg，PO_2 94.4mmHg，SaO_2 97.6%，LAC 1.2mmol/L，BE −0.8mmol/L。心肌标志物：CKMB 21.6ng/mL，MYO>500ng/mL，TnI<0.05ng/mL；PCT 0.05ng/mL；ESR 7mm/h。B超：脂肪肝，胆囊正常高限。心电图：窦性心动过速。胸部X线检查：正常。

【分析】

患者为青年男性，既往有"精神分裂症"病史2年，此次以"高热伴神志改变"来诊，查体发现颈部、四肢肌张力增高，而肺部、腹部查体均阴性。根据奥卡姆剃刀（Occam's razor）理论，我们很容易想到是否存在中枢神经系统感染。

中枢神经系统感染性疾病的常见临床表现包括抽搐、昏迷、颅内压增高、发热、瘫痪等，病原体包括细菌、病毒、真菌、寄生虫、立克次体、螺旋体等，其诊断主要依靠影像学检查、脑脊液检查以及脑电图。

在给予患者积极的降温、补液、碱化尿液、纠正电解质紊乱的基础上，予以头孢曲松抗感染治疗，同时积极地进行头颅CT、MRI、脑电图及腰椎穿刺脑脊液检查。结果回报头颅CT、头颅MRI、脑电图及脑脊液检查均正常。

此时我们重新分析患者的病例特点，并从中找出问题点：①发热；②精神病病史及用

药史；③无病理征的神志改变；④肌张力增高；⑤横纹肌溶解。针对问题⑤即横纹肌溶解来进行鉴别诊断。导致横纹肌溶解的病因主要包括遗传性因素和获得性因素。遗传性因素主要包括糖酵解或糖原分解异常、戊糖磷酸途径、脂肪酸氧化异常、三羧酸循环异常、线粒体呼吸链异常、嘌呤代谢异常、恶性高热易感者等；获得性因素主要包括运动、外伤、高热、缺血、内分泌及代谢紊乱、药物或毒物、感染、炎症或免疫性疾病。可导致此患者出现横纹肌溶解的获得性因素中，可能的因素包括高热、内分泌及代谢紊乱、药物或毒物、感染、炎症或免疫性疾病。接下来主要进行内分泌、药物及毒物、免疫性疾病进行检查。

进一步的检查结果回报：甲状腺功能，FT_3 3.13pmol/L。血免疫学指标：ANCA（ − ）、抗双链 DNA 抗体（ − ）、ANA（ − ）、抗 ENA 抗体（ − ）、抗 Jo-1 抗体（ − ），免疫球蛋白及补体均正常；血毒物分析检测到 9- 羟基利培酮（浓度为 0.3μg/mL ），异丙嗪、氟哌啶醇（浓度为 39ng/mL ）。

结合患者的精神病用药史、临床表现、血毒物分析结果，高度疑诊为"神经阻滞剂恶性综合征（ neuroleptic malignant syndrome，NMS ）"。神经阻滞剂恶性综合征的临床表现主要包括高热、意识障碍、肌强直以及自主神经障碍（出汗、心动过速），发病前有应用抗精神病药史。精神科使用的诊断标准包括：①发病 1 周内使用了抗精神病药物。②高热，体温大于 38℃。③肌肉强直。④具有下述症状中的 3 项或 3 项以上：a. 意识改变；b. 心动过速；c. 血压不稳；d. 呼吸急促或缺氧感；e. CK 增高或肌红蛋白尿；f. 白细胞增高；g. 代谢性酸中毒。⑤以上症状不是由全身性疾病或者神经科疾病所致。

转归：停用抗精神病药物，加用溴隐亭 2.5mg 4 次 /d、劳拉西泮 0.5mg 每晚一次口服，患者体温恢复正常，神志逐渐清楚，并能进行简单的交流，复查血生化正常后出院。

【讨论】

神经阻滞剂恶性综合征（NMS）是一种少见却可能致命的并发症，它通常由服用抗精神病药诱发，临床表现以高热、肌强直、意识障碍、锥体外系症状、自主神经功能紊乱为特征，实验室检查特点是血肌酸激酶升高和白细胞增多。1960 年 Delay 等研究氟哌啶醇时发现并首先报道此综合征，在服用抗精神病药患者中的总体发病率为 0.01%～0.02%，以年轻男性患者居多；其病死率从 20 世纪 60 年代的 76% 降至目前的 10%～20%。

NMS 的确切发病机制未明，已有研究表明，其发生机制复杂，涉及一系列神经生化和神经内分泌系统功能失调。可能的机制包括：阻滞中枢黑质纹状体途径的多巴胺受体、多巴胺和 5- 羟色胺平衡失调假说、骨骼肌障碍假说、γ- 氨基丁酸（γ-aminobutyric acid，GABA）假说、基因改变等。最近提出的神经免疫假说发现在急性期反应中一些细胞因子、症状相关蛋白质和该综合征的生化改变参与发病。

对于 NMS，目前尚无统一的诊断标准，有影响的标准主要有 5 个：①Delay 标准；②Levenson 诊断标准；③Adityanjee（1988）诊断标准；④DSM-Ⅳ研究用 NMS 诊断标准；⑤应用特尔斐法的恶性综合征诊断标准的国际共识研究。在临床实践中，这些标准都较为严格，而前述精神科使用的标准较为实用。

NMS 的诊断需排除其他疾病，结合服用抗精神病药史及临床表现、辅助检查作出正确的诊断。治疗方面，本例的经验在于早期诊断，及时停用抗精神病药，积极的支持治疗以及应用特效药物溴隐亭，取得了较好的临床效果。

【专家点评】

　　发热待查是临床医师都必须面临的日常工作,更是培养急诊医师临床思维的必经之路。NMS 是一种少见却可能致命的抗精神病药引起的并发症,非专科医师对本病的认识有待提高。临床上出现高热、意识障碍、锥体外系症状,结合服药史,排除中枢感染时应考虑本病的可能。停药和针对性的溴隐亭治疗是降低病死率的关键。

（编者:闫圣涛　点评专家:张国强）

病例 12 腹泻、呕吐、腹痛
——蚁穴可溃堤，坎坷治疗路

【病历摘要】

患者，男性，46 岁。主因"腹泻伴呕吐、腹痛 6d，发热 4d，腹胀、少尿 2d"于 2010 年 5 月 21 日收入 EICU。

患者 6d 前进食 1 碗剩米饭后出现腹泻，为水样便，每天 6～7 次，伴呕吐，5～8 次/d，伴腹痛；自服"呋喃唑酮"无效。4d 前出现发热，体温波动于 38～39℃，伴乏力，来急诊，体温 38.5℃，脉搏 80 次/min，血压 95/60mmHg，左上腹压痛，无反跳痛及肌紧张，肠鸣音 6 次/min。查血常规：WBC $2.8×10^9$/L，NE% 77%，HGB 145g/L，PLT $143×10^9$/L。生化：ALT 238U/L，AST 325U/L，TBIL 82.1μmol/L，DBIL 22.5μmol/L，IBIL 59.6μmol/L，CK 4 774U/L，CKMB 136U/L，CRE 136μmol/L，BUN 11.37mmol/L，K^+ 3.19mmol/L，Na^+ 130mmol/L，淀粉酶、脂肪酶均为阴性。大便常规：稀便，余（-）。给予补液扩容、莫西沙星抗感染、保肝、对症治疗，症状逐渐加重。患者仍发热 39℃，近 2d 腹胀加重，少尿、下肢水肿。查立位腹部平片：小肠肠管明显扩张至 9～10cm 伴气液平面。血气分析：pH 7.348，PCO_2 28.3mmHg，PO_2 80.6mmHg，AG 4.6mmol/L，BE -8.7mmol/L，HCO_3^- 15.2mmol/L。复查生化：CK 1 595U/L，CRE 697μmol/L，BUN 30.17mmol/L，TP 46.49g/L，ALB 27.8g/L，K^+ 3.55mmol/L，Na^+ 122mmol/L。大便常规：红细胞 8～10/HP，白细胞 10～15/HP，隐血（＋）。为进一步诊治收入 EICU。

既往史：高血压病史 10 余年，未规律治疗。

入院查体：体温 38.3℃，脉搏 111 次/min，呼吸 29 次/min，血压 134/79mmHg。神志清楚，球结膜水肿，眼睑水肿，口唇无发绀，两肺呼吸音粗，可闻及广泛干鸣音，偶闻及少许湿啰音，心率 111 次/min，律齐；腹膨隆，叩诊鼓音，全腹轻压痛，肠鸣音弱，双下肢、阴囊、腰骶部可凹性水肿。

心电图：大致正常。腹部 B 超：轻度脂肪肝，肝略大，胆囊形态饱满。心脏超声：左房内径 34mm，右心室舒张期内径 16mm，左心室舒张期内径 63mm，LVEF 65%，左室扩大，左室壁节段性运动异常。

入院诊断考虑：感染性腹泻，细菌性痢疾，麻痹性肠梗阻，脓毒症，急性肾损伤（acute kidney injury，AKI），多器官功能障碍综合征（multiple organ dysfunction syndrome，MODS）。

【分析】

入院后立即给予连续性肾脏替代治疗（continuous renal replacement therapy，CRRT）、胃肠减压，同时给予美罗培南、替考拉宁积极抗感染、肠外营养支持、纠正低蛋白等治疗 10d，患者一般状态明显好转，但仍低热、少尿、腹胀明显。引流胃液 200～300mL/d，肛管排气、排液量 500～1 000mL/d。

5 月 30 日查腹部超声：左右侧腹可探及扩张肠管，最宽处内径 9.3cm，盆腔未见游离液体。查腹部平片：与 5 月 20 日比较，腹部肠管扩张积气明显，肠梗阻加重。5 月 31 日腹胀明显加重。大便常规：红、白细胞满视野；全片细菌极少，大部分为革兰氏阳性球菌，少部分为革兰氏阴性杆菌；全院会诊考虑麻痹性肠梗阻是主要问题，建议继续用地衣芽孢杆菌活菌和双歧杆菌三联活菌，调整肠道菌群紊乱，给予乳果糖，保持肠道通畅；适量进流食，促进胃肠蠕动，可给予短肽型肠内营养剂，提供肠道恢复的能量；给予超短波理疗，促进肠蠕动；新斯的明穴位注射缓解腹胀症状。但治疗效果不佳，患者仍有腹胀、腹痛、全身水肿；间断低血压、发热、低蛋白、代谢性酸中毒，肠鸣音弱，CRE 500～600μmol/L，腹部超声、CT 均显示小肠广泛扩张、多处液平面。如何有效胃肠减压是关键，鉴于胃管胃肠减压效果不佳，于 6 月 3 日改用经胃镜留置鼻肠管，胃引流量增加到 4 000mL/d。继续血液滤过，输注血浆、白蛋白，提高胶体渗透压，减轻肠道及肢体水肿；5% 碳酸氢钠纠正酸中毒；停用美罗培南改为头孢哌酮 / 舒巴坦抗感染。

6 月 4 日至 6 月 7 日患者肠管扩张积气较前减轻，但间断咳嗽、咳黄痰，感胸闷气短，心率 120 次 /min 左右，两肺较多痰鸣音。血压正常，血氧饱和度偏低，SpO$_2$ 89% 左右。胸部 CT：双侧胸腔积液伴右下肺膨胀不全较前加重。

6 月 7 日 13：35 分患者出现血氧饱和度进行性下降，呼之不应，心电监测示：心率 54 次 /min，呼吸频率 24 次 /min，血压 105/58mmHg，SpO$_2$ 60%，虽加大面罩吸氧浓度，血氧饱和度无明显改善，行气管插管机械通气。6 月 8 日患者出现发热、频发室性期前收缩、鲜血便 500mL，HGB 63g/L，WBC 14.15×10^9/L，NE% 89.2%，ALB 25.97g/L，CRE 569μmol/L；给予输血，胺碘酮静脉滴注治疗，并加用口服胺碘酮治疗。3d 后神志转清，10d 后尿量增多，呼吸衰竭纠正，拔管撤机。6 月 21 日患者出现快速房颤，心室率 140～160 次 /min，血压低，血钾 3.3mmol/L，给予去乙酰毛花苷、多巴胺、补钾治疗，症状逐渐好转。7 月 1 日停 CRRT，7 月 10 日拔除胃管，进流食，7 月 29 日患者病愈出院。

【讨论】

该病例特点是中年男性，急性起病。既往高血压，无其他慢性疾病。因食入不洁饮食，相继出现腹泻、呕吐、腹痛、高热、少尿等症状；低血压、腹部膨隆、肠鸣音弱、全身水肿；心功能、肝功能、肾功能、肠功能等多脏器功能不全；大便常规红、白细胞满视野。因此，感染性腹泻，细菌性痢疾，脓毒症，MODS 诊断明确。早期突出的问题急性肾损伤（AKI），中期突出的问题急性肠功能衰竭——麻痹性肠梗阻，后期是麻痹性肠梗阻及相关并发症，如感染、呼吸衰竭、心功能不全、肺水肿、心律失常、电解质紊乱、代谢性酸中毒、低蛋白血症、营养不良、消化道出血、贫血等。

1. 急性感染性腹泻　是夏秋季节常见病和多发病，大部分症状较轻，仅有消化道症状，或伴有发热、乏力等脓毒症的症状。只有少数患者出现脓毒症休克及 MODS，甚至死亡。常见的致病菌：沙门菌、大肠杆菌、变形杆菌、空肠弯曲菌、霍乱弧菌及葡萄球菌等。病原菌或其肠毒素作用于小肠上皮细胞，引起肠液分泌增多和 / 或吸收障碍而导致的腹泻。严重的腹泻和呕吐，无法进食，导致低血容量性休克；肠壁受损、通透性增加，肠内细菌或毒素入血引发全身炎症反应，导致脓毒症、脓毒症休克甚至 MODS。因此，应重视感染性腹泻，及早抗感染、积极补液扩容，同时明确观察病情变化及各脏器功能状态，防止病情进展到脓毒症休克甚至 MODS。本例患者在疾病的早期未能及时就诊，来诊时已经出现 MODS。

2. 脓毒症的诊治　脓毒症是对感染反应失调导致的器官功能障碍综合征。该患者是从感染性腹泻演变为脓毒症并发 MODS 的典型病例。早期的液体复苏至关重要，应在 6h

内达到复苏目标，即中心静脉压（CVP）8～12mmHg，中心静脉血氧饱和度（central venous oxygen saturation，$ScvO_2$）≥70%或混合静脉血氧饱和度（oxygen saturation in mixed venous blood，$S\bar{v}O_2$）≥65%，尿量≥30mL/h，平均动脉压（mean arterial pressure，MAP）≥65mmHg；尽早抗感染治疗。该患者经过积极液体复苏治疗，生命体征基本稳定，但患者入院时已合并 MODS，最主要的并发症为急性肾衰竭和麻痹性肠梗阻。

3. 急性肾损伤　根据 AKI 定义：48h 内血肌酐上升≥26.5μmol/L（≥0.3mg/dL），或 7d 内血肌酐升至≥1.5 倍基线值，或连续 6h 尿量＜0.5mL/（kg•h）。该患者符合 AKI 的诊断标准，且为 3 级，须行肾脏替代治疗。脓毒症及脓毒症休克是造成患者 AKI 最主要的原因，有资料显示，ICU 中超过 50% 的 AKI 与脓毒症相关，脓毒症 AKI 是临床常见危重症；而罹患 AKI 并需要透析干预者病死率高达 30%～60%。脓毒症 AKI 的可能机制是炎症因子风暴、细胞凋亡和肾低灌注。急诊医生应该及早识别 AKI 高风险人群，有利于开展早期有针对性的预防与保护措施。AKI 的高风险因素包含以下几种：①AKI 的损伤因素，如脓毒症、失血、脱水、循环障碍、手术、创伤、烧伤、对比剂、潜在肾毒性药物等，以上各种因素常常伴随存在而致病；②AKI 的易感因素，如高龄，贫血，营养不良，肿瘤，慢性肾脏病（chronic kidney disease，CKD），慢性心、肝、肺疾病，糖尿病等。尽可能纠正可逆性或可控性的危险因素，如纠正低血容量、贫血和低蛋白血症；严密监测血肌酐的动态改变和尿量变化，以利于早期发现 AKI。AKI 的治疗措施包括：①有效维持血流动力学稳定、容量管理、血压控制、输血和改善氧供、避免肾毒性药物和对比剂的应用、药物剂量调整等；②AKI 的支持治疗，包括营养支持、血糖和电解质酸碱平衡的管理、控制原发感染；③肾脏替代治疗，当患者出现容量过负荷、严重氮质血症、高血钾、严重酸中毒时须肾脏替代治疗。本患者出现无尿、水肿、心率快、酸中毒，因此是肾脏替代治疗的适应证，我们给患者间断血液滤过治疗 1 个月余，既保证了内环境的稳定和其他脏器的功能，也使肾功能恢复正常。

4. 麻痹性肠梗阻　肠道感染使肠液分泌增加、肠管内渗出、胀气均使肠管扩张，肠壁的吸收作用减弱，分泌反而增强，由此导致恶性循环，肠蠕动消失形成麻痹性肠梗阻。麻痹的肠腔内压持续增高，腹压增高，严重导致肠壁缺血、缺氧，肠壁毛细血管渗漏，有效循环血量减少，细菌移位引起感染和脓毒症、呼吸及循环功能障碍甚至 MODS。本例患者早期即出现肠梗阻，但治疗后无好转，成为病程中期的主要矛盾。我们认为积极有效的胃肠减压，才能降低肠内压，打破恶性循环。常规的鼻胃管长度不够，对小肠梗阻效果不佳，应该应用 2～3m 长的肠梗阻引流管效果更好。我们更换了长的引流管，每天引流可达 4 000mL 左右，使肠梗阻明显缓解，肠蠕动逐渐恢复。需要注意的是，要循序渐进地引流，以免造成肠缺血再灌注损伤和电解质紊乱。本例患者出现的肠出血和低钾导致的心律失常可能与此有关。

总之，严重的急性感染性腹泻引起 MODS 的治疗之路虽然跌宕曲折，但最终患者治愈。由此提示急诊医生应注意识别重症脓毒症患者，及早有效地液体复苏；出现 MODS 应注意寻找主要问题予以解决，兼顾全身多系统问题。急诊医生是防治 MODS 的主要力量，MODS 虽然凶险但是可以治愈的。

【专家点评】

这是一例看似简单的感染性腹泻导致的脓毒症合并 MODS 的病例，治疗非常的成功，给我们几点启示：①简单疾病可以变得很复杂，急诊医生应具有及早识别潜在风险的能力；

②脓毒症休克的预后与休克时间长短密切相关，应加强早期液体复苏的意识及执行力，达到治疗目标是关键；③重视监测肾功能，及早发现 AKI 并给以干预治疗，CRRT 是治疗 AKI 的有效手段；④发现肠梗阻应及早有效给予胃肠减压，减轻肠内压和腹腔内压；⑤此外，还要耐心等待肠功能、肾功能的恢复。

（编者：王晶　点评专家：秦俭）

病例 13　术后突发少尿
——临床思维"连连看"

【病历摘要】

患者，女性，82岁，主因"发热、血尿1d，喘憋半天"于2012年6月29日17：00急诊入院。

既往史：冠心病病史10余年，1998年因"心动过缓"行起搏器置入；高血压10余年，最高160/90mmHg，平素血压控制正常；2型糖尿病6年，血糖控制好；阿尔茨海默病、血管性痴呆1年。对头孢菌素类药物过敏。

入院查体：体温38.5℃，脉搏86次/min，呼吸频率30次/min，血压96/50mmHg，神志清楚，对答基本切题，两肺呼吸音粗，左下肺可闻及湿啰音，心界向左扩大，心律不齐，瓣膜区未闻及杂音，腹软，无压痛，肝脾未及，未触及包块，肠鸣音正常。

辅助检查：BNP＞5 000pg/mL。血常规：WBC $8.0×10^9$/L，HGB 141g/L，PLT $171×10^9$/L。尿常规：白细胞3 136/μL，红细胞8 113/μL。胸部X线检查：心影增大；超敏肌钙蛋白T（high-sensitivity troponin T，hs-TnT）0.307ng/mL。快速生化：K^+ 3.89mmol/L，Na^+ 131.8mmol/L，GLU 23.02mmol/L，BUN 13.1mmol/L，CRE 236μmol/L。

入院时患者家属提供情况：入院前1d排黄色软便1次，量多，进食正常，未诉腹痛，无呕吐，平素一般状况良好。

【分析】

患者为老年女性，既往有冠心病、高血压病、糖尿病、永久性起搏器置入术后、阿尔茨海默病、血管性痴呆，此次急性起病，表现为发热伴血尿，尿中有红白细胞，喘憋，肺内可闻及湿啰音，BNP明显升高，BUN和CRE升高，考虑诊断为尿路感染、心功能不全、肾功能不全。入院后予以左氧氟沙星抗感染治疗，米力农强心治疗，疗效较好，患者第2天体温逐渐降至正常，血尿消失，喘憋缓解。

但在7月1日治疗过程中发现患者腹部膨隆逐渐加重，但进食好，无呕吐，未诉腹痛、恶心等不适。

7月2日凌晨1：00，患者神志恍惚，伴大汗，血压下降，心率加快，查体示腹膨隆，叩诊鼓音，全腹压痛，左下腹明显，肠鸣音消失。急查腹部超声提示肠管扩张，胆囊结石。急查动脉血K^+ 3.4mmol/L，胃内容物隐血（＋）。立即予以补液、补钾、抑酸、放置胃管胃肠减压，急查腹部CT平扫，提示低位小肠梗阻，升结肠不规则等密度影。当时血常规：WBC $22.8×10^9$/L。生化：K^+ 4.8mmol/L，BUN 32.72mmol/L，CRE 298μmol/L。予以厄他培南抗感染、肥皂水灌肠、持续胃肠减压，建议家属行增强CT检查进一步明确诊断。但因患者肾功能差，家属商议后拒绝增强扫描。

7月2日至7月4日持续予以胃肠减压，并每天行肥皂水灌肠，继续抗感染治疗，复查血常规WBC降至$20.5×10^9$/L，但7月4日复查腹部CT平扫较前无改善，结肠肝曲可疑局部肠壁增厚,小肠梗阻改变。

7月7日患者开始出现发热,体温最高38℃,腹部张力高,腹壁紧张,全腹明显压痛、反跳痛,肠鸣音消失。考虑病情进展为肠梗阻合并腹膜炎,因家属要求继续保守治疗,将抗生素更换为美罗培南联合替考拉宁,但病情并无改善,逐渐出现循环不稳定、肾功能恶化,呈感染性休克状态,外科会诊考虑保守治疗无效,建议手术,家属于7月9日16:00同意手术治疗。

当天行急诊手术,术中见盆腔巨大脓肿包块,回肠、乙状结肠与子宫附件粘连,游离分开肿物与周围粘连,流出黄白色脓液约100mL,回肠部分肠壁溃烂坏死,浆膜层缺如,被覆脓苔,行坏死回肠切除、肠粘连松解、留置腹腔引流管。术后ICU恢复2d,生命体征平稳,转至普外科继续抗感染、营养支持治疗。

术后10d(7月19日)外科住院期间,患者突发尿量减少,24h尿量<50mL,腹腔引流量3 000~4 000mL,CRE正常(64~83μmol/L),BUN升高(9.29~11.4mmol/L),考虑肾前性少尿,予以白蛋白、胶体液、晶体液补液治疗,补液后适当利尿,无明显疗效。术后15d(7月24日)患者尿量恢复至3 900mL/d,腹腔引流量800mL,停止补液。术后21d(7月30日)患者再次出现无尿,尿量<20mL/d,腹腔引流液500mL,合并快速心律失常心房扑动,心室率140次/min,血压80~90/40~50mmHg,BNP 1 100pg/mL,超声心动图示LVEF 55.4%,肾功能CRE 56μmol/L,BUN 8.01mmol/L。7月31日17:00转回急诊科ICU,继续观察治疗。

该患者肠梗阻诊断明确,经手术治疗解除梗阻。但术后间断出现少尿甚至无尿,原因仍需进一步讨论。临床上导致无尿的原因常见以下几种情况。

1. **肾前性**　①有效循环血量减少:多种原因引起的休克、重度失水、大出血、肾病综合征(nephrotic syndrome,NS)和肝肾综合征,大量水分渗入组织间隙和浆膜腔,血容量减少,肾血流减少。②心脏泵血功能下降:各种原因所致的心功能不全,严重的心律失常,心肺复苏后循环功能不稳定,血压下降所致的肾血流减少。③肾血管病变:肾血管狭窄或炎症,长期卧床不起的肾动脉栓塞血栓形成;高血压危象、妊娠高血压综合征等引起肾动脉持续痉挛,肾缺血导致急性肾衰。

2. **肾性**　①肾小球病变:重症急性肾炎,急进性肾炎,慢性肾炎因严重感染、血压持续增高或肾毒性药物作用引起肾功能急剧恶化。②肾小管病变:急性间质性肾炎包括药物性和感染性间质性肾炎,生物毒或重金属及化学毒所致的急性肾小管坏死,严重的肾盂肾炎并发肾乳头坏死。

3. **肾后性**　①各种原因引起的机械性梗阻:如结石,血凝块,坏死组织阻塞输尿管、膀胱进出口或后尿道。②尿路的外压:如肿瘤、腹膜后淋巴瘤、特发性腹膜后纤维化、前列腺肥大。③其他:输尿管手术后,结核或溃疡愈合后瘢痕挛缩,肾严重下垂或游走肾所致的肾扭转,神经源性膀胱。

我们来分析一下该患者的具体情况:首先,患者膀胱冲洗通畅,无梗阻性疾病,CT也未发现肿物压迫,肾后性因素暂不考虑。其次,因患者术后血肌酐持续正常,肾性因素可能性也不大。最后是肾前性因素,患者心率快,血压低,尿素氮升高,查体发现患者全身皮肤及口舌干燥,考虑存在肾前性少尿的可能,肾前性原因可能为心功能不全导致肾灌注不足或单纯液体入量不足,患者无水肿及喘憋等心功能不全的表现,超声心动图LVEF值不低,考虑心功能不全证据并不充分,但这种持续无尿情况下大量补液治疗是否恰当呢?

我们在密切监测生命体征情况下,对该患者进行了液体负荷试验,快速补充500mL羟乙基淀粉,结果是患者心率降低,血压回升,但仍无尿,这种情况下,增加了我们继续补液的信心,当然也承受着患者心功能恶化的风险,在之后的 12h 中,我们共给患者补液 5 000mL,治疗过程中患者血压持续稳定,心律失常也得到了纠正,病情呈好转趋势,我们也尝试应用了小剂量的利尿剂治疗,那么尿量如何呢?请看表 13-1。

表 13-1　患者使用利尿剂后尿量和腹腔引流量的变化

时间	尿量 /mL	腹腔引流量 /mL	治疗
7 月 31 日 20:00	0	500	呋塞米 20mg
8 月 1 日 4:00	0	2 500	呋塞米 40mg
8 月 1 日 6:00	300	4 000	—

患者终于有尿了!但奇怪的是,腹腔引流量为什么这么多,是腹腔感染还是低蛋白血症引起?根据相关实验室检查指标似乎都不支持。而且,尿液和腹腔引流液都是淡黄色清亮液体,如果单看引流袋,我们甚至无法分辨出两者的不同。

于是一个可能的诊断出现在我们面前——泌尿系腹腔瘘。

为明确是否存在这种可能,我们进行了亚甲蓝试验。夹闭尿管,向尿管内注入亚甲蓝盐水 100mL 观察到腹腔引流袋 1min 内即迅速出现蓝色液体(图 13-1,彩图见文末彩插)。因家属表示不再进行手术及膀胱镜等相关检查,只能推测病变部位。患者腹腔引流液增多时,尿量明显减少或无尿,故考虑尿瘘部位应为输尿管以下,即膀胱瘘可能性大。至此,患者诊断明确,转至普通外科与泌尿外科共同治疗。

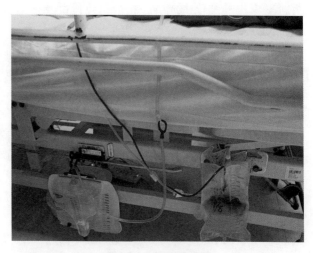

图 13-1　亚甲蓝试验
从尿管注入亚甲蓝后,腹腔引流袋迅速可见蓝色液体。

【讨论】

临床上膀胱瘘患者较常见,可与皮肤、肠道、女性生殖器官相通,常见病因有:①原发肠道疾病,憩室炎占 50%~60%,结肠癌 20%~25%,克罗恩病 10%;②原发的妇科疾病,难产引起的压迫性坏死,进展期宫颈癌;③子宫切除术后,低位剖宫产或肿瘤放疗术后;④损伤。

膀胱肠瘘可出现膀胱刺激症状、粪漏和尿道排气等症状,常伴有原发肠道疾病引起的大便习惯的改变,体格检查可发现有肠梗阻体征。若为炎症性疾病引起者可发现腹肌紧张表现,尿样检查常提示合并感染。比较符合该患者的症状体征及病情情况。开腹手术发现回肠、乙状结肠粘连合并盆腔脓肿,提示病变部位位于以上部位。

这里我们重点学习一下消化道憩室病,也是比较符合该患者病因的可能性最大的诊断。

空回肠憩室病多为获得性,随年龄增长而多见,好发部位见于空肠起始端和回肠末端,大多无临床症状,20%~30% 合并消化不良,可引起憩室炎、出血、穿孔及继发性腹腔感染,肠内容物滞留、肠扭转、肠套叠会造成肠梗阻。

结肠憩室病则更为多发,可在结肠任何部位出现,左半结肠憩室最常见的部位是乙状结肠和降结肠,右半结肠的憩室几乎均发生于盲肠,可伴随着脓肿、瘘管、腹膜炎和乙状结肠周围炎同时出现。

约80%以上的结肠憩室患者无症状,仅在钡灌肠、内镜检查及尸检中偶然发现。主要临床表现为:

1. 憩室炎　主要症状是腹痛,多位于下腹部尤其是左下腹部,疼痛程度轻重不一,依炎症程度而异。同时可合并发热、恶心、呕吐、腹胀、便秘等症状。体检可在病变局部有压痛,有时也可触及炎性包块等。

2. 憩室出血　10%～30%可发生,主要表现为下腹部不适,排鲜红色或暗红色血便或大便隐血。大出血多见于高血压、血管硬化患者。

3. 穿孔和脓肿　可能因局部缺血所致,急性穿孔可导致局限性脓肿或弥漫性腹膜炎。

4. 肠瘘　发生于急性憩室炎、穿孔、结肠周围脓肿后,肠腔与周围脏器相通便形成内瘘,与腹壁相通便形成外瘘。

5. 肠梗阻　粪石嵌顿于急性憩室炎狭窄的肠腔内可导致完全或部分性肠梗阻;也可由慢性憩室炎纤维化造成肠腔狭窄引致慢性肠梗阻,临床表现为反复发作性左下腹痛及进行性加剧的便秘。

结肠膀胱瘘是憩室病中较常见的并发症,而且憩室病亦是结肠膀胱瘘的最常见原因。结肠膀胱瘘表现为特殊的气尿和粪尿症状。钡灌肠可证实憩室的存在,但很少能发现瘘管,瘘管可在膀胱镜检、膀胱造影或静脉肾盂造影时看到。因为肠腔压力较高,瘘管易被上皮化,形成瘘管后,不易自发闭合。

对于急性憩室炎的诊断,通常基于病史和体检发现,鉴别诊断包括:肠易激综合征,肠胃炎,肠梗阻,肠道炎性疾病,阑尾炎,缺血性结肠炎,结直肠癌,尿路感染,肾结石以及妇产科疾病。升高的白细胞计数通常有助于确诊炎症的存在。脓尿可能提示尿路感染,血尿可能提示肾结石,腹部平片可显示脏器穿孔所致的气腹或肠梗阻征象。

腹部和盆腔CT扫描通常是评估疑似憩室炎的最恰当的影像学检查。CT扫描可发现结肠壁增厚,结肠周围炎症、瘘管、窦道、脓肿和狭窄。CT对憩室炎的阳性预测值:乙状结肠憩室为73%,结肠周围炎症为88%,肠壁增厚7～10mm者为85%,肠壁增厚大于10mm者为100%。

在不能行CT扫描时,对比剂灌肠造影、膀胱造影、超声检查和内镜检查对疑似急性憩室炎患者的初步评估是有帮助的。造影可以显示狭窄/痉挛伴黏膜和憩室病变周围情况,也可同时发现瘘管和脓肿。膀胱造影用于确诊结肠膀胱瘘,但即使瘘管存在也仅显示膀胱壁的增厚。炎性包块的超声检查可用于鉴别脓肿和蜂窝织炎,急性期内镜检查应用是受限的,可能会加重炎症或造成穿孔。

治疗方法:①急性无并发症的憩室炎使用非手术治疗,通常包括控制饮食和经口或经静脉使用抗生素。约15%的急性憩室炎患者将发生结肠周围或肠系膜内脓肿,此时X线引导经皮引流是巨大憩室脓肿患者的最佳治疗方法。②急性憩室炎合并急性并发症(包括游离穿孔并全腹膜炎、肠梗阻、脓肿经皮引流无效、瘘管形成)或非手术治疗无效的患者需进行紧急外科干预。15%～30%收入院进行憩室炎处理的患者将需要外科手术,住院期间相关的病死率可达18%。③急性憩室炎恢复后是否择期行乙状结肠切除术应视每个患者的情况而定。如2次以上的憩室炎发作程度达到住院治疗水平;任何一次憩室炎的发作时有造影检查对比物质外漏或有梗阻症状或不能区别是憩室炎和癌症均为择期手术适应证。手术切除通常在任何一次急性炎症发作后 6～8 周进行,方式可采用开腹或腹腔镜下完成。

【专家点评】

　　本患者膀胱瘘诊断成立,经普通外科和泌尿外科联合治疗,预后良好。但需要思考的是:患者术后间断性少尿或无尿持续时间达 10d,临床观察只看现象,不看本质,导致未能及时诊断。如果仔细观察尿液与腹腔引流液的性质及变化,就可以早期找到少尿原因,一个简单的亚甲蓝试验瞬间明确诊断。在临床过程中,之所以出现未能及时诊断的情况,主要原因是临床医生观察不仔细及思维的局限性。这也反映了专科划分越来越细的医生的临床视野的狭窄现象,提醒我们应该提高临床诊断综合能力,重视跨学科交流,培养高度的责任心,不要忽视最简单基本的诊疗方法。

（编者:尹月秋　点评专家:赵丽）

病例 14　发热、头痛、意识障碍
——心死池塘草，声悲石径松

>>>>>>>>>>>>>>>>>>>>>>>>>>>>>>>>

【病历摘要】

患者，男性，23岁，主诉"发热伴头痛、呕吐、意识障碍半日"于2012年3月24日23：50来我院急诊就诊。患者半日前自觉发热（未测体温），伴有头痛，恶心、呕吐，呕吐物为胃内容物，伴有腹痛，其间排大便1次（其性质、量不详），进而出现意识障碍。

既往史：1周前外院接受输尿管结石碎石术。

入院查体：体温39.8℃，脉搏166次/min，呼吸频率22次/min，血压90/60mmHg。查体不合作，谵妄状态，颈软无抵抗，双侧瞳孔等大等圆，伸舌居中。两肺呼吸音粗，未闻及干湿啰音。心率166次/min，律齐，未闻及心脏瓣膜杂音。腹软，未及腹部压痛及反跳痛。四肢能自主活动，双侧巴宾斯基征阴性。

2012年3月25日00：10接受静脉输液治疗，其间易激惹、躁动，间断给予地西泮5mg静脉推注。同时化验血常规、血气分析、D-二聚体、血液生化、PCT检查，并完善胸部X线、脑CT检查。

辅助检查结果回报：血常规，WBC $6.52×10^9$/L，NE% 44.6%，HGB 159g/L，PLT $102×10^9$/L。血气分析（吸氧3L/min）：pH 7.369，PCO_2 16.6mmHg，PO_2 80.1mmHg，BE −15.9mmol/L；D-二聚体2 040ng/mL。生化：ALB 37.3g/L，AST 128U/L，ALT 131U/L，BUN 5.06mmol/L，CRE 170.3μmol/L，血氨132μmol/L，其余结果正常范围；PCT＜0.05ng/L。

心电图为窦性心动过速（图14-1），胸部X线检查大致正常（图14-2），头颅CT未见明显高密度或低密度病灶。

在完善上述检查并开始相关对症治疗后请神经内科二线会诊，建议行腰椎穿刺术检查。但由于患者谵妄不配合检查，即使地西泮镇静也不能达到合适的穿刺体位而未能完成。治疗过程中患者病情进展迅速。

【分析】

患者为青年男性，以高热、低血压、谵妄入院。分析高热原因：临床上发热可分为感染性与非感染性两大类。①患者无病原体感染的征象，血常规白细胞计数正常范围，无感染性发热的证据。②无自身免疫反应病史等导致的抗原-抗体反应，无内分泌与代谢障碍疾病病史，无物理、化学、机械性原因导致的体温调节中枢功能失常，也没有无菌性坏死物质的吸收等非感染性发热的证据。

患者意识障碍，表现为谵妄，可由全身性原因和局部（中枢神经系统）原因引起，脑CT检查未发现明显异常。谵妄可发生于急性感染的发热期，某些药物中毒，代谢障碍（如肝性脑病），循环障碍或中枢神经疾患。该患者高热，入院时血压90/60mmHg，生化检查示：血氨132μmol/L，AST 128U/L，ALT 131U/L，提示肝损害，似乎可以解释谵妄状态的原因。血肌酐170.3μmol/L，可考虑由于休克原因导致有效血容量不足，肾血流量下降导致的肾前性

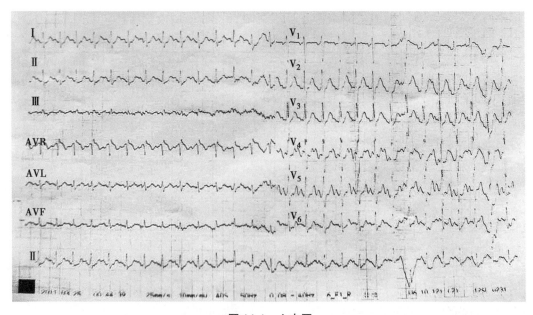

图 14-1 心电图

心电图示窦性心动过速，心率 166 次/min。

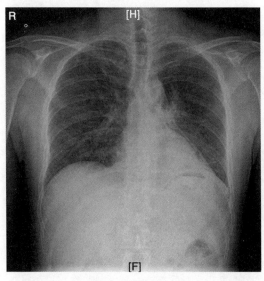

图 14-2 胸部 X 线

胸部 X 线检查大致正常。

少尿。至此需要考虑的问题有患者高热的原因和肝功能受损的原因。初步诊断考虑发热、谵妄原因待查。

分析汇报一些检查结果。患者 AST、ALT 及血氨升高提示患者肝功能受损。血清 ALT 及 AST 升高主要见于急慢性病毒性肝炎、非病毒性肝炎、肝硬化、肝癌及胆汁淤积、急性心肌梗死，可以做肝炎标志物检测，行上腹部 CT 或 B 超检查，诊断是否有肝炎或肝硬化、肝癌等导致肝功能受损的疾病。或者也可以分为原发性肝损害或继发性肝损害所致。患者家属否认肝原发性疾病，那么是什么原因导致患者肝功能受损呢？患者入院时处于低血压休克状态，休克的原因分类有：①血容量与有效循环血量锐减导致的低血容量休克；②大面积烧伤导致的烧伤性休克；③病原微生物严重感染导致的感染性休克；④严重创伤引起的创伤性休克；⑤心泵功能障碍、心排血量下降引起的心源性休克；⑥ I 型变态反应引起的过敏性休克；⑦强烈的神经刺激导致的神经源性休克。结合该患者的病史，无感染、创伤、烧伤、过敏等原因引起低血压的证据，是否心源性休克或者继发于容量不足导致的低血容量性休克。可以行心脏彩色多普勒超声检查，同时检查肌钙蛋白、BNP、NT-proBNP 等心肌损伤的生物标志物，以期对患者的心脏功能状态进行及时有效的评估。患者 D- 二聚体 2 040ng/mL，升高明显，怀疑患者血液处于高凝状态，有必要检查血凝常规，证实患者是否存在高凝状态。

治疗方面患者处于低血压休克状态,予以补液扩容,应用血管活性药物升压。单用多巴胺作用不明显,加用去甲肾上腺素静脉泵入。结合患者 D- 二聚体及血凝常规予以肝素抗凝。行中心静脉置管,补液治疗同时可以监测中心静脉压控制补液量。

3 月 25 日 5：30 心率下降至 64 次 /min,自主呼吸 16 次 /min,收缩压 46mmHg,舒张压测不出。立即给予气管插管,气道内吸出大量血性分泌物,简易呼吸器辅助呼吸,持续心外按压,行高级心肺复苏,呼吸心跳未恢复。6：12 宣布临床死亡。患者死亡诊断不明,家属质疑患者死亡原因,同意行尸体解剖。死者次日完成尸体解剖。

尸解病理诊断:①患者心脏病变形态符合限制型心肌病(心内膜胶原纤维及弹力纤维增生和以心内膜下为主的心肌纤维化),导致心肌顺应性降低,心室舒张受限,充盈受阻;显著的心肌脂肪浸润降低了患者的心脏储备能力,导致患者心功能衰竭并死亡。②患者两肺高度淤血水肿,肝脾淤血,是患者死前因心功能衰竭导致肺循环和体循环障碍的表现。③轻度脑水肿。

死亡原因:限制型心肌病导致的心功能衰竭。限制型心肌病病情发展快慢不一,本例患者进展较快,从发病到入院就诊半日,入院到死亡约 6h,来势凶险。后期病情发展迅速,极不稳定,没有机会完善相关检查。

【讨论】

2008 年欧洲心脏病学会(European Society of Cardiology, ESC)将心肌病分为限制型心肌病、肥厚型心肌病、扩张型心肌病、致心律失常性右室心肌病、未分类心肌病。其中限制型心肌病多见于热带和温带地区,我国仅有散发病例。

限制型心肌病表现为心室限制性舒张功能障碍,以单侧或双侧心室的充盈受限和舒张容量下降为特征,而收缩功能和室壁厚度正常或接近正常。以心脏间质纤维化增生为其主要病理变化,即心内膜下的纤维性增厚有数毫米,心室内膜硬化,扩张明显受限。心室腔减少,使心室的充盈受限制,心室的顺应性降低,血液回流受限,心排血量降低,病理生理变化类似缩窄性心包炎。需要排除缺血性心肌病、瓣膜性心肌病、心包疾病和先天性心脏病。该病病因至今未明,可能与病毒感染、寄生虫感染、营养不良及自体免疫有关;浸润性疾病(如淀粉样变性、血色素沉着病、肉瘤样病)、硬皮病、放疗可引起继发性限制型心肌病,部分为特发性,嗜酸性粒细胞增多与本病关系密切。病例散发、早期症状不典型、病因不明确、无明显诱因加大本病及时诊断的难度。针对本病例,探讨该疾病的诊治。

(1)重视临床表现:疾病早期可有发热、全身倦怠等症状,白细胞增多特别是嗜酸性粒细胞增多明显,随着疾病发展,心律失常、心力衰竭和体循环、肺循环栓塞症成为本病的主要临床表现。有时血栓栓塞事件(本例 D- 二聚体显著升高,是否考虑血栓形成)是限制型心肌病的首发表现。结合嗜酸性粒细胞明显增多应考虑本病的可能性。病变侵犯左心室,可有劳力性呼吸困难、疲劳、心悸、端坐呼吸、夜间阵发性呼吸困难等左心衰症状。累及右心室或双心室病变者以右心衰为主,酷似缩窄性心包炎,出现淤血症状,水肿。另外,患者一周前外院接受输尿管碎石手术,在限制性心肌病的基础上,是否合并隐匿性感染,不能除外。

(2)怀疑限制型心肌病及出现心力衰竭的患者应及时进行心电图及超声心动图检查:心电图上可以表现为房颤或巨大 P 波,并伴有 ST-T 的改变,T 波低平或倒置。超声心动图是最重要的检查手段。心房增大,而心室大小正常或者缩小,心尖闭塞,心内膜增厚,反射增强,E/A 比值增大;部分患者可以表现为巨大心房,而患者可能并没有房颤等其他可能导致心房增大的原因;室壁运动减弱,原发性患者室壁不增厚,浸润性病变室壁可以增厚。遗憾的是,患者夜间就诊,急诊科没有配备急诊心脏超声检查,可能影响到该患者的及时检查与正确诊断。

（3）CT 和 MRI 检查:目前认为此两项检查是诊断限制型心肌病非常有意义的无创检查,有助于鉴别限制型心肌病和缩窄性心包炎。限制型心肌病无心包增厚,否则倾向于缩窄性心包炎。MRI 诊断缩窄性心包炎准确率高达 95%。限于有限的诊疗时间,该患者没有机会接受类似检查。

其他还有心导管检查和心血管造影,心导管检查是鉴别限制型心肌病和缩窄性心包炎的重要手段。约 50% 的限制型心肌病患者心室压力波形可出现典型"平方根"形,即舒张期心室压力曲线呈现早期下陷,晚期呈现高原波形。左心室造影可见心内膜肥厚及心室腔缩小,心尖部钝角化。

（4）心内膜心肌活检:可经由右侧颈内静脉路径,用活检钳钳取心内膜标本,病理发现心内膜增厚、心肌纤维化,嗜酸性粒细胞浸润、心肌细胞变性坏死、间质纤维化。这需要专科大夫经过专门培训后才能完成。

（5）鉴别诊断方面:需要与缩窄性心包炎、肥厚型心肌病的扩张型心肌病相、轻症冠心病、系统性硬化症、糖尿病、酒精中毒等非特异性心肌病鉴别。患者病情稳定还可借助于心导管检查和心血管造影。心室腔缩小、变形,嗜酸粒细胞增多,心包无钙化而心内膜可有钙化有助于本病诊断。

（6）限制型心肌病患者预后差:儿童患者常进行性加重,诊断 2 年后生存率仅 50%。即使心衰症状并不严重,也会发生心律失常、卒中甚至猝死。胸痛或晕厥是发生猝死的危险因素,与心衰症状的存在与否无关。男性、年龄、心功能和左房前后径＞60mm 是死亡的独立危险因素。28% 的患者发生猝死,远高于扩张型心肌病(11%),与肥厚性心肌病相当(31%)。

（7）本病无特效的治疗手段:避免劳累,预防呼吸道感染,防止心力衰竭发生。早期有嗜酸性粒细胞增多症表现者推荐使用糖皮质激素。心衰者以对症治疗为主,利尿治疗是缓解患者心衰症状的重要手段,改善患者的生活质量和活动耐量。理想的前负荷状态是既能保证重要器官灌注而不引起心衰症状,这在限制型心肌病的患者中可能并不存在。保证体循环的血压,即使患者有心衰的症状也不要因为过度利尿而影响血压,过度利尿除了影响血压和器官灌注外,可反射性兴奋交感神经而出现各种恶性心律失常,甚至引起猝死。附壁血栓和栓塞者,使用抗凝剂。手术切除纤维化的心内膜,房室瓣受累可同时进行房室瓣置换手术,肝硬化前心脏移植。

【专家点评】

限制型心肌病是较为罕见的心肌病,在我国属于散发病例,临床表现不典型,诊断较为困难,容易误诊和漏诊。发热、全身倦怠等为常见急诊症状,延误诊断的后果是患者病情进行性加重,得不到有效治疗,导致死亡。限制型心肌病无特效的防治手段,原发性儿童早期可进行心脏移植,效果较好。难治性心力衰竭为后期主要表现,只能予以对症支持治疗。在临床工作特别是急诊工作中要重视此病的诊治,不能遗漏点滴线索。本例患者年轻,家属未能提供基础病史,且诊疗时间(6h)短,没有时间完善相关检查,病情进展迅速,最终死亡。死亡原因为限制性心肌病导致的急性心力衰竭,感染可能是主要的诱因,而输尿管碎石可能是导致感染的基础。

（编者:何新华　点评专家:李春盛）

病例15 喘憋伴四肢浮肿

——急诊超声，护佑危重症的利器

【病历摘要】

患者，男性，35岁。主因"喘憋1d"于2012年10月29日21:05入院。患者于就诊前一天晚上10点突发喘憋、烦躁，伴呼吸困难、夜间不能平卧，伴四肢水肿，无胸痛、腹痛，无恶心、呕吐，无发热，症状持续不缓解，来诊。

既往史：1型糖尿病10年，平素使用胰岛素控制血糖，血糖控制欠佳，空腹及餐后在10~15mmol/L左右。1年前因全身水肿在北京某医院行肾穿刺术，结果示糖尿病肾病，同时合并肾性高血压、肾性贫血，目前服用硝苯地平、非洛地平缓释片及特拉唑嗪控制血压，血压控制在130/90mmHg左右；今年于当地医院行血液透析治疗7次，自行停止透析治疗2个月。

入院查体：脉搏40次/min，血压80/45mmHg，神志清楚，查体欠合作。精神弱，双侧颈静脉充盈、怒张。口唇无发绀。两肺呼吸音粗，左下肺呼吸音低，右肺可闻及湿啰音。心率40次/min，心律齐，无杂音。腹软，无压痛及反跳痛，肝脾肋下未及，肠鸣音3次/min，移动性浊音阴性。生理反射正常，肌张力正常，肌力5级。四肢明显水肿。病理反射未引出。

辅助检查：血常规，WBC 10.87×10^9/L，NE% 87.7%，HGB 99g/L，PLT 168×10^9/L。生化：K^+ 6.2mmol/L，BUN>40mmol/L，CRE 1 791μmol/L，ALB 31.4g/L，ALT 95.6U/L，AST 73.2U/L，TBIL 2.8μmol/L，DBIL 2.6μmol/L，CKMB 12.94ng/mL，肌钙蛋白T（TnT）0.380ng/mL，MYO 492.4ng/mL，NT-proBNP>35 000ng/L。动脉血气分析：PH 6.80，HCO_3^- 3.0mmol/L。胸部X线检查：心影增大，肺动脉段膨隆，左侧少量胸腔积液（图15-1）。

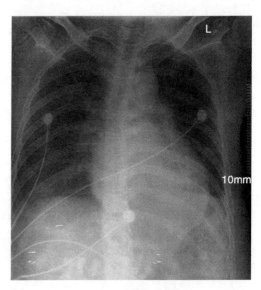

图15-1 胸部X线

胸部X线示心影增大，肺动脉段膨隆，左侧少量胸腔积液。

【分析】

患者中年男性，既往1型糖尿病诊断明确，起病时已合并肾性高血压及肾性贫血；血糖控制欠佳，逐渐进展为糖尿病肾病，慢性肾脏病（CKD）5期，患者未规律行血液透析治疗。此次因喘憋、呼吸困难入院，查体显示颈静脉怒张、四肢水肿。入院实验室检查提示高钾血症及代谢性酸中毒，心肌酶升高。患者明显水负荷增重。目前明确诊断：①1型糖尿病、糖尿病肾病、尿毒症（CKD 5 期）、肾性高血压、肾性贫血、高钾血症、代谢性酸中毒，②急性心功能不全，③左侧胸腔积液。

在治疗上，立即给予阿托品、肾上腺素、多巴胺维持生命体征，呋塞米、碳酸氢钠、葡萄糖酸钙、葡萄糖加胰岛素降钾，无创呼吸机正压辅助通气，同时立即给予床旁持续血液净化，联合保肝等对症支持治疗。入急诊 5h 后患者生命体征为心率 91 次 /min，血压 149/79mmHg，SpO$_2$ 99%，休克状态逐渐纠正。

入院后患者保持液体负平衡，尿量逐渐增多，血钾水平降至正常（表 15-1），血尿素氮和肌酐水平亦缓慢下降。

表 15-1 入院后患者的液体平衡、尿量和血钾的变化

检测项目	第 1 天	第 2 天	第 3 天	第 4 天
液体平衡 /mL	−2 180	−6 814	−5 540	−3 106
尿量 /mL	295	865	609	520
血钾 /（mmol·L^{-1}）	6.34	4.04	3.32	3.5

第 5 天患者出院时，心率 82 次 /min，血压 169/98mmHg，SpO$_2$ 100%，四肢轻度可凹性水肿。复查血常规：WBC 7.49×10^9/L，NE% 77.2%，HGB 98g/L，PLT 153×10^9/L。生化：ALT 35.8U/L，AST 17.4U/L，ALB 27.0g/L，BUN 22.74mmol/L，CRE 573μmol/L，CKMB 6.00ng/mL，TnT 0.338ng/mL，MYO 218.9ng/mL，NT-proBNP 20 000ng/L。动脉血气分析：pH 7.40，PO$_2$ 119mmHg，PCO$_2$ 34mmHg，K$^+$ 3.5mmol/L，HCO$_3^-$ 21.1mmol/L，LAC 1.3mmol/L。

在该患者的诊断与治疗中，应用了大量的床边超声技术。抢救患者需要紧急建立血液滤过通路，但患者严重水肿，存在低血压，所以用超声引导置入中心静脉导管（图 15-2，彩图见文末彩插），保证了一次成功率，减少了并发症的发生机会。患者入急诊的肺部超声提示左侧胸腔出现大量无回声的液性暗区，右侧胸腔可见少量液性暗区，提示左侧大量胸腔积液，右侧中量胸腔积液。患者肺部超声提示锁骨中线即出现 B 线，腋前线即出现白肺，考

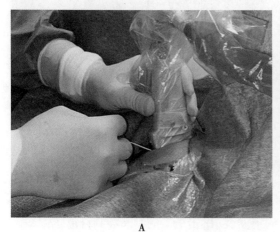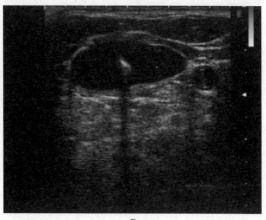

图 15-2 超声引导置入中心静脉导管
A. 操作方法；B. 可见穿刺针在血管内。

虑患者存在严重肺水肿。患者下腔静脉直径 2cm，呼吸变异度为 5%，考虑水负荷增大。心脏超声提示心脏各腔室正常大小，LVEF 40%。综合考虑患者需要紧急血液滤过治疗，减少水负荷，减少心肺负担。进行血液滤过治疗后，复查肺部超声，左侧胸腔积液已经减少，并伴有肺实变。右侧胸腔已经出现 A 线，说明患者肺水明显减少。患者肺部超声的变化见图 15-3（左肺）和图 15-4（右肺）。患者的下腔静脉直径 1.7cm，呼吸变异度为 20%。心脏超声提示心脏各腔室正常大小，LVEF 65%。经过血液滤过治疗减少水负荷后患者症状明显好转。

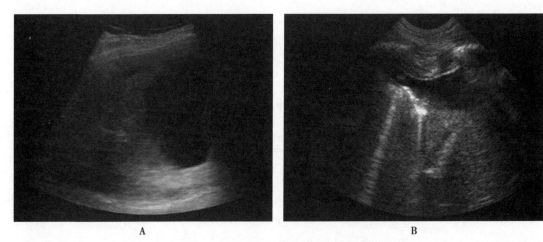

图 15-3　患者治疗中左肺超声的变化
A. 左侧肺部超声（10 月 29 日）；B. 左侧肺部超声（10 月 30 日）。

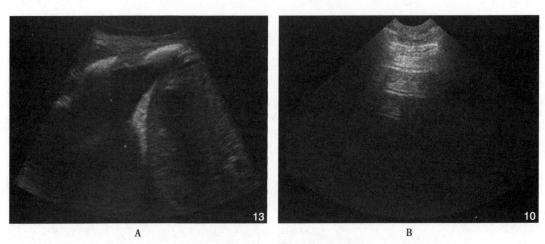

图 15-4　患者治疗中右肺超声的变化
A. 右侧肺部超声（10 月 29 日）；B. 右侧肺部超声（10 月 31 日）。

　　在该患者的诊治中，同时应用了肺部超声、下腔静脉血管超声和心脏超声在患者的治疗前、治疗中和治疗后来判断患者的血管外肺水、容量负荷及心脏结构功能的情况，了解治疗中患者病情的动态变化，从而迅速了解患者病情发展，做出正确的判断和制订治疗方案。

【讨论】
　　此患者糖尿病肾病、肾性高血压、肾性贫血病史已经明确，自行停止透析治疗 2 个月，出现了高钾血症、代谢性酸中毒、急性心功能不全等情况。目前国内外多主张早期充分血液净化治疗，指征为：①无尿 2d 或少尿 3d；②每天体重增加 2kg 以上；③伴有水肿、肺水肿、胸腔积液；④出现尿毒症症状，如恶心、呕吐、出血倾向及神经精神症状；⑤血肌酐＞530.4μmol/L，血钾每天上升量＞1.0mmol/L；⑥血钾＞6.5mmol/L；⑦血清 HCO_3^-＜15mmol/L。所以此患者应给予床边血液净化治疗。

床旁超声在快速诊断急诊呼吸困难、血流动力学异常等方面有重要价值。对于以呼吸困难为主诉就诊的患者，通过急诊超声，医师亦能够快速诊断病因，防止误诊、漏诊。急诊床边超声为问题导向的技术，可以解决迫切需要回答的临床问题，并作为危重患者日常评估的手段。床旁超声在急危重患者中的应用范围包括：呼吸系统相关问题评估（辅助调节呼吸机参数、低氧血症呼吸困难的鉴别诊断），循环系统相关问题评估，创伤重点超声评估（focused assessment with sonography for trauma, FAST），血管相关问题检查，腹部情况评估，以及引导各种介入治疗等。

血管穿刺操作在危重病患者治疗中极为普遍，是应对患者各种急诊状况的重要手段。超声引导血管内置管，因其操作便捷、早期并发症发生率低的特点，已经越来越普及。中心静脉导管插入术的并发症很多，如静脉穿刺、动脉穿刺、血肿、血胸、气胸、胸导管损伤，以及导管尖端错位等。还包括导管相关性的血流感染、血栓形成，以及血管或心室穿孔。超声引导下血管穿刺，与体表标记方法相比，产生的并发症减少，成功插管的尝试次数也少，插管持续时间短且操作的失败次数少。可确保导管尖端位置处于高流速区域且与血管壁没有直接接触，可以减少血栓形成。因此，美国医疗保健研究与质量局（Agency for Healthcare Research and Quality, AHRQ）和英国国家卫生与临床优化研究所（National institute for Health and Care Excellence, NICE）已发布了声明，提倡超声引导血管置管操作，以提高安全性。超声探头对血管轴的定向有 2 个超声扫描的平面，包括横切面和纵切面。横切面视图是一种横截面并为操作者提供目标血管及周围组织的结构信息。纵剖面视图将勾勒出目标血管长轴的结构，并在插入期间让穿刺针全部可见，但不能使血管侧向的结构可视化。

问题导向的床边循环评估主要包括：评估是否存在心包积液，心室腔大小，评价整体心脏功能和血容量状态。评估血管内血容量状态时，依据左心室大小、下腔静脉直径与呼吸的变化关系来综合评定。容量评估可从剑突下切面检查下腔静脉长轴切面，在距与右心房交界处 2.0cm 的位置测量下腔静脉直径。吸气时胸腔内负压导致体静脉向右心房回流增多，下腔静脉直径会随之变小。吸气过程中的下腔静脉直径减小百分比与右心房压力相关，这种关系被称为塌陷指数。扫描查看下腔静脉直径大小与呼吸的变化关系，可以估算出右心房压（等于中央静脉压）。正常下腔静脉内径小于 1.7cm，右心房压力正常时（0～5mmHg），该内径可减小 50%。下腔静脉扩张（＞1.7cm）伴正常吸气塌陷（＞50%）时，提示右心房压力轻度升高（6～10mmHg）。如果吸气塌陷小于 50%，右心房压力通常为10～15mmHg。最后，如下腔静脉扩张，但无吸气塌陷，则提示右心房压力显著升高，超过15mmHg。相反，伴有自发性塌陷而下腔静脉内径过小（通常＜1.2cm），常见于血管内容量不足的患者。

肺部超声术是最快的、无创的、先进的诊断工具，它不会引起并发症且最大程度地减少了诊断成本。超声可以诊断气胸，肺滑行征的消失、肺搏动征及彗星征消失、肺点的出现都提示气胸。超声还可了解胸腔积液的性质，精确估算胸腔积液量，动态观察胸腔积液的变化，决定是否引流，并引导胸腔穿刺，评估穿刺效果和并发症。肺部超声还可以很好地检测肺实变。指导呼吸机设置,并且可以监测肺复张情况。评估肺水肿的程度,以及评价膈肌功能的异常。

【专家点评】

急危重患者病情危重,生命体征不平稳,多不宜搬动,病情复杂,基础疾病很多,需要在短时间内对多个重要器官进行评估,对患者的血流动力学进行判断。临床医师需要快速有效地评估患者的病情,并且在治疗前后进行反复评估,明确患者对治疗的反应。床旁超声对这些患者病情的诊治具有重要的应用价值。超声检查以其快速、准确、无创、无射线、易反复进行等优点,在危重急症患者的病情评估中具有明显的优势。床旁超声技术可以协助急诊科医师快速诊断危重疾病,该技术缩短了患者从就诊到明确诊断的时间。床旁超声是急诊科医师看得见的"听诊器"。

（编者：关键　点评专家：晁彦公）

病例 16　吞咽困难、呕血伴黑便

——从蛛丝马迹来，到因果利弊去

【病历摘要】

患者，男性，74岁，主因"吞咽困难1周，呕血伴黑便2d"于2012年10月5日收入我院急诊科。患者于入院前1周无明显诱因出现吞咽困难，进食明显减少，未予诊治。2d前出现呕少量鲜血，约30mL，伴黑便1次，伴右上腹痛、大汗，并出现一过性意识不清，持续约10min自行转清，无四肢抽搐、二便失禁，无胸闷、胸背痛，由"120"送入我院急诊，收入抢救室。

既往史：高血压、脑梗死、痛风。

入院查体：体温36.5℃，脉搏104次/min，呼吸频率23次/min，血压100/60mmHg，意识清，贫血貌，双侧瞳孔等大等圆，直径3mm，对光反射存在，浅表淋巴结未触及，颈无抵抗，两肺呼吸音粗，无明显干湿啰音，律齐，腹软，右上腹压痛，无反跳痛，肝、脾触诊不满意，肠鸣音3次/min，双下肢无水肿，双侧病理征阳性。

初步辅助检查回报：血常规WBC $15.06×10^9$/L，NE% 89.8%，HGB 55g/L，PLT $161×10^9$/L。血生化：ALB 22g/L，CRE 278.3μmol/L，BUN 10.04mmol/L，GLU 10.46mmol/L。心脏标志物：BNP、TnI均（−），D-二聚体1 800ng/mL。腹部超声：脂肪肝，胆囊餐后壁厚不光滑，胆囊炎？右肾囊肿。胸部X线检查：两肺纹理粗，左上肺陈旧病灶，心影增大。头颅CT：双基底节、放射冠多发脑梗死。

【分析】

患者为老年男性，急性起病，以吞咽困难、腹痛、上消化道出血为主要临床表现，外周血白细胞升高、重度贫血、低蛋白血症、肾功能不全，腹部超声提示胆囊炎可能，既往高血压、脑梗死、痛风病史。入院诊断考虑吞咽困难、上消化道出血待查：食管占位？急性胆囊炎？入抢救室后予以禁食水、抗感染、抑酸、输血、适当补液、营养支持治疗，并进一步行胸腹部CT检查，提示后纵隔软组织结节灶，与食管下段分界不清。经上述处理，患者仍频繁出现腹痛伴气短，伴少量呕鲜血，并出现背痛，较剧烈。

患者起病时单纯诊断为上消化道出血、胆囊炎，之后病情进行性加重，对治疗反应差并频繁出现腹痛、背痛，较剧烈，无法用入院诊断全部解释，为此，主诊医师再次与放射科进行讨论，共同阅片后发现：食管内肿物似与主动脉相连（图16-1）。

有了以上阳性发现，立即行主动脉CT血管成像（computed tomography angiography，CTA）检查，提示降主动脉假性动脉瘤（图16-2，彩图见文末彩插）。

于是立即急诊手术：术中见距腹腔干上15mm降主动脉起始处有假性动脉瘤入口，动脉内膜不光滑，置入主动脉覆膜支架1枚，术后转血管外科进一步诊治。

最终诊断为腹主动脉假性动脉瘤（穿透性粥样硬化性主动脉溃疡所致可能性大）。

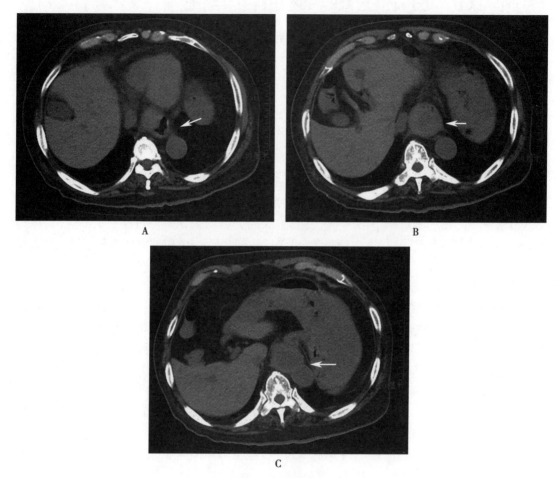

图 16-1　胸腹CT

胸腹CT示食管内肿物似与主动脉相连。A.食管出现狭窄,似有外压性病变,下方腹主动脉形态尚可(箭头所示);B.食管肿物增大,密度不均(箭头所示);C.食管肿物逐渐与腹主动脉相连,关系紧密(箭头所示)。

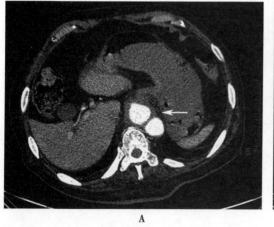
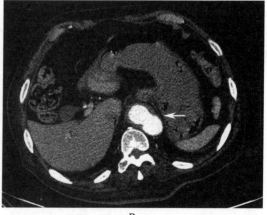

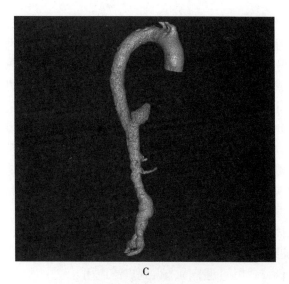

图 16-2 主动脉 CTA 检查

主动脉 CTA 示降主动脉假性动脉瘤。A. 食管肿物可见对比剂填充，与下方腹主动脉密度一致，提示腹主动脉假性动脉瘤（箭头所示）；B. 肿物逐渐与腹主动脉相连（箭头所示）；C. 主动脉重建背面观，可见腹主动脉动脉瘤。

【讨论】

急性主动脉综合征（acute aortic syndrome，AAS）又称为急性胸痛综合征，是一组有相似临床症状的异质性疾病，包括主动脉夹层、壁内血肿和穿透性动脉粥样硬化性溃疡。该组疾病患者往往首先就诊于急诊，具有非常相似的临床表现，但其潜在的病理生理机制却是不同的。但有些患者表现为其中的 2 个或 3 个病变共存，这也提示该组各个疾病间是有密切联系的，甚至可以相互转化。主动脉炎、主动脉腔内血栓及外伤所致主动脉撕裂具有不同的临床表现及病理生理特点，因此不归类于这组疾病。

值得重视的是，夹层导致的器官缺血表现往往易与其他疾病混淆，从而延误诊治，30%～50% 的患者由于夹层假腔压迫甚至闭塞真腔而出现器官缺血的表现。在夹层形成过程中，主动脉分支血管的阻塞使血流受影响，如冠状动脉、头臂干动脉、肋间动脉、肾动脉、肠系膜动脉、髂动脉等，引起相应组织缺血、灌注不良。心肌灌注不良的发生率为 7%，脑灌注不良发生率为 5%～46%，脊髓灌注不良发生率为 4%，腹腔脏器灌注不良发生率为 25%～30%，下肢灌注不良发生率为 25%。

穿透性动脉粥样硬化性溃疡是主动脉粥样硬化病变上的溃疡穿透内弹力层并在动脉中层形成血肿，并可进展为动脉瘤、假性动脉瘤、主动脉破裂及主动脉夹层等。穿透性动脉粥样硬化性溃疡多发生于年龄 >60 岁的老年男性，多伴有高血压及广泛的动脉粥样硬化和钙化。早期症状为类似典型主动脉夹层的胸痛和背痛（76%），急性发病者占 68%，初诊时往往血压较高。影像学特征为斑块溃疡即壁在性"充盈缺损"伴有较深大的龛影，可合并局限性壁间血肿或外穿形成假性动脉瘤。本病例患者即为老年男性，存在广泛的动脉粥样硬化和钙化，初期表象与普通上消化道出血很相像，现在回顾考虑其出血原因为腹主动脉瘤长期压迫食管导致局部黏膜缺血坏死所致。

对于急性起病、表现为剧烈胸背痛的病例，临床医生一般不难考虑到该诊断。但由于本组疾病，由于病理生理的多样化及解剖结构的复杂性，类似上述不典型病例，目前仍缺乏敏感性及特异性俱佳的检测方法,加之主动脉增强 CT 检查需要一定的设备及相关人员,且需要搬动患者并耗费一定的时间,不适合在急诊情况下尽早筛选急性主动脉夹层患者,因此,相当数目的 AAS 得不到及时有效的诊治。近年来,已开展越来越多的研究,目的为寻找更为便捷、快速的检测手段。早期研究偏重于 D- 二聚体水平的阴性预测价值,有研究者甚至提出 D- 二聚体水平阴性可以 100% 排除急性主动脉夹层的存在。而 IRAD-Bio(急性主动脉夹层生物标记物的国际注册亚组研究)指出在急性主动脉夹层患者发病 24h 内 D- 二聚体水平具备较高的阴性预测值(95%),此时 D- 二聚体截点水平为 500ng/mL,而在患者出现症状 6h 内,如 D- 二聚体水平超过 1 600ng/mL,则提示存在主动脉夹层的可能性很大,在这一时间窗内,主动脉夹层患者的 D- 二聚体水平甚至远超急性冠脉综合征及肺栓塞患者。而在起病 6h 后其他疾病 D- 二聚体水平也将逐渐升高。

本病患者 D- 二聚体水平显著升高,应引起首诊医师注意。此外,也有一些针对其他血清标记物的研究如心脏脂肪酸结合蛋白质、金属蛋白酶、弹力蛋白片段、平滑肌肌球蛋白重链等,但由于其灵敏度低或费用问题等尚未得到广泛应用。

目前床旁超声在 AAS 中的应用也得到了广泛关注,该方法快捷、无创、可重复性高。经食管超声可更加清楚显示主动脉壁增厚、钙化、不规则的管腔及管腔内血栓的形成。此外,通过超声在不同部位、不同切面的扫查还可快速明确 AAS 对血流动力学、心脏房室功能及瓣膜的影响。

针对 AAS 的治疗,目前公认主动脉腔内修复术是一种适宜的治疗方法。研究表明,主动脉腔内修复术创伤小,并发症少,甚至一些之前认为只能保守治疗无法手术的病例也可采用此方法,并取得较为满意效果,因此应用越来越广泛。尽管许多研究结果令人鼓舞,但主动脉腔内修复术的应用也存在一定局限性,其对于解剖条件的要求较高且可并发肠梗死、远端栓塞、支架移位、感染、内漏等并发症,后果常较严重。此外,对于降主动脉应用该方法的远期疗效仍需进一步评估。

AAS 患者病情危急,须及时诊断和治疗,虽然目前已有越来越多的血清及影像学检查帮助诊断,但是不典型急诊 AAS 患者的早期诊断仍具有一定难度,仍缺乏快捷、灵敏度和特异度俱佳的检测手段,这就需要临床医师,尤其是急诊医生提高警惕,改变对 AAS 的传统认识,结合临床表现及检查结果综合分析,从而不断积累临床经验,大幅提高不典型 AAS 的诊断率。

【专家点评】

急性主动脉综合征是急诊致命性胸痛之一,随着社会的老龄化,该疾病的发病率逐年上升,应引起急诊医生的警惕。而本例患者以假性动脉瘤局部压迫食管导致吞咽困难和呕血为首发症状,给临床早期诊断造成困难。临床医师从一些蛛丝马迹着手完善相关检查、调整临床思路是确诊该例患者的关键所在。

（编者：练睿　点评专家：张国强）

病例 17 年轻患者的消化道出血

——不要忘了还有肿瘤可能

>>>>>>>>>>>>>>>>>>>>>>>>>>

【病历摘要】

患者，女性，20 岁，主因"黑便伴头晕、乏力 3d"于 2010 年 9 月 16 日入院。

患者 3d 前无明显诱因排不成形黑便 3 次，每次量约 150g，偶感恶心，伴头晕、乏力、出汗，伴食欲减退，无呕咖啡色物及呕血，无胃灼热、反酸，无腹痛腹胀，无少尿晕厥。1d 前于我院急诊就诊，查 HGB 103g/L；便隐血(+)，红细胞 25～30/HP；BUN 9.03mmol/L 升高，CRE 和肝功能正常；腹部超声示肝、胆、胰、脾、双肾未见异常。给予抑酸、止血、补液等治疗，患者症状有所好转。今日查急诊胃镜未见异常，为进一步诊治收入院。

既往：体健，否认肝炎、消化性溃疡等病史。

查体：血压 130/80mmHg，神志清楚，精神弱，贫血貌，皮肤、黏膜无黄染，两肺呼吸音清，未闻及干湿啰音，心率 80 次/min，律齐，各瓣膜区未闻及杂音，腹平软，无明显压痛、反跳痛，肝、脾肋下未触及，墨菲征阴性，肝脾及双肾区无叩痛，移动性浊音阴性，肠鸣音 4～5 次/min。

辅助检查回报：血常规，WBC 4.57×10^9/L，NE% 53.8%，RBC 2.76×10^{12}/L，HGB 83g/L，HCT 23.9%，PLT 144×10^9/L。凝血分析：PT 12.5s，APTT 25s，FIB 1.8g/L，D-二聚体 100ng/mL。乙型肝炎表面抗原阴性。

【分析】

该患者为年轻女性，以黑便为主要表现，且 BUN 升高，首先考虑上消化道出血，但入院前胃镜检查未找到明确出血灶，结合患者以黑便为主要表现，考虑出血部位可能在十二指肠降部以下或高位小肠。入院后严密监测患者生命体征如心率、血压、呼吸、尿量及神志变化，观察呕血与黑便情况，定期复查 HGB、RBC、HCT 与 BUN，继续予禁食、补液、质子泵抑制剂抑酸、止血及对症处理，留置胃管观察胃内有无出血，并拟进一步完善肠镜检查。

入院第 2 天，患者如厕时突发头晕、全身乏力，未排黑便，无恶心、呕吐，当时测血压 90/50mmHg，心率 112 次/min，急查 HGB 降至 62g/L，予以输注悬浮红细胞 2U 及快速补液对症处理后症状好转，HGB 上升至 78g/L。

入院第 4 天肠镜检查因大量粪便、出血附着肠腔无法顺利进镜。第 6 天行肠镜检查前准备时排暗红色不成形血便，量较多，当时急查 HGB 76g/L。第 7 天再次行肠镜检查，结果提示：肠腔内可见鲜红及暗红色内容物，近回盲部少量小血凝块，冲洗后未见活动出血，回肠黏膜颗粒样水肿，阑尾开口及回盲瓣未见异常，全结肠段黏膜光整，未见糜烂出血，病理结果显示血管显露处为黏膜下血管簇。肠镜检查仍未找到明确的出血灶。

入院后患者多次排黑便及柏油样便，HGB 最低降至 59g/L，予输注悬浮红细胞、扩容等治疗后逐渐稳定。入院后总共输注悬浮红细胞 8U。贫血相关检查示叶酸、维生素 B_{12} 低，于入院第 10 天行骨髓穿刺检查未见明显异常。此后病情平稳，继续原方案治疗，患者暂无明显出血情况。

　　入院第 11 天行全消化道造影,结果显示:食管、胃、小肠等未见异常,十二指肠球后壁可见一小钡斑影,其周围黏膜皱襞向其纠集,可疑十二指肠球部溃疡。那么这个患者是不是就是十二指肠溃疡所致的出血呢?患者治疗过程中反复出血、胃镜检查阴性以及多次大便常规可见大量红细胞,让我们确认十二指肠溃疡出血的诊断是不正确的。

　　至此,在常规胃肠镜检查未找到明确病因时,我们应该做什么?病变不在胃、十二指肠及结肠,我们关注的重点转移到小肠。小肠出血病因最常见为小肠 Meckel 憩室、血管畸形以及小肠肿瘤。针对可能的病因,我们选择了选择性腹腔动脉造影检查(入院第 14 天),结果显示:肠系膜上动脉显影,第 5、6 组回肠可见结节状异常染色,边缘清晰,成分叶状,胃、十二指肠、肠系膜下动脉显影未见异常。进一步行腹部增强 CT 检查(入院第 16 天),结果显示:左下腹可见一团块状软组织影,边缘清晰略分叶,平扫密度欠均匀,增强后不均匀强化,CT 值 50～110Hu,大小约 5.2cm×4.7cm×3.7cm(图 17-1)。

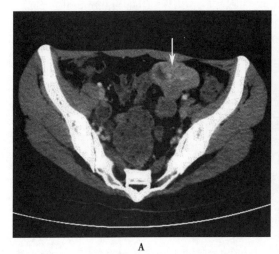
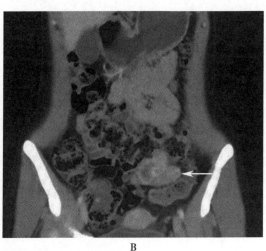

A　　　　　　　　　　　　　　　　B

图 17-1　腹部增强 CT
增强 CT 示左下腹肿物(箭头所示)。A. 横断面;B. 冠状面。

　　入院第 17 天行肠道超声显示:左下腹腔、髂外血管前方低回声肿物,边界清楚,分叶状,大小约 5.2cm×4.0cm×3.8cm,血流丰富,来源于小肠可能性大(图 17-2,彩图见文末彩插)。

　　至此,患者消化道出血的原因终于明确,为小肠肿瘤所致。

　　随后患者转入普外科病房,于入院第 23 天行开腹探查,发现距十二指肠悬韧带1.2m 处见小肠肿瘤,大小约 6cm×5cm×4cm,予以手术切除。术后病理回报:(小肠)胃肠道间质瘤(gastrointestinal stromal tumor, GIST),高度恶性,部分区生长活跃,大小约5.0cm×4.5cm×4.0cm,核分裂象 1～5/10HP,断端未见肿瘤。免疫组化:CD117(+),CD34(+),SMA(-),S-100(-),P53 散在(+),Ki-67 指数 1%。

【讨论】

　　针对该患者,主要针对消化道出血的鉴别思路和胃肠道间质瘤(GIST)的诊治进行讨论。

　　1. 消化道出血的鉴别思路　该患者为青年女性,急性起病,主要表现为黑便伴头晕、乏

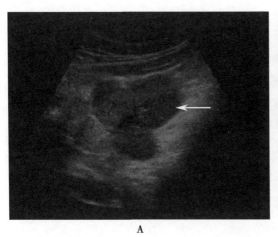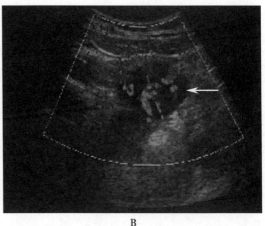

图 17-2 肠道超声

肠道超声示左下腹低回声肿物。A. 肿物呈分叶状(箭头所示); B. 肿物血流丰富(箭头所示)。

力,大便隐血阳性,监测血常规示 RBC、HGB 等明显下降,血 BUN 水平升高,消化道出血诊断明确。患者以黑便为主要表现,主要考虑上消化道出血和高位下消化道出血。上消化道出血常见病因有急性胃黏膜病变、消化性溃疡、食管胃底静脉曲张破裂出血、贲门黏膜撕裂症等,患者行胃镜检查未见异常,不支持上述诊断。高位下消化道出血,出血急、不伴腹痛,需要考虑到消化道血管畸形、小肠肿瘤等。

急性上消化道出血时胃镜是首选的检查方法。胃镜下直接观察、明确诊断,并可根据病灶情况做相应的止血治疗。有研究表明,急性上消化道出血 24h 内行胃镜检查,确诊率 97.3%,治疗有效率 90.7%;24~48h 内行胃镜检查,确诊率 88.3%,治疗有效率 76.6%。故胃镜检查的最好时机是在出血后 24~48h 内进行。如果延误时间,部分浅表性黏膜损害会修复,从而使诊断的阳性率大大下降。

该患者胃镜检查未见明显异常,同时大便常规检查发现较多红细胞,需要与结肠出血鉴别,在患者病情稳定情况下,经过肠道准备,可以行肠镜检查,明确结肠病变情况。但该患者的结肠镜检查亦未见出血原因。

针对内镜下阴性的消化道出血,进一步可以进行选择性血管造影。该项检查对肠道血管畸形、胃肠道平滑肌瘤等具有较高的诊断价值。如果患者消化道出血经常规治疗仍存在活动出血,可在选择性血管造影时发现出血灶,同时行动脉栓塞止血。早期有研究发现,如果对比剂外渗显示出血部位,则出血速度至少在 0.5~1.0mL/min(750~1 500mL/d)。故选择性血管造影最适宜于活动性出血时做检查,阳性率可达 50%~77%。一般选择肠系膜上动脉及腹腔动脉造影已足够显示所要的范围。内镜下阴性的消化道出血病例,也可以选择放射性核素扫描。^{99m}锝 - 红细胞(^{99m}Tc-RBC)显像具有较高的灵敏度,能检测到 0.05~0.10mL/min 的消化道出血,阳性率 75%~97%,其具备的超长延时成像功能对间歇性消化道出血的检测更有帮助,但是它无法对消化道出血做到精确的定位及定性诊断。

2. GIST 的诊治 GIST 属于间叶组织肿瘤,来源于胃肠道间质干细胞,以梭形细胞和 / 或上皮样细胞为主。GIST 的发病率约为 2/10 万,发病年龄为 50~70 岁,平均发病年龄为 60 岁,年轻人也较常见。GIST 发生的器官及部位分布依次是:胃 70%,小肠 20%,结、直肠 5%,其他部位(食管、阑尾、胆囊、肠系膜等)5%。一般直径<2cm 的 GIST 无明显临床症

状,常在剖腹探查时发现。直径>4cm 的肿瘤常伴随临床症状,以消化道出血及腹部肿块最常见,其中消化道出血 69%～82% 为急性出血。

GIST 诊断标准:①腹部 CT 和内镜检查等证实为实体性肿瘤;②CD117 免疫活性测定为阳性;③肿瘤组织具有梭形细胞和上皮样细胞两种基本细胞成分的病理学特征。对于临床发现的消化道实体肿瘤,需要先排除其他常见肿瘤,才考虑 GIST。该例患者经选择性腹腔动脉造影发现对比剂浓聚,进一步行肠道超声及腹部增强 CT 发现腹腔软组织团块影,此后术中证实为肠道来源,病理结果显示 CD117 及 CD34 阳性,SMA、S-100 阴性,肠道间质瘤诊断明确。

目前国外学者一般主张采用 Emory 等提出的 GIST 良恶性诊断标准。恶性指标有:①肿瘤具有浸润性,出现局部黏膜及肌层浸润和邻近器官的侵犯;②肿瘤出现远近脏器的转移。潜在恶性指标有:①肿瘤体积,即胃间质瘤直径>5.5cm,肠间质瘤直径>4cm;②核分裂象,以高倍镜视野观察,即胃间质瘤>5/50HP,肠间质瘤≥1/50HP;③肿瘤出现坏死;④肿瘤细胞有明显异型性;⑤肿瘤细胞生长活跃,排列密集。当肿瘤具备上述 1 项以上恶性指标或 2 项潜在恶性指标时,则为恶性 GIST;仅有一项潜在恶性指标时,则为潜在恶性GIST(或称交界性 GIST);而没有上述指标者,则为良性 GIST。该例间质瘤位于肠道,直径>4cm,核分裂象 1～5/10HP,属于恶性间质瘤。

GIST 的主要问题在于诊断。发生于胃以及结、直肠的 GIST 由于胃镜以及结、直肠镜的普及较易于发现,而位于小肠的 GIST 诊断存在困难。目前小肠镜检查尚不普遍,大多数医院在诊治胃镜、肠镜阴性的消化道出血等病变时,首先考虑全消化道造影。向肠腔内生长的 GIST 可表现为肠腔内充盈缺损,但是 GIST 多向肠腔外生长,同时全消化道造影因小肠迂曲、蠕动快等因素对比剂常不能连续充盈,故全消化道造影诊断 GIST 困难。GIST 合并活动性出血时,进行选择性腹腔动脉造影可以确定出血血管,同时可以辅助判断基础疾病。因为肿瘤本身血运丰富,在无活动出血时也可以表现为对比剂浓聚。有文献报道选择性腹腔动脉造影对 GIST 的诊断符合率可以达到 84%。但是选择性腹腔动脉造影检查仅可以对 GIST 进行定位诊断,对肿瘤的生长情况,肿瘤对周边组织的浸润、远处转移等情况的判断存在局限。腹部增强 CT 检查可以清晰地显示胃肠结构和肿瘤的大小、边缘、密度和与胃肠道壁及周组织结构的关系。一是可以对 GIST 进行定位诊断,同时判断有无局部浸润及远处转移,如肝、肺、腹膜等。同时还可以辅助判断胃肠道间质瘤的治疗效果。

GIST 以中老年人多见,但是年轻患者出现不明原因消化道出血时也应该警惕。GIST 诊断存在困难,临床上常通过多种检查从各个侧面来证实,但最终需要腹腔镜下或开腹探查来明确诊断。

【专家点评】

消化道出血是临床上比较常见的疾病,在年轻患者以消化性溃疡最为常见,但也应警惕消化道肿瘤可能,尤其是在常规治疗效果不佳时。大便常规及隐血的检查对于消化道出血有明确的诊断意义,对上消化道出血,通常大便镜检应看不到红细胞,如存在红细胞,在除外痔的同时也提示下消化道出血可能。GIST,特别是病灶位于小肠的间质瘤,临床诊断存在困难。对病因不明的消化道出血,应考虑尽早完善消化道造影、选择性肠系膜动脉造影、增强 CT 等检查来明确有无肿瘤等可能。

（编者：马炳辰　点评专家：付研）

病例 18 糖尿病患者的急性高热
——病灶在哪里?

【病历摘要1】

患者,男性,37岁,主因"发热2d"于2011年5月6日就诊。患者2d前受凉后出现发热,体温最高40℃,伴畏寒,无寒战,有咳嗽。于外院查血WBC 23×10⁹/L,GLU 14mmol/L,予左氧氟沙星400mg 1次/d静脉滴注2d体温未降,体温升高达41℃,伴畏寒、寒战,遂来我院就诊。

既往史:曾分别于10年前及5年前各患胰腺炎一次,后治愈(具体不详)。5年前因胰腺炎发现血糖升高,空腹19mmol/L,诊断为2型糖尿病,当时给予口服二甲双胍,空腹血糖波动于13~14mmol/L。1年前体检空腹血糖16mmol/L,未重视。否认高血压、心脏病史。吸烟20年,2包/d,近2年间断出现干咳。不饮酒。否认家族性遗传病病史。否认药物过敏史、食物及特殊过敏史。

入院查体:体温38.8℃,心率105次/min,血压110/60mmHg,意识清,双侧扁桃体(−);两肺呼吸音清,未闻及干湿啰音,心律齐;腹软,无压痛,肝区叩痛阳性,肠鸣音3次/min,双下肢不肿。

辅助检查:血常规,WBC 19.22×10⁹/L,NE% 86.7%;快速血糖18.68mmol/L。尿常规:葡萄糖(+++),酮体(++++)。胸部X线检查示两下肺轻度间质改变。腹部超声示肝右前叶下段可见5.83cm×6.01cm低回声区。

诊治经过:急诊给予头孢曲松2g 1次/d静脉滴注抗感染治疗,及补液、纠酮、退热对症治疗。复查血常规:WBC 16.71×10⁹/L,HGB 124g/L,NE% 78.2%;ESR 47mm/h;CRP 127mg/L;PCT 3.86ng/mL。血生化:ALT 86U/L,AST 40U/L,ALB 32.7g/L,GGT 66U/L,CRE 107μmol/L,Na⁺ 132.7mmol/L;肿瘤标志物未见异常;血培养无细菌生长。胸部X线检查、头颅CT平扫未见异常。复查腹部超声示肝右前叶见5.5cm×4.7cm不均质低回声团,边界欠清,其内可见2.1cm×1.0cm的液性暗区,彩色多普勒血流成像于团块内未探及血流,符合肝脓肿表现。进一步查腹部CT及MRI均提示肝脓肿(图18-1,图18-2)。

考虑肝脓肿后改用美罗培南1g 2次/d联合莫西沙星400mg 1次/d抗感染,还原型谷胱甘肽、复方甘草酸苷保肝,泮托拉唑抑酸。治疗3d后患者体温降至正常。发病第4天超声引导下肝脓肿穿刺抽取脓液13mL,脓液培养示肺炎克雷伯菌,未见厌氧菌。上述方案抗炎2周后,根据脓液药物敏感试验,将抗生素改为氨曲南2g 2次/d及左氧氟沙星400mg 1次/d联合抗感染4周停药。

出院后随访,复查腹部超声示脓肿吸收,外周血白细胞正常,血白蛋白升至正常。

【病历摘要2】

患者,女性,54岁,主因"左下腹痛1周"于2011年2月23日来急诊就诊。1周前患者无诱因出现左下腹痛伴左腰部酸胀,并向左下肢放射;伴食欲减退、乏力,有尿频,无尿急、

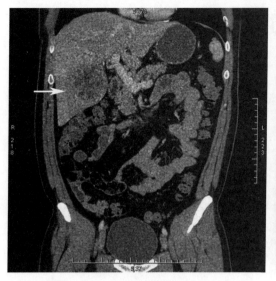

图 18-1　2011 年 5 月 9 日腹部 CT
腹部 CT 示肝脓肿（箭头所示）。

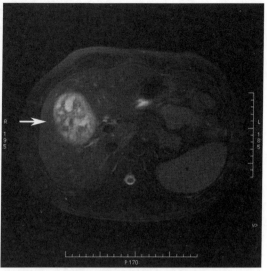

图 18-2　2011 年 5 月 13 日腹部 MRI
腹部 MRI 可见肝Ⅷ段肿块（箭头所示）。

尿痛，无恶心、呕吐、腹泻，症状持续无好转，并渐出现双下肢肿，左侧明显，尿量无减少，就诊于我院急诊。

既往史：2 型糖尿病 4 年，未规律治疗。否认高血压、心脏病史。否认药物过敏史，孕 2 产 2，绝经 2 年。否认手术史。否认疫区生活史。

入院查体：体温 36.9℃，血压 110/60mmHg，心率 84 次 /min；两肺呼吸音清，心律齐，腹软，左下腹压痛（+），双下肢轻度水肿。

辅助检查：血常规，WBC 15.96×10⁹/L，NE% 88.3%，HGB 124g/L，PLT 正常。尿常规：葡萄糖（++++），酮体（++），红细胞 4～6/HP，白细胞 3～6/HP。生化：ALT 3U/L，AST 30U/L，ALB 29g/L，GLU 16.13mmol/L，BUN 7.1mmol/L，CRE 109μmol/L。血气分析：pH 7.52，PO_2 67mmHg，PCO_2 35mmHg，Na^+ 129mmol/L，K^+ 3.9mmol/L。ESR 65mm/h。凝血分析：PT 16.7s，INR 1.4，D- 二聚体 550ng/mL。腹部超声示左肾盂轻度积水。双下肢深静脉未见血栓形成。胸部 X 线检查示两肺纹理稍增强。立位腹部平片未见穿孔征象。心电图示窦性心律。

诊治经过：急诊考虑尿路感染，左肾积水原因待查。予以补液、纠酮及控制血糖治疗，左氧氟沙星 400mg 1 次 /d 静脉滴注抗感染治疗。就诊当日患者出现发热、寒战，体温最高升至 39℃，无咳嗽、咳痰、咽痛、流涕。尿检真菌阴性，尿培养未见真菌生长，予退热对症处理。后血培养电话回报为革兰氏阴性杆菌，考虑"革兰氏阴性杆菌菌血症"，遂换用头孢哌酮 / 舒巴坦 3g 2 次 /d 联合克林霉素 600mg 2 次 /d 抗感染。患者腹痛减轻，尿酮体转阴，但左下肢仍活动受限。

入急诊后第 2 天患者再次寒战，体温达 39.6℃。第 4 天，复查血常规 WBC 9.19×10⁹/L，NE% 75.7%，HGB 122g/L。尿常规：酮体（ - ），葡萄糖（ - ）。血气分析示 PO_2 127mmHg。生化：ALB 27g/L，GLU 13.15mmol/L，K^+ 3.6mmol/L，BUN 7.0mmol/L，CRE 121μmol/L；CRP 130mg/L。

第 5 天腹部平扫 CT 示：盆腔内左腰大肌及髂腰肌周围可见囊实性病灶，边缘欠清晰，大小约为 11.7cm×6.6cm，其内密度不均匀，参考 CT 值约为 16Hu，周围脂肪密度增高，盆腔筋膜可见增厚（图 18-3）；病灶包绕左侧输尿管盆腔入口段，其上方肾盂、输尿管可见扩张积水；肝密度略减低，参考 CT 值约为 41Hu，低于同层面脾密度；所及胆、脾、胰及双侧肾上腺、双肾未见异常密度灶；腹膜后未见肿大淋巴结，盆腔未见积液，双侧胸腔内可见少量积液。进一步的腹部增强 CT 示（图 18-4）：盆腔脓肿可能大，累及左输尿管盆腔段，其上方肾盂输尿管扩张积水。

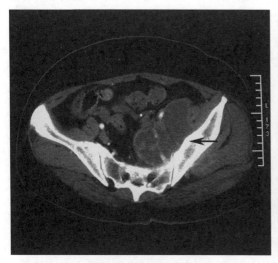

图 18-3　腹部 CT 平扫

腹部 CT 平扫示盆腔脓肿（箭头所示）。

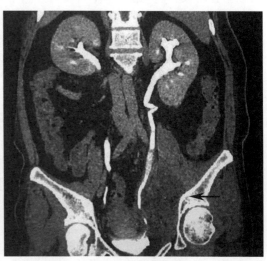

图 18-4　腹部增强 CT

腹部增强 CT 示盆腔脓肿（箭头所示）。

经急诊科、泌尿科、骨科、妇科、普外科多科会诊确诊盆腔脓肿，次日于超声引导下穿刺引流术，于左髂窝低回声区置管引出巧克力色脓液 100mL，当日体温完全正常，未再发热。脓液培养、血培养回报均为鼠伤寒沙门菌，药物敏感试验结果示多种抗生素敏感，抗生素改为左氧氟沙星 400mg 1 次 /d 治疗。引流管放置 3d 后未再有脓液流出。继续给予胰岛素严格控制血糖，纠正低蛋白血症，患者腹痛完全消失。引流 7d 后复查腹部超声示引流管位置仍可见积脓，残余腔隙范围约 5.7cm×3.7cm，但患者因经济条件有限带引流管出院，抗感染治疗共 14d，外院继续治疗，门诊随诊。

【分析】

病例 1 发病年龄低，以高热起病，伴寒战，查体有肝区叩痛，转氨酶升高，其他化验特点为外周血白细胞、PCT、CRP 均明显升高，超声检查早期发现病灶，提示诊断。

病例 2 以高热、乏力、尿频、左下腹痛就诊，伴糖尿病酮症及低蛋白血症，发病初期并无肠道受累表现，血液培养提示革兰氏阴性杆菌菌血症，与脓液培养为同一病原菌，影像学检查为感染部位提供了明确证据。

2 例患者均为中青年患者，有明确糖尿病病史，且长期血糖控制不良，因就诊欠及时，临床表现为急性起病，高热、寒战，全身症状重，而无常见泌尿系统、呼吸、胃肠道、皮肤软组织感染临床表现，且病初并无明显局部病灶体征，值得急诊医师高度警惕，尽快积极寻找其他部位隐匿感染灶。及时行腹部超声及 CT、MRI 影像学检查能够帮助发现病灶部位，避免漏诊误诊。在临床上有时需要反复行影像学检查寻找证据，发现可疑脓肿病灶后尽早行穿刺引流,迅速减轻局部症状,改善全身中毒状况缩短病程,且脓液的培养为选择敏感抗生素提供了细菌学证据。选用敏感抗生素,足疗程抗感染。积极控制血糖消灭酮症纠正低蛋白血症,加强营养支持治疗,纠正电解质紊乱,能够缩短病程及改善预后,是成功治疗的关键。

【讨论】

2型糖尿病是一种慢性代谢性疾病,随病程延长,患者的T细胞功能降低,免疫力下降,白细胞移动及吞噬功能降低;当血糖控制不佳时,容易出现多种并发症,导致血管、神经营养不良,局部组织缺血、缺氧,血管脆性增加,是糖尿病并发感染且易快速发展为脓肿的重要原因。糖尿病患者感染发生率约为35%~90%,合并感染后多较严重,不易控制,而且感染还往往加剧糖尿病患者的糖、脂肪、蛋白质等的代谢紊乱,诱发高血糖危象(如糖尿病酮症酸中毒和高渗性昏迷)。

糖尿病并发感染以尿路感染最常见(43.4%),其次为肺结核(17%)、肺炎(9%)、糖尿病坏疽(9%)、胆囊炎(5.4%)、蜂窝织炎(4.5%)、带状疱疹(4.5%)、败血症(2.7%)、中耳炎(1.8%)及其他各种感染(2.7%)。脓肿是糖尿病的严重并发症。目前隐匿性肝脓肿的发病率呈上升趋势,国内报道达40.5%,好发于血糖控制不良的2型糖尿病患者。

革兰氏阴性杆菌菌血症在糖尿病患者中多见,病原菌以大肠杆菌、产气杆菌等多见。菌血症病原菌种类众多,难以从临床表现鉴别。沙门菌是肠道常见的致病菌,引起人类疾病的沙门菌主要属于A、B、C、D及E 5群。其中,除伤寒和副伤寒沙门菌外,以B群的鼠伤寒沙门菌、C群的猪霍乱沙门菌、D群的肠炎沙门菌及E群的鸭沙门菌等10多个型最为常见。甲型副伤寒沙门菌是引起人类乙类传染病的病原菌,临床上以消化道受累感染为主,常引起食物中毒、伤寒热、急慢性胃肠炎,而其局灶化脓性感染报道不多。目前,国内外有关非伤寒沙门菌引起局灶性感染病例有散发报道,多并发于恶性肿瘤、艾滋病、糖尿病、系统性红斑狼疮(systemic lupus erythematosus, SLE)、镰状细胞贫血或者免疫抑制治疗等合并易感因素患者,好发部位为骨髓、关节、脑膜等,有腰大肌沙门菌感染、腮腺沙门菌感染、泌尿系统及睾丸沙门菌感染的病例报道,但腹腔甲型副伤寒沙门菌感染国内文献未见报道。

超声、CT影像学早期检查明确病灶意义重大,糖尿病并发脓肿的CT上具有明显的特征,大多数不需要增强就可以明确诊断。

在感染的急性期,机体处于高分解状态,蛋白消耗明显,白蛋白快速从血管内向血管外分布,组织分布异常,导致血液中白蛋白浓度快速下降,糖尿病感染患者的低白蛋白血症发生率可达94%。将感染患者血清白蛋白维持在一个稳定的浓度,对患者感染的控制具有重要的临床意义。

糖尿病合并严重感染时,如不及时处理,可致严重并发症。故一般病情较急,常不能等待细菌培养等检查结果,因此在采集血、尿等标本后应尽快进行抗菌治疗。局部感染灶处理有助于改善病情获得细菌学证据,并根据药物敏感试验调整抗生素方案给予足疗程治疗。此外,要警惕真菌及分枝杆菌感染可能。糖尿病患者合并脓肿治疗后仍需密切随诊,警惕原位脓肿局限机化,防止病灶再次扩散加重和累及周围脏器。

【专家点评】

近年来国内外有关肝脓肿的报道和研究很多,大家非常关注特定的高危人群,如糖尿病患者。有些患者甚至是因为发生肝脓肿就医而被初诊为糖尿病。在国内,临床医生要关注肠杆菌科细菌产超广谱β-内酰胺酶(extended-spectrum β-lactamase, ESBL),其比例很高,即便在社区感染中，ESBL 平均水平也可以达到 50%。对急危重肝脓肿患者，或伴有急性重要器官功能不全者，经验性抗菌药物应选择如碳青霉烯类、高级复合酶抑制剂、头霉素类等能够覆盖 ESBL 的肠杆菌。目前革兰氏阴性杆菌的构成有所增加，特别是肺炎克雷伯菌有取代大肠埃希菌成为排名首位阴性杆菌的趋势。感染灶的及时引流、规范留送血培养和穿刺 / 引流脓液标本有利于后期据此调整抗菌药物。严格控制血糖及营养支持治疗也是治疗成功的关键，值得急诊医师重视。

（编者：高雨松　点评专家：陈旭岩）

病例 19　腹痛、乳糜血

——你要想到什么？

【病历摘要】

患者，女性，42岁。主因"上腹痛 1d"于 2011 年 8 月 31 日凌晨 4 点入急诊科。患者入院前 1d 上午无明显诱因出现上腹胀痛，为持续性，伴恶心，未吐，无腹泻，未就诊，今日凌晨 4 点症状加重，由家属送入医院。发病后有排气排便。

既往史：糖尿病病史，胰岛素控制。入院前自测血糖 17.3mmol/L。无药物过敏史。

入院查体：血压 115/65mmHg，心率 85 次/min，急性病容，表情痛苦，两肺呼吸音清，未闻及干湿啰音。心律齐，无杂音。腹软，脐周轻压痛，无反跳痛，肠鸣音 3 次/min。

【分析】

急性腹痛是急诊患者最常见的主诉之一，常见病因包括：①腹腔器官急性炎症，如急性胃炎、急性肠炎、急性胰腺炎、急性胆囊炎、急性阑尾炎等；②空腔脏器阻塞或扩张，如肠梗阻、肠套叠、胆道结石梗阻、泌尿系结石梗阻等；③脏器扭转或破裂，如胃肠穿孔、肝脾破裂、异位妊娠等；④腹膜炎症，多由胃肠穿孔引起，少部分为自发性腹膜炎；⑤血管病变，如缺血性肠病、主动脉夹层、门静脉血栓等；⑥腹壁疾病，如带状疱疹；⑦胸腔疾病所致的腹部牵涉性痛，如肺梗死、心肌梗死等；⑧全身性疾病所致的腹痛，如腹型过敏性紫癜、糖尿病酮症酸中毒、尿毒症等。

患者为中年女性，表现为急性上腹胀痛，既往有糖尿病，查体无腹膜刺激征，结合上述特点，其病因重点考虑急性炎症或糖尿病相关并发症，对其进行血尿常规、淀粉酶、生化及腹部 B 超等初步检查。结果显示，血常规：WBC 13.53×10^9/L，NE% 74.8%，HGB 及 PLT 正常。尿常规：葡萄糖≥55mmol/L，酮体阴性。血尿淀粉酶均正常。腹部 B 超：轻度脂肪肝。

初步诊断：急性胃肠炎，给予抗感染、抑酸、解痉等治疗后，患者腹痛症状未见明显缓解。复查尿常规提示大量酮体，随之给予大量补液纠酮治疗。患者腹痛仍持续不缓解，进一步检查立位腹部平片示左腹部数个气液平面，未见肠管扩张及膈下游离气体。遂给予禁食及胃肠减压。

患者因不能耐受胃肠减压，自行拔除胃管，入院 12h 后腹痛仍未缓解，当日夜间患者出现发热，体温最高 39℃，有排气排便，大便常规未见红细胞、白细胞，便隐血阴性。

目前患者考虑什么诊断？急性胃肠炎？糖尿病酮症酸中毒？急性肠梗阻？在充分给予对症治疗后患者症状持续不缓解，我们应该怎么办？

为进一步明确诊断，次日上午行腹部 CT 检查，结果提示急性胰腺炎，伴胰腺周围渗出，左肾周积液。这个结果多少让我们有些意外，为什么入院时血尿淀粉酶及腹部 B 超均无提示？在诊断过程中我们又忽略了哪些重要信息？

现在让我们回顾一下患者的诊治过程，患者入院时查了生化全项，入院当天生化室电话通知患者血液标本严重乳糜，"血如牛奶"（图 19-1，彩图见文末彩插），其实验室检查结

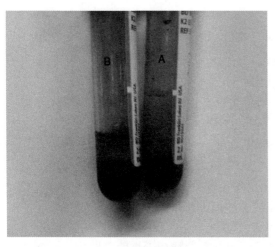

图 19-1　患者标本（A）与正常人（B）对照

果提示血脂、血糖明显升高，ALT、CRE、TBIL、DBIL 均为负值。

追问病史，患者患病期间正值生核桃上市，发病前近 10d 患者大量进食生核桃，0.5kg/d，至发病共食 4.5kg 左右，发病前 1d 的白天即感腹胀，食欲减退，未在意。

患者最终诊断为高脂血症性胰腺炎（hyperlipidemic pancreatitis，HP）。在急诊继续给予禁食、补液、抑酸、抑制胰酶分泌及胰岛素控制血糖等相应治疗后，患者腹痛症状逐渐缓解。入院时实验室检查结果显示胆固醇（cholesterol）及 TG 均明显升高，入院第 2 天复查结果为：总胆固醇 8.92mmol/L，TG 7.48mmol/L，给予阿托伐他汀 20mg，1 次 /d，夜间口服。出院后内分泌门诊随诊，10 月 21 日复查结果为：总胆固醇 5.79mmol/L，TG 2.05mmol/L。

【讨论】

高脂血症性胰腺炎是急性胰腺炎的第三大病因，发病率仅次于胆源性、酒精性胰腺炎。与 TG 水平密切相关，而与胆固醇水平无关，又称为高甘油三酯血症性胰腺炎。

1. 高甘油三酯水平与急性胰腺炎之间的关系　血 TG>11.3mmol/L，或在 5.65～11.3mmol/L 之间且血清呈乳状的胰腺炎，称为高甘油三酯血症性胰腺炎。当 TG 高于正常但未达到 5.65mmol/L 时，不支持高脂血症性胰腺炎的诊断，这时高 TG 不作为急性胰腺炎的主要原因，或者可能是由急性胰腺炎导致的一过性高甘油三酯血症。

2. 高甘油三酯血症的原因　可分为两类。

（1）原发性血脂异常：即家族性脂蛋白异常血症，如家族性脂蛋白酯酶缺乏症。

（2）继发性血脂异常：①全身性疾病导致，如糖尿病、肥胖、大量脂肪餐、妊娠、甲状腺功能减退等；②药物导致，如雌激素、糖皮质激素等。该患者有糖尿病病史，加之短期内进食大量核桃，导致体内 TG 水平急剧升高，虽入院时实验室检查结果显示 TG 低于11.3mmol/L，但血标本严重乳糜，如牛奶状，故考虑高脂血症性胰腺炎诊断成立。

3. 发病机制　高脂血症性胰腺炎的发病机制目前尚不十分清楚，可能机制为：①来自胰腺外的脂肪栓塞；②胰腺内黄色瘤的形成；③高 TG 使血液黏滞度增加，导致胰腺微循环障碍及微血栓形成，胰腺组织缺血坏死；④胰腺毛细血管中高浓度的胰脂肪酶使血清 TG 水解产生过多的游离脂肪酸，损伤胰腺腺泡细胞和小血管。

4. 临床特殊性　与其他类型胰腺炎相比，高脂血症性胰腺炎的临床表现有其独特性。

（1）血脂明显升高，典型者血 TG>11.3mmol/L。需要指出的是，由于乳糜颗粒在体内清除极快，一般在禁食 48～72h 后即可完全清除，故患者入院时应立即检查血脂，另外，在诊断时亦应考虑这方面因素。

（2）血清呈乳糜状。

（3）血尿淀粉酶可无明显升高（50% 可正常），其原因可能是患者血液及尿液中存在淀粉酶活性抑制因子。

（4）因患者多存在明显肠胀气，这类患者 B 超诊断胰腺炎阳性率低，确诊首选 CT，如 B

超阴性疑为本病者均应行 CT 检查。

5. 治疗进展　目前对高脂血症性胰腺炎的治疗除了急性胰腺炎的一般治疗如禁食、抑酸、抑制胰酶分泌等措施外，关键在于降低甘油三酯水平及改善胰腺微循环。对于血脂的安全范围，有文献报道应降至 5.65mmol/L 以下相对较为安全。降血脂治疗主要包括降脂药物和血液净化。另外，低分子肝素和胰岛素能刺激脂蛋白脂肪酶活化，加速乳糜降解，降低甘油三酯水平，改善胰腺微循环。

6. 其他问题　在本患者的诊治过程中，还有以下几个问题值得注意。

（1）患者的生化结果出现负值与检测方法有关，据文献报道，乳糜血能干扰比色法或比浊法的测定结果，导致应用上述方法检测的数据出现负误差。

（2）严重高脂血症时，血清中非水物质（脂质）增多，血浆中含水部分比例减少，同等血浆中测出的钠浓度也相对偏低，从而出现假性低钠血症。

（3）淀粉酶不高不能排除胰腺炎，通过本病例，对几种淀粉酶不高的急性胰腺炎应有更深刻的认识。

（4）空腹 TG 水平不能完全反映机体脂肪代谢状态，对怀疑急性胰腺炎的患者入院后应立即化验血脂，对原因不明的腹痛患者，发现乳糜血能提示急性胰腺炎的诊断。

【专家点评】

因血尿淀粉酶和腹部 B 超结果常常阴性，给高脂血症性胰腺炎的诊断增加了难度。对于本病的诊断，重点在于提高诊断意识。对于可疑患者，应早期检测血脂水平，并尽早行腹部 CT 检查。另外，充分询问病史，有时能为诊断提供重要线索。本例患者在诊断方面走了一些弯路，通过本病例的讨论，能够让我们对本病有了较为全面和深入的了解。

（编者：周倩云　点评专家：朱继红）

病例20 一块羊排引发的"血案"
——急诊常见病,其实很凶险

>>

【病历摘要】

患者,男性,50岁,主因"腹泻5d,发热4d,无尿3d"于2012年11月12日13:51收入院,2012年12月19日出院,共住院37d。

患者5d前进食冷藏羊排后,出现下腹部绞痛,里急后重,水样便,夜间腹泻十余次。4d前出现发热,体温高达39.5℃,伴腹胀,频繁呕吐,不能进食。3d前出现无尿,于外院考虑为"急性胃肠炎,肾功能不全,窦性心动过速,电解质紊乱,肠梗阻",给予头孢曲松、补液补钾、灌肠等治疗(具体不详),腹泻次数减少至5次/d,尿量增加至1 000mL/d,体温有所下降,但肌酐进行性升高,为求进一步诊治,转入我院急诊。

既往体健。

入院查体:体温36.1℃,脉搏98次/min,呼吸频率28次/min,血压137/89mmHg,神志清楚,精神弱,皮肤干燥,两肺呼吸音粗,心律齐,未闻及杂音,腹部膨隆,腹式呼吸减弱,腹肌紧张,有轻度压痛及反跳痛,以左侧腹为著,腹部叩诊鼓音,移动性浊音阴性,肠鸣音1次/min,双下肢不肿。

辅助检查(外院):血常规,WBC $3.08×10^9$/L,NE% 69.5%,HGB 127g/L,PLT $72×10^9$/L。大便常规:稀便,白细胞25/HP,红细胞5/HP,隐血(+)。血气分析:pH 7.353,PO_2 96mmHg,PCO_2 22.9mmHg,SaO_2 97.1%,BE −12.1mmol/L,LAC 1.0mmol/L。生化:ALB 19g/L,TBIL 10μmol/L,ALT 74U/L,AST 81U/L,BUN 19.4mmol/L,CRE 439μmol/L,GLU 6.9mmol/L,K^+ 3.2mmol/L,Na^+ 130mmol/L。腹部超声:肠管扩张,为5.3cm。立位腹部X线检查:肠梗阻改变。心电图:大致正常。

【分析】

患者为中年健康男性,进食不洁后出现腹泻、发热,继而尿少、无尿,查体呼吸急促、腹部膨隆、肠鸣音减少,结合辅助检查大便常规、血气、生化、电解质、超声、立位腹部平片,初步诊断考虑:脓毒症,急性细菌性痢疾,急性肾衰竭,不全麻痹性肠梗阻? 低钾血症,低蛋白血症。

患者曾于外院就诊,给予头孢曲松抗感染并行补液治疗,具体情况不详,但来诊时血压正常,尿量增至1 000mL/d,血乳酸1.0mmol/L,考虑早期容量复苏有效。转来我院后,立即给予莫西沙星、奥硝唑抗感染,及生理盐水500mL、门冬氨酸钾镁40mL、氯化钾10mL静脉滴注补液,4h后收入EICU。

一、第一阶段(入院第1周11月12日—18日)

患者病情危重,急性生理学和慢性健康状况评价(acute physiology and chronic health evaluation,APACHE)Ⅱ评分39分;第1天仍腹泻3~4次,仍有高热,体温39℃;出现喘息,谵妄,反复心衰,腹胀明显;第1次出现上消化道出血(11月15日);此阶段生命体征不稳定,心率90~150次/min,呼吸频率40次/min,血压120~170/70~105mmHg,SpO₂92%;腹膨隆、肠鸣音消失;血小板进行性下降、凝血异常、纤维蛋白原进行性下降;血糖升高;CRP、PCT等感染指标明显升高;胸腹部CT示肺水肿、胸腔积液、腹水、肠管积气积液明显。

考虑"脓毒症,急性细菌性痢疾,MODS(累及肾、心、肺、脑、肠、血液)"诊断明确。

针对上述病情及诊断,给予治疗的措施有:①改善组织灌注,充分补液(晶体液+胶体液7 000mL/d)。②控制炎症反应,甲泼尼龙40mg/d静脉滴注。③抗感染,亚胺培南/西司他丁、奥硝唑。④器官支持治疗,包括:气管插管呼吸机辅助通气,CRRT(11月14日),肠道减压,措施有禁食、奥曲肽、放置胃管(11月12日)、放置空肠管(11月13日)、放置肛管引流、大承气汤灌肠、中频电疗(11月14日),抗心衰。⑤其他治疗:输注白蛋白,输注血浆(200mL/d),输注血小板1次,纠正电解质酸碱平衡紊乱,监测控制血糖,抑酸、止血治疗,肠外营养,肠道益生菌。

经第一阶段抢救治疗后,患者一般状况明显好转,体温明显下降,生命体征稳定,心功能稳定,血液系统及凝血功能稳定,肾功能好转,酸碱电解质正常,消化道出血停止,肠管扩张好转,患者病情初步好转。

第一阶段初战告捷,但仍存在一些问题:①患者仍腹部膨隆,腹部叩诊音鼓音,肠鸣音仍未恢复,是肠道引流效果欠佳吗?②患者四肢水肿,低蛋白血症,是毛细血管渗漏还是炎症反应扩散?③大便培养未检出沙门菌及志贺菌,致病菌是什么呢?④多尿期,尿量5 700mL/d。⑤凝血功能仍未恢复正常。

二、第二阶段(第2周11月19日—25日)

患者病情变化特点:①下消化道出血;②尿量达7 200mL/d;③一过性精神症状;④体温一度降至正常。

针对上述特点,给予的治疗措施有:①引流是关键:持续充分胃肠引流,胃镜协助放置三腔喂养管(11月20日),持续肛管引流,大承气汤灌肠,中频电疗。②针对下消化道出血:输注悬浮红细胞4U、血浆(200mL/d),氨甲环酸、凝血酶、蛇毒血凝酶等止血药物灌肠。③输注白蛋白。④每天输液量由7 000mL减至3 000mL。⑤血糖升高,胰岛素泵入控制血糖。

经第二阶段治疗后,患者腹胀减轻,肠鸣音5次/min,肠蠕动开始恢复;心肺进一步稳定,NT-proBNP降至650ng/L,顺利拔管撤机;第2次出血停止,HGB稳定在90g/L;安全度过多尿期,尿量减为2 400mL/d,肾功能进一步恢复;体温恢复正常,抗菌药物降级;白蛋白恢复正常34.76g/L,毛细血管渗漏减轻,水肿减轻;停止血液滤过。

但是第二阶段结束时仍存在一些问题,为以后留下了隐患:①仅普通胃管引流,引流量减少,患者再次发热;②凝血功能未恢复正常;③腹泻及肠道引流、抗菌药物应用导致了菌群失调。

三、第三阶段(第3周11月26日—12月2日)

患者再次出现消化道大出血,出血凶猛。三次胃镜(11月26日、27日和29日,留置三腔喂养管)可见食管、胃多发溃疡,长度0.5~0.8cm,周围黏膜充血水肿,十二指肠见大量血液涌上,未见出血灶。

治疗重点:消化道大出血的治疗。①补充血液成分:血浆(共5 000mL)、悬浮红细胞(共42U)、血小板(共7U)、纤维蛋白原、人凝血酶原复合物、维生素K₁每天10mg、葡萄糖酸钙。②止血,减少出血:去甲肾上腺素胃管注入及灌肠、奥曲肽、泮托拉唑、凝血酶、蛇毒血凝酶、氨甲环酸、云南白药。

经第三阶段(第 3 周)昼夜连续抢救,患者出血逐渐减少停止,肠道引流液棕黄色,生命体征稳定,心、肺、肾功能稳定,凝血恢复正常。

但患者仍存在问题:腹胀,间断脐周痛,肠鸣音消失。

四、第四阶段(第 4 周至出院,12 月 3 日—19 日)

此阶段主题为:为恢复肠蠕动而战!

通过前一段的观察治疗,我们总结出肠道引流效果与患者病情直接相关,引流差时体温上升,患者状况随之变差,强化肠道引流是治疗的重中之重,我们还发现 1.5m 三腔喂养管的管径细,易被脱落肠黏膜堵塞,引流效果不理想,因此借助个人及医院的力量多方寻找,最终找到 3m 长肠梗阻导管,胃镜协助下置入小肠 1.5～2.0m(图 20-1)。

置入后当时就引流出 600mL,以后由 1 700mL/d 减至 200mL/d,至 12 月 12 日拔除肠梗阻导管,共引流 7 750mL,患者体温正常,病情稳定,为防止再次出血继续给予了血浆、血小板及其他治疗。

经第四阶段治疗后,患者肠蠕动逐渐恢复,肠鸣音正常,腹胀缓解,恢复进食,撤除肛管引流,恢复排气排便,撤除肠梗阻导管,12 月 17 日转出 EICU,转入普通病房,12 月 19 日出院。

1 个月后随访:患者感轻度消化不良,日常生活及工作正常,未受影响,门诊复诊生化、钾、钠、血糖正常。

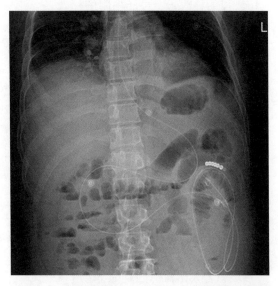

图 20-1　X 线下可见 3m 长的肠梗阻导管置入小肠

【讨论】

一、急性肠道感染

急性肠道感染是急诊常见病,可以引发脓毒症休克,MODS(肾、肺、肝、心、胃肠、血液、脑、毛细血管渗漏),2 个器官衰竭病死率为 45%～60%,3 个器官衰竭病死率为 83%,4 个以上器官衰竭病死率几乎 100%,危害很大,我们认为此病例具有普遍意义,急诊医生应该重视常见病的治疗。

二、强调早期液体复苏

对脓毒症引起的组织低灌注综合征(低血压或乳酸酸中毒),一经诊断应立即开始复苏,而不应等到收入 ICU 后再开始治疗。最初 6h 内,对低灌注患者的复苏指标包括:CVP 8～12mmHg,MAP≥65mmHg,尿量≥0.5mL/(kg·h),ScvO$_2$≥70% 或 S$\bar{\text{v}}$O$_2$≥65%。

有研究表明,若能在最初 6h 内,通过积极的液体复苏、输注红细胞或应用多巴酚丁胺实现复苏目标,则 28d 的病死率能从 49.2% 降低到 33.3%,60d 的病死率从 56.9% 降低到 44.3%。可见,早期积极的容量复苏治疗,纠正循环衰竭或隐匿性的循环衰竭,对于防治 MODS、降低病死率有重要的临床意义。此患者就诊较晚,脏器已经受损,但容量复苏较及时,为病情的控制提供了机会。

三、麻痹性肠梗阻

MODS 并发肠功能不全,麻痹性肠梗阻,肠道引流至关重要。此患者之所以抢救成功,除了及时有效的容量复苏,炎症反应的控制,早期器官支持外,很重要的一点是重视了感染源的控制,除了抗菌药物的使用,肠道减压至关重要,合适的引流管路也非常重要。

胃肠道是一密闭相通的管道。每天分泌胃液量为 1.5~2.5L,分泌小肠液量为 1~3L。在肠麻痹或肠梗阻时,胃肠道运行发生障碍,大量的消化液将发生积聚,减压治疗可减少肠管积气、积液,阻断"肠管压增高—肠壁血运障碍—渗出增多—细菌及毒素加重病情"的病理生理过程恶性循环,此为治疗的关键。

普通鼻胃管只能减胃内压,不能引流小肠内液体,引流减压效果不理想,往往导致保守治疗时间延长或失败。国内外报道,经 X 线或胃镜引导下放置小肠减压管,直接小肠减压引流,可明显改善急性肠梗阻的疗效。

四、血浆的应用

《拯救脓毒症运动:2012 严重脓毒症和脓毒症休克管理指南》提示"在临床无出血也不计划进行有创操作时,不建议用血浆纠正凝血功能异常,当证实有凝血因子缺乏(APTT、PT、INR 升高),活动性出血或进行外科手术及有创操作前,应输注血浆",但未明确说明血浆的用量。

此患者提示我们输注血浆、补充凝血因子的重要性,尤其是腹泻、肠道引流、大量抗生素的应用,肠道菌群失调,维生素 K 合成不足,导致凝血因子Ⅶ、Ⅸ、Ⅹ 合成不足,内、外源性凝血途径均受损时,更应该及时足量补充血浆,并及时补充维生素 K,使凝血功能维持在正常甚至正常下限水平,防止大出血的发生。

五、一些问题

遗憾的是,该患者反复查大便,未能明确病原菌,后期由于肠道大量出血,排出物均为血液,未能继续寻找病原菌。

该患者大出血原因是如下:

(1)DIC:该患者从病因、机制、凝血及 PLT 变化看符合 DIC 的特点,但 DIC 为弥散性血管内凝血,患者在出血的同时,其他脏器功能均在好转,D- 二聚体不高,且凝血异常纠正较快,不符合典型 DIC 的临床表现。

(2)应激性溃疡:在严重创伤、大手术、休克和多器官功能衰竭等情况下,引起急性胃黏膜多发性浅表糜烂和溃疡称为应激性溃疡。病灶多位于胃底,也可见于十二指肠、食管、空肠等处。临床上主要表现为上消化道出血。该患者胃镜虽可见食管、胃多发溃疡,但是大量出血是从十二指肠涌上的。

(3)其他:长期静脉营养,肠黏膜萎缩,原发肠道疾病,肿瘤等;血管性疾病:肠系膜动脉栓塞,假膜性小肠结肠炎,然而临床及辅助检查依据均不足。

(4)缺血再灌注损伤:小肠缺血 60min 就可出现再灌注损伤。肠缺血时,液体通过毛细血管滤出而形成间质水肿,再灌注后,肠道毛细血管通透性更加升高,严重肠缺血 - 再灌注损伤的特征为肠黏膜损伤,其特征表现为广泛的上皮与绒毛分离,上皮坏死,固有层破损,出血及溃疡形成。该患者即可见管状黏膜样物堵塞引流管(图 20-2,彩图见文末彩插)。

【专家点评】

肠道感染是急诊的常见病、多发病,引起肠道感染的病原菌种类较多,有致病性大肠杆菌、空肠弯曲菌、弧菌、葡萄球菌等多种细菌;也有诸如病毒、轮状病毒等多种病毒。损害

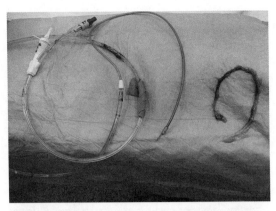

图 20-2　拔除的 1.5m 三腔引流管(左侧)及引起引流管堵塞的完整管状黏膜样物(右侧)

部位有小肠、结肠。典型的症状为急性感染性腹泻伴有呕吐、发热、低血压等，相对容易诊断。大部分患者经过诊治可痊愈，但部分患者可并发脓毒症休克、MODS 等严重的并发症，甚至导致死亡。本例患者早期出现低血压和 MODS，经过积极救治病情稳定；其后出现麻痹性肠梗阻，病变部位为小肠；因此病程中期的中毒症状反复，甚至肠出血、低蛋白、水肿等症状均与此有关。积极有效地进行小肠减压是解决之道，尤其需要根据梗阻的部位应用不同程度的引流减压管才能行之有效，其余问题会迎刃而解。因此，急诊科医生需要练就在错综复杂的临床问题中寻找主要问题的能力，这一点至关重要。

(编者：谢云燕　点评专家：王晶)

病例 21　发热伴意识障碍

——脑内藏玄机

【病历摘要】

患者,男性,50 岁。主因"发热 3d、右侧肢体活动不利 1d"于 2013 年 1 月 19 日入院。患者 3d 前哈尔滨出差期间出现发热(具体不详),入院当天返京后家属发现患者右侧肢体活动不利,伴言语不利,我院急诊头颅 CT 提示"脑干可疑密度减低,左侧额顶叶稍低密度区,考虑脑梗死(急性期)可能"(图 21-1),留观期间患者间断出现谵妄收入抢救室。

既往史:类风湿关节炎 10 余年,口服柳氮磺吡啶,否认其他慢性病病史,饮酒"二锅头" 2 两 /d(1 两 =0.05kg),已戒酒 2 个月,否认药物过敏。

入院查体:体温 39.8℃,脉搏 114 次 /min,血压 140/114mmHg,谵妄状态,查体不合作,双侧瞳孔等大等圆,直径约 3mm,对光反射

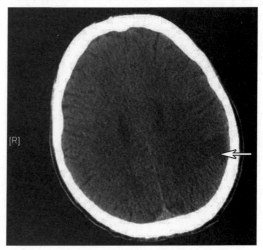

图 21-1　急诊头颅 CT
CT 示左侧额顶叶稍低密度区(箭头所示)。

存在,右侧鼻唇沟变浅,颈强直,Kernig 征(+),右上肢肌力 I 级,右下肢肌力 IV 级,左侧肢体肌力肌张力可,双侧巴宾斯基征阳性,心肺查体无特殊,腹部无特殊。

急诊化验血常规、生化、心肌标志物等。血常规:WBC $12.22×10^9$/L, NE% 89.5%, HGB 123g/L, PLT $262×10^9$/L。生化:Na^+ 126.1mmol/L, BUN 9.36mmol/L, CRE 66μmol/L,余正常。CRP 125mg/L。ESR 85mm/h。血氨 34μmol/L。PCT 0.11ng/mL。心肌标志物阴性,心电图及腹部超声检查大致正常。

【分析】

患者中年男性,以发热伴意识障碍入院。发热为急诊常见症状,结合患者病史发热在前,继而出现神经系统症状,初步诊断需鉴别中枢系统疾病(如中枢系统感染、急性脑血管病等)及非中枢系统感染(如军团菌肺炎、免疫系统疾病等)。结合患者实验室检查感染相关指标升高,头颅 CT 提示颅内病灶,查体存在脑膜刺激征及神经系统定位体征,考虑中枢系统感染可能性大。初步给予头孢曲松 2g 每 12h 一次静脉滴注抗感染治疗,给予甘露醇和甘油果糖交替脱水。

在抗感染同时进一步完善检查,入院第 3 天(2013 年 1 月 21 日)头颅 MRI 检查可见双侧大脑半球多发类圆形及结节状稍长 T_1 稍长 T_2 信号影,部分周围可见环形及斑片状长 T_2 信号影,FLAIR 序列上病灶周围呈高信号,部分病灶内部呈稍高信号,DWI 上呈环形高信

号，其内呈低信号；双侧脑室后角、左侧脑室额角可见稍长 T_1 稍长 T_2 信号影铸型，似可见液平面，FLAIR 及 DWI 上呈高信号；提示双侧大脑半球皮层及皮层下多发环形或结节状异常信号灶，考虑血行播散病灶，病变累及侧脑室（图 21-2）；左侧上颌窦异常信号，霉菌性感染不除外。

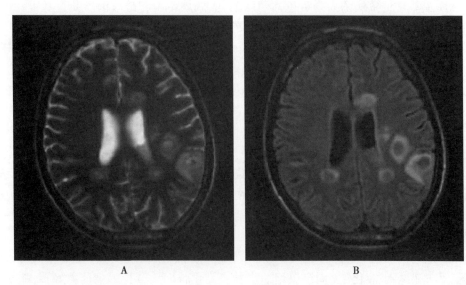

图 21-2　头颅 MRI

头颅 MRI 示双侧大脑半球皮层及皮层下多发环形或结节状异常信号灶，考虑血行播散病灶，病变累及侧脑室。A. T_2 相；B. FLAIR 相。

入院第 4 天（2013 年 1 月 22 日）行腰椎穿刺术，脑脊液压力正常，脑脊液常规：外观米黄色浑浊液体，总细胞 $2\,560\times10^6/L$，白细胞 $780\times10^6/L$，单个核细胞 38%，多个核细胞 62%。生化：蛋白 3.35g/L、葡萄糖 0.61mol/L、腺苷脱氨酶 15.9U/L、氯化物 121.7mmol/L；革兰氏染色、墨汁染色和抗酸染色（－）。胸部 CT 提示左肺感染，近端支气管黏液栓塞。支气管镜检查：左下叶背段支气管开口被血性痰栓阻塞，充分吸出，痰液黏稠污秽，黏膜肥厚，管腔狭窄。

头颅 MRI 检查及腰椎穿刺结果回报后，进一步总结患者病例特点：中年男性、发热伴意识障碍，既往服用免疫抑制剂，血常规显示，白细胞及中性粒细胞升高、红细胞沉降率及 CRP 升高，考虑中枢神经系统感染诊断明确。引起中枢神经系统感染的病原体可能为各种各样的细菌、病毒、真菌、寄生虫等，那么该患者的感染是由什么引起的呢？患者脑脊液中白细胞升高，以多个核细胞为主，脑脊液蛋白升高，葡萄糖降低，细菌感染的可能性大，可除外病毒感染，但不能除外真菌感染，尤其是患者头颅 MRI 提示右上颌窦可能存在霉菌性感染；氯化物和腺苷脱氨酶正常，不考虑结核感染；该患者没有疫区生活史，考虑脑寄生虫感染的可能性亦不大。由于患者躁动明显，意识不清，呼吸频数，仍有高热，给予气管插管呼吸机辅助通气，将抗感染药物调整为美罗培南联合万古霉素，并加用伏立康唑抗真菌治疗。

随后患者病情很快好转。入院第 10 天，神志转清，体温正常，生命体征平稳，但右上肢肌力仍未恢复，考虑患者为细菌感染所致的脑脓肿，遂停用伏立康唑。第 14 天脱机拔管。第 18 天腰椎穿刺复查，脑脊液外观清透，压力正常。细胞：总细胞 $50\times10^6/L$，白细胞 0。生化：蛋白 1.48g/L、葡萄糖 2.20mol/L、氯化物 116.9mmol/L。多次血培养、脑脊液培养均阴性。旋毛虫、猪囊尾蚴、血吸虫、华支睾吸虫抗体阴性。半乳甘露聚糖抗原试验（简称 GM 试验）阴性。4 周时复查头颅 MRI 较前明显好转，转神经内科进一步康复治疗。

【讨论】

脑脓肿通常指化脓性病原体侵入脑组织形成单个或多个脓肿，大部分为细菌，少部分为真菌和原虫。常见致病菌为金黄色葡萄球菌、大肠埃希菌和链球菌。儿童及青壮年占多数，<11 岁 14%，11～35 岁 67%，36～55 岁 17%，>55 岁 2%。按病原体来源分类可分为：①耳源性：最常见，占脑脓肿的 2/3，继发于慢性化脓性中耳炎、乳突炎，链球菌及肠杆菌常见；②鼻源性：邻近鼻旁窦化脓性感染侵入颅内，额窦炎、筛窦炎、上颌窦炎或蝶窦炎，链球菌常见，感染多经颅底血管蔓延颅内；③血源性：发病率仅次于耳源性，占脑脓肿的 1/4，多由远处感染经动脉血行播散到脑内形成，金黄色葡萄球菌最常见，慢性肺部感染（如支气管扩张）为最常见的原发灶，其他如细菌性心内膜炎、皮肤疖痈、腹腔及盆腔脏器感染等也为常见病灶；④损伤性：继发于开放性颅脑损伤或头颅术后，约占脑脓肿的 1/10，金黄色葡萄球菌、肠杆菌常见，致病菌经创口直接侵入脑内，可伤后早期发病也可数月或数年发病；⑤隐源性：原发灶不明显或隐藏，机体免疫力弱时发病，逐渐形成，约占脑脓肿的 1/10。本例患者既往口服免疫抑制剂，有肺部感染基础，头颅 MRI 检查可见鼻窦炎症，病灶呈血行播散，考虑血源性脑脓肿可能性大。

脑脓肿病程可分为：①急性脑炎、脑膜炎期。全身感染反应明显，脑炎中心部逐渐软化、坏死，出现很多小液化区，周围脑组织水肿。②化脓期。全身感染征象好转，脑炎软化灶坏死、液化，融合成脓肿，逐渐增大。③包膜期。脑水肿逐次减轻，包膜形成快慢与致病菌种类和毒性、机体抵抗力及对抗生素治疗反应有关。3 个阶段逐渐移行，多个脓肿可处于不同阶段。

辅助检查中，血常规可见白细胞及中性粒细胞分类升高；脑脊液压力升高，白细胞数升高，糖和氯化物降低，脓肿形成后细胞数可降至正常，蛋白轻度升高；影像学可见单发、多发或多房性脓肿，形状大小不一，多为圆形或椭圆形，也有葡萄样或不规则形。

脑脓肿诊断依据：有化脓性感染灶，全身感染征象，颅压增高及脑局部定位体征，结合实验室检查（脑脊液、血常规、ESR、CRP、PCT），结合影像学检查（CT、MRI）。鉴别诊断上，需与化脓性脑膜炎、脑肿瘤及化脓性迷路炎相鉴别。

用药原则应注意早期、足量、足疗程、联合用药；病原菌尚未检出或培养阴性者，根据发病原因、病变部位、病原菌出现概率等经验性用药；选用广谱抗生素并兼顾厌氧菌，病原菌确定后，根据药物敏感试验结果调整用药，疗程至少 4～8 周。内科治疗为主要措施，外科治疗为重要辅助措施，疗效与脓肿大小及病程长短有关，直径<2cm 并处于脑炎、脑膜炎期治疗效果最佳。

【专家点评】

发热伴意识障碍急诊并不少见，诊疗过程中要充分重视病史及体征。结合临床表现及实验室、影像学检查，诊断并不困难。同时，由于诊治是否及时是影响脑脓肿预后的重要因素，晚期患者可因脑干受压或脓肿破溃死亡，且厌氧菌发病率及病死率均高，一旦考虑该诊断，应及时开始经验性治疗，应用广谱抗生素并兼顾厌氧菌。

（编者：杜昌　点评专家：朱继红）

病例 22 上腹痛、呕吐、休克

——逐层深入，去伪存真

【病历摘要】

患者，男性，38 岁，主因"上腹痛伴恶心、呕吐 11h"于 2012 年 11 月 17 日入院。患者 11h 前空腹大量饮酒后出现上腹部持续性胀痛，伴恶心，并频繁呕吐，呕吐物为咖啡色黏液样物质，每次量少，共 100～150mL。伴口渴，无腹泻、黑便，无胸痛。就诊于我院急诊，测血压 80/40mmHg，收入抢救室。

既往史：丙型肝炎、酒精性肝炎、肝硬化 1 年余；冠心病 10 年，高脂血症 3～5 年；吸毒史，酗酒，吸烟。

入院查体：体温 35.6℃，脉搏 115 次/min，呼吸频率 25 次/min，血压 80/40mmHg。急性痛苦面容，烦躁不安，神志清楚。肝掌，前胸及面部可见蜘蛛痣。肘窝未见静脉穿刺点。心律齐，各瓣膜听诊区未闻及杂音。两肺呼吸音粗，未闻及明显干湿啰音。腹部略膨隆，腹软，肝脾肋下未及，中上腹压痛，无反跳痛及肌紧张，墨菲征（-）。移动性浊音（±），肠鸣音活跃。

初步检查结果回报：动脉血气分析（鼻导管吸氧 3L/min）：pH＜6.80，PO_2 90mmHg，PCO_2 32mmHg，HCO_3^- 5.9mmol/L，BE -15.1mmol/L，LAC＞15.0mmol/L。血常规：WBC $25.42×10^9$/L，NE% 86.7%，HGB 135g/L，PLT $258×10^9$/L。生化：K^+ 3.4mmol/L，Na^+ 132mmol/L，BUN 9.15mmol/L，CRE 90μmol/L，ALT 54.7U/L，AST 108.0U/L，GGT 392.7U/L，TBIL 11.5μmol/L，DBIL 6.2μmol/L，GLU 7.90mmol/L，ALB 26g/L，脂肪酶 16.5U/L。凝血分析：APTT 42.3s，D-二聚体 850ng/mL。腹部超声检查提示肝实质回声弥漫性增强，门静脉增宽（门静脉直径 1.6cm），腹水（平卧位侧腹最大液深 4.3cm）。

急诊即刻给予补液、纠酸、血管活性药物升血压等支持治疗。

【分析】

该患者为中年男性，急性病程，因"上腹痛伴恶心、呕吐"就诊，有大量饮酒诱因，呕吐物为咖啡色胃内容物，既往吸毒史、丙型肝炎、酒精性肝炎、肝硬化、酒精依赖症，查体示休克状态，中上腹压痛，无反跳痛及肌紧张，肠鸣音活跃，血气分析提示严重代谢性酸中毒。考虑休克原因可能为：①低血容量性休克：上消化道出血？肝硬化食管胃底静脉曲张破裂出血？②分布性休克：脓毒症休克？

动态监测血红蛋白，无显著下降，胃液引流无咖啡色样胃内容物，无柏油样便，不支持上消化道大出血诊断。

诊疗过程中，患者休克状态始终未纠正，尿少，腹痛症状加重，伴有烦躁不安，且出现急性腹膜炎体征。考虑胃肠穿孔、腹腔感染、肠道感染、自发性腹膜炎、肠系膜上动脉血栓可能。进一步检查：腹部 X 线检查未见腹腔内游离气体；腹部 CT 血管造影示腹腔内大量腹水，肠管广泛胀气，腹腔内血管无明显狭窄及闭塞。

于超声引导下行右颈内静脉置管，测 CVP 为 10mmHg，MAP 为 70mmHg。因患者经济条件差，未能使用 Swan-Ganz 漂浮导管和脉搏指示连续心排血量监测（pulse-indicated continuous cardiac output，PICCO），而应用床旁超声评价血流动力学。超声心动图测血流速度时间积分（velocity-time integral，VTI）为 24cm，计算心排血量（cardiac output，CO）为 11L/min，体循环阻力为 360dynes·s/cm^5。血流动力学特点为高排低阻。评价肾血流灌注，为低灌注。在补液扩容基础上，给予去甲肾上腺素泵入，增加外周循环阻力，升血压治疗。复查动脉血气示：pH 7.15，PO$_2$ 95mmHg，PCO$_2$ 29mmHg，HCO$_3^-$ 11.9mmol/L，BE −10.4mmol/L，LAC＞15.0mmol/L。考虑为分布性休克，病因可能为严重感染。

进一步寻找感染源，给予甘油灌肠，排出棕褐色大便约 50mL，未见脓血便，留取标本查常规、隐血、培养，均未见异常。在超声引导下行诊断性腹腔穿刺，腹水为淡黄色，腹水常规及生化提示为漏出液。因此不支持肠道感染、急性腹膜炎诊断。

追问病史：患者 1995—1998 年吸食海洛因，2005—2007 年吸食冰毒，自诉已戒毒。戒毒后出现酒精依赖症，每天饮白酒 0.5～1 斤（1 斤 =0.5kg），未戒酒；抽烟 20 年，20 支/d。否认冶游史。

进一步总结病例特点：38 岁中年男性，因腹痛、休克就诊，既往肝硬化、长期酗酒病史，血乳酸持续＞15mmol/L，阴离子间隙＞18mmol/L，HCO$_3^-$＜10mmol/L，CRP、PCT 等全身炎症反应指标升高不明显，未寻找到明确感染病灶；经过补液、扩容、改善循环等治疗，酸中毒及休克难以纠正，乳酸水平持续较高，合并呼吸衰竭、急性肾衰竭及急性左心衰竭表现。考虑诊断乳酸酸中毒 B 型，同时存在有低血压低灌注所致继发乳酸升高因素参与，给予床旁静脉-静脉血液滤过治疗。

转归：血液滤过后，患者血乳酸水平很快下降，代谢性酸中毒纠正，腹痛症状好转，血压升高，血管活性药物逐渐减量，自主尿量增加，肾功能恢复。于 2012 年 11 月 23 日转入消化科病房进一步治疗，后痊愈出院。

【讨论】

乳酸酸中毒是一种较少见而严重的临床急重症，分为两型：A 型，为继发性乳酸酸中毒，见于多种休克伴缺氧状态；B 型，为自发性乳酸酸中毒，无组织低灌注或缺氧依据，其发病机制与组织缺氧无关，主要见于服用双胍类药物的老年糖尿病合并慢性心、肺疾病，肝、肾功能障碍患者，一旦发生，病死率可高达 50% 以上，尤其血乳酸＞25mmol/L 者，病死率高达 80%，是临床容易被误诊及漏诊的急危重症之一。因长期酗酒诱发乳酸酸中毒的临床病例更是少见，应引起急诊科医生重视。

本例患者以腹痛、恶心、呕吐咖啡色胃内容物为主诉，既往肝硬化病史，首先应该与上消化道出血相鉴别，但该患者无大量呕血、血红蛋白无明显下降，不能充分解释持续难以纠正的休克状态。其次，该病例病程中呈现急腹症表现，应与急性腹膜炎、感染中毒性休克相鉴别，但该患者全身炎症指标 CRP、PCT 等升高不明显，腹部影像学、腹腔穿刺、大便及腹水培养等检查未发现明确严重感染灶，与感染中毒性休克的临床过程不符。同时，该病例表现为快速进展的临床过程，经积极扩容、升压、改善循环、纠酸等治疗效果差，病程中较快出现急性肾衰竭、急性心衰、急性呼吸衰竭及凝血功能障碍等多器官功能障碍表现。实时进行血流动力学评价，尽快纠正血流动力学紊乱显得迫在眉睫，但由于经济条件差，限制了 PICCO 等技术的应用。我们应用床旁超声评价血流动力学，实时监测其变化，确定血流动力学特点为高排低阻，结合患者肝硬化病史，长期酗酒，考虑为乳酸酸中毒（B 型），同时存在有低血压低灌注所致继发乳酸升高因素参与。立即给予床旁超声引导下建立血液滤过通路，行床旁静脉 - 静脉血液滤过治疗，患者临床情况随着乳酸水平的降低很快好转，提示血液净化治疗对重度乳酸中毒有较好的临床疗效。

【专家点评】

乳酸酸中毒是临床少见急危重症之一，应引起急诊科医生重视。以休克、腹痛、恶心、呕吐等为表现的病例应注意与乳酸酸中毒相鉴别。对于临床重症的乳酸酸中毒，床旁血液净化治疗有较好的疗效。

在该病例诊治过程中，多次应用到床旁超声协助临床诊断及治疗。如超声血流动力学监测协助判断患者血流动力学特点，为无创血流动力学监测方法，减少 Swan-Ganz 漂浮导管、PICCO 等有创操作。此外，超声引导下颈静脉、股静脉穿刺及腹腔穿刺，可增加有创操作的成功率，对于减少有凝血功能障碍患者的临床并发症有着重要意义。将床旁超声应用于急危重症患者的诊断及治疗过程中，有重要临床价值。

（编者：曾琴兵　点评专家：晁彦公）

病例 23　大面积心肌梗死合并心肺功能衰竭
——治疗时机的抉择

【病历摘要】

患者,女性,67岁,主因"间断胸痛1个月,咳嗽、咳痰伴喘憋1周"于2013年3月21日14:57收入院。

患者近1个月来间断发作静息时胸痛,向颈部放射,服用速效救心丸后5~10min可缓解,未予重视。1周前患者着凉后出现咳嗽、咳白色黏痰,伴胸闷、喘憋,胸痛也较之前发作频繁,可持续整晚。后就诊于外院,心电图示 V_3~V_6 导联 ST 段压低,TnI 3.51ng/mL,胸部 X 线检查提示肺部感染,转诊至我院急诊,查心肌标志物提示 CKMB 43.8ng/mL,MYO 171ng/mL,TnI 2.12ng/mL,NT-proBNP 1 270ng/L,超声心动图提示节段性室壁运动异常,双房增大,左心室增大,二尖瓣反流(重度),LVEF 35%,考虑"急性心肌梗死、心力衰竭、肺部感染",给予患者吸氧、扩冠、抗凝、抗血小板、抗感染等治疗,患者症状无缓解,仍喘憋明显,为进一步诊治收入院。

既往史:冠心病、高血压病史多年(未规律治疗),糖尿病10余年(胰岛素60~70U/d),曾因糖尿病视网膜病变3次行激光手术,高脂血症多年,曾因宫外孕、子宫肌瘤两次行盆腔手术。

入院查体:体温36.5℃,脉搏112次/min,呼吸33次/min,血压119/71mmHg。神志清楚,精神差,喘憋明显,端坐体位。两肺呼吸音粗,双中下肺可闻及湿啰音。心界左大,心率112次/min,心律齐,心音低钝,各瓣膜区未闻及病理性杂音。肝脾肋下未及,双下肢不肿。

入院后患者喘憋明显,端坐体位,储氧面罩吸氧15L/min,SpO₂ 88%~90%,给予无创机械通气治疗。同时给予扩冠、利尿、抗凝、抗血小板、冠心病二级预防及抗感染治疗。

血常规:WBC $10.1×10^9$/L,NE% 83.3%,HGB 114g/L,PLT $245×10^9$/L。

入院胸部X线检查提示心影增大,肺水肿,肺部感染,双侧胸腔积液(图23-1)。

入院心电图Ⅰ、Ⅱ、aVF、V_3~V_6 导联 ST 段压低 0.1~0.15mV,aVR、V_{3R}~V_{5R} 导联 ST 段上抬 0.05~0.1mV,V_7~V_9 导联 ST 段压低 0.05~0.1mV(图23-2)。

【分析】

患者为老年女性,以间断胸痛起病,逐渐加重并伴有喘憋,入院后提示心肌酶升高、心电图 ST 段有改变,超声心动图提示节段性室壁运动异常,在二尖瓣重度反流的情况下,左室射血分数只有

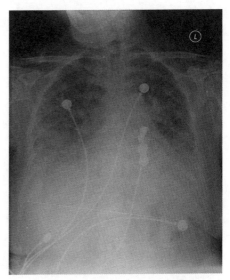

图 23-1　入院床旁胸部 X 线检查

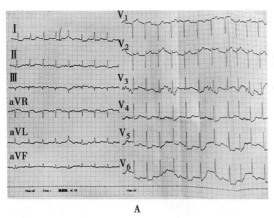 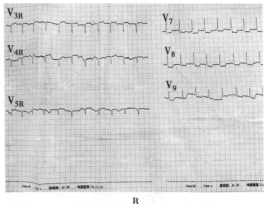

图 23-2　入院心电图
A. 12 导联心电图；B. 右室和后壁导联心电图。

35%，胸部 X 线检查提示心影增大、肺水肿并合并肺部感染，患者入院后喘憋明显，端坐呼吸，双中下肺可闻及湿啰音。综上所述，提示患者为冠心病、急性心肌梗死，心功能极差，合并肺部感染。

结合既往病史，患者冠心病、高血压、高脂血症多年，未规律诊治，糖尿病 10 余年，胰岛素治疗，曾因糖尿病视网膜病变 3 次行激光手术。患者合并糖尿病、高血压、高脂血症等危险因素，但治疗依从性差。

此次发病心电图提示广泛导联的 ST-T 改变，考虑患者冠心病 3 支病变的可能性大。入院后虽然予以无创机械通气支持治疗，抗凝、抗血小板、冠心病二级预防、利尿、严格控制出入量、抗感染等治疗，但患者仍间断有胸痛发作、伴有心电图改变和心肌酶反复升高，说明患者仍有缺血的心肌存在。因此评价患者的冠脉供血及存活心肌情况具有很重要的意义。但患者面临的问题是，肺水肿、呼吸衰竭情况缓解缓慢，一直不能脱离无创呼吸机，不能平卧，复查超声心动图提示"心尖部室壁瘤形成"，不能配合行冠状动脉造影检查和心肌核素检查，后与家属及介入医生反复商讨后，决定先保守治疗，待心衰症状控制后再行上述两项检查。后随着保守治疗，心衰、心绞痛症状逐渐控制。

于入院 3 周（2013 年 4 月 10 日）行心肌核素检查示左室多室壁节段血流灌注减低，符合心肌梗死诊断，除前间壁外基本无存活心肌，左室扩大伴收缩功能明显减低，LVEF 19%。随后（2013 年 4 月 15 日）行冠状动脉造影检查，提示前降支近段至远段 50%～90% 弥漫性狭窄（图 23-3），回旋支近段至远段 50%～95% 弥漫性狭窄（图 23-4），右冠近段至远段 50%～80% 弥漫性狭窄（图 23-5）。随即转入心外科准备行冠状动

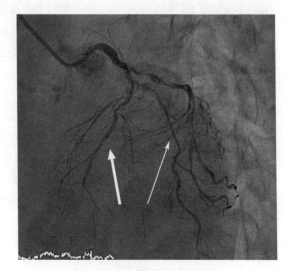

图 23-3　冠状动脉造影检查
前降支近段至远段 50%～90% 弥漫性狭窄（粗箭头），远段 100% 闭塞，第一对角支开口至中段 50%～80% 弥漫狭窄（细箭头）。

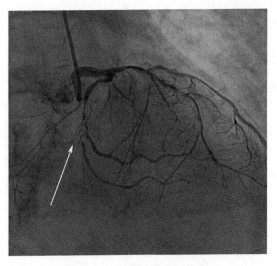

图23-4　冠状动脉造影检查

回旋支近段至远段50%~95%弥漫性狭窄（箭头），第一钝缘支开口70%狭窄，第二钝缘支中段95%狭窄，第三钝缘支95%狭窄。

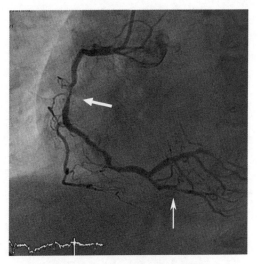

图23-5　冠状动脉造影检查

右冠近段至远段50%~80%弥漫性狭窄（粗箭头），后降支中段50%~90%狭窄（细箭头），后侧支中段70%狭窄。

脉旁路移植术。转入心脏外科后，患者再次出现心衰、心肌梗死，后合并多器官功能衰竭，最终死亡。

【讨论】

　　患者老年女性，冠心病、急性心肌梗死，合并高血压、高脂血症和2型糖尿病多年，治疗依从性差。此次发生急性心肌梗死、心力衰竭和反复心绞痛发作，考虑心功能不全除与坏死心肌相关外，还受心肌缺血影响较大，因此除了呼吸支持、利尿、减轻心脏前后负荷等心力衰竭的传统治疗外，尽早干预堵塞的冠状动脉，拯救缺血的心肌，对于心功能的改善具有至关重要的作用。但患者心衰症状较重，不能平卧，不能脱离无创呼吸机，影响检查的进行。因此是否需要早期行主动脉内球囊反搏（intra-aortic balloon pump，IABP）或有创机械通气、镇静治疗，早日行冠状动脉造影检查及冠脉干预，除了需要根据患者的病情抉择外，还要兼顾患者及家属的意见，及相关科室（介入科）的意见。

【专家点评】

　　患者为老年女性，急性心肌梗死、心力衰竭，症状重、心功能极差，经过精细化治疗，已经逐渐改善了患者的心脏功能及心绞痛症状，转入心脏外科行冠状动脉旁路移植术，但患者冠状动脉弥漫病变，心肌缺血严重，治疗进程缓慢，延缓了冠状动脉干预的时机，最终病情反复，失去了行冠状动脉旁路移植术的机会。对于类似患者，积极行介入及手术干预冠状动脉，尽早解决心肌缺血，可能会达到一个更好的效果。

（编者：赵慧颖　点评专家：郭杨）

病例24 腹痛、腹泻、呕吐
——打破惯性思维，紧抓事实真相

【病历摘要】

患者，男性，39岁。主因"腹痛、腹泻、恶心、呕吐2d"于2013年5月29日就诊。患者于来诊2d前出现间断脐周疼痛，腹泻10余次，为黄色水样便，恶心、呕吐10余次。间断出现双下肢肌肉抽搐，无发热，无意识丧失。在当地医院给予抗感染（喹诺酮类抗生素）、补液、胃肠减压1d，效果不佳，以"急腹症"转至我院。

既往史：体健，否认腹部手术史。

入院查体：体温37℃，脉搏120次/min，呼吸频率28次/min，血压90/50mmHg，精神萎靡，皮肤湿冷，心率120次/min，律齐，两肺查体未见异常。全腹肌紧张，脐周及上腹压痛、反跳痛明显，墨菲征（－），麦氏点无压痛，肠鸣音活跃，未闻及金属音及气过水声。

实验室检查回报：血常规，WBC 34.3×10⁹/L，NE% 89.3%，HGB 216.1g/L，PLT 479.1×10⁹/L。生化：电解质及肝功正常，BUN 7.84mmol/L，CRE 377μmol/L，UA 1 011μmol/L，GLU 11.12mmol/L，血淀粉酶111U/L。血气分析：pH 7.01，PCO_2 32mmHg，PO_2 118mmHg，LAC 4.3mmol/L，BE －22.1mmol/L，SaO_2 96%。

腹部超声：双肾实质回声增强，肝、胆、脾未见明显占位性病变，腹腔肠管全程扩张，未见炎性包块。腹部CT扫描示：肠壁水肿，肠腔内积液明显增多，直肠壁明显增厚（图24-1）。

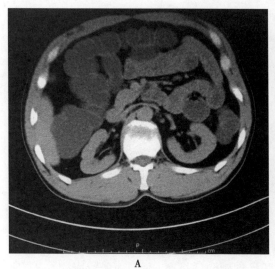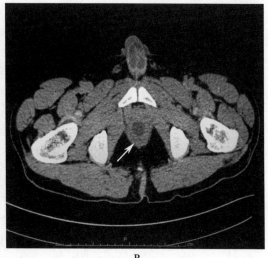

图24-1 腹部CT

腹部CT示肠壁水肿，管腔大量积液（A），直肠壁明显增厚（B中箭头所示）。

【分析】

患者为青年男性，以急诊常见的腹痛、腹泻、恶心、呕吐症状入院，回顾诊治过程发现，当地医院给予喹诺酮类抗生素抗感染、胃肠减压、补液等治疗后，效果不佳，我院就诊后血常规提示白细胞及中性粒细胞比例明显高于正常值，生化检查肌酐升高，血气分析示代谢性酸中毒，进一步完善腹部超声可见到腹腔肠管全程扩张，但未见炎性包块，腹部 CT 扫描示肠壁水肿，肠腔内积液明显增多，直肠壁明显增厚。综上结果考虑：①患者有急腹症的体征，影像学检查提示肠腔内大量积液，部分肠管少量积气，患者肠梗阻诊断基本明确。②导致肠梗阻常见原因有机械性因素、炎症、电解质紊乱，现有检查已排除电解质紊乱因素。③感染是存在的。但何种感染会导致如此严重的肠道病变，而且通过常规抗感染及补液治疗后，貌似无效，反而有血压降低、心率增快、代谢性酸中毒等休克表现？④是否存在机械性肠梗阻？CT 显示直肠壁明显增厚，是由于炎性刺激导致还是存在直肠占位？

疾病诊断的转机：在继续积极给予左氧氟沙星联合甲硝唑静脉抗感染、低分子右旋糖酐和林格注射液扩容补液、碳酸氢钠纠酸等治疗的同时，请普通外科医生到急诊对患者进行肛门指诊检查，并未发现肛门占位。但是在肛门指诊后患者排便 2 次，每次 300～400mL，外观呈无色清水样，有少许白色渣样物，立即送检大便常规 + 动力：黏液（－），潜血（－），红细胞 0～2/HP，白细胞 1/HP，镜下可见活动弧菌，但制动试验呈阴性。追问病史：2d 前曾进食剩熟牛肉，家中其他成员仅在牛肉做熟尚新鲜时与患者一同食用，后未再进食此食物，均无相似症状，否认在外就餐史。最终疑诊肠道感染，将患者收入专科隔离病房治疗，继续加强静脉抗感染（左氧氟沙星 0.5g 1 次 /d 联合头孢唑肟钠 2g 2 次 /d）、大量补液、抗休克、纠酸、维持水电解质平衡等治疗，腹痛、腹泻、呕吐等症状渐消失，一般情况好转，血压正常，腹部体征消失。3d 后便培养回报提示疑似 O_{139} 霍乱，报由北京市朝阳区疾病预防控制中心、北京市疾病预防控制中心复核无误，诊断为霍乱，遂转至首都医科大学附属北京地坛医院继续治疗。

【讨论】

霍乱是霍乱弧菌感染引发的一种甲类传染病，被感染者可表现为剧烈呕吐、腹泻、脱水，甚至导致死亡。霍乱弧菌具有耐热的菌体（O）抗原和不耐热的鞭毛（H）抗原，根据 O 抗原的不同而建立其血清分型方案。其中的 O_1 霍乱弧菌能引起严重的分泌性腹泻和霍乱的流行甚至大流行。而 O_1 以外的血清型被统称为非 O_1 群霍乱弧菌，它们广泛分布于自然界水中，既往认为它们一般不致病或仅引起散发腹泻和肠道外感染。但 1992 年在印度马德拉斯出现的新的产毒性霍乱弧菌被确定为 O_{139} 血清群，这是第 1 个能引起霍乱流行的非 O_1 群霍乱弧菌。

对于本例患者的诊断，我们总结如下：①避免先入为主的惯性思维。患者曾在外院就诊，经过常规治疗后效果不佳，根据患者的表现，考虑以"急腹症"而转诊，所以我们首先想到的也是是否存在有外科急症可能，进而围绕可能疾病进行检查。②不能放过疑点，避免漏诊误诊。在检查过程中腹部 CT 平扫发现全程肠管扩张，直肠壁明显水肿，在既往的就诊患者中很少出现此种表现，请专科医生会诊共同明确病因，积极进行了肛门指诊检查。回顾诊治过程，正是因为进行了该检查，患者直肠受到刺激后排便，我们才能留取标本，最后明确了诊断。③前期治疗对诊断的影响。在急诊接诊的患者中，有一部分患者首诊和初步的治疗并不是在本院，对于外院进行的治疗对于疾病发展的影响，我们应该充分进行评估，该病例提醒我们在遇到有散发的剧烈呕吐、水样便和脱水体征的"肠道感染"患者，无论大便是否呈"淘米水"样,都必须提高警惕,并请检验、检疫相关人员对患者排泄物进行病原学检测,以尽早确诊。④影像学特点。该患者的腹部 CT 提示肠壁水肿明显,肠管内积液为主,气体较少,与一般肠道感染、肠梗阻等疾病的影像学表现有明显不同,应为产毒霍乱弧菌造成分泌性腹泻的病理基础。此影像学特点可考虑为霍乱的特征性影像学表现,加以重视。

【专家点评】

本例为一典型的霍乱患者,早期(包括外院)误判原因为患者早期大便性状为"黄色水样便",而我们从教科书上学到的都是"淘米水样大便",出现腹痛、腹胀后又考虑"急腹症,肠梗阻"。该病例诊断肠梗阻有明显的疑点:①麻痹性肠梗阻不应该肠鸣音活跃,机械性肠梗阻不应有大量水样便;②影像学检查全程肠道壁水肿,肠道大量积液,少量积气,与该病常见的肠梗阻大量肠内容物存积与积气并存、肠道不均匀扩张等不符。初次大便常规检查未能确诊与外院应用抗菌药物有关。霍乱弧菌对抗菌药物敏感,应用抗菌药物后会使细菌数量减少,导致检查出现阴性结果,提示我们,对于大量水样便(无论颜色如何)患者,早期应给予其行常规检查动力及制动试验。CT 显示肠壁水肿、管腔大量积液,此影像学特点是否为霍乱特征性改变有待以后类似病例的验证。

（编者：乔莉　点评专家：夏鹄）

病例 25　越来越重的意识障碍
——都是脱水惹的祸

【病历摘要】

患者，男性，30岁，未婚，内蒙古自治区赤峰市人，北京打工。主因"间断咳嗽咳痰、发热半年，加重1周"于2013年6月19日来诊。患者半年来无明显诱因出现咳嗽咳痰，伴胸闷气短，间断发热，体温38~39℃，伴乏力、食欲减退，近1周来症状加重，不能下床活动，被出租房房主发现，到附近医院就诊，给予抗感染治疗，效果不佳，胸部X线检查发现肺部阴影，怀疑肺结核，转入我院。

既往体健。

入院查体：体温38℃，心率130次/min，血压117/77mmHg，推入病房，消瘦明显，嗜睡，呼之能应，能正确回答问题，查体合作，皮肤黏膜苍白，无黄染，无淤血瘀斑，全身浅表淋巴结未触及肿大，颈抵抗(+)，听诊两肺呼吸音粗，未闻及干湿啰音，心率130次/min，心律齐，各瓣膜区未闻及病理性杂音，凹状腹，无压痛反跳痛，肌紧张，四肢不肿，双侧巴宾斯基征可疑阳性。

辅助检查回报：血常规，WBC $15.10 \times 10^9/L$，HGB 149g/L，NE% 53%，PLT $128 \times 10^9/L$。血生化：ALT 6.0U/L，AST 16.0U/L，TBIL 45.9μmol/L，DBIL 9.9μmol/L，BUN 10.8mmol/L，CRE 54.8μmol/L，K^+ 3.7mmol/L，Na^+ 135.4mmol/L，GLU 8.7mmol/L，ALB 36g/L。血气分析：pH 7.380，PO_2 57.20mmHg，PCO_2 45.90mmHg。

腰椎穿刺：脑脊液压力大于$300mmH_2O$，脑脊液为黄色，较澄清，脑脊液常规：白细胞$743 \times 10^6/L$，单个核细胞78.2%，多个核细胞21.8%，蛋白定性试验(+)。脑脊液生化：葡萄糖0.3mmol/L，氯化物112.2mmol/L，蛋白3.01g/L。

β-D-葡聚糖试验(又称G试验)阴性，结核感染T细胞斑点试验(T cell spot test，T-SPOT) A 100SFCs/10^6PBMC，B > 1 000SFCs/10^6PBMC，抗结核抗体(−)。

胸部CT：两肺结核伴空洞形成，双侧胸腔积液，心包积液，并两肺下叶局限性压迫性肺不张(图25-1)。

超声：双侧少量胸腔积液，双侧胸膜增厚粘连，心包少量积液，积液厚度0.5cm。

头颅MRI：双侧大脑、小脑、脑干异常信号，鞍上池、环池及四叠体池不均匀狭窄，结核性脑膜炎？左侧颞叶和右侧枕叶、丘脑病变伴出血可能(图25-2)。

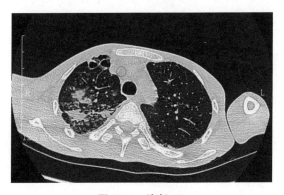

图 25-1　胸部 CT

胸部CT提示肺结核。

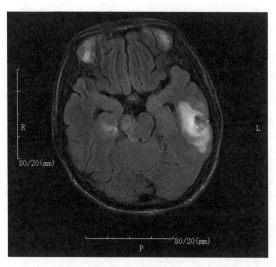

图 25-2 颅脑 MRI
颅脑 MRI 提示颅内多发病变。

【分析】

患者为青年男性，咳嗽咳痰，发热，伴胸闷气短，伴乏力、食欲减退，查体发现嗜睡、颈抵抗，胸部 CT 发现肺部阴影伴空洞，腰椎穿刺显示颅压升高，脑脊液白细胞数增加，淋巴粒细胞为主，低糖、低氯、高蛋白，血 T-SPOT 明显高于正常，头颅磁共振检查示双侧大脑、小脑、脑干异常信号，因此继发性肺结核、结核性脑膜炎诊断明确。

入院后给予异烟肼、利福平、左氧氟沙星抗结核治疗，头孢曲松 2g 1 次 /d 静脉滴注抗感染，甲泼尼龙 40mg 1 次 /d 静脉滴注抗炎，甘露醇 250mL 每 8h 一次脱水，并每天给予 5% 葡萄糖盐水 1 000mL 静脉补液，每天补钾 3g，行腰椎穿刺椎管内给予地塞米松 5mg 及异烟肼 100mg 注入一次。3d 后，患者体温 37.5℃，心率 146 次 /min，血压 134/92mmHg，神志不清，呼之不应，双侧瞳孔等大等圆，对光反射对称存在，颈项强直，两肺呼吸音粗，未闻及干湿啰音，心率快，146 次 /min，腹软，肠鸣音弱，四肢不肿。每天尿量约 2 500mL。治疗后患者体温有所下降，尿量不少，但患者出现昏迷、心率增快，其可能原因是什么呢？

进一步检查：血气分析示 pH 7.369，PO$_2$ 167mmHg，PCO$_2$ 44.6mmHg，SaO$_2$ 98.9%。复查腰椎穿刺：颅压 200mmH$_2$O，脑脊液较前清亮，白细胞 567×10^6/L，单个核细胞 73.7%，多个核细胞 26.3%，葡萄糖 1.3mmol/L，氯化物 109.3mmol/L，蛋白 1.88g/L。胃液隐血阳性。血常规：WBC 6.34×10^9/L，HGB 111g/L，PLT 40×10^9/L，NE% 94%。生化：ALT 34U/L，AST 27U/L，BUN 27mmol/L，CRE 220.5μmol/L，GLU 9.0mmol/L，K$^+$ 4.5mmol/L，Na$^+$ 158.8mmol/L。

此时，患者出现高钠、肾损伤、血小板减少、胃液隐血阳性，血浆渗透压 =2（Na$^+$+K$^+$）+BUN+GLU=362.6mmol/L，考虑患者昏迷、心率增快为高渗性脱水、高钠血症所致，进一步调整了治疗：停用甘露醇，胃管内给予注射用水，静脉输注 5% 葡萄糖和血浆，抑酸保护胃黏膜；同时停用左氧氟沙星和利福平，换用异烟肼、乙胺丁醇、吡嗪酰胺抗结核。入院 6d 后患者神志清楚，心率 80 次 /min，血小板 49×10^9/L，血钠降至 137.4mmol/L，继续留观 1 周后好转出院。

【讨论】

结核病是一种全身性疾病，常累及多个器官，其中最常累及的是肺，累及肺者占结核病患者的 85% 左右。患者经呼吸道感染结核分枝杆菌后，结核分枝杆菌种植于肺部，破坏了肺部的血管，一部分结核分枝杆菌入血，血液将结核分枝杆菌带至全身，造成多脏器感染。此患者不仅有肺结核，还合并有胸膜结核、脑膜及脑实质结核。

根据患者的临床症状、体征、血 T-SPOT、胸部 CT、头颅磁共振检查及腰椎穿刺结果，肺结核、结核性脑膜炎诊断成立，常规的治疗应该是抗结核、糖皮质激素抗炎、降颅压治疗，并椎管内给药。但是该患者在治疗中遇到了两个问题：一个高钠血症，一个是血小板减少。

初步治疗后患者虽然体温下降,尿量不少,但出现昏迷,心率增快,进一步检查发现血钠、BUN、CRE升高,这时候患者昏迷,不是结核性脑膜炎加重所致,而是治疗过程中过度脱水造成高钠血症所致,停用甘露醇,给予补水,血钠纠正后,神志转清。

脱水是疾病的常见并发症,包括低渗性脱水、等渗性脱水和高渗性脱水。高渗性脱水称原发性脱水,水和钠同时丧失,但缺水多于缺钠,血清钠高于正常范围,细胞外液呈高渗状态。高渗性脱水的原因包括各种原因引起的水摄入过少和失水过多。当缺水多于缺钠时,细胞外液渗透压增加,抗利尿激素分泌增多,肾小管对水的重吸收增加,尿量减少;醛固酮分泌增加,钠和水的再吸收增加,以维持血容量。

高渗性脱水具有以下特点:①因失水多于失钠,细胞外液渗透压增高,刺激饮水中枢(渴感障碍者除外),促使患者找水喝;②细胞外液渗透压增高刺激下丘脑渗透压感受器而使抗利尿激素释放增多,从而使肾重吸收水增多,尿量减少而比重增高;③细胞外液渗透压增高可使渗透压相对较低的细胞内液中的水向细胞外转移,很少出现休克;④脑体积因脱水而显著缩小时,颅骨与脑皮质之间的血管张力增大,因而可导致静脉破裂而出现局部颅内出血和蛛网膜下腔出血。

在生理条件下,腺垂体(又称垂体前叶)与神经垂体(又称垂体后叶)之间在下丘脑调控下保持机体平衡状态。腺垂体分泌的促肾上腺皮质激素和神经垂体释放的ADH各自通过对细胞内、外液中电解质和渗透压的影响相互制约而保持内环境的恒定。ACTH兴奋醛固酮分泌而滞钠排钾,促使血钠升高、血浆渗透压增高,导致细胞内渗透压偏低而细胞内液外流。ADH的作用恰恰相反,通过促使肾游离水重吸收而致水潴留,引起稀释性低血钠、低血浆渗透压,细胞内渗透压高于血浆渗透压,致水移入细胞内。正常情况下,下丘脑调控两者之间的动态平衡。

重度颅脑损伤后ADH分泌减少和血中糖皮质激素的增高,可能是发生低容量性高钠血症的主要机制。另外,重度颅脑损伤患者均存在意识障碍,经口饮水受限,直接影响了经口摄入水的调节机制。位于丘脑下部的饮水中枢(外侧核及背内侧核)可感受细胞容积的变化,并通过大脑皮层而引起口渴,当脑外伤后昏迷时,这种渴感消失,也是患者发生体液代谢障碍的原因。此外,重度颅脑损伤在治疗过程中经常使用甘露醇、呋塞米等脱水利尿药,并限制液体量,避免水分丢失过多,血液浓缩,加之肾损伤或补钠过多,造成高钠。

该患者肺结核合并结核性脑膜炎,神志模糊,食欲不佳,水摄入过少,同时患者发热,治疗过程中又给予脱水,导致水丢失过多。高渗性脱水的治疗是很容易的,主要是补水。

结核病患者抗结核治疗过程中,出现血小板下降,也是抗结核药常见的不良反应。多种抗结核药物可出现血小板下降的不良反应,最常引起血小板下降的抗结核药物是利福平和喹诺酮类药物,一般停药后,血小板能恢复正常。但有时,重度感染也可以导致外周血白细胞、红细胞、血小板的下降,随着感染的控制,血常规可逐渐恢复正常。

【专家点评】

结核性脑膜炎是结核病最危重的表现,病死率和致残率高,早期快速诊断是治疗成功的关键。治疗上除抗结核外,还需要给予激素、脱水、椎管内给药治疗,同时要治疗和预防并发症,给予营养支持。当患者在治疗过程中昏迷加重,不应仅仅考虑脑膜炎病情加重,还应与其他导致昏迷的病因进行鉴别。

（编者：张静　点评专家：朱继红）

病例 26　发热、腹痛、喘憋
——年轻患者的呼衰、心衰溯源

【病历摘要】

患者,男性,23 岁,主因"发热 1 周,腹痛 3d,喘憋 1d"于 2013 年 3 月 26 日入院。

1 周前无明显诱因出现发热,体温最高达 39℃,应用头孢克肟抗感染及布洛芬对症退热等治疗后未再发热。3d 前自觉剑突下隐痛,食欲减退,且尿量较平常减少,具体不详,外院行腹部平片未见异常,应用头孢抗感染及对症抑酸补液治疗,每天输液量不超过 1 000mL。1d 前开始喘憋,呼吸困难,明显少尿,于外院行血气分析示:pH 7.46,PCO_2 27mmHg,PO_2 41mmHg,HCO_3^- 18.5mmol/L。血常规示:WBC $23.47×10^9$/L,NE% 77.2%,HGB 139g/L,PLT $82×10^9$/L。生化示:BUN 16.89mmol/L,CRE 533.6μmol/L;凝血分析未见异常;CKMB、MYO、TnI 正常,NT-proBNP>35 000ng/L,床旁胸部 X 线检查示肺淤血可能性大,转至我院急诊抢救室,给予面罩吸氧 10L/min,血气示 PO_2 48.6mmHg,紧急情况下行胸部 CT(图 26-1)提示"两肺炎性渗出性改变,考虑肺水肿待除外,双侧胸腔少量积液",患者喘憋明显,血氧饱和度不能维持,返回后即刻给予气管插管接呼吸机辅助呼吸,并收入 EICU。

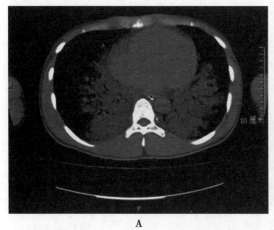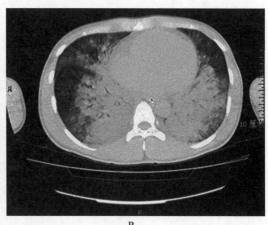

图 26-1　入院第 1 天胸部 CT
A.纵隔窗;B.肺窗。

既往体健;1 个月前自湖南岳阳县转来北京实习,居住在平房。

入院查体:体温 36.6℃,呼吸频率 22 次/min,心率 81 次/min,血压 109/75mmHg,患者镇静状态,双下肺呼吸音偏低,心界向左扩大,心律齐,未闻及杂音;腹平软,双下肢不肿。双侧巴宾斯基征阴性。

【分析】

患者入院后复查血常规提示血小板维持正常,凝血指标提示 PT 25s,PTA 34%,经予输注血浆治疗3d后恢复正常，完善超声心动提示LVEF 47%，左心稍大，左室收缩功能轻度减低，三尖瓣轻度反流。行锁骨下深静脉置管监测CVP正常，两肺超声检查及PICCO监测均提示肺水增多。在治疗上，予以积极抗感染的同时尽量维持液体负平衡，并加强肠内营养及对症支持治疗。

那么，该患者为青年男性，以发热、一过性腹痛、急性加重的喘憋入院，伴少尿，血肌酐升高，血气提示Ⅰ型呼吸衰竭，CT提示两肺炎性渗出性改变及胸腔积液，表现为呼吸衰竭、心力衰竭及急性肾功能不全，进一步分析患者喘憋的原因是肺源性还是心源性呢？结合NT-proBNP、CT表现、肺部超声检查以及PICCO监测的结果均提示肺水肿，似乎更支持心源性因素，但是对于23岁的青年男性，心肌酶谱及心电图均正常，似乎不支持心肌炎的诊断，其心衰的原因就很难解释；另外患者有少尿，肾功能的恶化，存在急性肾衰竭，结合患者尿素氮与肌酐的比值＜20，血压不低，无明显血容量不足的证据，不支持肾前性，且患者无肾后梗阻的因素，不支持肾后性，所以还是考虑肾性的因素。仔细分析其实验室检查结果，患者曾经出现过血小板的降低，之后又出现凝血机制的异常，那么究竟是何原因导致患者多个脏器出现问题呢？这就有赖于我们进一步的检查及分析。

免疫相关检查：抗核抗体谱（ANA、抗双链DNA抗体、抗ENA抗体7项、ANCA）阴性，抗肾小球基底膜抗体阴性，T淋巴细胞亚群、免疫球蛋白、甲状腺功能未见异常。

病毒相关的筛查：乙型肝炎病毒、丙型肝炎病毒、人类免疫缺陷病毒、梅毒螺旋体检测未见异常，柯萨奇病毒A16阴性，EB病毒IgM、巨细胞病毒IgM阴性。

呼吸道感染病原体IgM：嗜肺军团菌，肺炎支原体，Q热立克次体，肺炎衣原体，腺病毒，呼吸道合胞病毒，甲、乙型流感病毒，副流感病毒Ⅰ、Ⅱ、Ⅲ型病毒均阴性。

血管相关检查：颈动脉、上肢动脉、下肢动脉超声检查均未发现血管狭窄等病变，考虑大动脉炎诊断亦不支持。

另外考虑到该例患者来自湖南岳阳，当地流行性出血热的发病率比较高，所以入院第2天我们即送检汉坦病毒抗体检查，结果回报IgM阴性，IgG阳性，不支持新近感染。

至此，患者的诊断似乎陷入了僵局。但是我们再次对这个病例进行回顾性分析：该例患者为青年男性，以发热为初发症状，发病3d出现腹痛，尿少，进展性肾功能不全，一过性血小板降低，入院表现为呼吸衰竭及心力衰竭，之后出现凝血机制的异常，用一元化来解释，考虑发热、腹痛均为前驱期症状，逐渐出现的少尿、急性肾衰竭导致体内水负荷过重从而出现肺水肿的表现，急剧进展为呼吸衰竭及心力衰竭，用这种理论似乎可以解释，尽管患者无明确的鼠类接触史，但是流行性出血热诊断还不能完全排除，故于入院第4天及第7天再次送检汉坦病毒抗体IgM、IgG，结果回报双阳性。

至此，可以明确患者的临床表现是由汉坦病毒所致，但是汉坦病毒可以导致流行性出血热和汉坦病毒肺综合征两种疾病，该患者可以明确诊断为流行性出血热吗？我们认为还需要进一步去思考。

该患者没有明确的三痛（头痛、腰痛、眼眶痛）、三红（面、颈、上胸部皮肤黏膜充血）征象，血小板降低的程度亦不突出，自始至终患者无低血压休克的表现，流行性出血热的五期表现（发热期、低血压休克期、少尿期、多尿期、恢复期）也不是很突出。患者前驱期有发热、腹痛、乏力症状，之后急剧出现呼吸衰竭需要机械通气支持，经对症支持治疗后1周左右好转的发病过程似乎更支持汉坦病毒肺综合征表现。

转归：经治疗后，患者一般情况明显好转，呼吸机条件逐步降低，尿量增多，外周血白细胞、肌酐水平逐渐降低至正常,凝血正常,复查胸部 CT 肺水肿明显改善,于第 7 天顺利脱机拔管。复查超声心动提示左室增大,LVEF 51%(表 26-1)。患者肾功能正常,生命体征平稳,于第 10 天顺利出院。

表 26-1　患者两次超声心动检查的结果对比

入院时间	左房内径 / mm	左室舒张 / mm	右室内径 / mm	LVEF/%	肺动脉收缩压 / mmHg	E/A
入院第 1 天	39	56	22	47	31	>1
入院第 8 天	36	58	24	51	29	<1

【讨论】

汉坦病毒肺综合征,最早于 1993 年美国西南部一名既往身体健康的年轻男性突然出现急性、致命的心肺疾病从而被发现的自然疫源性疾病,其主要致病因素是汉坦病毒,后来被称为辛诺柏病毒,为新世界汉坦病毒,多分布于南北美洲,该病毒的宿主是鹿鼠、棉鼠、稻田鼠、白足鼠等。在此之前,欧洲和亚洲汉坦病毒导致的感染性疾病通常指的是流行性出血热,该病的主要临床特征为发热、出血及肾损伤,其病理改变包括微血管出血、血小板减少、低血压、休克以及肾衰竭等,而通常多缺乏严重的肺部症状。

汉坦病毒肺综合征的临床表现分为两期:一为前驱期,表现为相对轻度的发热,持续 3~5d;二为心肺期,表现为严重的、快速的进展性呼吸衰竭。前驱期可表现为发热、肌痛,此时与其他的病毒感染很难鉴别,早期也可出现胃肠道紊乱表现、头痛、寒战以及乏力等。心肺期表现为急剧出现的肺水肿,可能与肺内微血管内皮损伤导致毛细血管通透性升高有关,患者表现为进展性呼吸衰竭,通常需要 24h 内行机械通气治疗。严重病例可出现心肌抑制,导致低排血量和低血压,表现为心脏指数降低及外周阻力升高。心脏抑制的加重、进展性呼吸衰竭以及继发的酸中毒导致的致死性心律失常均为致死性因素。但是存活的患者,经过 1 周左右的支持治疗,心肺情况很快缓解,多数患者在 1 年之后表现为轻度的小气道阻塞症状。

另外需要注意的是,我国为流行性出血热的高发地区,其宿主主要是黑线姬鼠,相关报道亦比较多,中国疾病预防控制中心所进行的汉坦病毒抗体检测也是通常我们所说的传统汉坦病毒,该病毒抗体阳性也就是诊断流行性出血热的指标。该例患者来自湖南岳阳,为疫源地之一,当地发病率也比较高,孔令岩等统计了 2000—2008 年湖南全省法定流行性出血热疫情报告数据资料及宿主监测资料,结果显示,共发生流行性出血热 11 036 例,平均发病率为 1.88/10 万,但是对于汉坦病毒肺综合征却鲜有报道。但对于本例患者来说,其无典型的低血压、休克及血小板减少等凝血功能异常表现,而是初期即以呼吸衰竭、心力衰竭为主要临床表现,临床表现与流行性出血热不相符。既往认为,流行性出血热的病原体——汉坦病毒、汉城病毒、普马拉病毒和多布拉伐病毒等主要分布于欧亚大陆,在国际上多称为旧世界汉坦病毒,辛诺柏病毒、安第斯病毒等汉坦病毒肺综合征的病原体主要分布于南北美洲,故也称为新世界汉坦病毒。但是近年来欧洲亦出现普马拉病毒导致汉坦病毒肺综合征的相关报道,说明旧世界汉坦病毒亦有可能是汉坦病毒肺综合征的病原体。中国疾病预防控制中心所做的汉坦病毒抗体检测并没有特意地区分旧世界汉坦病毒或者新世界汉坦病毒各个亚型,我国既往对于汉坦病毒肺综合征的相关报道比较少,我们也可以参考欧洲文献报道,对既往诊断明确的流行性出血热的相关病例仔细分析及筛查,去寻找汉坦病毒肺综合征的蛛丝马迹。

既往文献报道汉坦病毒所致的流行性出血热的心脏损伤多为心肌损害,以窦性心动过缓等心律失常为主要表现,发病机制可能与病毒及自身免疫异常损害心脏,导致窦房结充血水肿、出血及传导束炎性浸润有关。少有初期即表现为心功能不全者,该患者以呼吸衰竭及心力衰竭为初发表现,更加类似汉坦病毒肺综合征的发病过程,其心衰表现一方面可能与病毒对心肌抑制有关,另一方面患者前驱期即有少尿的表现,推测其机制可能与血管通透性增加,血容量骤增而肾损伤未恢复,排泄功能不良使心脏负荷过重,出现心脏扩大及心功能不全。另外,该病出现肾功能异常的表现相对少见,但国外也有相关报道提示汉坦病毒肺综合征也可以合并肾损伤。

【专家点评】

汉坦病毒肺综合征与流行性出血热均是由汉坦病毒属病毒引起的急性传染病。两类疾病虽然在病原、病变部位、临床表现和诊治方法等方面有所不同,但是其病原体均属于汉坦病毒属,基因组结构和功能大多相同,基本病理改变均为小血管和毛细血管渗漏。对于汉坦病毒肺综合征,国内少有相关文献的报道,在以后的工作中,我们应对该病的临床表现有更清楚的认识,并进一步完善病原学检查,对汉坦病毒属的病毒亚型做到更准确的了解,从而做出更精细化的诊断。

（编者：张素巧　点评专家：张国强）

病例 27 发热、脾大伴白细胞减少
——微观世界寻病因

【病历摘要】

患者,男性,45 岁。主因"发热伴乏力 1 周"于 2013 年 6 月 11 日 7:30 入院。

患者入院前 1 周无明显诱因出现发热,未测体温,可自行降至正常,伴乏力,无其他特殊不适。入院前 2d,患者每天体温持续在 38～39℃,无畏寒、寒战,体力较前无明显下降,就诊于当地医院,查 2 次血常规示 WBC 分别为 $2.26×10^9$/L 和 $2.4×10^9$/L,遂就诊于我院急诊。自发病以来,无盗汗,无咳嗽、咳痰,无恶心、呕吐,无腹痛、腹泻,无头痛,无关节痛。精神较差,睡眠、食欲有所下降,大小便如常,体重无变化。

既往史:1 个月前患"急性胰腺炎",于当地医院治疗好转后出院。否认高血压、冠心病、糖尿病。否认外伤史、手术史、输血史。预防接种史不详。

个人史:河南籍,否认疫区疫水接触史,家中无猫狗等宠物,无猪、鸡、鸭、鸟类饲养史,无冶游史,吸烟史 20 余年,60 支/d,偶有饮酒。

入院查体:体温 37.2℃,脉搏 82 次/min,呼吸频率 18 次/min,血压 90/60mmHg,神志清楚,精神差,周身浅表淋巴结未触及肿大,两肺呼吸音粗,未闻及明显干湿啰音,心率 82 次/min,律齐,各瓣膜听诊区未闻及病理性杂音及额外心音。腹平软,无压痛、反跳痛及肌紧张,肝肋下未及,脾触诊不满意,移动性浊音阴性,肠鸣音 4 次/min。双下肢无凹陷性水肿。神经系统查体未见异常。

【分析】

患者为中年男性,急性病程,因发热 1 周就诊,除乏力、食欲减退外,无明显伴随症状,查体亦无明显阳性体征,常见发热原因多以感染性和非感染性疾病划分,是内科尤其是急诊医学症状鉴别的难点,因其外院两次检查血常规提示白细胞减少,因此,我们首先以白细胞减少为切入点分析原因。

白细胞总数低于 $4×10^9$/L 称白细胞减少。当中性粒细胞绝对值低于 $1.5×10^9$/L 称为粒细胞减少症,低于 $0.5×10^9$/L 时称为粒细胞缺乏症。引起白细胞(中性粒细胞)减少的原因如下:

(1)感染:特别是革兰氏阴性杆菌感染,如伤寒、副伤寒杆菌感染时,白细胞总数与中性粒细胞均减少;某些病毒感染性疾病,如流感、病毒性肝炎、水痘、风疹、巨细胞病毒感染时,白细胞亦常减低;某些原虫感染,如疟疾、黑热病时白细胞亦可减少。

(2)血液系统疾病:再生障碍性贫血、白血病、骨髓增生异常综合征、噬血细胞综合征(hemophagocytic syndrome, HPS)、巨幼细胞贫血、严重缺铁性贫血、阵发性睡眠性血红蛋白尿,以及骨髓转移癌等,白细胞减少同时常伴血小板及红细胞减少。

(3)物理、化学因素损伤:X 线、放射性核素等物理因素,化学物质如苯、铅、汞等,以及药物如氯霉素、磺胺类药、抗肿瘤药、抗糖尿病及抗甲状腺药物等均可引起白细胞及中性粒细胞减少。

（4）单核-吞噬细胞系统功能亢进：各种原因引起的脾大及其功能亢进，如门脉性肝硬化、淋巴瘤等。

（5）自身免疫性疾病：如系统性红斑狼疮等，产生自身抗体导致白细胞减少。

对于该患者而言，因就诊时病程仅1周，且同时伴有发热，故应首先考虑感染性疾病，但患者无特异性伴随症状及定位体征，难点在于病原菌和感染灶的确定，常规检查包括CRP、ESR、PCT、血培养、EB病毒、巨细胞病毒、腺病毒等相关检测，结核相关检查（抗结核抗体、T-SPOT），肥达试验和外斐反应，尿、大便常规及培养，胸部X线检查、腹部超声、超声心动图等检查；筛查血液系统疾病的最简便有效的方法是进行血涂片查看白细胞分类、有无异型细胞、中毒颗粒等，必要时可行骨髓穿刺检查；中年男性并非免疫系统疾病的高发人群，可行血免疫球蛋白、补体 C_3 和 C_4 检查及自身抗体谱进行初步排除；此外，该患者有长期大量吸烟史，亦不能完全除外肿瘤。

该患者在本次发病前1个月有"急性胰腺炎"病史，我们又详细追问了当时情况：患者近3年内共有4次急性胰腺炎发作，本次入院前1个月为第4次，发病前曾进食较多油腻食物，之后出现剧烈上腹痛，伴有恶心呕吐，无发热，无呼吸困难，无少尿，在当地医院多次检查血尿淀粉酶升高，腹部CT提示急性胰腺炎，给予禁食补液等对症治疗后好转，住院2周余治愈回家。住院期间多次检查血常规正常，但住院期间曾先后进行4次腹部CT，出院后患者一直在家中休养，无腹痛发作，未复诊检查。

在了解上述病史后，我们对患者的诊断又多了一些思考：其一，患者有反复发作的胰腺炎病史，是否存在慢性胰腺炎可能，有无胰腺假性囊肿、胰腺脓肿等并发症的存在，应监测淀粉酶、脂肪酶，行腹部B超或CT检查了解胰腺情况；其二，患者短期内多次行腹部CT检查，1个月前血常规白细胞正常，本次就诊前2次检查白细胞降低，应考虑射线因素引起的白细胞减少，可行骨髓穿刺了解造血情况。

入院后初步检查结果回报：全血细胞分析（2013年6月11日）WBC $1.99×10^9$/L，NE% 44.7%，LY% 40.2%，HGB 136g/L，PLT $102×10^9$/L，第4天（2013年6月14日）复查PLT降至 $74×10^9$/L。尿常规：胆红素（+），隐血（+），酮体（+），亚硝酸盐（+），蛋白（++），比重≥1.030，尿胆素原（±）。大便常规、隐血、血淀粉酶正常。ESR 35mm/h。快速CRP 87mg/dL。PCT<0.1ng/mL。生化：ALT 78U/L，AST 75U/L，GGT 114U/L，LDH 657U/L，血脂、胆红素、肌酐、电解质正常。凝血全项：PT 11s，PTA 78%，APTT 38.5s，FDP 11.3μg/mL，D-二聚体937ng/mL。乙型肝炎病毒、丙型肝炎病毒、人类免疫缺陷病毒、梅毒螺旋体检测均阴性。

外周血白细胞分类：淋巴细胞35%，单核细胞10%，中性粒细胞54%，嗜酸性粒细胞1%，未见嗜碱性粒细胞和中性杆状核粒细胞。胸部X线检查、超声心动图未见异常。腹部B超提示胆囊胆汁淤积，脾大（厚4.8cm、长径11.3cm）。

完成了上述检查后，发现患者不仅白细胞减少，血小板也低于正常，但均无持续下降趋势，胸部X线检查、B超、超声心动图均未发现明确病灶，仅见脾大，血涂片未见原始幼稚细胞，初步除外了急性白血病。而在此期间患者持续高热，每天体温高峰均超过39℃，无特殊伴随症状，经过物理降温可退至37～38℃，观察体温曲线为不规则发热。治疗上，先后给予哌拉西林/舒巴坦、亚胺培南/西司他丁抗感染治疗，给予保肝、物理降温等对症治疗，未应用非甾体类解热镇痛药和糖皮质激素，并继续完善了骨髓穿刺术及免疫相关的检查，结果回报：血清铁蛋白 1 194.0ng/mL。骨髓穿刺术结果提示骨髓增生活跃，血小板少，偶可见吞噬现象。Coombs 试验、自身抗体谱、抗心磷脂抗体、补体 C_3 和 C_4、肿瘤标志物均未见异常。

因患者骨髓穿刺不支持造血功能障碍，排除了因射线所致的急性再生障碍性贫血，而吞噬现象让我们想到了噬血细胞综合征，且患者有持续高热、脾大、铁蛋白升高，符合该诊断，但患者铁蛋白升高幅度较噬血细胞综合征患者低，且无纤维蛋白原降低及高甘油三酯血症，骨髓穿刺亦为非典型的噬血细胞综合征表现，故还应寻找其他病因或引起噬血的原因。

正当我们感到束手无策时，留院观察第 7 天血培养回报可见介于革兰氏阳性菌和革兰氏阴性菌之间的小球状杆菌，其形态不能除外布鲁氏菌。得到此结果后追问病史，原来患者本次发病前曾有多次进食羊奶，且为新鲜未加热的羊奶，急查布鲁氏菌凝集试验结果为阳性 1：320［参考范围（0～1）：80］。

由此患者确诊布鲁氏菌病，调整抗菌治疗为利福平 600mg 1 次 /d 联合米诺环素 100mg 2 次 /d 口服，服药第 3 天体温降至正常，后未再发热，留观 10d 后带药回家，2 个月后随访无复发。

【讨论】

布鲁氏菌病又称布鲁菌病，简称布病，是由布鲁氏菌感染引起的一种人畜共患疾病，是我国《传染病防治法》规定的乙类传染病。患病的羊、牛等疫畜是布鲁氏菌病的主要传染源，布鲁氏菌病可以通过破损的皮肤黏膜、消化道和呼吸道等途径传播。急性期病例以发热、乏力、多汗、肌肉关节疼痛和肝、脾、淋巴结肿大为主要表现。慢性期病例多表现为关节损害等。外周血白细胞计数多正常或偏低，淋巴细胞相对增多，有时可出现异常淋巴细胞，少数病例红细胞、血小板减少；急性期可出现红细胞沉降率加快，慢性期多正常。免疫学检查平板凝集试验阳性用于初筛。在病原学检查上，布鲁氏菌病在急性期血液、骨髓、关节液分离阳性率较高，慢性期阳性率较低。

治疗原则为早期、联合、足量、足疗程用药，必要时延长疗程，以防止复发及慢性化。常用四环素类、利福霉素类药物，亦可使用喹诺酮类、磺胺类、氨基糖苷类及第三代头孢菌素类药物，治疗过程中注意监测血常规、肝肾功能等。

在得到血培养结果并通过病史及布鲁氏菌病凝集试验确诊后，我们参照《传染病学》（第 7 版）教科书及 2012 年原卫生部发布的《布鲁氏菌病诊疗指南（试行）》，该患者的症状、体征及辅助检查均符合典型的布鲁氏菌病，而患者就诊早期未能考虑到该诊断，主要还是缺乏对该病的认识。

对于传染性疾病而言，传染源和病史对于诊断具有重要意义，我们在采集病史的过程中，是否有针对性地询问往往会得到不同的结果。如此例患者，我们考虑到患者来自河南，当地有禽流感发生，特别询问了家中是否有宠物、有无禽类饲养史，但遗憾的是未能仔细追问其有无特殊饮食史，否则会更早确诊。

而在辅助检查中，血培养具有重要意义，特别是随着现代培养技术的发展及培养瓶的升级，血培养的阳性率明显提高。虽然在发病时采集 40mL 的静脉血往往不能被患者及家属接受，但在临床实践中，发热待查的患者进行血培养必不可少，且必须按照常规进行至少 5d 观察，虽然多数革兰氏阳性菌及阴性菌可在培养 2～3d 获得阳性结果，但亦有少数细菌，如布鲁氏菌，需更长的时间培养。而常规的检查包括 ESR、CRP、PCT 等虽然不能确定疾病原因，但对于评估患者的疾病类型有一定的提示作用。

对于发热待查的患者，由于病因不清，早期治疗往往没有针对性，这个时候对病情危重程度的评估就显得尤为重要。本例患者除高热外，其他生命体征平稳，且在体温下降期间一般状况良好，因此在积极支持治疗的同时允许我们逐一排查寻找病因。如患者发热的同时还伴有其他生命体征的异常，则提示病情危重，有可能危及生命，应给予"重锤猛击"式的全面治疗。

【专家点评】

本例患者的诊治过程恰好展示了发热待查的临床鉴别诊断思维，发热待查的诊断和治疗至今仍是内科领域的难题。作为临床上许多疾病的共同表现之一，发热的病因复杂多样，它包括了感染性疾病、血液病、自身免疫疾病、药物热、实体肿瘤、理化损伤、神经源性发热、甲状腺功能亢进、内脏血管梗死及组织坏死等，有特异性伴随症状或体征的患者往往能在较短时间内确诊；而面对没有特殊症状或体征的发热患者，则需要开阔思路，详细地采集病史并全面查体，寻找疾病的蛛丝马迹。

（编者：李佳　点评专家：朱继红）

病例 28　奇怪的胸腔积液
——事出反常必有因

【病历摘要】

患者,女性,55 岁。主因"被发现呼之不应 2h"于 2010 年 2 月 27 日来我院就诊。患者 2h 前被家属发现躺倒在家,呼之不应,无呕吐物痕迹,无大小便失禁,身旁未发现药瓶,无一氧化碳接触史。

既往体健,无高血压、糖尿病史,否认家族遗传病史。

入院查体:体温 36.6℃,呼吸频率 18 次 /min,脉搏 68 次 /min,血压 108/67mmHg,神志淡漠,能简单回答问题,右肺呼吸音低,左肺呼吸音正常,心率 68 次 /min,心音可,律齐,未闻及杂音,腹软,无明显压痛,肌紧张和反跳痛(-),肝脾未及,墨菲征(-),麦氏点无压痛,四肢肌力、肌张力正常,病理反射(-),颈抵抗(-)。

急诊给予补液、改善循环等支持治疗,化验血常规、急诊生化、凝血分析、D- 二聚体、血气分析、胸部 X 线检查、心电图、头颅 CT 检查。上述各项检查结果如下:

血常规:WBC $15.61×10^9$/L, NE% 80.6%, HGB 124.0g/L, PLT $290×10^9$/L。急诊生化全项:K^+ 3.2mmol/L, GLU 9.67mmol/L,其余均正常。凝血分析及 D- 二聚体正常。血气分析:pH 7.336, PCO_2 35.8mmHg, PO_2 60.5mmHg, BE -6.7mmol/L。心电图示多导联 ST-T 改变(图 28-1)。胸部 X 线检查示右侧胸腔积液(图 28-2)。头颅 CT 未见明显异常。

【分析】

患者为中年女性,既往体健,此次因"被发现呼之不应 2h"就诊,首先考虑身体本身疾病所致,应考虑到脑血管病、肺性脑病、肝性脑病、低血糖、高渗性昏迷等情况。其次要考虑外在因素引起,包括常见的一氧化碳中毒、过量服药、酒精中毒、农药中毒等。因此在询问病史时要详细。在除外外在因素作用后,需要分析各项实验室检查指标。血常规白细胞明显升高,考虑存在感染,血气分析中低氧血症,可用胸腔积液解释;而二氧化碳分压正常,无法用肺性脑病解释患者意识状态的改变。血糖不低,渗透压正常,可除外低血糖和高渗性昏迷引起的意识改变。心电图虽有 ST-T 改变,但未发现恶性心律失常,且心肌酶正常,故心源性病因的可能性不大。头颅 CT 未见明显异常,查体时也无明显神经系统阳性体征,神经系统病变所致意识状态改变可能性亦不大。

因胸部 X 线检查示右侧胸腔积液,故行胸腔 B 超检查,结果显示,右侧胸腔积液大约 8cm。拟行抽胸腔积液以了解其性质。在准备过程中,患者心电监测示心率升高至 134 次 /min,呼吸频率 20 次 /min,血压 106/56mmHg,复测体温 36.8℃。紧急复查心电图为窦性心动过速。心率加快常见原因要考虑发热、失血、呼吸困难等情况。该患者体温无明显升高,复查血常规 HGB 140g/L,较前无明显降低,呼吸频率亦无明显增快。是否胸腔积液发生变化,故复查了胸部 X 线。

复查胸部 X 线可见右侧液气胸(图 28-3),给予紧急胸腔闭式引流,引出大量褐色胸腔

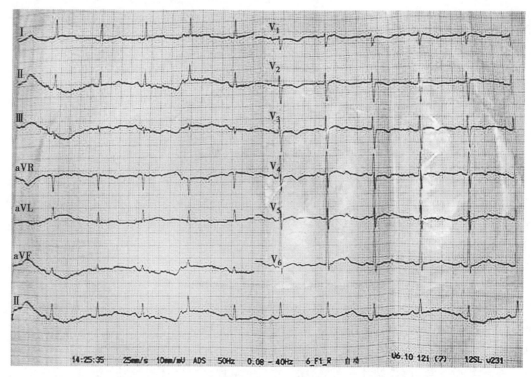

图 28-1 心电图

心电图示非特异性 ST-T 改变。

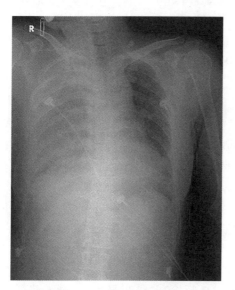

图 28-2 胸部 X 线检查

胸部 X 线检查示右侧胸腔积液。

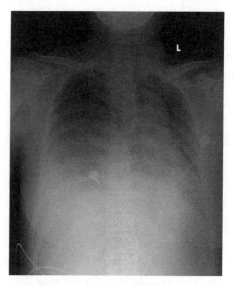

图 28-3 复查胸部 X 线

胸部 X 线示右侧液气胸。

积液,含有食物残渣(图 28-4,彩图见文末彩插),给予亚甲蓝口服可见引流管中蓝色液体流出(图 28-5,彩图见文末彩插),考虑食管破裂,紧急手术治疗,术中所见:右侧胸腔内大量褐色混浊液体,并有大量食物残渣,抽吸出胸腔积液约 1 500mL;于下肺韧带水平找到食管破裂口,长约 8cm,食管黏膜破溃、糜烂、水肿明显。术后病理报告:食管黏膜组织多发溃疡

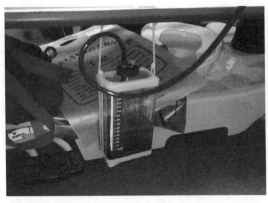

图 28-4 胸腔闭式引流引出大量褐色胸腔积液,含有食物残渣

图 28-5 给予亚甲蓝口服后胸腔闭式引流管可见蓝色液体引出

形成伴黏膜下脓肿形成,外膜急性炎症,结合临床,符合食管破裂。手术后胸外科治疗 1 个月余,患者痊愈出院。

【讨论】

自发性食管破裂又称特发性食管破裂,是指正常或有病变的食管由某种原因使管内压力突然升高,引起管壁各层组织发生完全断裂的少见疾病。自 1704 年荷兰学者 Boerhaave 对饮酒后呕吐所致的食管破裂做了详细的观察和报告后,医务界对此病逐渐了解。国外报道其发生率为 1/7.5 万～1/2 万,病死率为 22%～64%。病死率高很重要的原因是对疾病认识不足,不能及时发现及有效治疗。目前多数学者主张只要患者身体状况能够耐受,都应立即手术治疗。自发性食管破裂多发生于大量饮酒或暴饮暴食、剧烈呕吐后,本例患者病史中没有剧烈呕吐和明显腹痛等食管破裂的常见表现,但最终能够痊愈出院,归因于诊疗过程中的早发现、早诊断和早手术治疗,因此,早期诊断是自发性食管破裂治疗成败的关键和前提。

针对本例病例,我们有如下教训。

(1)细心:急诊工作中存在高风险,各种危急重症均常见,但对于那些潜在危及生命的疾病,需要我们在工作中更加留意,只有处处小心,才能做到万无一失,如同本例病例,仔细观察心率变化,然后积极查找原因,最终使患者获救。

(2)考虑问题要全面:急诊患者病情千变万化,需要我们多问自己几个为什么,全面考虑可能的危险因素,多考虑可能引起死亡危险的潜在原因,这样才能防患未然。

(3)要练就"火眼金睛":不能被表面现象迷惑,本例患者来院主因被发现呼之不应,容易向脑血管病等方面考虑,但查体没有明显神经系统定位体征,头颅 CT 没有明显异常,究其原因很有可能患者虚弱、难受,不愿回答问题,而不是真正存在神经系统病变。

(4)呕吐与腹痛的关系:自发性食管破裂有 70%～80% 的病例发生在恶心及剧烈呕吐之后,因此在剧烈恶心、呕吐之后出现腹痛的患者,需要在医疗过程中提醒注意食管破裂的可能。反之先有腹痛,后出现恶心、呕吐的患者应该首先考虑其他急腹症的可能。

(5)洗胃时的注意事项:许多酒精中毒的患者多有恶心、呕吐,加之意识不清、躁动,此时如果需要插管洗胃应格外小心,避免医源性食管破裂的可能。

【专家点评】

自发性食管破裂是一种极高危而又不易早期发现的危重病,该患者救治成功的关键是因为做到了"三早",即早发现、早诊断、早治疗,对突然出现的心率增快和胸部 X 线检查结果改变给予了高度关注,使胸穿得以早期实施,在穿刺中发现了含有食物残渣的胸腔积液,从而使迷雾得以散开。

（编者：刘禹赓 点评专家：曾红）

病例 29　高热、抽搐、意识障碍、肺部感染
——跳出惯性思维看发热

【病历摘要】

患者,男性,23岁。主因"发作性胡言乱语2个月,意识障碍40余天"于2013年6月16日收入急诊抢救室。

患者2个月前无明显诱因出现间断胡言乱语,不能识人,伴口角抽搐、四肢伸直、口吐白沫等情况,无发热、意识障碍,无头晕、头痛,无复视,无胸痛、胸闷,无腹痛、腹泻等情况,于无锡市某医院就诊,考虑"病毒性脑炎",经抗病毒治疗(具体不详)未见好转。53d前在九江市某医院诊治,脑脊液培养提示金黄色葡萄球菌感染,脑脊液蛋白高0.56g/L,住院后出现神志淡漠,不语,逐渐出现意识不清(具体治疗不详)。44d前转入江西某省级医院就诊,考虑"中枢神经系统感染、癫痫",入院后给予气管插管,呼吸机辅助通气,万古霉素、头孢曲松、更昔洛韦抗感染及对症脱水、镇静治疗,多次抽取脑脊液未见明显异常;34d前行气管切开术;16d前出现高热,药物治疗无效,持续冰毯降温,给予万古霉素联合头孢哌酮/舒巴坦抗感染,此后完善痰培养先后提示铜绿假单胞菌、肺炎克雷伯菌亚种,给予美罗培南联合万古霉素抗感染,多次查头颅CT未见异常;13d前患者曾出现血小板、白细胞下降,间断应用重组人粒细胞集落刺激因子、输注血小板等治疗。经治疗患者意识障碍无好转,现为进一步诊治转来我院。

既往史:乙型病毒性肝炎3年,自诉已治愈。2个月多前有可疑"感冒头痛"病史。否认高血压、糖尿病、冠心病、结核等病史,否认药物过敏史。

入院查体:体温38.4℃,脉搏122次/min,呼吸频率20次/min,血压110/59mmHg,中度昏迷,双侧瞳孔等大等圆,直径2.0mm,对光反射迟钝。颈抵抗检查不能配合,气管切开气管插管状态。前胸、双肩部散在棕色斑点。两肺呼吸音粗,可闻及散在湿啰音。心律齐,未闻及杂音,周围血管征阴性。腹平坦,未见腹壁静脉曲张,未见胃肠型及蠕动波,腹软,无压痛、反跳痛,肝脾未触及,叩鼓音,移动性浊音(-),肠鸣音弱。四肢刺激不动,肌力查体不合作,双侧病理征未引出。

辅助检查:心电图为窦性心动过速。血气分析(呼吸机应用后):pH 7.391,PCO_2 39.5mmHg,PO_2 70.2mmHg,BE -0.8mmol/L。血常规:WBC 10.28×10^9/L,NE% 86.2%,HGB 86g/L,PLT 97×10^9/L。生化:ALT 49.1U/L,AST 48.3U/L,TBIL 47.9μmol/L,LDH 339U/L,CK<20U/L,CKMB<3U/L,GLU 5.06mmol/L,BUN 5.2mmol/L,CRE 59.57μmol/L,CO_2 26.7mmol/L,Na^+ 135mmol/L,K^+ 4.9mmol/L,Cl^- 106.7mmol/L,ALB 32.4g/L。凝血分析正常,D-二聚体3 800ng/mL。BNP 450pg/mL。尿常规:比重1.015,蛋白(+),其余正常。胸部X线检查提示两肺感染,两侧胸腔积液不除外,心外形饱满。胸部CT(图29-1)提示两肺感染,两侧腋窝多个小淋巴结影,脾影大,气管内、食管内可见管状影。

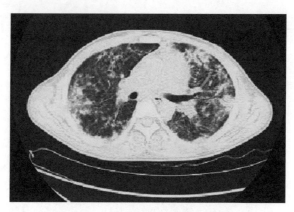

图 29-1 2013 年 6 月 20 日胸部 CT
胸部 CT 提示两肺感染。

【分析】

患者为青年男性,急性起病,辗转 3 家医院诊治近 2 个月,以发热、抽搐、意识障碍转来我院,外院考虑脑炎合并肺部感染,气管切开呼吸机辅助通气,我院实验室检查结果回报外周血白细胞稍高,胸部 X 线检查提示两肺感染,入院后给予哌拉西林 / 舒巴坦、依替米星、万古霉素抗感染治疗,联合氟康唑抗真菌治疗。腰椎穿刺结果回报不支持细菌感染,继续阿昔洛韦 0.5g 每 8h 一次静脉滴注抗病毒治疗,患者仍口角抽搐、肢体抖动频繁,继续左乙拉西坦、拉莫三嗪、卡马西平、丙戊酸钠抗癫痫治疗,并加用咪达唑仑和丙泊酚镇静治疗。经过上述治疗,患者未见好转,病情更加危重,持续高热 40℃,意识障碍加深,血压下降,给予升压治疗;呼吸急促,心率持续在 130～160 次 /min,抽搐不止,大剂量镇静剂维持。回顾整个诊疗过程,我们需要重新考虑诊治方案。

患者是否存在癫痫?应用 3 种抗癫痫药物,并联合咪达唑仑及丙泊酚镇静治疗仍无法控制抽搐,由此不能支持癫痫的诊断。抽搐与发热的关系如何?经过抗细菌、抗病毒、抗真菌仍然无效,治疗方案应如何调整?如果患者存在重症感染、癫痫持续状态,病程能迁延 2 个月且没有明显的多脏器功能障碍吗?

追问患者用药史,曾使用过氟哌啶醇和卡马西平,目前患者高热、抽搐、意识障碍,外院实验室检查结果显示肌酶增高,曾超过 2 000U/L,考虑不除外神经阻滞剂恶性综合征(NMS)。

NMS 是指以高热、意识障碍、肌强直、木僵、缄默伴有多种自主神经障碍(如出汗、心动过速等)为主要临床特征的一组综合征。为严重药源性不良反应,主要见于抗精神病药、抗躁狂药、抗抑郁药等治疗精神疾病过程中,因此也称为药源性恶性综合征。

NMS 的临床表现包括高热、肌张力增高、缄默、意识障碍。多伴有自主神经症状,表现为心慌、出汗(大汗淋漓)、血压不稳。高热及肌肉强直同时或紧随发生,40% 患者体温可高达 40℃。此病特征:①高热,因药物影响体温调节中枢和肌肉强直,使体温升高;②体温升高与大汗淋漓共存。辅助检查:WBC 升高,CK 升高(95% 患者),AST、ALT 升高,脑电图 50% 异常,主要是非特异性慢波,脑脊液检查 95% 正常。诊断标准为:①发病 7d 之内应用了抗精神病药物(应用长效注射抗精神病药物为 4 周之内)。②高热,体温>38℃。③肌肉强直。④具有下述症状之中的 3 项或 3 项以上,a. 意识改变;b. 心动过速;c. 血压上升或降低;d. 呼吸急促或缺氧;e. CK 增高或肌红蛋白尿;f. WBC 增高;g. 代谢性酸中毒。⑤以上症状不是由全身性疾病或者神经科疾病所致。

此患者上述临床表现几乎全部符合，给予停用所有抗癫痫药物，仅应用咪达唑仑和丙泊酚镇静治疗，并行 CRRT 4d，以促进药物排出体外及控制体温。患者停止 CRRT 后，体温降至 38℃左右，肢体抖动逐渐缓解，意识较前有好转。

患者体温持续中度发热，考虑为肺部感染所致，痰培养为泛耐药肺炎克雷伯菌亚种、泛耐药鲍曼不动杆菌（*Acinetobacter baumanii*, Ab），调整抗生素为美罗培南 1g 每 8h 一次、莫西沙星 0.4g 1 次 /d 联合氟康唑 0.2g 1 次 /d 静脉滴注。入抢救室第 8 天，体温无下降，白细胞降至 $4×10^9$/L 以下，气管镜检查未见气道异常。结合患者颅内感染，长期广谱抗生素应用无效，考虑真菌感染可能性大。

侵袭性肺真菌病的诊断包括以下几个方面：

1. 危险因素

（1）外周血白细胞<$0.5×10^9$/L，中性粒细胞减少或缺乏，持续>10d。

（2）体温>38℃或<36℃，并伴有以下情况之一：①此前 60d 内出现过持续的中性粒细胞减少（≥10d）；②此前 30d 内曾接受或正在接受免疫抑制剂治疗；③有侵袭性真菌感染病史；④患有艾滋病；⑤存在移植物抗宿主病；⑥持续应用糖皮质激素（简称激素）3 周以上；⑦有慢性基础疾病；⑧创伤、大手术、长期住 ICU、长期机械通气、体内留置导管、全胃肠外营养和长期使用广谱抗生素治疗等（任何 1 项）。

2. 临床特征

（1）主要临床特征：①侵袭性肺曲霉病：感染早期胸部 X 线和 CT 检查可见胸膜下密度增高的结节影，病灶周围可出现晕轮征；发病 10～15d 后，肺实变区液化、坏死，胸部 X 线和 CT 检查可见空腔阴影或新月征；②肺孢子菌肺炎：胸部 CT 检查可见毛玻璃样肺间质浸润，伴有低氧血症。

（2）次要临床特征：①持续发热>96h，经积极的抗生素治疗无效；②具有肺部感染的症状和体征：咳嗽、咳痰、咯血、胸痛和呼吸困难及肺部啰音或胸膜摩擦音等体征；③影像学检查可见除主要临床特征之外的、新的非特异性肺部浸润影。

3. 微生物检查

（1）气管内吸引物或合格痰标本直接镜检发现菌丝，且培养连续≥2 次阳性分离到同种真菌；

（2）支气管肺泡灌洗液（BALF）经直接镜检发现菌丝，真菌培养阳性；

（3）合格痰液或支气管肺泡灌洗液直接镜检或培养新生隐球菌；

（4）乳胶凝集法检测隐球菌荚膜多糖抗原呈阳性结果；

（5）血清 1,3-β-D- 葡聚糖抗原检测（G 试验）连续 2 次阳性；

（6）血清半乳甘露聚糖抗原检测（GM 试验）连续 2 次阳性。

诊断侵袭性肺真菌病分 3 个级别，即确诊、临床诊断和拟诊。

确诊：符合宿主发病危险因素≥1 项、具有侵袭性肺真菌病的临床特征并具有肺组织病理学和 / 或如下任何一项微生物学证据：①无菌术下取得的肺组织、胸腔积液或血液标本培养有真菌生长，但血液标本曲霉或青霉（除外马尼菲青霉）培养阳性时，需结合临床排除标本污染的可能；②肺组织标本、胸腔积液或血液镜检发现隐球菌；③肺组织标本、支气管肺泡灌洗液或痰液用组织化学或细胞化学方法染色发现肺孢子菌包囊、滋养体或囊内小体。

临床诊断：同时符合宿主发病危险因素≥1 项、侵袭性肺真菌病的 1 项主要临床特征或

2 项次要临床特征以及 1 项微生物学检查依据。

　　拟诊：同时符合宿主发病危险因素≥1 项、侵袭性肺真菌病的 1 项主要临床特征或 2 项次要临床特征。此患者长期住 ICU，机械通气，广谱抗生素应用史，外院及我院住院期间均有白细胞下降，肺部影像可见大面积浸润影，高度怀疑有真菌感染。但患者两次 G 试验及 GM 试验均阴性，因长期应用抗真菌药物可导致假阴性，仍考虑真菌感染可能。患者无微生物及病理学阳性检查结果，属于拟诊。因其氟康唑治疗超过 2 周仍无好转，改用伏立康唑 200mg 每 12h 一次静脉滴注加强抗真菌治疗。

　　患者应用伏立康唑后 3d 开始体温下降，1 周后体温降至正常，呼吸机参数逐渐降低，并试脱机成功。虽然患者两次 G 试验及 GM 试验均阴性，但回顾患者应用伏立康唑后效果明显，考虑仍为真菌感染，伏立康唑继续应用至 2 周停用，复查胸部 CT 提示肺部感染明显好转（图 29-2），给予气管切口封堵。患者逐渐病情平稳，可自行进食，未有抽搐发作，但有轻度精神异常，返家后服用利培酮 1 个月。出院后随访，患者完全康复，未再有癫痫发作，智力、精神正常。

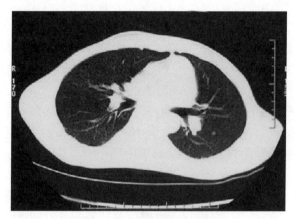

图 29-2　2013 年 7 月 12 日胸部 CT
胸部 CT 提示两肺感染较前明显吸收。

【讨论】

　　NMS 易与中枢性感染相混淆，尤其本例患者同时存在颅内感染、继发性癫痫、肺部感染。患者高热、抽搐、意识障碍、肺部感染，入我院抢救室后，沿着惯性思维更换抗生素，但体温持续居高不下，与之不相对应的是，如此重症感染患者并未因严重的全身炎症致使多脏器功能失代偿。经仔细询问病史及外院的用药史，有应用氟哌啶醇药物史，外院检查肌酶增高，且患者肢体抽动时并无意识丧失。在停用相关药物，持续 CRRT 促进药物排出体外及降温治疗，患者体温降至中度热，抽搐及意识障碍逐渐好转，印证了当初的推测。此时患者的发热，我们考虑与肺部感染相关。

　　由于本例患者长期广谱抗生素应用，免疫功能抑制，以及侵袭性操作，应警惕肺真菌病。但因病原体多为条件致病性真菌，咳痰标本即使分离到真菌并不足以诊断，G 试验及 GM 试验同样存在假阳性及假阴性可能，临床上常常出现漏诊、误诊。

　　肺真菌病是指由真菌引起的肺部疾病，主要是肺和支气管的真菌性炎症或相关病变，广义上包括胸膜甚至纵隔。真菌性肺炎（或支气管炎）指真菌感染而引起的以肺部（或支气管）炎症为主的疾病，是肺真菌病的一种类型，不完全等同于肺真菌病。虽然两者概念上常被混用,但因临床上存在隐匿性感染,故感染不同于发病,作为疾病状态,肺真菌病较肺部真菌感染定义更严格。一方面,随着抗生素、免疫抑制剂、侵袭性操作的应用增加,肺真菌病也日渐增多,引起广泛关注,由于诊断存在一定困难,常有过度经验性治疗的现象。但另一方面,临床上同时存在对肺真菌病的警惕性不高,常出现漏诊,甚至导致死亡。我国肺真菌病的过诊、过治现象相当普遍。因此,应提高对肺真菌病的警觉和认知能力,纠正"不足"和"过度"两种倾向。

本例患者存在真菌感染的发病危险因素:①外周血白细胞<0.5×10⁹/L,中性粒细胞减少或缺乏,持续>10d;②体温>38℃或<36℃,并伴有长期住 ICU、长时间机械通气、体内留置导管和长期使用广谱抗生素等。本患者虽然没有侵袭性肺真菌病的主要影像学特征,如曲霉菌感染可见胸膜下密度增高的结节影,或肺孢子菌肺炎可见两肺出现磨玻璃样肺间质病变征象。但患者有明确肺部感染的症状和体征,影像学有新的肺部浸润影,且持续发热 96h,经积极的抗菌治疗无效,均应考虑肺部真菌感染可能。患者在我院两次真菌微生物学检查均无阳性证据,在外院应用氟康唑 10d,转来我院继续应用 1 周仍无效,遂改为伏立康唑经验性抗真菌治疗 2 周,其余抗生素方案未调整。患者体温逐渐降至正常,肺部感染很快控制,复查胸部 CT 提示感染吸收良好,最终考虑为肺真菌病。因患者无确切微生物及病理证据,影像学检查无典型改变,因此肺真菌病属于拟诊。

【专家点评】

回顾整个病程,患者因脑炎辗转 3 家医院治疗,经长期抗炎、抗病毒、抗癫痫治疗无好转,体温持续高热,癫痫及肺部感染控制不佳。转来我院后,沿着惯性思维继续调整抗生素、抗癫痫药物。当所有治疗无效时,反向思考,重新审视诊断和治疗,发现高热与感染程度并不平衡,貌似的癫痫发作实为锥体外系症状,再仔细追问用药史,贯穿整个病程发展过程,思考高热后面可能隐匿的因素,推测药物应用所致 NMS,调整治疗方案,停用相关药物和给予 CRRT 治疗,使患者高热得以缓解。患者脑炎,继发癫痫及锥体外系症状,在外院气管切开后 2 周出现严重肺部感染,导致肺内感染迁延不愈,气管镜未见气道异常。经广谱抗生素联合氟康唑抗真菌治疗超过 2 周均无效,更换伏立康唑抗真菌治疗,患者逐渐体温降至正常,白细胞减少恢复,最终肺部感染完全控制。

(编者:徐玢 点评专家:于东明)

病例 30 氨氯地平阿托伐他汀钙过量
——罕见中毒，精心解救

【病历摘要】

患者，男性，73 岁。主因"自服过量氨氯地平阿托伐他汀钙 7h"于 2013 年 5 月 22 日 9：00 入院。患者于当日凌晨 2 点自服过量氨氯地平阿托伐他汀钙（氨氯地平 / 阿托伐他汀以 5mg/20mg 计）约 60 片，6 点如厕时被家属发现精神恍惚，步态不稳，歪坐于厕所内，测血压 60/50mmHg，可简单对答，无胸闷胸痛，无头晕黑矇，无大小便失禁等不适症状，急送入我院急诊抢救室。

既往史：冠心病 20 年，1998 年行冠脉介入治疗置入支架 2 枚；2 型糖尿病 20 年，自服二甲双胍，血糖控制可；高血压、高脂血症 30 年，长期口服氨氯地平阿托伐他汀钙，1 片 /d。否认药物过敏史，否认吸烟、酗酒等不良嗜好。

入院查体：血压 50/40mmHg，脉搏 56 次 /min，呼吸频率 20 次 /min，SpO$_2$ 98%，神志欠清，呼之可应，可简单对答，双侧瞳孔等大等圆，直径 4mm，对光反射灵敏，颈静脉无怒张，两肺呼吸音粗，右下肺可闻及少许湿啰音，心率 56 次 /min，律齐，心音低钝，未及杂音，腹软，无压痛、反跳痛，四肢皮温减低，双下肢不肿。

急诊给予心电监测、吸氧、扩容、升压等治疗，同时完善相关检查，送血、尿、胃液毒物检测，清水洗胃，患者无尿。

入院查血常规：WBC 10.9×10^9/L，NE% 84.5%，HGB 134g/L，PLT 166×10^9/L。生化：ALT 17U/L，TBIL 22.9μmol/L，CRE 162μmol/L，GLU 12.4mmol/L，BUN 7.95mmol/L，CK 108U/L，电解质基本正常；血淀粉酶 86U/L；心肌标志物示 TnI 0.01ng/mL，NT-proBNP 1 717ng/L；胃液隐血（++++）；动脉血气分析示 pH 7.21，PCO$_2$ 20mmHg，PO$_2$ 75mmHg，BE –19.3mmol/L，LAC 6.8mmol/L；血药浓度检测示氨氯地平浓度 625ng/mL（暂无他汀类药物浓度检测）。胸部 X 线检查示心影增大，两肺纹理增粗模糊，两肺散在斑片模糊影，炎症可能；腹部 B 超示右肾囊肿。

【分析】

患者为老年男性，因过量服用氨氯地平和阿托伐他汀钙复方制剂致低血压入院，入院实验室检查结果显示白细胞、肌酐略升高，同时伴有消化道出血及代谢性酸中毒，动脉血乳酸升高明显，血药浓度检测示氨氯地平浓度超过正常范围 10 倍。本例患者病因诊断明确，起病以低血压为主要表现，入院时末梢循环差，尿量减少，考虑与服用氨氯地平阿托伐他汀钙致容量再分布性休克相关。入院后即针对休克状态予以液体复苏治疗，第一时间予以深静脉置管、扩容、抗炎、改善循环、抑酸等治疗，同时应用多巴胺、多巴酚丁胺［最大剂量达 15μg/（kg•min）］等血管活性药物，患者血压逐渐上升至 100/50mmHg，神志转清。6h 后评估病情，患者 CVP 8mmHg，MAP 68mmHg，SvO$_2$ 74%，尿量逐渐增加，基本达到早期液体复苏目标，复查生化示 ALT 21U/L，CRE 233μmol/L，GLU 23.7mmol/L，BUN 10.67mmol/L，

CK 250U/L, TnI 0.21ng/mL。

入院第 2 天(即 5 月 23 日)凌晨患者出现喘憋、呼吸困难,复查动脉血气分析示 pH 7.49, PCO₂ 26mmHg, PO₂ 51mmHg, BE −3.3mmol/L, LAC 3.0mmol/L,予以无创呼吸机辅助通气, SpO₂ 逐渐上升。复查生化: ALT 19U/L, CRE 264μmol/L, GLU 11.1mmol/L, BUN 14.87mmol/L, CK 1 073U/L;血淀粉酶 3 660U/L;血氨 190μmol/L;心肌标志物示 CKMB 18.7ng/mL, MYO 3 811.9ng/mL, TnI 1.38ng/mL, NT-proBNP 7 564ng/L。尿常规:葡萄糖(−),比重>1.030,蛋白 1.0g/L,隐血大量,尿淀粉酶 1 910U/L。血药浓度检测:氨氯地平浓度 499ng/mL。患者血药浓度下降不明显,并且休克引起长期低血压、低灌注,组织器官缺氧,短时间内患者血肌酐、淀粉酶、心肌酶明显升高,同时或序贯出现急性呼吸衰竭、急性肾损伤、急性胰腺损伤、消化道出血等多器官功能障碍,在原有冠心病基础上患者心肌酶再次升高,考虑继发心肌损伤可能, MODS 诊断明确。除了继续给予改善循环、保护各脏器功能等集束化治疗外,我们还能做些什么呢?患者的预后怎样,在病情进展当中又会出现什么新的情况呢?

除了常规的洗胃、静注葡萄糖酸钙等处理外,考虑氨氯地平与阿托伐他汀与血浆蛋白的结合率高,为清除体内已结合与未结合的药物,我们果断于第 2 天(5 月 23 日)起行床旁血液滤过联合血液灌流,具体方案:血液灌流 2h 序贯血液滤过 6h,那屈肝素钙 0.8mL 抗凝,血流速度 120~200mL/min,置换液 2 000~3 500mL/h,超滤率 200~600mL/h,超滤目标 1 500~2 500mL/d。入院第 8 天(5 月 29 日)血药浓度检测示:氨氯地平浓度 119ng/mL。生化: ALT 59U/L, TBIL 98.5μmol/L, CRE 282μmol/L, GLU 8.6mmol/L, BUN 25.15mmol/L, CK 871U/L;血淀粉酶 286U/L;血氨 221μmol/L; NT-proBNP 1 734ng/L。患者经血液滤过及血液灌流治疗后药物浓度有明显下降,生命体征趋于平稳,予以间断使用无创呼吸机,停用生长抑素。但大便隐血持续阳性,左眼结膜出血,考虑与血液滤过抗凝相关,血液灌流可能加重出血,且不确定血液灌流是否能进一步清除体内残留药物,决定暂停血液净化治疗。

患者血压稳定在 110/60mmHg 左右,将多巴胺、多巴酚丁胺逐渐减量并于第 13 天(6 月 3 日)停用,无明显消化道出血表现,加用肠内营养。第 14 天(6 月 4 日)患者诉下肢肌肉痛,体温骤升至 38℃,生化示: ALB 24g/L, ALT 188U/L, CRE 187μmol/L, CK 7 968U/L。第 15 天(6 月 5 日)患者下肢肌肉痛减轻,复查生化示: ALT 258U/L, TBIL 44.9μmol/L, CRE 144μmol/L, CK 16 872U/L; PCT 0.21ng/mL。继续予以保肝、改善循环、免疫调节等治疗,考虑患者仍保留深静脉置管,不排除有革兰氏阳性球菌感染导致发热可能,加用替考拉宁抗感染治疗并根据肾功能调整用量。患者有长期服用他汀类降脂药病史,本次在服用过量氨氯地平阿托伐他汀钙后的病程发展中出现 CK 明显升高,尿中红细胞、尿胆素原升高,肌肉酸痛, CRE 升高,考虑横纹肌溶解造成细胞溶解释放大量肌红蛋白、细胞内成分所致,同时加重了 MODS 的病情程度。在严密监测生命体征和检验指标变化的同时,我们予以水化、碱化尿液、保护肾功能药物治疗,并再次予以血液净化治疗 3 天。第 18 天(6 月 8 日)患者体温已降至正常,生化示: CRE 102μmol/L, ALT 267U/L, AST 316U/L, CK 5 702U/L;血淀粉酶 59U/L。CK 明显下降,肌酐趋于正常,但转氨酶升高,考虑药物性肝炎,加用复合辅酶治疗。患者胸部 X 线检查示两肺纹理增粗,仍有斑片影,但白细胞降至正常,将抗生素降阶梯调整为拉氧头孢。考虑患者肾功能趋于正常,尿量可,暂停血液滤过治疗。

患者病情逐渐好转,第 24 天(6 月 14 日)拔除静脉透析管,第 30 天(6 月 20 日)出院,随访无后遗症。

【讨论】

氨氯地平和阿托伐他汀钙是常用的降压、调脂药物，而它们的复方制剂药物过量的病例实属罕见。复合制剂中毒的病理生理过程是融合了两种药物中毒的特点，氨氯地平过量所致的外周血管过度扩张和显著的低血压以及他汀类药物过量所致的横纹肌溶解和肝损伤都不同程度地在本病例病情进展过程中表现出来。

正因为类似病例的匮乏，我们在诊疗过程中很难把握治疗的节点，对病情的评估及预后的判断，完全有赖于对生命体征、实验室检查指标的严密监测，以期获得更为客观的病情评价指标及治疗反馈信息，也正是在此基础之上，我们及时发现了患者的休克状态，肾、肝、胰腺、消化道、心脏等器官功能的损伤以及横纹肌溶解的发生，并及时采取了液体复苏、器官功能保护、微循环改善、血液净化治疗等集束化治疗措施。总结回顾各项检验指标的变化规律，我们可以了解氨氯地平阿托伐他汀钙中毒后的器官损伤的可能过程，相信会对今后的类似病例治疗起到一定的借鉴作用。

本例患者治疗的一个关键点在于集束化治疗基础上及时进行了血液净化治疗，尤其是加用了血液灌流。血液灌流实质上是在一级血液滤过的基础上应用活性炭、合成树脂、特异性吸附剂等进行二级血液吸附治疗。血液灌流的用途有：①急性药物或毒物中毒，尤其对分子质量大、与蛋白结合率高的药物，比如巴比妥及地西泮类药物效果较好，本例中的氨氯地平分子质量大，蛋白结合率达95%，适合使用血液灌流治疗；②感染性疾病，用以清除内毒素、炎性细胞因子；③肝性脑病，用以清除血氨、假性神经递质等；④尿毒症，可以用来吸附肌酐、尿酸等；⑤免疫性疾病，可以清除部分免疫球蛋白等。而治疗药物中毒的血液灌流适应证有：严重肝肾功能不全致药物清除能力下降；药物浓度达到或超过致死剂量；药物或毒物有继续吸收可能；严重中毒导致呼吸衰竭、循环衰竭，内科治疗无效者；脑功能不全者以及能够产生代谢障碍或延迟效应的严重药物中毒，比如甲醛、百草枯等。血液灌流在中毒后6～8h内开始疗效好，推荐方案为每次90～120min，若中毒量大、药物继续吸收、血药浓度反弹，需重复2～3次。建议血流速度100～200mL/min，血流速度越快，其吸附率越低。因为血液灌流仅能清除毒物本身，对毒物引起的水电解质紊乱、心功能不全等不起作用，而连续性静脉-静脉血液滤过在持续清除毒素、稳定体内内环境纠正酸碱中毒及电解质紊乱等方面可以弥补血液灌流的不足，在急性药物中毒病例中两者常常串联使用。

当然，对于一位自服药物过量的患者，如何加强护理，并耐心、循序渐进地进行心理疏导，力争使患者最大程度地配合治疗，也是取得良好预后的关键点。

氨氯地平属于钙通道阻滞剂（calcium channel blocker，CCB），在药物中毒时当然还可以选用去甲肾上腺素等常规缩血管药物，除此以外新型血管活性药物钙离子增敏剂在类似病例的治疗过程中也不失为备选的治疗措施之一。当然这还需要更多的临床研究来进一步证实。

【专家点评】

急性中毒病例在急诊常见，但该例药物中毒实属罕见。由于大多数毒物均无特效解毒剂，因此一旦出现药物过量，应严密监测各项指标，根据需要采取器官保护、对症支持治疗尤为重要。该例虽然抢救成功但也有一些经验教训应当吸取。比如：①床旁血液滤过联合血液灌流疗程较短。5月29日停用，6月4日横纹肌溶解及急性肾损伤再次加重。当时患者有出血倾向，但不严重，可以先停血液灌流，继续血液滤过（采用无肝素法），主要针对横纹肌溶解的治疗，也许会避免肾损伤再次加重。②未在早期应用钙离子增敏剂。氨氯地平过量,抑制钙离子内流,可能引起心肌顿抑。有文献报道钙离子增敏剂左西孟旦可作为心脏保护药物通过线粒体三磷酸腺苷敏感钾通道可能逆转心肌顿抑。③未在早期适当给予静脉脂肪乳剂。有文献报道对亲脂性药物过量或中毒时,静脉脂肪乳剂可以作为解毒剂应用,如 β 肾上腺素能受体阻断剂或 β 受体拮抗剂、钙通道阻滞剂、抗精神病药、抗癫痫药及三环类抗抑郁药。但作用机制目前尚不完全清楚,可能与脂肪乳剂抵消中毒药物对心肌氧化磷酸化的抑制作用有关。本例为氨氯地平和阿托伐他汀钙复方制剂中毒,更有应用指征。我们还体会,药物中毒如果出现 MODS 特别是肝肾功能损伤后,药代动力学会发生改变,药物代谢排泄时间延长,清除减缓,治疗疗程长,救治过程中更应加强监测评估,避免病情反复。

（编者: 张堃　点评专家: 曹素艳）

病例 31　饮酒后意识障碍
——勇于质疑，穷追不舍

【病历摘要】

患者，女性，77岁，主因"发现饮酒后意识障碍1d"于2013年10月2日外院就诊。

患者1d前家中独自"饮酒"后出现意识模糊，恶心、呕吐，为胃内容物，自述摔倒5～6次，摔伤面部致肿胀，并出现言语不利、对答尚可，无四肢抽搐、口吐白沫及大小便失禁。家属将患者送往当地医院，查头颅CT示双侧基底节区腔隙性脑梗死。电解质：Na^+ 147mmol/L，GLU 6.8mmol/L，血钾未提供；给予丹参多酚、纳洛酮等药物静脉滴注，患者血压升高至200/100mmHg，予以甘露醇250mL静脉滴注，患者无明显好转，转至我院。患者到达我院抢救室后呕吐1次，为咖啡色胃内容物10mL，意识障碍进行性加重，呼之不应，双瞳孔对光反应弱。平素患者精神情绪好，体重无明显下降，二便正常。

既往史：双眼白内障，未诊治。一氧化碳中毒史，经过高压氧治疗，未留后遗症。长期饮酒，每天饮白酒2～4两。无药物过敏史。

查体：体温36.5℃，血压170/88mmHg，呼吸频率23次/min，心率84次/min，神志模糊，精神欠佳，颈强直3横指，双侧瞳孔等大等圆，直径3mm，双侧对光反射存在。两肺呼吸音粗，可闻及大量湿啰音。心律齐，各瓣膜听诊区未闻及杂音。腹部柔软，腹部未触及包块，肝未触及，脾未触及。双下肢不肿。四肢肌力不能配合，双下肢肌张力高，双侧巴宾斯基征阴性。

初步辅助检查回报：血常规，WBC $19.52×10^9$/L，NE% 93.5%，HGB 157g/L，PLT $201×10^9$/L。肝肾功能电解质：ALT 15U/L，AST 25U/L，CRE 75.6μmol/L，BUN 4.6mmol/L，Na^+ 132.6mmol/L，K^+ 6.3mmol/L，GLU 9.89mmol/L。心肌标志物：CKMB 1.8ng/mL，TnI 0.001ng/mL，CK 51U/L，LDH 427U/L；D-二聚体2 801ng/mL。血气分析：pH 6.831，PCO_2 15.5mmHg，PO_2 160.5mmHg，SaO_2 97.8%，HCO_3^- 2.6mmol/L。尿常规：红细胞1 650/μL，白细胞160/μL，酮体（-）。血氨93μmol/L。

心电图提示T波高尖，可能与高血钾有关。胸部X线检查大致正常。腹部B超以及心脏超声正常。头颅MRI及磁共振血管成像（magnetic resonance angiography，MRA）均未见明显异常。血样、尿样已送毒物检测。

初步诊断考虑意识障碍原因待查，代谢性酸中毒，高钾血症，上消化道出血。在等待实验室检查结果、明确病因之前，立即给予补液、降钾、纠酸、利尿、抑酸、止血等治疗，并准备透析。患者病情持续恶化，为进一步治疗转入EICU，但患者病情依旧在持续恶化。入住EICU后患者体温低至35℃，血压低至100/55mmHg，神志陷入昏迷，颈强直，肺部湿啰音，肢体末梢凉，皮肤可见花斑，无尿，肌酐升高，转氨酶升高，血小板持续下降，血红蛋白下降，APACHE Ⅱ评分高达34分。毒物检测回报阴性。

【分析】

患者为老年女性，急性起病，病情持续恶化，分析患者意识障碍的原因：患者家属之间有家庭房产纠纷倾向,会不会是老人想不开自杀或服毒?可毒物、药物检测回报阴性,暂可排除药物、毒物中毒;患者平日爱饮酒,可能是酒精过量,但患者呕吐物无酒精味道,且根据毒物检测也可排除酒精过量;患者恶心、呕吐,逐渐昏迷,但根据头颅 CT 和头颅 MRA、MRI 等检查可除外急性脑血管病;患者多次血糖监测均高于正常,不存在低血糖昏迷等;患者血糖水平无明显升高,尿酮体阴性,渗透压正常,糖尿病酮症酸中毒、糖尿病高渗性昏迷可除外;患者家属否认慢性肺病史,血气分析无二氧化碳潴留,肺性脑病诊断可除外;患者无肝炎、肝硬化病史,转氨酶无升高,腹部超声无肝硬化征象,血氨略高于正常,肝性脑病的诊断可能性不大。

诊断陷入了僵局:病情仍在恶化、家属仍不理解、病史尚不明确、检查尚不支持、毒检阴性。此时,治疗方案以挽救生命为主,给予脏器功能替代及支持治疗,给予 CRRT 纠正酸碱代谢失衡及电解质紊乱,恢复内环境稳定,给予补液、血管活性药物维持血流动力学稳定,还有保护胃黏膜、营养脑细胞等治疗。

召集家属仔细回忆发病前后细节,试图发现可疑线索,经过启发,其中有一个家属提示,屋里还有防冻液。防冻液?这也许就是玄机所在!再次申请毒物复检。半小时后回报:血乙二醇 23 000ng/mL(正常参考值 0),尿乙二醇 87 000ng/mL(正常参考值 0)。终于真相大白:患者误服防冻液,是乙二醇中毒!此时,距离患者误服防冻液已经超过 24h,经过测算,患者大约服用防冻液 300mL。

治疗 24h 后,患者意识状况明显改善,血流动力学稳定,逐渐减少升压药剂量,复查毒物浓度在下降,血浆乙二醇由 23 000ng/mL 降至 7 200ng/mL,3d 后 160ng/mL,酸中毒纠正,电解质正常,无消化道出血,鼻饲饮食。后续逐渐将 CRRT 过渡为普通透析,间断输注红细胞纠正贫血,间断输注血浆、血小板纠正凝血障碍和血小板减少。在逐渐延长 CRRT 间歇时间时,患者还曾出现过肺水肿。

患者在我院 EICU 住院 10d 后,转到外院进行规律血液透析,后期随访,患者约进行 1 个月血液透析后,肾功能恢复,停止血液透析。

【讨论】

乙二醇中毒是一种医学急症,容易造成严重的中枢神经系统抑制、代谢性酸中毒、肾功能不全,延误诊断和治疗可导致死亡。1930 年美国学者首先报道了乙二醇中毒死亡的病例,2001 年美国 5 000 例有乙二醇暴露史的人中 1 600 例需要治疗,16 例死于乙二醇中毒,仅次于乙醇过量引起的致死病例。国内文献报道,急性中毒多系误服,以男性、农民工多见,年龄 22~54 岁,病死率 10%(2/20),死亡与中毒的程度以及救治是否及时有关。

乙二醇为汽车水箱防冻剂的主要成分,防冻液一般由基础液和添加剂组成,基础液由水和乙二醇组成,添加剂包括防锈剂、防霉剂、pH 调节剂和抗凝剂等。防冻液原液可以根据各地气温的高低,按一定比例与水混合,将冰点控制在适当范围内。

乙二醇,别名甘醇,化学式(CH$_2$OH)$_2$,是最简单的二元醇,相对分子质量为 62.07,密度 1.11g/cm³,冰点 -12.6℃,沸点 197.3℃,是一种无色、无臭、有甜味的有机溶剂,它能以任何比例与水相溶,水溶性强,挥发性低,吸收后迅速分布于血液及组织液中。

在毒理学分级上,乙二醇属于低毒化合物,人一次口服中毒剂量为 70~84mL,体重 70kg 成人的最小致死量大约为 100mL,乙二醇是水溶性醇,可迅速被胃肠道吸收,分布到人体各组织中,分布容积为 0.5~0.8L/kg。

吸收入血后,乙二醇在肝经乙醇脱氢酶代谢为羟乙醛,进一步代谢为乙醇醛、乙醇酸、草酸等代谢中间产物。草酸盐与钙结合可造成低血钙,草酸钙沉积在尿液中容易堵塞肾小管,造成肾衰竭,其代谢中间产物还可以导致代谢性酸中毒。

其中毒典型的临床表现分为 3 个阶段:第 1 阶段通常在摄入后 12h 内,主要是乙二醇本身对中枢神经系统的抑制作用(醉酒、嗜睡、癫痫发作甚至昏迷)和胃肠道刺激症状,酸中毒和草酸钙结晶尿也可存在;第 2 阶段通常在摄入 12～24h 后,特点是代谢性酸中毒和心、肺症状,主要是由于乙二醇代谢为毒性代谢产物所致,临床上表现为高血压、心动过速,严重者出现心源性肺水肿、心力衰竭、急性呼吸窘迫综合征等,也可出现低钙血症导致的心律失常、手足抽搐,大部分死亡患者发生在这个阶段;第 3 阶段通常是在摄入 24～72h 后主要是草酸钙沉积引起的肾小管坏死和肾衰竭,临床表现为少尿、腰痛、腹痛、氮质血症,文献报道,血尿较少尿更常见,肾衰竭可能需要 2 个月的血液透析,肾功能一般都可恢复正常,需要终身血液透析的永久性肾衰竭罕见。

乙二醇中毒症状缺乏特异性,需要及早询问接触史,其主要症状包括:①头昏、头痛、乏力、恶心等中枢神经系统症状;②呼吸急促、心动过速、发绀等呼吸循环系统症状;③蛋白尿、少尿甚至无尿,各种代谢紊乱等肾功能障碍的表现。实验室检查尿中有草酸钙结晶则提示为乙二醇中毒。中毒早期应与酒精过量、神经衰弱或急性胃肠炎等进行鉴别,关键是要详细追问接触史。

乙二醇中毒后,应尽快催吐、洗胃,给予解毒剂、血液净化、支持治疗等。目前通常采用两种解毒剂(乙醇脱氢酶抑制剂):乙醇和 4- 甲基吡唑,它们通过抑制乙二醇的代谢,可延迟或阻止乙二醇代谢产物的生成;血液透析或灌洗,可清除乙二醇及其代谢产物,纠正肾衰竭,有较好疗效;支持治疗包括维持水、电解质和酸碱平衡;此外,还要做好肾、肝等重要脏器的功能变化的监测,防治脑水肿、肺水肿、高血压、心力衰竭等并发症。

本例患者误服时间大于 24h,服用量为 300mL,达到致死剂量,出现严重的代谢性酸中毒、中枢神经系统抑制、肾衰竭,为什么还能存活下来呢? 这与我们在没有明确诊断的情况下就积极采取 CRRT、对症支持等综合措施治疗有关,还可能与患者早期大量呕吐以及长期饮白酒(乙醇)有关。乙二醇中毒多是误服,本例患者高龄,患有白内障,双目视力欠佳,存放防冻液和存放白酒的容器相似是误服的因素(图 31-1,彩图见文末彩插)。

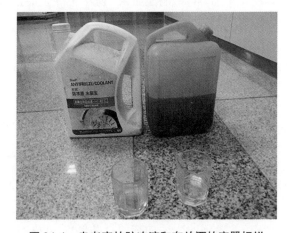

图 31-1　患者家的防冻液和存放酒的容器相似

【专家点评】

该患者病情危重且进展迅速,持续恶化,相继出现多器官功能衰竭的表现。不存在相关的诱因或可以用来解释的基础病,值班医生在常规检查不能确诊的情况下进行毒物检测,阴性结果出现时仍不放弃继续追问病史,最终发现可疑乙二醇中毒并经过毒物检测证实。通过该病例提示,急诊患者出现不明原因的意识障碍、多器官功能衰竭等表现,不能用原发病解释的时候应该想到中毒。针对毒检初筛的阴性结果,敢于质疑,穷追不舍,才能从诊断的僵局中走出来,尽快确诊。

(编者:梁颖　点评专家:米玉红)

病例32 频发酒后上腹痛
——雾里看花，真假难辨

>>>>>>>>>>>>>>>>>>>>>>>>>

【病历摘要】

患者，女性，45岁。主因"持续胸闷、心慌4h"于2013年9月27日13:57来诊。患者上午10:00无诱因出现心前区憋闷、心慌，伴恶心，无呕吐，时有头晕、头痛，无胸痛、大汗，持续不缓解就诊。

既往史：数年来多次出现饮酒后上腹痛，肌内注射山莨菪碱后可缓解；曾因此住院行胃镜检查示慢性浅表性胃炎，此后仍多次出现酒后上腹痛，未再行系统检查，上腹痛时未做心电图。否认慢性病史，体检心电图正常。否认食物药物过敏史。否认烟酒嗜好，偶少量饮酒。

入院查体：体温36.5℃，脉搏87次/min，血压110/90mmHg，呼吸频率18次/min，神清语利，双瞳孔等大同圆，直径约3mm，光反射灵敏，颈软，心、肺、腹体格检查未见阳性体征，四肢肌力、肌张力正常，病理反射未引出。

来诊时心电图：窦性心律，V_1～V_4导联Q波，ST段轻度抬高（图32-1）。急诊即刻给予硝酸异山梨酯2mg/h持续泵入扩冠、阿司匹林300mg嚼服抗血小板等治疗并动态监测心电图改变。2h内的3份心电图无动态改变，且患者症状持续不缓解。其间完善检查，结果回报为：血常规正常，快速血糖6.9mmol/L。急诊生化：TC 2.66mmol/L，TG 0.54mmol/L，电解质、肝肾功能正常。心肌标志物阴性。血凝系列：TT 18.8s，余（－）。头颅CT未见异常。超声心动图示：室间隔运动稍减低，LVEF 67%。

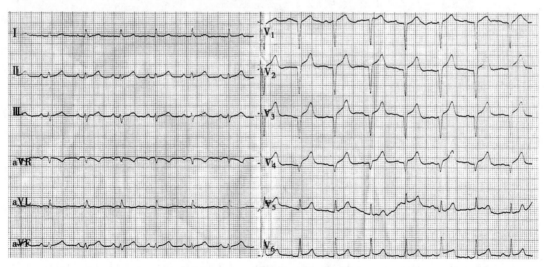

图32-1 患者来诊时心电图

心电图示V_1～V_4导联Q波，ST段轻度抬高。

117

【分析】

患者为中年女性，以持续胸闷、心慌来诊，心电图示 $V_1 \sim V_4$ 导联 R 波递增不良，ST 段轻度抬高，心脏彩色多普勒超声示室间隔运动稍减低，心肌标志物阴性，结合患者病史，似乎诊断方向很明确。那么，我们能就此诊断为急性冠脉综合征吗？患者症状不缓解，下一步治疗的选择是急诊介入还是继续观察呢？

与家属充分沟通后，家属积极要求急诊介入检查。冠状动脉造影发现冠脉血管无狭窄，左主干、回旋支、右冠状动脉血流 TIMI3 级，前降支血流 TIMI2 级。冠状动脉内给予硝酸甘油 200μg 后，前降支血流恢复为 TIMI3 级，患者症状即刻完全缓解。造影后复查心电图，与之前心电图比较，胸前导联的 Q 波完全消失，ST 段回落（图 32-2）。

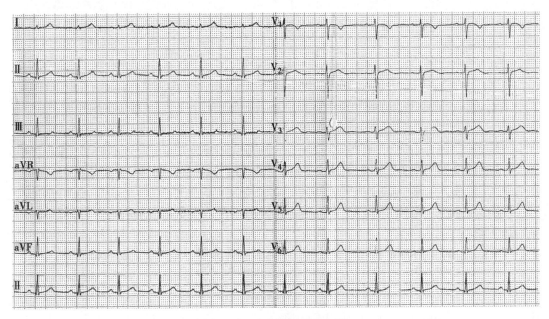

图 32-2　患者造影后心电图
心电图示胸前导联的 Q 波完全消失，ST 段回落。

进一步总结该患者的病例特点：中年女性，平素多次出现饮酒后上腹痛，肌内注射山莨菪碱后可缓解，此次发病临床表现包括胸闷、心慌，伴恶心，有症状及心电图的动态演变，冠状动脉造影发现冠脉血管无狭窄，左主干、回旋支、右冠状动脉血流 TIMI3 级，前降支血流 TIMI2 级。冠状动脉内给予硝酸甘油 200μg 后，前降支血流恢复至 TIMI3 级，综合以上特点，考虑患者冠状动脉慢血流现象（coronary slow flow phenomenon，CSFP）可能性大。

在临床上，部分患者自觉阵发性胸痛、胸闷，但冠状动脉造影检查心脏血管未见明显病变，仅血流速度较正常减慢，我们称之为冠状动脉慢血流现象。这种现象并不少见，在行冠状动脉造影的人群中发生率为 1%~7%。

慢血流现象原因包括：①早期的冠状动脉粥样硬化；②内皮功能障碍；③微血管病变；④冠状动脉的炎性疾病；⑤血小板功能的失调。此患者考虑为冠状动脉的微血管病变。

患者住院 4d，其间继续给予抗血小板、抗凝、扩冠、降脂治疗，其间未再发作，心电图亦无动态演变，多次复查心肌标志物均阴性。出院时予以口服扩冠（单硝酸异山梨酯）、抗血小板（阿司匹林）和降脂（瑞舒伐他汀）治疗。随访发现患者出院后仍偶有酒后上腹痛症状，肌内注射山莨菪碱后可缓解。

那么患者频发酒后上腹痛和冠状动脉慢血流是否存在联系呢？山莨菪碱缓解的是胃痉挛还是冠状动脉微血管的痉挛呢？其实，患者在 2008—2016 年的 8 年间共计出现酒后上腹痛症状 55 次，介入治疗（即 2013 年 9 月 27 日）之前的 5 年出现 46 次，介入检查明确诊断给予口服药物后的 3 年只发作 8 次，发作次数较前明显下降。据此考虑患者反复上腹痛还是可能与冠状动脉慢血流相关。

【讨论】

虽然早在 1972 年，国外学者就提出了冠状动脉慢血流现象，但直到近些年才被国内学者所关注，临床检出率亦逐年升高。

冠状动脉慢血流现象，多见于男性吸烟者，临床上多表现为心肌缺血的症状，如胸痛、胸闷、心前区不适等，甚至出现恶性心律失常、猝死。常见诱因包括体力劳动、情绪激动、吸烟、寒冷等。无症状期心电图可无异常，在心绞痛发作时心电图可出现相应的缺血改变。多数患者可在运动负荷试验中出现心绞痛症状和 ST-T 波改变。核素负荷灌注检查，30%～75% 的患者可出现心肌缺血的异常显像，诊断冠状动脉慢血流的特异度和灵敏度最高。组织多普勒成像用于评价冠状动脉慢血流患者的心脏收缩功能。

其临床诊断依据包括：①临床表现为急性冠脉综合征或不稳定型心绞痛；②发作时心电图异常；③冠状动脉造影时冠状动脉无狭窄但远端血流灌注延迟，通常 TIMI 分级是评价冠状动脉血流的方法，也是诊断的重要依据；④心脏彩色多普勒超声示左室收缩功能无异常。

注意与心脏 X 综合征进行鉴别。心脏 X 综合征又称微血管性心绞痛，是指具有稳定型心绞痛或心绞痛样不适的症状，运动平板试验有 ST 段压低等心肌缺血的证据，而冠状动脉造影示冠脉正常或无阻塞性病变的一组临床综合征，好发于绝经期女性。冠状动脉慢血流现象导致冠状动脉微循环障碍，进而影响心肌供血，好像与心脏 X 综合征很相似，但实际上两者还是有一些差别的。冠状动脉慢血流在静息状态下血管阻力异常增高，但对扩血管药物反应正常，而心脏 X 综合征患者静息状态血管阻力正常，对血管刺激不敏感。心脏 X 综合征主要表现是冠状动脉血流储备下降，多在活动中发生稳定型心绞痛。相对冠状动脉慢血流患者来说，心脏 X 综合征患者预后较好，较少发生猝死。

在这些患者的长期治疗中，传统的抗缺血治疗作用是有限的。①双嘧达莫：对于直径<200μm 的小血管有良好的扩张作用，可使冠状动脉慢血流患者的冠脉血流速度恢复正常，可能是有效的。②硝酸酯类药物：硝酸甘油只能扩张直径大于 200μm 的冠状动脉血管，并且小血管内缺乏硝酸盐转化为有效代谢物质所必需的酶，因此被认为对于改善慢血流导致的心肌缺血是无效的。也有研究发现，硝酸甘油可以改善冠脉血流速度，但是不能恢复到正常水平，因此还有待于进一步研究。③尼可地尔：一种具有硝酸酯类作用的钾离子通道开放剂，可显著改善患者心绞痛的临床症状，并改善血管内皮功能，减少冠状动脉介入治疗手术期心绞痛的发作，预防围手术期慢血流。④传统的钙通道阻滞剂：如维拉帕米/地尔硫䓬，通过 L 型钙离子通道发挥作用，而有观点认为，微血管张力主要是依赖 T 型钙离子通道，因此该类药物作用有限。⑤长期抗血小板和在急性期抗凝是有必要的。⑥他汀类药物：具有降脂、抗栓、抗炎等多种作用，并且能改善血管内皮功能，减少心血管事件的发生。

在该患者的诊治中，还需考虑到山莨菪碱对微循环的作用。山莨菪碱是一种经典的 M 受体阻滞剂，同时还有较多非 M 受体阻断作用，不仅价格低廉，而且具有很好的改善微血管功能、疏通微循环的作用。从而被广泛应用于休克、脑梗死、血栓闭塞性脉管炎等组织器官缺血性疾病。山莨菪碱能扩张微血管，加快局部血流速度，能减轻对微血管内皮细胞的损伤，减少微血栓的形成，从而改善心脏微循环，增加冠脉血流储备，减轻心肌细胞缺血缺氧和损伤程度，从而能有效地改善冠脉微循环。

最后，考虑该患者心电图 Q 波消失的原因为心肌震荡综合征，即由于一过性缺血、缺氧引起的严重损伤，使心肌暂时丧失除极和复极的电活动能力而出现"电静止区"，引发 Q 波出现，但随后电活动可完全恢复或部分恢复的现象。心电图可表现为：①异常 Q 波持续时间短，多为数分钟至数天（一般不超过 7d）；② Q 波深度常低于同一导联 R 波高度的 1/4，以出现于 $V_1 \sim V_3$ 导联多见；③无心肌梗死 Q 波的演变规律。患者心肌酶谱多无明显改变。

【专家点评】

冠状动脉慢血流现象发病机制尚不明确，与微循环障碍、内皮功能紊乱、慢性炎症等原因相关，其中微循环障碍、内皮功能紊乱被认为是基本发病机制。此病例亦考虑为微循环障碍引起的冠状动脉慢血流现象，诊治过程证明如此，治疗结果也相对满意，但治疗细节把握不够，在临床工作中，应对患者的临床表现进行仔细分析总结，尤其对于反复发病者，要详细询问病史，做到不先入为主。

（编者：才仔全　点评专家：朱继红）

病例33 花季少女的急性腹痛
——"狼"人潜伏

>>>>>>>>

【病历摘要】

患者,女性,14岁。因"腹痛2d"于2012年5月16日急诊入院。患者于2d前无诱因突然出现腹部疼痛,右下腹明显,疼痛性质为持续性钝痛,活动或挤压后疼痛加重。无恶心、呕吐、腹胀、腹泻,无腹部坠胀感、里急后重、排尿困难,无发热等不适。二便如常。

既往史:甲状腺功能亢进8年,规律服用甲巯咪唑,15mg,2次/d,现已停药(具体不详)。

入院查体:体温37.4℃,脉搏101次/min,呼吸频率18次/min,血压116/86mmHg。神志清楚,正常面容,被动体位。全身皮肤黏膜无黄染,未见皮疹、红斑、皮下出血等。腹平软,无腹壁静脉曲张,右下腹压痛、反跳痛,无肌紧张,全腹部未及明显包块,肝脾未及,墨菲征(-),肾区无叩击痛,无移动性浊音,肠鸣音正常4次/min。结肠充气试验阴性,腰大肌试验阴性,闭孔内肌试验阴性。直肠指检示直肠内未及明显异常。

入院后当日辅助检查回报:血常规,HGB 95.0g/L,WBC 12.94×10⁹/L,NE% 80.9%,CRP 20mg/L。凝血分析:D-二聚体11 220ng/mL,APTT 30.6s,PT 15.4s,PTA 73%,INR 1.24。生化:ALT 57.7U/L,ALB 23.1g/L,TBIL 69.5μmol/L,DBIL 31.8μmol/L;淀粉酶10.9U/L,脂肪酶16.1U/L;肾功及电解质正常。腹部超声提示肝、胆、胰、脾未见明显异常,右下腹未见肿大阑尾结构,腹水(最大液深约8.3cm),肠管扩张。妇科超声提示子宫未见明显异常,盆腔积液。腹部X线检查提示腹部肠管明显扩张,可见多个液平面,考虑肠梗阻可能性大。腹部CT提示肝、胆、胰未见异常;脾略大,内部密度均匀;腹部见回肠为主节段,肠管走行迂曲,肠壁增厚并显示分层强化征象(图33-1);腹腔内可见较多积液征象;肠系膜动脉、静脉充盈可。影像学诊断:小肠明显肿胀,肠腔内少量积液征象,腹腔内积液。

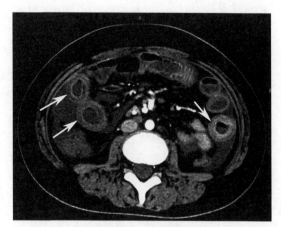

图33-1 腹部CT
腹部CT提示肠壁增厚并分层强化(箭头所示)。

腹腔穿刺化验:腹水呈黄色,微混有凝块,细胞总数1 440×10⁶/L,白细胞990×10⁶/L,比重1.032,腹水蛋白30.863g/L,蛋白定性试验阳性。

【分析】

患者为青年女性,因腹痛入院,考虑诊断如下:

（1）肠梗阻合并腹膜炎：支持点，腹部局部压痛、反跳痛，血常规中白细胞及中性粒细胞均增高，CT及超声有阳性表现；不支持点，患者无恶心、呕吐、腹胀，肠鸣音正常。

（2）胆道疾病：支持点，患者急性腹痛，总胆红素、直接胆红素及转氨酶谱均增高；不支持点，患者墨菲征阴性，超声及腹水均不支持。

（3）盆腔炎：支持点，患者女性，急性腹痛，血常规中白细胞及中性粒细胞均增高，超声可见盆腔积液；不支持点，妇产科超声及腹部CT不支持。

（4）肿瘤：病因不明情况下肿瘤的诊断不能除外。

患者入院后给予心电监测、抗感染、补液、吸氧及营养支持等治疗，并请相关科室进行会诊。

2012年5月17日，第1次联合会诊（普外科、内分泌科、妇产科）：患者有急腹症表现，不排除有肠梗阻引起肠坏死，继发腹膜炎，拟行开腹探查肠管、胆总管。于当日行剖腹探查并盆腔引流管置入术，术中见小肠呈节段性肠壁增厚，水肿不明显，未见出血坏死，血运良好，蠕动可。腹腔内引流出淡黄色腹水约3 000mL。术中送检怀疑肿大的淋巴结，病理检查未见肿瘤细胞。

在手术未能明确病因的情况下，根据术中所见小肠呈节段性肠壁增厚，考虑肠克罗恩病等免疫系统疾病不能除外，再次安排会诊讨论。

2012年5月20日，第二次联合会诊（普外科、核医学科、消化科、内分泌科、风湿免疫科）：风湿免疫科考虑，患者表现为发热、腹痛、腹水及贫血，CT示肠道靶心样改变，高度怀疑狼疮性血管炎侵犯肠道引起的假性肠梗阻，建议完善抗核抗体及免疫补体检查进一步明确诊断。

遂行自身抗体检查：ANA（＋），抗双链DNA抗体（＋）。

至此可明确诊断为狼疮性肠系膜血管炎（lupus mesenteric vasculitis，LMV），待患者手术创口恢复后，给予激素治疗，患者预后良好。

【讨论】

系统性红斑狼疮（SLE）是一种自身免疫介导的，以免疫性炎症为突出表现的弥漫性结缔组织病。起病隐匿或急骤，发作较凶险，极易复发，迁延不愈，出没无常，跟狼一样狡猾，患者颜面部或其他相关部位反复出现顽固性难治的皮肤损害，有的还在红斑基础上出现萎缩、瘢痕、色素改变等，面部变形，严重毁容，外观如被狼咬伤，故有其名——狼疮。以血清中出现以抗核抗体为代表的多种自身抗体和多系统受累为两个主要临床表现。

在系统性红斑狼疮活动期可出现肠系膜血管炎，称为狼疮性肠系膜血管炎，其表现类似急腹症，甚至被误诊为胃穿孔、肠梗阻而手术探查。据相关文献报道，8%～40%的SLE患者在活动期曾出现急性腹痛，在所有发生急性腹痛的SLE患者中，LMV为病因的占29%～65%，其中LMV在亚洲SLE患者中发病率为2.2%～9.7%。

需特别注意的几点：①LMV可为SLE的首发症状；②LMV可并发急性胰腺炎；③LMV可见转氨酶增高，但仅少数出现严重肝损害和黄疸。

LMV目前致病原因尚不清楚，目前多认为免疫复合物沉积导致的炎性细胞浸润性血管炎与抗磷脂抗体导致的肠系膜血管血栓两者相互作用，相互促进，导致该病产生及发展。其病理改变中，肉眼可见，局部肠段出现水肿、溃疡、坏死、穿孔等不同表现；光镜下可见，浆膜下血管纤维素性坏死、炎性细胞浸润血管壁；黏膜下轻度水肿，伴单核细胞渗出；肌层围绕小血管周围可见纤维蛋白性血栓及出血。

目前，肠系膜血管炎的诊断尚缺乏有力的辅助检查手段，腹部 CT 可表现为小肠壁增厚伴水肿，肠袢扩张伴肠系膜血管强化等间接征象。腹部增强 CT 检查影像学表现有：①节段性肠管扩张（直径超过 3cm）；②肠壁增厚水肿（超过 3mm），较典型表现为肠管呈"靶形"改变；③肠系膜血管充盈增粗，典型表现"梳齿状"排列；④肠壁囊样积气为该病后期征象，表明肠缺血或梗死。其中，靶形征及梳齿征对肠系膜血管炎诊断具较高特异度。

LMV 的诊断目前属于排他性诊断，须除外原发性胃肠道疾病、肝胆胰脾等病变，需除外感染性腹膜炎及药物等引起的胃肠道表现，糖皮质激素治疗有效也是支持诊断依据之一。

对于严重的肠系膜血管炎，常需每天 2mg/kg 以上的激素剂量方能控制病情。应注意水电解质酸碱平衡，加强肠外营养支持，防止合并感染，避免不必要的手术、探查。一旦并发肠坏死、肠穿孔、中毒性肠麻痹，应及时手术治疗。

【专家点评】

狼疮性肠系膜血管炎在临床中较为少见，尤其对于以 LMV 为首发症状的系统性红斑狼疮患者，诊断具有相当大的难度，只能依靠蛛丝马迹寻本溯源，找到真相。

LMV 以腹痛首发或以腹痛为主要表现，可伴有腹泻、腹胀、恶心、呕吐等，严重者可有消化道出血，甚至发展为肠梗阻及肠穿孔等急腹症，增强 CT 可有如"靶形征""梳齿征"等特征性表现，自身抗体阳性。

在临床工作中，尤其急诊工作中，对于很多病因隐蔽的疾病，应该谨慎对待，不可依靠经验先入为主地陷入错误诊断思路的误区。要积极、主动扩大自身知识面，增加对常见疾病少见表现的认识。

（编者：申晓东　点评专家：黎檀实）

病例 34　急性胸痛伴 ST 段抬高
——小心临床陷阱

【病历摘要】

患者,男性,60 岁,因"胸痛 3h"于 2013 年 9 月 23 日 13:35 来急诊就诊。

患者 3h 前体力活动时突发胸骨后压榨样疼痛,程度剧烈,伴大汗,无上肢及肩背部放射痛,无头晕、黑矇、心悸、呼吸困难。胸痛症状持续不缓解,就诊于当地医院,诊断为"急性冠脉综合征",给予"吗啡 5mg 肌内注射"共 2 次及"硝酸甘油 1 片舌下含服",后呼叫急救车转至我院急诊。转运途中再次给予"吗啡 5mg 肌内注射"。患者来诊时胸痛症状仍持续不缓解,无呼吸困难,能够平卧。

既往体健,否认高血压病、糖尿病、冠心病、高脂血症、脑血管病病史,否认吸烟史。否认药物过敏史。

体格检查:心率 48 次 /min,右上肢血压 122/51mmHg,左上肢血压 126/57mmHg,呼吸频率 24 次 /min,SpO₂ 93%。意识清楚,颈静脉无充盈,口唇无发绀。两肺呼吸音粗,未闻及干湿啰音。心律齐,心音低,各瓣膜听诊区未闻及杂音。腹软,无压痛及反跳痛。双下肢无水肿。双侧桡动脉及双侧足背动脉搏动良好,两侧对称。

来诊后立即开放静脉通道,给予心电监测、吸氧,抽血进行相关实验室检查,描记 18 导联心电图示窦性心律伴三度房室传导阻滞,II、III、aVF、V_{3R}～V_{5R}、V_7～V_9 导联 ST 段抬高(图 34-1)

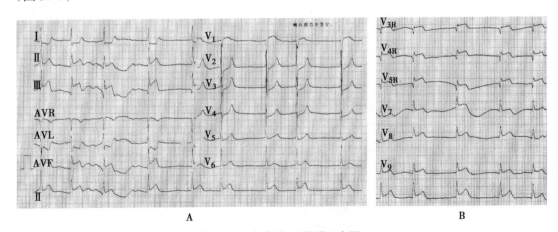

图 34-1　来诊时 18 导联心电图
A. 下壁导联 ST 段抬高;B. 右室和后壁导联 ST 段抬高。

【分析】

急性胸痛是急诊科就诊患者最常见的症状之一,而导致胸痛的病因中相当一部分为危重症。其中最常见、也是最重要的四大病因分别是:急性心肌梗死、主动脉夹层、肺栓塞和张力性气胸。尽早地识别和准确地诊断,是保证此类患者能够及时得到救治,降低并发症发生率和病死率的关键,也是急诊科医师的重要任务。本例患者为中年男性,持续胸骨后压榨性疼痛,程度剧烈,持续不缓解。外院及我院心电图示窦性心律伴三度房室传导阻滞,同时可见Ⅱ、Ⅲ、aVF、V_{3R}~V_{5R}、V_7~V_9 导联 ST 段弓背向上抬高,Ⅰ、aVL 导联 ST 段压低。根据心电图的变化,首先考虑诊断是急性 ST 段抬高型心肌梗死(下壁、后壁、右室)。同时合并有缓慢性心律失常,这也是下壁心肌梗死常见的并发症,目前血流动力学尚稳定。

急性心肌梗死是"时间窗疾病"。所谓"时间窗疾病"是指需要在一定时限内诊断并给予针对性治疗,否则治疗效果和患者预后都会受到严重影响。随着胸痛中心的建立,各个医院都有针对急性心肌梗死患者的绿色通道,对于很多节点都有严格的时间要求。在紧迫的时间内,要求急诊科医生尽快完成主要病史的采集、重点体格检查、诊断和鉴别诊断,开具实验室检查申请单及药品处方、启动心血管介入团队等,因此所有的一切都必须争分夺秒。

床旁快速检查结果回报:TnI 0.042ng/mL,NT-proBNP 测不出(原因不明,推测为血液标本问题),D- 二聚体 3 000ng/mL,快速血糖 8.2mmol/L。现有的临床资料都支持急性 ST 段抬高型心肌梗死的诊断,所以在给予阿司匹林 300mg、氯吡格雷 600mg 和阿托伐他汀 80mg 口服之后,我们与心内科介入团队商议后,决定立即行急诊冠状动脉造影。

14:20 患者被转送至心内科导管室,开始冠状动脉造影。接下来出现的却是意想不到的一幕,将造影导管送至主动脉根部时发现主动脉内对比剂残留。众所周知,主动脉内血流速度很快,通常对比剂会随着高速的血流迅速消散,但在本例患者,却见对比剂在主动脉根部迟迟不能散去。手术医师立刻想到了"主动脉夹层"这个"灾难性"的疾病。

立即终止造影,以床旁超声心动图探查,主动脉根部可探及漂浮的内膜片(近端累及右冠状动脉窦及无冠状动脉窦,远端累及主动脉弓及降主动脉);室壁节段性运动异常(左室下壁,后壁基底段至中段)。至此明确诊断。考虑到患者并发缓慢性心律失常,三度房室传导阻滞,在导管室置入临时起搏器后立即行全主动脉 CT 血管造影检查(图 34-2),证实为主动脉夹层(DeBakey Ⅰ型)。CT 见内膜片沿主动脉弓、胸主动脉、腹主动脉一直下行延伸至双侧髂总动脉、右侧髂外动脉,向上累及头臂干、双侧颈总动脉,并反向撕裂至主动脉左室流出道。右冠状动脉可疑受累,近段管腔闭塞? 左主干起自真腔。

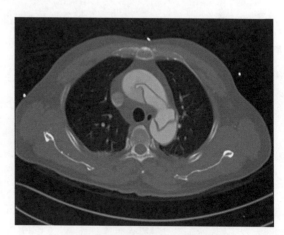

图 34-2　全主动脉 CT 血管造影
全主动脉 CT 血管造影示主动脉夹层(DeBakey Ⅰ型)。

后患者收入心脏外科,拟行手术治疗。但入院后患者病情迅速恶化,出现多器官功能衰竭,最终未能手术,于来诊后第 10 天抢救无效死亡。

本例患者最终证实为主动脉夹层,由于内膜片撕裂至主动脉根部导致右冠状动脉受累,合并急性心肌梗死,在第一时间内未能明确诊断。可以想象这样的患者在接受冠状动脉造影的过程中,随时可能发生夹层破裂导致死亡。除此之外,如果患者当时由于各种原因不同意急诊冠状动脉造影,我们肯定会立刻开始静脉溶栓治疗,后果同样是灾难性的。

临床表现典型的主动脉夹层我们见过很多,诊断起来并不困难。但是像本例这样的不典型患者,回顾我们的整个诊疗过程,最初是否有蛛丝马迹提示主动脉夹层的线索呢?

(1)疼痛:患者并不具备主动脉夹层的典型疼痛症状,但仔细回想却仍会发现存在"不同寻常"之处。在来诊前患者共接受了 3 次吗啡注射,总共 15mg,来诊时疼痛仍缓解不明显。虽然我们见过很多心肌梗死剧烈胸痛的患者,但是在接受如此大剂量吗啡后镇痛效果仍不明显者确实不多。这一点在接诊的第一时间,确实引起了笔者的注意,但是因为心电图有典型的 ST 段抬高改变,所以当时并没有进一步思考和分析。

(2)心脏杂音:本例患者在急诊科就诊时,共有 3 位不同年资的急诊科医师检查过,并且都进行了心脏听诊,均未闻及杂音。

(3)外周血管检查:我们仔细检查了患者的双侧桡动脉和足背动脉,并且测量了双侧的血压。两侧血压和动脉搏动并未发现存在明显差异。

(4)D- 二聚体:患者来诊后床旁快速检测 D- 二聚体为 3 000ng/mL,明显升高,但当时我们并没有留意这一异常。

虽然似乎存在着一些"不太合理"的情况,有些我们注意到了,有些我们忽略了,但是即使这样,面对具备如此典型心电图表现的患者,我们是否应该中断分秒必争的"时间窗疾病"诊疗流程,选择一些其他检查进行鉴别诊断呢?即使在我们科室内部,至今仍然争论不休。

【讨论】

主动脉夹层是急诊常见的危重症,也是胸痛患者必须要进行鉴别诊断的重要疾病之一,早识别、早诊断、早治疗是改善此类患者预后的关键。国外文献报道主动脉夹层的心脏并发症中,心肌缺血的发生率为 19%,心肌梗死的发生率为 7%。如何正确识别和诊断本例患者这样的不典型病例,是临床工作中最棘手的问题之一,也是急诊科医师面临的重要挑战。

主动脉夹层患者的胸痛症状有其独特之处:撕裂样疼痛,突然出现并迅速达到高峰,程度剧烈,疼痛数字评分量表(numeric rating scale, NRS)往往达到 9~10 分,甚至会被患者描述为"有生以来"经历过的最剧烈的疼痛,部分病例疼痛部位和范围会随内膜片撕裂的延展而发生转移或扩大等动态变化。只有抓住典型患者的临床表现特点,才能在鉴别诊断时发现各种蛛丝马迹。"该出现的表现没有出现,不该出现的表现出现了"往往提示我们需要进一步鉴别!

回顾文献发现,到医院就诊的主动脉夹层合并心肌梗死的患者,通常都是右冠状动脉受累(如果累及左冠状动脉窦,将直接导致左主干部分或完全闭塞,绝大部分患者会立即死亡),所以我院急诊抢救室对于所有初步诊断为"急性下壁心肌梗死"的患者,常规测量双上肢血压并检查双侧动脉搏动。这也是为什么我们在接诊本例患者时进行了上述这些检查。虽然这一体征的特异性不高,但是一旦发现两侧血压或脉搏搏动不对称,往往强烈提示我们需要进一步排查主动脉夹层的可能。

心脏杂音的听诊是胸痛患者必须进行的体格检查项目。我院有经验的心脏病学专家经常要求我们,对于心脏病患者,每一次走到患者床旁都必须听诊心脏,很多时候病情的变化就是通过不断的听诊发现的。对于主动脉夹层的鉴别也是如此,我们就有过疑诊心肌梗死的患者在听诊时发现主动脉瓣反流杂音,进一步检查证实为主动脉夹层,从而避免了不必要冠状动脉造影的成功经验。但同时也必须注意,累及主动脉根部的夹层不一定都会出现反流杂音,而且杂音也很可能是动态变化的。我们就曾经不止一次发现,同一医师在不同时间听诊同一位主动脉夹层的患者时,主动脉瓣反流杂音是间断出现的。因此,没有杂音并不表示一定没问题。

D- 二聚体是近年来研究的一个热点,它在很多血栓相关疾病中都有独特的鉴别诊断价值。2013 年的《"D- 二聚体检测"急诊临床应用专家共识》中就明确提出,可以将 D- 二聚体低于 500ng/mL 作为排除主动脉夹层的指标(灵敏度 97%、阴性预测值 96%;特异度 56%、阳性预测值 60%)。而且随着床旁快速检测技术的发展,D- 二聚体已经成为能够快速获得结果的检测项目之一,在急诊的临床工作中发挥着重要的作用。

总而言之,不典型病例的诊治,永远都是考验急诊医师能力、体现诊疗水平的医疗难题。全面分析,抓住每一个"不合常理"的小细节,最终能够帮助我们做出正确的判断。

【专家点评】

主动脉夹层是急诊科"常见"的危重症。撕裂的主动脉就像一颗埋藏在身体内的炸弹,随时可能爆炸。因此,只有尽早诊断,尽快控制血压、心率,才能够将夹层破裂的风险降到最低,为后续的手术创造条件,最终挽救患者生命。然而,临床情况往往是复杂多样的,很多患者的临床症状、体征、辅助检查结果并不典型,这就给我们急诊科医师的诊断带来困难。

本例患者的诊治过程非常曲折,在经历了一次"似乎不必要"的冠状动脉造影后才明确诊断,而且最终结局并不理想。但是事后回顾整个临床过程,我们还是能够发现一些用初始的"急性心肌梗死"不能满意解释的现象,深入挖掘这些"不合理"现象隐藏的问题,往往能够帮助我们为不典型的病例尽快地做出正确的诊断。

其实所谓"临床"工作,就应该是围绕在患者的床旁,详细地采集病史,针对性地体格检查,有的放矢地选择辅助检查项目,然后通过获得的信息验证自己的判断和想法。当遇到一些无法"自圆其说"的情况时,就应该再次回到患者身边,通过自己掌握的各种临床技能,去挖掘那些可能被掩盖的"真相"。老教授们曾经教导我们:遇到问题的时候一定要回到床旁,患者会通过他特有的方式(症状、体征、辅助检查)告诉你答案。

(编者:郑康　点评专家:郑亚安)

病例 35 心慌、气短伴腹胀

——谁伤了"心肝"？

【病历摘要】

患者，53 岁，女性。主因"间断心慌、气短 5 年余，再发加重伴腹胀 1 个月"于 2011 年 8 月 27 日来诊。

患者 5 年前（2006 年）因活动后心慌气短就诊于当地医院，行心脏彩色多普勒超声诊断"心脏瓣膜病变"（具体不详）。3 年前（2008 年）再次因"心慌、气短"就诊，入院诊断"冠心病、不稳定型心绞痛、心房颤动、胸腔积液、腹水"，当时行腹部 CT 提示肝 CT 值偏高。1 个月来上述症状加重，伴腹胀及下肢水肿，当地医院治疗效果不佳，转来我院急诊。

既往史：糖尿病病史 10 年，应用胰岛素，血糖控制良好，胆囊结石。

婚育史：育有 1 女，37 岁绝经，既往月经正常。

家族史：父母因心脏病已亡故（不详），否认家族中存在遗传性疾病。

入院查体：体温 36.7℃，脉搏 62 次/min，呼吸频率 18 次/min，血压 119/90mmHg，神志清，皮肤呈青铜色，浅表淋巴结不大，两肺呼吸音稍粗，两肺底呼吸音低，心率 62 次/min，房颤律，瓣膜区未闻及明显杂音，腹膨隆，肝 - 颈静脉回流征可疑阳性，移动性浊音阳性，双下肢水肿，四肢肌力正常，病理征未引出。

辅助检查：血、尿、大便常规无明显异常；D- 二聚体＞20 000ng/mL。生化：ALT 200U/L，GGT 72.4U/L，LDH 327.7U/L，UA 527μmol/L，总胆汁酸 29.2μmol/L；BNP 6 457pg/mL；心电图提示心房颤动、ST-T 改变；腹部 B 超提示淤血肝、脾大、大量腹水；心脏彩色多普勒超声提示心脏空泡样改变、全心稍大、二尖瓣中度反流、三尖瓣重度反流。

急诊拟诊"扩张型心肌病、心功能不全、肝淤血"，给予扩管、利尿、活血、吸氧等处理后收入心内科病房。

【分析】

患者为 53 岁女性，慢性病程进行性加重，主因"间断心慌、气短 5 年，加重伴腹胀 1 个月"入院，查体见两肺下段呼吸音低，肝 - 颈静脉回流征阳性，双下肢水肿，辅助检查提示 BNP 升高，肝淤血，心脏增大，故诊断考虑心功能不全，扩张型心肌病可能较大。但扩张型心肌病为排他性诊断，我们注意到，患者皮肤呈青铜色改变，且既往 CT 检查曾提示肝 CT 值增高，应考虑到铁过载可能，进一步完善相关检查示性激素、甲状腺激素正常，血清转铁蛋白 156mg/dL，总铁结合力 48.3μmol/L，不饱和铁结合力 5.4μmol/L，血清铁 42.9mmol/L，血清铁蛋白＞2 000ng/mL，当地医院肝及心脏 MRI 检查提示：肝脏铁沉积，心脏致密化不全，临床诊断血色病明确。

血色病是指铁代谢紊乱引起体内铁负荷过多所致的疾病，过多的铁沉积在肝、胰、心、皮肤等组织引起不同程度脏器实质细胞破坏发生广泛纤维化，脏器功能损害。可出现虚弱、皮肤色素沉着、关节痛、肝大或硬化、糖尿病、性功能异常、心律失常、心衰等多种临床表现。铁过量和肝功能受损是诊断的基本标准，CT 检查提示的"白肝"及 MRI 检查提示的"黑肝"可发现中至重度的铁过量，基因检测及肝活检可确诊。

本例患者存在铁过载、心脏扩大、肝大、皮肤色素沉着（图 35-1，彩图见文末彩插）、糖尿病、性欲减退、超声检查提示肝实质增强、腹部 CT 提示肝 CT 值增高，当地医院行肝及心脏 MRI 检查提示肝脏铁沉积，心脏致密化不全。虽没有行肝活检确诊，但肝脏 CT（图 35-2）及 MRI（图 35-3）检查分别提示"白肝"及"黑肝"，特异性较强，可临床诊断血色病。该患者应用去铁胺治疗 3 周，患者血清铁下降，心慌气短症状改善出院。

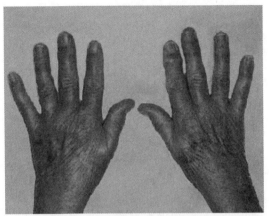

图 35-1　患者皮肤呈现古铜色

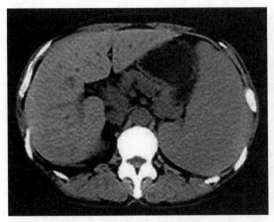

图 35-2　肝脏 CT 提示"白肝"

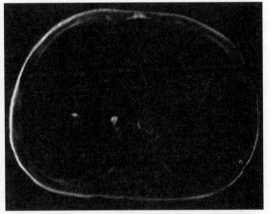

图 35-3　肝脏 MRI 呈现"黑肝"

【讨论】

血色病又叫遗传性血色病，属于常见的慢性铁负荷过多疾病，是常染色体隐性遗传疾病，经过检测人类白细胞抗原（human leukocyte antigen, HLA）类型，并经统计学处理证明本病的发生与第 6 号染色体上短臂 HLA Ⅰ类复合物紧密相关；由于肠道铁吸收的不适当增加，导致过多的铁储存于肝、心脏和胰腺等实质性细胞中，导致组织器官退行性变和弥漫性纤维化、代谢和功能失常。主要临床特点为皮肤色素沉着、肝硬化、继发性糖尿病。

随着时间延长和铁的积累，血色病患者逐渐出现症状并渐加重。血色病早期通常无症状或者初始症状无特异性，包括虚弱无力、关节痛、昏睡、慢性疲劳、体重减轻、腹痛、皮肤颜色改变、缺乏性欲等。晚期本病最主要的三大临床表现是皮肤色素沉着、继发性糖尿病、肝硬化。

当出现典型症状，诊断应无困难，但不应当等待以致出现器官损伤的证据（如关节炎、糖尿病或肝硬化等）才做出诊断。这些并发症是难以逆转的，及早做出诊断对于预防严重的并发症，尤其是预防肝癌的发生是很重要的。目前尚无最有效的方法及早做出诊断。在无继发感染和并发肝癌的病例中,最简单和实用的筛选试验是血清铁、血清铁蛋白、总铁结合力和转铁蛋白饱和度测定。其中,转铁蛋白饱和度,指血清铁与转铁蛋白结合能力的比值,即血清铁除以总铁结合力的百分比。血清铁大于 $32\mu mol/L$ ($180\mu g/dL$),转铁蛋白饱和度达 60% 或更高,或者有逐渐增高的趋势,若能排除其他原因,则为血色病纯合子的可能性极大。血清铁蛋白也是一个有用的筛选试验。对疑似患者进行去铁胺试验:去铁胺为铁螯合剂,肌内注射去铁胺 10mg/kg 后,正常人 24h 尿铁排泄量一般不超过 2mg,而患者通常大于 10mg。这一试验有助于间接窥视体内实质细胞中铁的含量,也有助于临床诊断。基因检测及肝活检是目前确诊血色病的方法。

治疗血色病的原则为减轻铁负荷,包括放血疗法及应用去铁胺等药物,同时给予并发症的对症支持治疗。

【专家点评】

血色病在欧洲的发病率较高,在国内发病率相对较低,同时由于缺乏对该病的认识,导致相当一部分患者被当作心衰、肝硬化、糖尿病等疾病对症处理,而没能对铁过载的基础病因进行干预,从而不能很好地改善病情或减缓病情进展。作为急诊科医生,不能只见树木,不见森林,较之专科医生,更加应该将患者作为整体看待,将多个器官、系统综合起来分析病情,挖掘本源的病因,从而提高诊断的准确率,为患者的救治争取时间。

(编者:王字　点评专家:朱海燕)

病例 36　腹痛、咳嗽的蹊跷关系
——如影随形

>>>>>>>>>>>>>>>>>>>>>>>>>>>>>>>>

【病历摘要】

患者，男性，51岁，以"持续上腹痛半天"于2013年9月18日22：00就诊于急诊内科。既往史：10年前曾有腹腔镜胆囊切除术。入院查体：体温36.3℃，血压130/80mmHg，心率60次/min，呼吸频率16次/min。两肺呼吸音清，未闻及干湿啰音，心脏查体未见异常。腹平软，剑突下轻压痛，无肌紧张及反跳痛，麦氏点无压痛，肝肾区无叩痛。辅助检查：血常规，WBC 8.9×10⁹/L，NE% 63.3%，HGB 151g/L，PLT 152×10⁹/L。心电图大致正常。拟诊"急性胃炎"，给予山莨菪碱解痉、泮托拉唑抑酸等对症处理后病情好转离院。

次日（9月19日，消化科）患者仍感上腹不适，并有恶心、呕吐，转诊我院消化科。消化科查体：体温37.8℃，心肺查体仍未见异常。右上腹轻压痛，无肌紧张及反跳痛，麦氏点无压痛，肝肾区无叩痛，其他系统查体未见异常。复查血常规 WBC 12.9×10⁹/L，NE% 84.6%；血淀粉酶63U/L，尿淀粉酶249U/L；心肌酶谱未见异常。B超：胆囊切除术后，肝囊肿，肠胀气。排除急性胆囊炎、急性胰腺炎后仍然考虑"急性胃炎"，给予左氧氟沙星抗感染治疗。

第3天（9月20日，消化科），更为蹊跷的是患者出现剧烈咳嗽、咳痰，无呼吸困难；体温攀升至39.2℃。查体：右下肺呼吸音减低，右上腹压痛，无反跳痛、肌紧张，其他系统查体仍然未见异常。生化：ALT 62.1U/L，AST 42.4U/L，GGT 96.6U/L，TBIL 17.2μmol/L。白细胞总数仍然很高。胸部正侧位X线检查提示两肺纹理增粗、肠胀气（图36-1）。考虑"急性

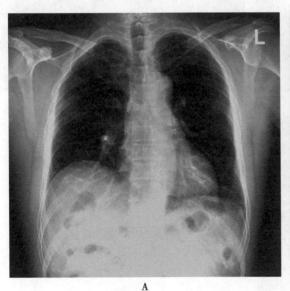
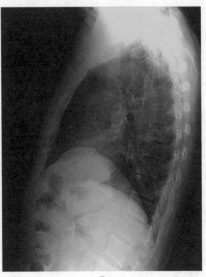

A　　　　　　　　　　B

图 36-1　胸部X线

胸部X线检查提示两肺纹理增重粗，肠胀气。A.正位片；B.侧位片。

“支气管炎”，继续给予左氧氟沙星抗感染，并加用止咳、祛痰药物治疗后患者返家。

第4天（9月21日，急诊内科），患者仍剧烈咳嗽，持续高热，再次返回急诊内科就诊。此时患者已不再主诉腹痛，当班医生停用左氧氟沙星，换用头孢美唑抗感染治疗3d后，患者仍然高热。

【分析】

患者剧烈咳嗽、咳痰，发热，两肺小片状影，胸腔积液，笼统地按照呼吸道感染抗感染治疗反应差，提示我们可能是致病原问题，可能是抗感染药物选择的问题，也可能根本不是感染，我们诊治方向有误？与咳嗽相关的上腹部隐痛始终存在，究竟要告诉我们什么？是呼吸道感染合并下胸膜痛，还是腹腔内器官有病变？查体先有剑突下压痛，后为右上腹压痛，但是无腹肌紧张及反跳痛，提示病变累及到此处，是胸膜炎，还是原发病变脏器？这一系列问题浮于纸面。诊断再次由腹痛待查转为咳嗽待查，此时似乎定为发热待查更为合适，孰为因，孰为果？需要搞清原发病变与继发病变的关系抑或是呼吸道疾病和腹腔疾病共存。

我们为患者先后预约了胸部CT及上腹部增强CT，同时继续给予头孢美唑抗感染治疗。胸部CT结果显示右侧少量胸腔积液，肝囊肿，右侧间位结肠，未提示明确的肺内感染。此时头孢美唑已治疗6d，并且请普外科医师会诊，查体发现右上腹相当于墨菲征的位点压痛阳性，无反跳痛及肌紧张表现，肝肾区无叩痛。9月26日行上腹部增强CT提示高位阑尾，阑尾周围脓肿，肝囊肿，右侧间位结肠，胆囊切除术后（图36-2）。腹部B超测量脓肿大小8.9cm×5.0cm。

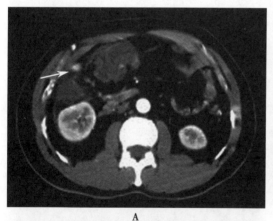

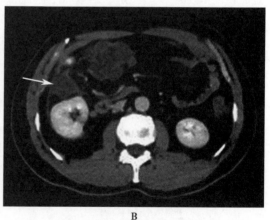

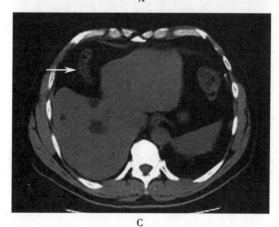

图36-2　腹部增强CT
腹部增强CT提示盲肠、阑尾高位。A.阑尾粪石（箭头所示）；B.阑尾周围脓肿（箭头所示）；C.右侧间位结肠（箭头所示）。

治疗及转归：明确诊断后，给予亚胺培南/西司他丁联合奥硝唑抗感染治疗1周，患者体温降至正常范围，肝功能、白细胞、中性粒细胞分类逐渐回落至正常范围。随访：10月10日复查腹部CT脓肿缩小至6.0cm×3.5cm，11月10日B超下脓肿逐渐缩小至2.5cm×1.1cm。

本例诊断的难点在于随着患者病情的变化，主诉的转变，多科室的就诊，多医生的接诊，忽略了首发症状。其实，咳嗽是高位阑尾周围脓肿的"影子"症状。所谓"影子"症状，取自"如影随形"这一意思，往往由于原发病变脏器隐匿，继发症状较原发病变表现更剧烈。我们知道原发的呼吸道感染肺炎或胸膜炎往往合并存在腹痛的症状，而原发膈下脓肿往往也可继发胸膜炎，或者根本就是两种原发情况共同存在。本例患者的特殊性在于胆囊已切除，使得我们更容易相信原发症状是呼吸道感染，忽略了异位阑尾这一少见情况。当然首发症状往往对诊断更有价值。最初胸部X线检查可见右侧膈肌明显抬高，具有一定提示意义，但间位结肠起到了混淆视线的作用，很容易让人想当然地认为这是一个生理变异。因此对于任何蛛丝马迹的临床线索不能轻易放过，而不要想当然地认为是生理性的。

本病的诊断主要依赖腹部增强CT。B超检查在阑尾脓肿形成后有意义，对于早期的病灶容易被忽略。

【讨论】

异位阑尾的发生常常发生于胚胎形成时期，由于阑尾来源的盲肠始基在发生过程中旋转不良、不旋转、反向旋转或升结肠固定不全以后造成出生后阑尾的异位。并且，阑尾由于其长度不等，阑尾系膜宽窄不同，其尖端指向亦无规律可循。因此，由于先天或后天的因素造成阑尾的异位后，当异位阑尾出现炎性病变时，很容易误诊、漏诊。临床上常见3种类型。①低位阑尾炎：阑尾异位在髂嵴线以下，容易误诊为盆腔疾病，直肠指检可以提供线索。②高位阑尾炎：阑尾异位在肝下常误诊为多种疾病，比如急性胆囊炎、急性胃炎、急性心肌梗死、急性胰腺炎、化脓性胆管炎、肺炎、胸膜炎。③左下、左侧急性阑尾炎：由于先天性腹腔内脏异位，盲肠可位于左下腹部；后天性游离盲肠，也可移动并粘连固定于左下腹，阑尾也随之固定在左髂窝内。左侧急性阑尾炎极少见，有时甚至合并其他内脏转位。

针对本例病例，我们有如下教训。

（1）缺乏对异位阑尾的认识：异位阑尾在临床上比较少见，由于异位的部位不同，临床表现多样化，容易误诊漏诊。此时，原发病变往往比较隐匿、诡异；而继发症状表现剧烈、明显时，往往具有欺骗性、误导性。

（2）重视首发症状，理清"痛"和"热"的关系：对于急性腹痛、咳嗽、发热等多种症状并存时，理清原发病变和继发症状的关系。

（3）要有清晰的临床思维，有"不追随"的思想：详细询问病史，既不能完全被患者所提供的病史所迷惑，更不能被辅助检查的阴性结果所左右，而失去自己的思考。患者主诉的转变，早期超声的否定，容易误导我们诊断为肺部感染、胸膜炎。要避免一叶障目，须对疾病的全貌全面掌握。综合患者的所有临床表现，具体问题具体分析。并且在急诊工作当中，不要盲从其他人的诊断。

（4）急诊临床工作中，思路要广：既要熟练掌握典型病例的诊治，更要关注不典型病例的出现。既要熟悉本专业的急症，也要考虑其他专业的急症。

【专家点评】

本病例是一个肝下异位、同时位于结肠后的阑尾炎并阑尾周围脓肿，这是异位阑尾中比较隐蔽的一种类型。该患者腹痛症状不典型,又出现剧烈的咳嗽,转移了医生的注意力。其实还是能找到其他的膈肌刺激征象,包括胸部 X 线检查提示右膈抬高、右侧少量胸腔积液,这些症状起初都被忽略了。因此,临床上需重视原发病变症状与其"影子"症状的鉴别,尤其是常见病之不典型病例——当病变诡异,"影子"症状较原发病变更为突出时。

（编者:乔文颖　点评专家:曾红）

病例 37　发热伴呼吸困难
——不同寻常的肺炎

>>

【病历摘要】

患者,女性,58 岁。主因"发热伴畏寒、寒战 1d"于 2014 年 1 月 8 日来诊。

患者 1d 前无明显诱因出现发热,伴畏寒、寒战,自测体温 40℃,无咳嗽、咳痰,无胸闷、胸痛,无恶心、呕吐,无腹痛、腹泻,无肌肉疼痛及关节疼痛,无口干、眼干,无尿频、尿急、尿痛,当时就诊于我院发热门诊,查血常规示 WBC $7.96×10^9$/L,HGB 69g/L,PLT $50×10^9$/L,NE% 82.3%。生化示 K^+ 3.2mmol/L,Na^+ 124mmol/L,Cl^- 94mmol/L,D- 二聚体 1 040ng/mL,给予赖氨匹林退热,患者仍有发热,偶有咳嗽、咳痰,痰黏、不易咳出,余性质同前,再次就诊于我院急诊。

既往史:甲状腺功能减退,贫血,糖耐量异常,否认高血压、冠心病史。否认肝炎、结核病史。否认手术外伤史。否认输血史。否认药物过敏史。

入院查体:体温 39.7℃,呼吸频率 20 次 /min,脉搏 110 次 /min,血压 110/60mmHg。神志清楚,结膜苍白,巩膜无黄染,两肺呼吸音粗,未闻及干湿啰音,心律齐,未闻及心脏杂音,腹膨隆,软,叩诊鼓音,移动性浊音阴性,肠鸣音 4 次 /min,双下肢无水肿,四肢肌力 V 级。

急诊给予抗感染、补钾、退热、补液支持治疗,并进一步完善了初步检查,结果回报:胸部 X 线检查提示两肺纹理增粗,左上肺多发硬结灶;甲状腺功能五项:T_4 6.49μg/dL,T_3 45.5ng/dL,TSH 0.663μIU/mL,FT_4 14.7pmol/L,FT_3 1.5pmol/L。

【分析】

患者为中老年女性,以发热伴畏寒、寒战入院,实验室检查回报中性粒细胞相对值增高,贫血,血小板减少,低钾,甲状腺功能减退,胸部 X 线检查提示两肺纹理增粗,左上肺多发硬结灶,感染性发热作为急诊的第一诊断似乎合情合理,但无法解释患者的贫血及血小板减少。接下来的病情发展引起了我们的深入思考。

经过抗感染、退热、补液支持治疗后,患者病情未见好转,且于发病第 3 天出现呼吸困难,意识障碍,血气分析示:pH 7.10,PO_2 95mmHg,PCO_2 83mmHg,BE –5.1mmol/L,给予气管插管接呼吸机辅助通气。患者神志逐渐转清,但很快进展为进行性肌力下降,胸腔积液、腹水,肝功能异常,白细胞减少,经抗感染治疗后肺实质病变亦无明显改善(图 37-1)。左侧肢体肌力最低至 II 级,右侧肢体肌力最低至 I 级。

又进一步完善免疫及肿瘤方面检查。免疫:免疫球蛋白 IgG 21.90g/L,IgA 4.91g/L,IgM 6.11g/L,均升高,补体 C_3 0.65g/L,C_4 0.11g/L,均降低;抗核抗体、抗 SSA 抗体阳性,抗 SmD1 抗体可疑阳性,抗心磷脂抗体阴性。肿瘤标志物正常。PCT 20.8ng/mL,ESR 120mm/h,CRP>160.0mg/L。尿常规:蛋白(++),葡萄糖(+++),红细胞 15～20/HP,白细胞 0～2/HP。完善腰椎穿刺并送脑脊液化验回报:白细胞 $71×10^6$/L,单个核细胞 85%,多个核细胞 15%,

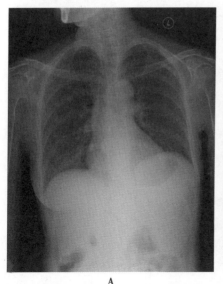
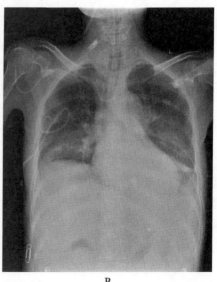

A   B

图 37-1　胸部 X 线

来诊当天胸部 X 线检查（A）及发病第 16 天的（B）对比，提示经治疗后肺实质病变无改善。

蛋白定性试验阳性，葡萄糖 2.3mmol/L，氯化物 125mmol/L，蛋白 1.10g/L。头颅 MRI：右侧放射冠点状脱髓鞘。胸椎 MRI：仅见双侧胸腔积液、腹水、脾大。

　　详细追问病史，患者 40 年前发现"轻度贫血"，具体数值不详，平素易疲乏，面色及指端苍白，约半年前体检血红蛋白较前下降（具体不详），血小板约"110×10⁹/L"，同时发现"乙二胺四乙酸（EDTA）促凝"血液，普通真空采血管测血小板值明显低于正常值；3 年前出现面部肿胀，诊断"甲状腺功能减退"，近期口服左甲状腺素钠片每天 75μg，平素不规律监测甲状腺功能；3 年前发现糖耐量异常，饮食控制；3 年前体检发现脾大，1 年前复查见肝功能异常，脾大、左肾囊肿，上腹部腹主动脉旁可见多发肿大淋巴结。20 年前腰背疼痛不能翻身，当地医院诊断胸椎骨质增生，给予康复理疗后腹部及双侧肩胛下区出现大片皮肤发黑、表皮变硬，遗留多年，逐渐消退。

　　至此总结该病例特点：患者为中老年女性，急性病程，以发热起病，有多系统受累及多种自身抗体阳性。主要表现为：①肝，转氨酶升高；②多浆膜腔积液；③血液系统，贫血，血小板减少，白细胞减低（亦不除外药物因素所致），脾大；④神经系统，以中枢神经受累为主，主要表现为呼吸肌无力、下肢肌力减退、大便无力；⑤肺部，咳嗽咳痰，胸腔积液，经抗感染治疗后肺实质病变无明显改善；⑥内分泌系统，甲状腺功能减退；⑦肾脏，尿蛋白阳性；⑧免疫学检查，高滴度抗核抗体，抗 Sm 抗体可疑阳性，抗 SSA 抗体阳性；⑨补体下降。考虑诊断：系统性红斑狼疮，狼疮脊髓炎，狼疮肺炎，狼疮肾炎。

　　系统性红斑狼疮（SLE）是一种多发于青年女性的累及多脏器的自身免疫性炎症性结缔组织病，早期、轻型和不典型的病例日见增多。

　　本病累及男女之比为 1:（7～9），发病年龄以 20～40 岁为多，幼儿或老人也可发病。其临床表现包括：疲乏无力、发热和体重下降等全身症状。同时有多系统受累表现：①皮肤和黏膜，表现多种多样，大体可分为特异性和非特异性两类。特异性皮损有蝶形红斑、亚急性皮肤红斑狼疮、盘状红斑和新生儿红斑狼疮。非特异性皮损有光过敏、脱发、口腔溃疡、皮肤血管炎、雷诺现象、荨麻疹样皮疹，少见的还有狼疮性脂膜炎或深部狼疮及大疱性系统性红斑狼疮。②浆膜炎，半数以上患者在急性发作期出现多发性浆膜炎，包括双侧中小量胸腔积液、中小量心包积液。③骨骼肌肉，表现有关节痛、关节炎、关节畸形（10% X 线有骨质破坏）及肌痛、肌无力。④心脏受累，可有心包炎（4% 的患者有心包压塞征象），心肌炎主要表现为充血性心力衰竭，心瓣膜病变（Libman-Sacks 心内膜炎）。冠状动脉炎少见，主要表现为胸痛、心电图异常和心肌酶升高。⑤呼吸系统受累，胸膜炎、胸腔积液（20%～30%），肺减缩综合征（shrinking lung syndrome, SLS）主要表现为憋气感和膈肌功能障碍；肺间质病变见于 10%～20% 的患者，其中 1%～4% 表现为急性狼疮肺炎；肺栓塞（5%～10%，通常抗心磷脂抗体阳性），肺出血和肺动脉高压（1%）均可发生。⑥肾，临床表现为肾炎或肾病综合征。肾炎时尿内出现红细胞、白细胞、管型和蛋白尿。肾功能测定早期正常，逐渐进展，后期可出现尿毒症。肾病综合征的实验室表现有全身水肿，伴程度不等的腹腔、胸腔和心包积液，大量蛋白尿，血清白蛋白降低，白球蛋白比例倒置和高脂血症。⑦神经系统受累，可有抽搐，精神异常，器质性脑综合征包括器质性遗忘 / 认知功能不良、痴呆和意识改变，其他可有无菌性脑膜炎、脑血管意外、横贯性脊髓炎和狼疮样硬化以及外周神经病变。⑧血液系统，受累可有贫血、白细胞计数减少、血小板减少、淋巴结肿大和脾大。⑨消化系统，受累可有食欲减退、恶心、呕吐、腹泻、腹水、肝大、肝功能异常及胰腺炎。少见的有肠系膜血管炎，Budd-Chiari 综合征和蛋白丢失性肠病。⑩其他，可以合并甲状腺功能亢进或减退、干燥综合征等疾病。

美国风湿病学会 1997 年制定的 SLE 诊断分类标准包括：①颊部红斑；②盘状红斑；③光过敏；④口腔溃疡；⑤关节炎；⑥浆膜炎；⑦肾脏病变；⑧神经病变；⑨血液学疾病；⑩免疫学异常；⑪抗核抗体阳性。在上述 11 项中，如果有≥4 项阳性即可诊断 SLE。

此患者符合上述诊断标准中的 6 条：①多浆膜腔积液；②血液学疾病；③神经病变；④肾脏病变；⑤免疫学异常，抗 SSA 抗体阳性，抗 Sm 抗体可疑阳性；⑥抗核抗体阳性。故可明确诊断 SLE。

明确诊断后，给予甲泼尼龙 500mg/d 冲击治疗，连续 5d，给予地塞米松 10mg 鞘内注射一次，加用免疫抑制剂羟氯喹和环磷酰胺，并继续抗感染和对症支持治疗。此后患者一般情况逐渐改善，于 2014 年 1 月 26 日脱机拔管，于 2014 年 2 月 20 日出院，双下肢肌力已恢复至Ⅳ级。

【讨论】

SLE 虽然是以 20～40 岁的青年女性最多见，但幼儿或老年人也可发病，且临床表现多样，错综复杂，可有急性起病表现，临床上易误诊和漏诊。该患者的就诊症状为急性起病的发热、呼吸困难，首次血常规、胸部 X 线等检查，提示感染性发热。但经抗感染、对症治疗后，病情不但无缓解，反而出现加重，并陆续出现多系统受累表现，使得我们进一步考虑全身性疾病。

通过对该患者的诊治过程，使我们充分认识了 SLE 和急性狼疮性肺炎。急性狼疮性肺炎是 SLE 引起肺的非感染性急性炎症改变。临床起病急、预后差，表现为发热、干咳、呼吸困难、胸痛，甚至出现咯血、两肺底可闻及湿啰音。辅助检查血气分析提示低氧血症，肺功能提示严重限制性通气功能障碍和弥散功能降低，胸部 X 线或 CT 可见两肺弥漫性斑片状阴影。抗生素治疗无效，糖皮质激素、免疫抑制剂可使病情缓解。但临床实践中狼疮性肺炎很难明确诊断，须经痰培养、支气管肺泡灌洗液涂片培养及经支气管肺活检除外细菌感染才能确诊。但是由于 SLE 患者免疫力低下合并感染的可能性较大,故临床上多采用抗生素、糖皮质激素联合用药。

【专家点评】

SLE 是一种累及多脏器的自身免疫性的炎症性结缔组织病,临床表现多样,错综复杂,特别是以某一系统急性起病时,给我们的临床诊断带来困扰。就本例患者来讲,详细地询问病史、查体以及密切观察分析病情变化至关重要,并应及时调整诊断思路和治疗方案,使患者得到及时的救治。

（编者：刘妍　点评专家：赵斌 ）

病例 38　头痛、视物模糊、抽搐

——"抽"到为止

【病历摘要】

患者,女性,21 岁,主因"头痛伴视物模糊 2d,抽搐 2h"于 2014 年 1 月 26 日 11:59 分来诊。

患者 2d 来出现头痛,为双侧额颞部持续性疼痛,伴乏力,无发热,无咽痛,自行服用酚麻美敏,效果不佳,之后感双眼视物模糊,无视物成双,伴恶心,呕吐 2 次,为非喷射性,呕吐物为胃内容物,就诊于首都医科大学附属北京同仁医院眼科,未见异常,未予处理。今日上午再次就诊于我院眼科,检查(包括散瞳和眼底荧光造影)亦未见异常,由于患者有糖尿病,建议至内分泌科就诊。2h 前在就诊期间开始出现面部抽搐,双眼向左凝视,头部偏左,意识清楚,无大小便失禁,无舌咬伤,每次持续约 1min 缓解,共发作 7～8 次,转来急诊,查头颅 CT 提示双侧基底节区钙化,第四脑室稍宽(图 38-1),收入抢救室。

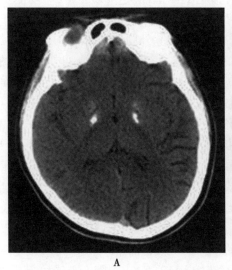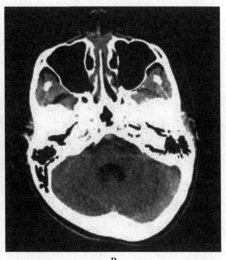

图 38-1　急诊头颅 CT
A. 可见双侧基底节区钙化;B. 可见第四脑室稍宽。

既往史:1 型糖尿病,规律胰岛素治疗,无高血压和冠心病,无药物过敏史。

查体:血压 121/78mmHg,心率 119 次 /min,呼吸频率 23 次 /min,体温 37.3℃。神志清楚,精神差,查体配合差,伸舌不偏,双侧瞳孔等大等圆,直径 6mm(眼科散瞳所致),颈软。两肺呼吸音清,未闻及干湿啰音,律齐,各瓣膜听诊区无杂音,腹软,无压痛,双下肢无水肿。四肢肌力Ⅴ级,肌张力正常,双侧巴宾斯基征阴性。

入急诊抢救室后,患者仍有抽搐发作,予以地西泮 5mg 静脉推注后,患者抽搐停止。

完善快速血糖、动脉血气分析、全血细胞分析、生化、凝血全项、尿液分析等检查。结果回报如下：快速血糖 11.9mmol/L。动脉血气分析（吸氧 3L/min）：pH 7.29，PCO$_2$ 21mmHg，PO$_2$ 132mmHg，LAC>15mmol/L，HCO$_3^-$ 10.1mmol/L，SB 14mmol/L，SaO$_2$ 99%；心肌标志物正常。血常规：WBC 15.29×10^9/L，HGB 154g/L，PLT 335×10^9/L，NE% 60.4%；CRP 6mg/L；凝血分析和 D- 二聚体正常。生化：ALT 20U/L，AST 17U/L，LDH 301U/L，CK 180U/L，CRE 37μmol/L，GLU 10.68mmol/L，TBIL 41.5μmol/L，DBIL 10.4μmol/L，Ca^{2+} 2.5mmol/L，K$^+$ 4.04mmol/L，Na$^+$ 148.9mmol/L；血氨 115μmol/L。尿液分析：酮体（±）胸部 X 线检查未见异常；心电图为窦性心动过速，心率 105 次 /min。

由于患者血气提示乳酸酸中毒，快速给予补液 1 000mL，监测血糖变化；给予头孢哌酮 / 舒巴坦防治感染。3h 后复查血气分析：pH 7.38，LAC 1.8mmol/L，HCO$_3^-$ 17.2mmol/L，SB 19.5mmol/L，较前明显好转。

【分析】

患者为青年女性，主因头痛、视物模糊、抽搐入院，既往有糖尿病，入院后予以 5mg 地西泮后抽搐停止，辅助检查头颅 CT 提示双侧基底节钙化，第四脑室稍宽，血气提示高乳酸血症。抽搐的常见原因有：①原发性神经系统疾病，包括特发性癫痫、中枢神经系统感染、中枢神经系统占位、急性脑血管病或血管畸形引起的颅内出血或者脑梗死、中枢神经系统创伤等。②系统性疾病，包括糖尿病急症如低血糖、酮症酸中毒、高渗高血糖状态，严重电解质紊乱如甲状旁腺功能减退引起的低钙、低钠，尿毒症，肝性脑病，药物中毒等。③癔症。

患者无创伤病史，头颅 CT 未见颅内出血，血糖酮体正常，电解质正常，肾功能正常，无服药病史，患者病程中以头痛、视物模糊为突出表现，合并高乳酸血症，所以考虑患者可能为原发中枢神经系统疾病所致，但患者血氨升高，亦不能除外肝性脑病。

第 2 天患者仍诉头痛，出现发热，体温 38.5℃，复查血氨已恢复正常，进行脑电图监测。夜间患者头痛加重，体温升高达 39.2℃，恶心，呕吐，复查头颅 CT 较前无变化，查腹部 B 超提示胆囊结石，腹部肠管胀气，对症止痛、止吐的同时，不能除外中枢神经系统感染，换用美罗培南抗感染治疗，进一步行头颅 MRI、腰穿检查。

第 3 天头颅 MRI 检查可见右侧顶、枕、颞叶脑回稍肿胀，脑沟变浅，呈现大片状异常信号改变，T$_1$ 信号略低，T$_2$ 信号稍高，DWI 呈高信号，增强扫描可见相应区域硬脑膜强化；提示右侧顶、枕、颞叶大片状异常信号影，考虑缺血、感染或水肿可能（图 38-2）。脑电图监测回报为异常脑电图，右后颞区可见尖波活动，持续约 10s 后全导可见慢波及尖慢复合波活动，持续 70~110s 后恢复背景活动；4h 监测到 20 次亚临床发作，每次持续 80~120s。

第 4 天行腰椎穿刺检查，脑脊液清亮透明，压力 95mmH$_2$O（穿刺前给予甘露醇 250mL）。脑脊液常规：蛋白定性试验（-），总细胞 35×10^6/L，白细胞 8×10^6/L，未见单个核和多个核细胞。生化：蛋白 0.51g/L，葡萄糖 5.58mmol/L，氯化物 125.2mmol/L；墨汁染色（-）；普通细菌涂片（-）；风疹病毒、巨细胞病毒、单纯疱疹病毒、EB 病毒 IgM 抗体均（-）。

其他的辅助检查回报：肿瘤标志物 NSE 22.7ng/mL，余正常。甲状腺功能：TSH 0.041μIU/mL。全段甲状旁腺激素：28.10pg/mL；乙型肝炎病毒、丙型肝炎病毒、人类免疫缺陷病毒、梅毒螺旋体检测均为阴性。Coombs 试验（-）；血培养（-）；糖化血红蛋白 8.9%。

至此，患者病例特点可总结为：青年女性，急性起病；头痛，视物不清，抽搐，有发热；血中乳酸升高；既往有糖尿病病史；头颅 CT 提示基底节钙化、第四脑室略宽；头颅 MRI 提示右侧顶、枕、颞叶大片状异常信号影；异常脑电图——右侧持续慢波放电；脑脊液压力不高，

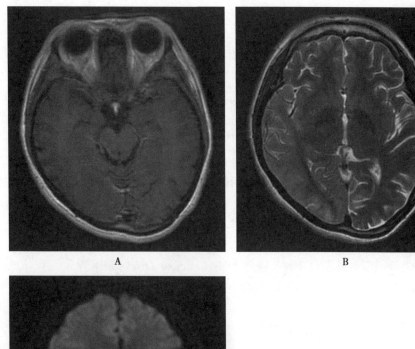

A   B

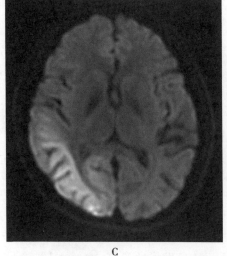

C

图 38-2 头颅 MRI
头颅 MRI 检查示右侧顶、枕、颞叶脑回
稍肿胀，脑沟变浅，呈现大片状异常信
号改变，无明显占位效应。A. T_1 信号略
低；B. T_2 信号稍高；C. DWI 呈高信号。

蛋白稍高，白细胞正常。

进一步分析患者抽搐的原因：

首先，不是中枢神经系统感染性疾病。患者青年女性，头痛、视物不清、恶心呕吐、抽搐、发热，应首先考虑到感染性疾病，但是患者无颈强直，脑脊液亦无感染征象。患者头颅 MRI 可见右侧颞、顶、枕叶大片异常信号影，这亦与单纯疱疹病毒性脑炎和流行性乙型脑炎的典型影像学表现不符。单纯疱疹病毒性脑炎头颅 CT 表现为一侧或两侧颞叶和额叶低密度灶，若在低密度灶中存在高密度灶，提示出血，更有特异性；头颅 MRI 表现为颞叶内侧、额叶眶面、岛叶皮质和扣带回出现局灶性水肿，T_2 相为高信号，FLAIR 相更明显。流行性乙型脑炎头颅 MRI 病变可累及丘脑、中脑、大脑皮质、小脑、基底节、脊髓，其中以双侧丘脑对称性受累为特征性表现。

其次，不是血管性疾病。患者右侧顶、枕、颞叶可见大片状异常信号影，T_1 信号略低，T_2 信号稍高，DWI 呈高信号，患者既往有糖尿病病史，应该想到脑梗死的可能，但是患者年纪小，病变受累区域与血管分布不一致、无明显占位效应，呈不典型脑梗死改变。此外，患者年轻应考虑到是否存在某种血管畸形的可能。

　　进一步查体和追问病史发现患者为 21 岁女孩，身高只有 145cm，体重 35kg；2 个月大时父亲因"胰腺炎"去世，母亲患有糖尿病和白内障；初中毕业，不上班；6 年前诊断为 1 型糖尿病，使用胰岛素控制血糖，同时出现听力下降。于是想到了能引起抽搐的一类少见的累及中枢神经系统的疾病——线粒体脑病，并调整了治疗，给予氢化可的松 200mg 1 次 /d，加用抗癫痫药物，左乙拉西坦 0.5g 2 次 /d 口服，继续甘露醇脱水。查头颅 MRA、双侧颈动脉超声、经颅多普勒和脑循环动力学检测除外了脑血管畸形。

　　随后患者症状逐渐缓解，在我院急诊留观 9d 后转至外院继续治疗。外院查肌肉活检和肌电图未见异常，送检基因检测回报线粒体 DNA（mitochondrial DNA，mtDNA）A3243G（＋）。最终诊断为线粒体脑肌病伴高乳酸血症和卒中样发作（mitochondrial encephalomyopathy with lactic acidosis and stroke-like episode，MELAS）。

【讨论】

　　线粒体肌病是一组有线粒体 DNA 或核 DNA（nuclear DNA）缺陷导致线粒体结构和功能障碍、三磷酸腺苷（adenosine triphosphate，ATP）合成不足所致的多系统肌病。骨骼肌和脑由于线粒体含量丰富，能量需求高，故最容易受累。共同特征为轻度活动后感到极度疲乏无力，休息后好转。如以侵犯骨骼肌为主，则为线粒体肌病；如同时累及中枢神经系统，则为线粒体脑肌病。其发病机制为 mtDNA 发生突变（点突变或片段缺失），无法编码线粒体在氧化代谢过程中必需的酶或载体，糖原和脂肪酸（原料）不能进入线粒体或不能被充分利用，导致 ATP 产生不足，细胞功能减退，产生氧化应激诱导细胞凋亡。

　　线粒体脑肌病临床综合征多种多样，除 MELAS 外，常见的还有肌阵挛性癫痫伴破碎红纤维综合征、慢性进行性眼外肌麻痹、Kearns-Sayre 综合征、线粒体神经胃肠型脑肌病。国外报道的 A3243G 突变大部分为母系遗传，散发的很少，国内的研究显示 MELAS 综合征 A3243G 突变的发生似以散发居多。

　　该病常于 40 岁以前发病，儿童和青少年时期最多见。表现为近端肢体无力伴轻度肌萎缩；以卒中样发作为特点，可出现偏瘫、偏盲或皮质盲；同时伴有发育异常，如身材矮小、智力减退、神经性耳聋等；局限性或全面性癫痫样发作，发作性头痛、呕吐、精神症状或意识障碍；血糖升高，血清乳酸堆积，脑脊液乳酸水平增高，但蛋白含量正常。

　　头颅 CT 可见基底节钙化，脑室扩大，脑萎缩，脑软化灶。头颅 MRI 表现为大脑半球皮质层状异常信号，脑白质受累较轻；病灶表现为 T_1 相低信号，T_2 相为高信号，FLAIR 序列为高信号，病变发作期序列可出现 DWI 高信号；病灶以颞、顶、枕叶多见，不呈血管性分布，双侧病变可对称或不对称，多次检查可发现病变区呈游走、多变的特点；增强扫描，无强化或轻度强化；一般无占位效应。

　　骨骼肌病理：光镜下发现破碎红纤维，是由于大量变性线粒体聚集造成；电镜下可见异常线粒体和线粒体包涵体。中枢神经系统病理以出现灶状坏死性病变为特征，表现为脑组织内的多发软化灶；铁质沉积，以基底节，尤其是苍白球易发生此改变，其次为丘脑、齿状核和间脑，表现为基底节钙化。

　　乳酸、丙酮酸最小运动量试验约 80% 的患者阳性，即运动后 10min 血乳酸和丙酮酸仍不能恢复正常，线粒体呼吸链复合酶活性降低，约 30% 的患者血清 CK 和 LDH 升高；肌电图检查 60% 为肌源性损害，少数为神经源性损害或两者兼之；线粒体 DNA 分析对诊断有决定性意义。

结合患者的家族史，典型临床表现，血乳酸、丙酮酸最小运动量试验阳性，肌肉活检发现大量异常线粒体，线粒体生化检测异常，基因检测发现 mtDNA 致病性突变，可以诊断MELAS。

　　该病无特效治疗，主要是对症治疗。在饮食上，可给予高蛋白、高碳水化合物、低脂饮食。药物治疗上，可给予补充 ATP 和辅酶 A；辅酶 Q10 和大量维生素 B 可使血乳酸和丙酮酸降低；左卡尼汀可促进脂类代谢、改善能量代谢；若血清肌酶谱明显升高可选择糖皮质激素；对癫痫发作、颅压升高和糖尿病等进行对症治疗。最根本的治疗有待于正在研究的基因治疗。该病发病年龄越早，临床症状越多，预后越差。

【专家点评】

　　抽搐是临床常见症状，我们常常想到的是原发癫痫、脑炎、脑梗死、脑出血、脑外伤这些常见病，但是这次我们找到了一个罕见的原因——MELAS。在临床工作中，随着知识的积累，需要不断扩大我们脑海中的疾病谱。该患者 MELAS 的临床表现、影像学表现其实很典型，给我们提供了很好的范例，对于这个疾病只要曾经见过、听过、学习过，就再也不会忘记。

（编者：黄文凤　点评专家：朱继红）

病例 39　咳嗽伴进行性呼吸困难

——横看成岭侧成峰

【病历摘要】

患者，女性，68岁，主因"间断咳嗽5个月余，进行性活动后呼吸困难2个月余"于2013年11月22日来诊。

患者5个月余前无明显诱因出现咽部不适伴咳嗽，无发热、咳痰，无脱发、关节肿痛、光过敏、口腔溃疡、雷诺现象等，平路常速步行2～3km感憋气。就诊于外院查胸部CT提示两肺胸膜下散在多发磨玻璃影及索条影，相邻支气管牵拉扩张，周边可见淡片状高密度，以双下肺为著，考虑两肺间质性病变（图39-1）。给予乙酰半胱氨酸0.6g 3次/d口服，自觉咳嗽症状稍缓解。2个月余来，患者自觉活动后喘憋较前明显，偶有夜间喘憋加重，活动耐量较前下降，并呈进行性发展，平路常速步行逐渐减至数十米，不伴发热、双下肢水肿。1周前再次就诊于外院，复查胸部CT较前无明显改变，血气分析（未吸氧）示pH 7.414，PO_2 87.1mmHg，PCO_2 38.5mmHg，现为进一步诊疗入院。自发病以来，精神、饮食可，睡眠欠佳，大小便较前无改变，近3年体重下降10kg。

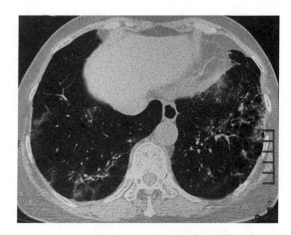

图39-1　患者胸部CT提示两肺间质性病变

既往史：3年前体检曾发现肺部"片状影"及"索条影"（未见报告单），未予重视，后于春秋季节多发"感冒"，未予系统诊治。过敏性鼻炎数年，对冷空气过敏。腰椎间盘突出5年。甲状旁腺囊肿3年。骨质疏松3年，目前口服阿仑膦酸钠70mg 1次/周治疗，否认食物、药物过敏史。

入院查体：体温36.5℃，脉搏90次/min，呼吸频率18次/min，血压152/90mmHg。皮肤黏膜无出血、皮疹。浅表淋巴结未及肿大。两肺呼吸音粗，双下肺可闻及velcro啰音，左肺为著。心率90次/min，律齐，无病理性杂音。腹部平软，无压痛，肝脾肋下未及，墨菲征（-）。双下肢不肿。

入院后初步检查结果回报：血常规，WBC 7.27×10^9/L，HGB 120g/L，NE% 71.8%，LY% 18.8%，LY 1.37×10^9/L，嗜碱性粒细胞绝对值 0.18×10^9/L，嗜酸性粒细胞绝对值 0.01×10^9/L。生化：ALT 26U/L，AST 31U/L，TBIL 11.6mmol/L，CRE 49μmol/L，BUN 2.82mmol/L，K^+ 3.3mmol/L，Na^+ 140.9mmol/L。血气分析（未吸氧）：pH 7.44，PCO_2 41mmHg，PO_2 79mmHg，HCO_3^- 27.8mmol/L，BE 3.6mmol/L，SaO_2 96%。D-二聚体、心肌标志物、NT-proBNP正常，

心电图和腹部超声未见异常。超声心动图：主动脉瓣钙化伴关闭不全（轻），左室舒张功能减低，LVEF 66%。肺功能：通气功能稍减退，可疑小气道功能障碍，残气/肺总量正常范围，弥散功能轻度减退，支气管扩张试验阴性。

【分析】

患者为老年女性，慢性病程，主要表现为咳嗽和活动后呼吸困难，无发热，胸部 CT 提示两肺间质性病变。为了明确患者呼吸困难的原因，入院后进一步完善了感染、免疫和肿瘤相关的检查。

结核分枝杆菌抗体阴性，结核菌素试验阴性，痰涂片找结核分枝杆菌阴性，痰涂片未见真菌孢子和菌丝，呼吸道常见病毒抗体检测阴性，支原体、衣原体、军团菌抗体阴性，痰真菌、细菌培养阴性。

血 T 淋巴细胞亚群检测：辅助性 T 细胞 55.49%，细胞毒性 T 细胞 14.91%，CD4$^+$/CD8$^+$ 3.72。CRP 2.2mg/L，ESR 2mm/h，PCT<0.05ng/mL，类风湿因子<20IU/mL，ASO 66IU/mL，抗环瓜氨酸肽抗体、抗核抗体、抗双链 DNA 抗体、抗 Ro-52 抗体、抗着丝点蛋白 B 抗体、抗核小体抗体、抗组蛋白抗体、抗核糖体 P 蛋白抗体、抗 RNP 抗体、抗 Sm 抗体、抗 SSA 抗体、抗 SSB 抗体、抗 Scl-70 抗体、抗 Jo-1 抗体、ANCA 均阴性。

血清骨胶素 CYFRA21-1：4.67ng/mL，其他肿瘤标志物正常。痰病理未见癌细胞。

常见变应原的血清抗体检测均阴性。

引起呼吸困难的常见原因有呼吸系统疾病、循环系统疾病、血液病、神经精神疾病、中毒等。结合病史资料，一一分析，该患者可排除心绞痛、肺栓塞、左心衰、哮喘、慢性阻塞性肺疾病、肺部肿瘤、肺部感染等疾病。再结合肺部 CT 检查，将诊断定位为间质性肺病范围。但是间质性肺病种类有很多，而且特别要除外很多继发性因素。

我们再追溯病史，发现患者家住平房，养花，其老伴养鸟，但患者自己不接触。又将希望寄托于肺部 CT 检查，CT 有什么特异性吗？正如古诗所云：随着对肺部间质性疾病的了解，横看成岭侧成峰，远近高低各不同，似乎像是非特异性间质性肺炎。但是究竟是什么呢？

总结患者病例特点：①老年女性，表现为慢性进行性加重的呼吸困难，无明确心肺病史，否认免疫性疾病史，无特殊用药史，无遗传病史，无吸烟史；②居住环境为平房，无明确宠物接触、染发、装修接触；③查体可及双下肺 velcro 啰音；④肺 CT 提示肺间质改变，但并无特征性表现，5 个月内无明显变化；⑤其他常规检查无特殊提示。最终在交代病情和获得患者同意下，于 2014 年 12 月 3 日行开胸肺活检，病理回报：（左肺舌叶、左肺下叶）病变呈斑片状分布，细支气管慢性炎症伴活动性改变，部分扩张有黏液栓塞，周围管壁及肺泡间隔纤维化，有淋巴细胞浸润，支气管腔、肺泡腔及间质可见松散的肉芽肿性结节，多核巨细胞内可见胆固醇结晶；胸膜增厚，肺小静脉内膜增厚；符合慢性过敏性肺炎。抗酸染色（-），弹力纤维染色（+），过碘酸希夫染色（periodic acid Schiff stain，PAS）（+），六胺银染色（-）。

至此患者诊断明确，在治疗上建议可脱离原生活环境，门诊随诊，复查胸部 CT，继续口服乙酰半胱氨酸。

【讨论】

过敏性肺炎（hypersensitivity pneumonitis，HP）是由于吸入各种抗原性有机物质所引起的一种间质性肺病，又称为外源性变应性肺泡炎（extrinsic allergic alveolitis，EAA），HP 不仅累及肺泡，还累及肺间质和气道，故亦可认为其是一种症状群。其变应原包括吸入的花粉、真菌孢子、发霉的干草或蔗渣尘、鸽子粪、寄生虫等。值得注意的是,HP 患者中吸烟的比例小。

目前认为 HP 的发病机制主要是Ⅲ型及Ⅳ型变态反应。免疫复合物介导的炎症反应产生急性肺损伤,随着病程的进展,T 细胞介导的变态反应占主导地位,导致慢性炎症、肉芽肿形成及肺间质纤维化。个体是否患病主要取决于机体接触变应原的强度和机体的免疫反应。此外,基因调节亦可能参与了发病。HP 患者支气管肺泡灌洗液中淋巴细胞尤其是 CD8$^+$ T 细胞升高,其对有丝分裂原的增殖性反应低于外周血 T 细胞。HP 患者炎症基因表达增加,而普通型间质性肺炎患者成纤维细胞功能相关基因表达增加,两者肺纤维化机制不同。

HP 急性期最常见的病理变化是肺泡及间质显著的淋巴细胞浸润,肺泡巨噬细胞胞质呈空泡样改变,肺泡腔内可见渗出物,肺泡毛细血管呈血管炎表现,细支气管壁可见抗原及淋巴细胞浸润伴管壁破坏,急性期病变能够完全吸收。亚急性期可见非干酪性肉芽肿形成。慢性阶段肉芽肿可以持续存在或逐渐消失,以肺间质纤维化为主,伴有邻近区域不规则的肺气肿,以上肺叶最为常见。HP 的典型病理特征包括淋巴细胞性间质性肺炎(T 细胞为主)、细胞型细支气管炎(气道中心性)和肺间质非坏死性肉芽肿(邻近细支气管),有学者将其称之为 HP 病理三联征,但这仅见于 50%～75% 开胸肺活检的 HP 患者。

HP 分急性、亚急性、慢性 3 种类型。短期暴露于高浓度变应原后通常产生急性病变,4～8h 内出现发热、咳嗽、呼吸困难等症状,两肺爆裂音,偶闻及哮鸣音。亚急性发病较为隐匿,病程较长(数周至数月),有逐渐加重的咳嗽和呼吸困难,发热相对少见。持续的变应原暴露通常导致慢性病理类型,肺损害常为不可逆性进展,终末期可出现呼吸衰竭。

急性期高分辨率 CT 典型的变化是弥漫性边界模糊的小叶中心性结节影或磨玻璃样密度增高影。亚急性期病灶边界逐渐清晰,可见局限性小叶间隔增厚、线条状浸润影及马赛克征或气道陷闭。慢性期以弥漫性间质纤维化为主,晚期发展为"蜂窝肺"。支气管肺泡灌洗液中淋巴细胞增多,可占细胞总数的 60%～80%,且主要是 CD8$^+$ T 淋巴细胞,CD4$^+$/CD8$^+$ <1.0。免疫荧光法定量测定血清 IgG 抗体滴度升高,且不受总 IgG、自身抗体、食物蛋白抗体的影响。

在诊断上,强调综合因素。常用的是 Richerson 等提出的标准:①病史、体检和肺功能检查提示间质性肺病;②X 线检查与其相一致;③已知抗原暴露史;④有特异性抗原的沉淀抗体。

目前更多学者或临床医师往往采用 Schuyler 等提出的诊断标准,包括主要标准和次要标准。主要标准:①与 HP 相应的症状;②病史、血清和 / 或支气管肺泡灌洗液(bronchoalveolar lavage fluid, BALF)抗体检测证实有特异性抗原;③胸部 X 线或高分辨 CT 显示与 HP 相应的改变;④BALF 淋巴细胞增多(如果进行了支气管肺泡灌洗);⑤与 HP 相应的肺组织学改变(如果进行了肺活检);⑥自然激发试验阳性(暴露到可疑环境后症状或实验室异常再现)。次要标准:①两侧肺基底部啰音;②肺一氧化碳弥散量下降;③休息或运动时动脉低氧血症。如满足 4 条以上的主要标准,2 条次要标准,并排除其他症状类似的肺部疾病,则可以确定诊断。

在治疗上,去除变应原是值得推荐的重要环节。糖皮质激素的显著疗效已达成共识并得到广泛的应用。吸入、口服、静脉注射,根据病情应用。急性期患者预后良好,大部分亚急性期患者肺功能能够得到某种程度的改善。慢性患者通过使用泼尼松也可能获得最大程度的逆转。6个月后根据临床、影像学和肺功能变化来评价治疗反应，特别是肺一氧化碳弥散量的改善可作为皮质激素停药的主要参考指标。环磷酰胺、硫唑嘌呤、环孢素联合糖皮质激素有效地治疗激素抵抗型 HP 的报道不断增多。还有动物实验表明，红霉素、己酮可可碱、尼古丁、乙酰半胱氨酸可以减轻免疫反应，抑制细胞因子的产生，对氧自由基导致的肺上皮细胞损伤有保护作用。

【专家点评】

这例患者的诊治其实也是循序渐进、按部就班，没有什么特别的地方，但是整个诊治经过包括了很多慢性呼吸困难的疾病的再思考。在急诊，虽然获取病理存在一定的困难，但有些情况，病理诊断是唯一且有效的确诊检查手段。

（编者：胡振　点评专家：张新超）

病例 40 腹痛、喘憋

——拨云见日终有时

【病历摘要】

患者，女性，32 岁。主因"腹痛、喘憋 2d，加重 1d"于 2014 年 2 月 26 日来诊。

患者 2d 前无明显诱因出现上腹持续性疼痛，并进行性加重，伴恶心、喘憋，无发热，外院诊断为"急性胰腺炎、白细胞减少、血小板减少"（未见实验室检查结果）。当地医院予以对症治疗，腹痛、喘憋症状较前加重，患者及家属为求进一步诊治来诊。入院后反复追问病史患者既往无胆石症病史，发病前无酗酒、无暴饮暴食史。

既往有白细胞减少、血小板减少病史 4 个月，未明确诊断。

入院查体：体温 36.6℃，脉搏 127 次 /min，呼吸频率 32 次 /min，血压 90/51mmHg。昏睡状态，全身皮肤黏膜散在瘀斑，眼睑水肿，双瞳孔直径 4mm，对光反射迟钝，甲状腺略大，腹部膨隆，全腹压痛，无反跳痛，墨菲征阴性，肠鸣音 3 次 /min，双下肢无水肿，双侧巴宾斯基征阴性。

患者入院后先予以积极液体复苏，并予以抑酸、抑酶、静脉营养支持、抗感染、吸氧等对症治疗。入院后的实验室检查结果如下：

血常规：WBC $14.9×10^9$/L，NE% 90.3%，HGB 124g/L，PLT $35×10^9$/L。凝血分析：TT ＞240s，APTT＞180s，PT 24.6s，PTA 34%，INR 2.31，FIB 1.2g/L，D- 二聚体 2 040ng/mL，抗凝血酶Ⅲ活性 19%。生化：ALT 82.1U/L，AST 332.6U/L，TP 26.7g/L，ALB 9.0G/L，TBIL 49.9μmol/L，DBIL 46.7μmol/L，BUN 13.43mmol/L，CRE 125.5μmol/L，CK 752.8U/L，淀粉酶 265.7U/L，脂肪酶 2 300.7U/L，MYO 704.2ng/mL，CKMB 15.44ng/mL，TnT 0.415ng/mL，NT-proBNP 607.5ng/L。

胸部 CT 检查提示肺内少量片状影、少量胸腔积液。腹部 CT 提示胰腺明显肿胀，胰周渗出明显，胆囊内未见结石影，腹水（图 40-1）。

【分析】

综合患者的病史及实验室、影像学检查结果初步诊断为：①重症急性胰腺炎；②脓毒症休克；③肺部感染，Ⅰ型呼吸衰竭；④急性肾损伤；⑤急性肝损伤；⑥血小板减少原因待查，感染性？免疫性？血液系统疾病？⑦多浆膜腔积液（胸腔、腹腔）；⑧电解质紊乱；⑨低蛋白血症；⑩凝血功能异常。

患者入院后予以气管插管、呼吸机辅助呼吸、腹腔穿刺置管引流、持续床旁血液滤过（无肝素）及抑酸、抑酶、抗感染、化痰、静脉营养支持等对症治疗。反复输血、促血小板生成素促进血小板生成，为了抑制炎症反应，减轻渗出和水肿早期治疗也加用了静脉糖皮质激素（氢化可的松 100mg 每 8h 一次），每次输血前也加用了地塞米松。

经过积极治疗后，患者循环稳定，肾功能、肝功能以及凝血功能都有明显好转，但是患者意识恢复不理想，血小板和血红蛋白持续偏低。反复回顾患者入院后治疗措施及病情变

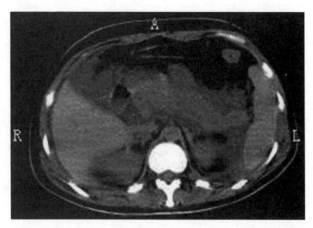

图 40-1 腹部 CT

腹部 CT 提示胰腺明显肿胀,胰周渗出明显。

化:反复的床旁血液滤过、脓毒症等都可导致患者贫血、血小板减少,但是经过治疗后患者脓毒症得以纠正,血液滤过逐渐停止,患者贫血、血小板减少情况并未改善。患者的意识状态也没有像我们期待的一样好转。并且在治疗过程中我们发现患者腹部张力和病情并不一致,患者腹胀的情况和我们常见的胰腺炎患者不同,张力并没有那么高。而且患者入院后我们发现患者脱发非常明显。加之患者既往有血小板、白细胞减少病史,那么患者血小板、白细胞减少的基础疾病是什么? 患者基础疾病是否是导致患者病情改善不理想的原因? 基础疾病和此次急性胰腺炎发生有何关系?

病史补充:患者 2013 年 12 月初曾就诊于北京某医院血液科,当时查体发现患者有皮肤红斑,骨髓象检查提示:①建议做溶血及免疫学检查;②建议查血清铁及铁蛋白,但是患者并未继续进行相关检查,所以一直没有明确诊断。2014 年 1 月底,患者因反复发热,上呼吸道感染症状,在当地再次行骨髓穿刺,检查结果提示全血细胞减少。患者发生胰腺炎之前无暴饮暴食史,无胆石症病史,体形并不肥胖,无糖尿病史,是什么导致了急性胰腺炎的发生? 与基础疾病有关系吗?

综合上述病史:全血细胞减少、脱发、皮肤红斑,导致这些临床症状的疾病有哪些:免疫性疾病? 重金属中毒?

毒物检测结果为阴性。不规则抗体筛查、血小板抗体筛查均阴性。Coombs 试验阳性只能说明患者存在溶血性贫血,这在溶血性疾病、自身免疫病、慢性粒细胞白血病中均可出现。免疫学检查:抗双链 DNA 抗体阳性,抗核抗体阳性,抗核小体抗体阳性,抗组蛋白抗体阳性。补体及免疫球蛋白水平降低。

综合上述检查结果:抗核抗体阳性、抗双链 DNA 抗体阳性、血液学异常、皮肤红斑、脱发(毒检阴性),根据美国风湿病学会 1997 年推荐的系统性红斑狼疮(SLE)诊断分类标准:①颊部红斑;②盘状红斑;③光过敏;④口腔溃疡;⑤关节炎;⑥浆膜炎;⑦肾脏病变;⑧神经病变;⑨血液学疾病;⑩免疫学异常:抗双链 DNA 抗体阳性,抗 Sm 抗体阳性,抗磷脂抗体阳性;⑪抗核抗体阳性。患者 SLE 诊断成立。

【讨论】

患者急性胰腺炎与 SLE 有无关系? SLE 会导致急性胰腺炎的发生吗? 这是我们想要讨论的问题。

《内科学》（第 7 版）提到，SLE 患者近半数有消化系统症状：食欲减退、腹痛、呕吐、腹泻等，少数可发生胰腺炎、肠坏死。SLE 合并急性胰腺炎的机制是什么？有何临床特点？该患者的急性胰腺炎能用 SLE 一元论解释吗？带着这些问题，我们查阅了国内外相关文献，总结如下：

　　（1）SLE 合并急性胰腺炎非常罕见，文献报道的发生率为 0.7%～4%。

　　（2）SLE 合并急性胰腺炎病死率高。SLE 一旦合并急性胰腺炎则预示患者病情非常危重。SLE 相关胰腺炎患者的病死率为 27.5%～37.04%，在 SLE 相关重症急性胰腺炎患者中病死率高达 75%～78.57%。狼疮活动包括血液系统、肾、肝等多系统受累均可能会增加 SLE 相关胰腺炎患者的病死率。越来越多的研究证据表明，激素不会诱发急性胰腺炎或增加 SLE 相关胰腺炎的病死率，甚至认为激素对 SLE 相关胰腺炎有治疗作用。

　　（3）SLE 相关急性胰腺炎的临床表现与普通的急性胰腺炎患者相比，临床症状无特异性，常见的临床表现包括：腹痛、发热、恶心、呕吐，这些症状也见于其他的腹部疾病及严重的药物反应，因此 SLE 相关胰腺炎非常容易漏诊，有报道称 SLE 相关胰腺炎的漏诊率高达 88.6%。而诊断的延误及不恰当的治疗会导致患者预后差甚至危及生命。

　　（4）该急性胰腺炎的发病人群与普通急性胰腺炎有所不同，其往往没有常见的急性胰腺炎诱因，如糖尿病、酗酒、胆石症、高钙血症及甘油三酯异常升高等。该病常见于年轻女性，多合并血液系统异常。急性胰腺炎常反复发作，以轻型胰腺炎多见，多数患者有假性囊肿形成，急性胰腺炎罕为 SLE 的首发症状。

　　（5）SLE 发生急性胰腺炎的机制为血管损伤。坏死性血管炎综合征；严重低血压或抗磷脂抗体综合征引起微血栓；血管内皮肥厚或增生；免疫复合物沉积；报道声称急性胰腺炎的发生与糖皮质激素无关。病例对照研究显示，SLE 发生急性胰腺炎的相关危险因素是患者有抽搐、关节炎、激素治疗缺失的临床特点。

　　（6）国内共检索到 27 例 SLE 合并急性胰腺炎的病例报道，总结其特点：①发病时间，一半以上的 SLE 相关胰腺炎患者是在 SLE 发病的 1 年内发病的。27 例急性胰腺炎均发生在 SLE 活动期，系统性红斑狼疮疾病活动度评分（systemic lupus erythematosus disease activity index，SLEDAI）≥6。②临床症状：无特异性，表现为腹痛、发热、恶心、呕吐、腹泻、食欲减退、消化道出血（14.81%）等。SLE 合并急性胰腺炎的患者中，重症急性胰腺炎 8 例，轻型急性胰腺炎 19 例，两者相比较：重症急性胰腺炎的发病年龄早，病死率高，血小板及白细胞减少的发生率更高。③其他受累系统：血液系统、肾、肝、浆膜腔、皮肤黏膜、呼吸系统、关节、神经系统。④病死率及预后：与普通 SLE 患者相比，SLE 相关急性胰腺炎患者 SLEDAI 评分更高，受累的器官系统更多，发热更常见，肝和血液系统受累多见等，更重要的是，SLE 患者一旦发生急性胰腺炎病死率明显升高。27 例 SLE 相关急性胰腺炎患者中，死亡 10 例（37%），死亡组发热（100%）、低蛋白血症、高胆红素血症、血尿及尿中颗粒管型的发生率较高。⑤对于糖皮质激素与 SLE 相关急性胰腺炎的关系，现在并没有定论。1 例是以急性胰腺炎为首发症状的 SLE，诊断明确后立即予以标准化的激素治疗，死亡。1 例在 SLE 复发时增加了激素的用量，治疗期间再次发生了急性胰腺炎，所以胰腺炎发生后停用了激素，存活。16 例患者在急性胰腺炎发生后增加了激素的用量，75% 存活。5 例患者使用维持剂量的激素，40% 存活。4 例患者因发热或感染，激素减量，50% 存活。

【专家点评】

该患者为年轻女性，以无诱因的重症急性胰腺炎来诊，但是随后发现患者病情背后存在"浓重的免疫色彩"，表现为白细胞减少、血小板减少、贫血、脱发、皮肤红斑等，最终明确了 SLE 的诊断。反过来，也再次告诉我们 SLE 的表现是多种多样的，甚至是出乎意外的，对于累及多系统损害的年轻女性患者，要时刻保持警惕。

（编者：王英婵　点评专家：朱继红）

病例41 咯血、猝死

——1例年轻患者猝死的病因探讨

>>>>>>>>>>>>>>>>

【病历摘要】

患者,男性,33岁,因"间断咯血2年,呼吸、心搏骤停约10min"于2014年3月3日7:00入急诊抢救室,10:20抢救无效宣布死亡。

现病史:患者曾于2012年7月25日因咯血行胸部CT检查(图41-1):右肺下叶结节影,次日查超声心动未见异常。2013年12月26日夜间出现大汗、乏力,继之晕厥,醒后发现口周少量鲜血,无咳嗽、呼吸困难,无腹痛、呕吐等症状,心电图正常。次日化验血常规、肝肾功能正常,查胸部X线(图41-2):两肺纹理增多,右肺下叶结节影;头颅MRI未见异常。患者体温正常,无明显不适,能正常工作。2014年1月17日查血肿瘤标志物均正常,复查胸部X线(图41-3):两肺纹理增多,肺内可见不规则高密度影。

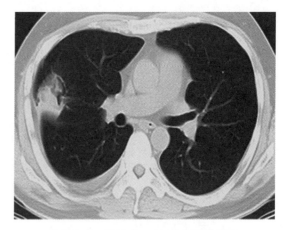

图41-1 2012年7月25日胸部CT
胸部CT示右肺下叶结节影。

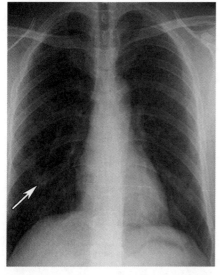

图41-2 2013年12月27日胸部X线
胸部X线示右肺下叶结节影(箭头所示)。

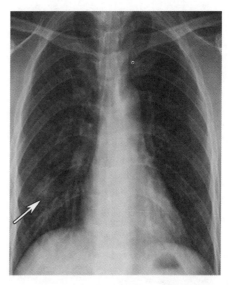

图41-3 2014年1月17日胸部X线
胸部X线示肺内可见不规则高密度影(箭头所示)。

2014 年 2 月 1 日无明显诱因患者再次出现咯血 1 次，量约 100mL。2 月 3 日胸部 CT（图 41-4）：两肺肺炎，右肺下叶陈旧性病灶。2 月 8 日查结核分枝杆菌抗体弱阳性，至某专科医院排除肺结核；凝血分析、D- 二聚体均正常。2 月 10 日行纤维支气管镜检查，镜下未见异常，支气管分泌物涂片未发现抗酸杆菌。2 月 20 日复查胸部 CT（图 41-5）：两肺感染，右肺局部较前好转，左肺局部较前加重。此后无咯血，但伴有轻度干咳、流脓涕等症状。

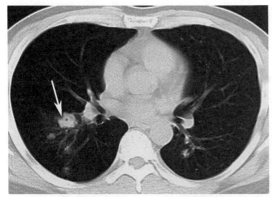
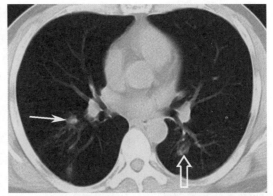

图 41-4　2014 年 2 月 3 日胸部 CT
胸部 CT 示两肺肺炎，右肺下叶陈旧性病灶（箭头所示）。

图 41-5　2014 年 2 月 20 日胸部 CT
胸部 CT 示两肺感染，右肺局部较前好转（箭头所示），左肺局部较前加重（空心箭头所示）

2014 年 3 月 3 日晨 6：30 醒后无不适，约 6：50 患者家属返回房间发现其意识丧失，伏卧于床上，枕边有一片血迹，范围约 20cm。随即呼叫邻居，现场行胸外按压，约 5min 后于7：00 送至我院急诊抢救室。

抢救过程：来诊查体，无呼吸心跳，双侧瞳孔散大 5mm，无对光反射。立即持续胸外按压，气管插管，呼吸机支持；7：20 置入临时起搏器，起搏器信号正常；7：30 床边支气管镜检查，气管、支气管内未见出血。持续抢救 3h 余，患者自主心律及自主呼吸始终未恢复，于10：20 宣布死亡。其间完善血常规、生化、凝血四项、心肌梗死三项等辅助检查，结果回报：GLU 19mmol/L，ALT 259U/L，CRE 132μmol/L，D- 二聚体 3 432ng/mL，MYO 202ng/mL，余结果正常。

【分析】

患者为青年男性，主要症状为反复咯血，每次发作前均无明显诱因，曾伴有晕厥，仅 1 次，未曾给予特殊治疗；发作间期逐渐缩短。根据这些有限的病例资料，我们如何寻找猝死的病因？

此患者猝死，我们可考虑以下疾病，但只有肺栓塞、窒息不能排除。

1. 心脏疾病　①急性冠脉综合征，占猝死的 80%，该患者年轻，多次发病，无任何前兆，不经干预自行缓解，伴有咯血，不能以此病解释。②心律失常，既往心电图正常，缓解期无任何症状，可以排除此因。③心肌炎、心肌病、心内膜疾病、先心病、风心病等，无既往病史，经超声心动检查可以除外。④无明显心脏疾病的心搏骤停：长 QT 间期综合征、Brugada综合征、早复极综合征、短 QT 间期综合征，以上都可以从心电图检查除外，缺憾的是只有一份心电图。

2. 非心脏疾病　中毒、各类休克、电解质紊乱、肺栓塞、窒息等。从目前的临床资料看,中毒、休克、电解质紊乱等不存在。肺栓塞、窒息不能排除。

3. 其他病因也可以排除　如手术及诊疗技术操作、迷走神经刺激反射、麻醉意外等。

根据反复咯血症状分析,我们主要考虑弥漫性肺泡出血(diffuse alveolar hemorrhage,DAH),可排除以下疾病:①支气管疾病,支气管镜检查无异常;②肺梗死,每次发病短暂,仅咯血 1 次,很快恢复,多次胸部 CT 及实验室检查(D- 二聚体正常)不支持;③心血管疾病,前面已排除;④血液病,多次血液检查无异常。

弥漫性肺泡出血(DAH)是一种以肺泡毛细血管基底膜广泛破坏,终末细支气管以远的肺腺泡内广泛出血,充满了含铁血黄素的巨噬细胞在间质内堆积为特征的临床综合征,是一种急性、危及生命的临床综合征。临床表现为咯血、呼吸困难、缺铁性贫血以及胸部 X 线呈弥漫性肺泡浸润或实变。DAH 病因有:①肺小血管炎:肉芽肿性血管炎、变应性肉芽肿性血管炎、显微镜下多血管炎等。②免疫性疾病:肺出血肾炎综合征、系统性红斑狼疮、结缔组织病等。③凝血障碍、特发性肺含铁血黄素沉着症。④感染、骨髓移植、药物、二尖瓣狭窄等。DAH 诊断困难,主要依靠是否存在原发病并结合临床特征综合分析。以下列出四项临床特征:①实验室检查,血常规、尿常规、凝血分析、冷球蛋白、血清补体、抗肾小球基底膜抗体、抗核抗体、抗中性粒细胞胞质抗体等可有部分异常;②胸部高分辨 CT,呈肺泡充填影像伴支气管气相,病变呈两侧、弥漫、不对称或局灶性分布;③支气管肺泡灌洗,多肺段显示血性回收液,红细胞计数增多,出血 48h 后吞噬含铁血黄素肺泡巨噬细胞计数增多(>20%);④肺组织活检,多血管炎及肺泡内含铁血黄素沉着。在死亡病例讨论中,结合既往病史及有限的检查,我们考虑患者患 DAH 可能性较大。

为了明确死因,进行了尸体解剖,病理结果示两肺弥漫性骨化症(树枝型)。

两肺弥漫性骨化症是肺组织内有广泛的异位骨组织形成,骨化病灶主要位于肺泡间、小叶间、胸膜下以及肺泡中。该病分为两个亚型:树枝型和结节型。肺弥漫性骨化症的病因和发病机制尚不完全清楚,亦无明显临床症状和影像学特点;在临床上十分罕见,易被误诊为肺部其他疾病。

两肺弥漫性骨化症临床表现与体征:在生前确诊病例中,多以自发性气胸和咯血为首发症状。缺乏典型临床表现,血钙、血磷及碱性磷酸酶等实验室检查均无异常。晚期患者,可有活动后气促、反复呼吸道感染、呼吸困难、发绀及肺心病症状等。早期无阳性体征。部分晚期患者查体可发现杵状指和双下肺少量细湿啰音,而这些临床表现常被患者本身存在的肺间质纤维化、支气管扩张症等肺部基础疾病所掩盖。

影像学检查:X 线表现为肺内弥漫分布粟粒状钙化结节,边界清楚、密度欠均匀,特别是有呈"中空状"或"分枝状"的结节性病灶,以中、下肺野为多。CT 显示弥漫分布的直径 1~8mm 高密度结节影,或分支良好的线性非透亮区及"珊瑚礁状"影。

两肺弥漫性骨化症的诊断与治疗:临床诊断比较困难,主要依靠病理检查。目前尚无确切有效的治疗方法,只有一些指导建议:减少运动或体力劳动强度,注意防止呼吸道和肺部感染,定期随访肺功能及胸部影像学检查等。

预后:一般进展缓慢,主要取决于患者的年龄、身体条件和自身基础病情况。

结合本病例,仅有反复发作性咯血,咯血 1 次即进入稳定期;肺 CT 表现为下肺高密度影,疑似有多发结节,缺乏典型表现,又无病理检查,难以明确诊断。

【讨论】

两肺弥漫性骨化症多为散发,比较罕见,症状和体征缺乏特异性,临床诊断困难。目前

国外报道 57 例,国内报道仅 4 例,多为尸检发现,生前确诊者仅 10 余例。通过本病例学习,有以下几点值得思考:

（1）咯血在临床上非常常见,急诊医生也都比较重视。但此病例咯血呈发作性,反复发病,咯血 1 次即恢复。多次就诊,临床医师仅从常见病做了很多检查,包括心血管系统、肺部及血液系统,并未查找到病因。没有就患者的症状进行深入研究,对罕见病未加考虑。患者本人是麻醉医师,对自己的病情亦不够重视,仅自行间断在门诊检查。各接诊医师仅从本专科角度考虑,排除了一些常见病,未住院详细系统性诊治,没有深入查找病因,导致生前未能确诊。

（2）关于肺部影像学检查。患者多次肺部 CT 检查均有异常表现,多考虑炎性改变,支气管镜检查及支气管冲洗均未发现异常。患者体温、血液检查均正常,影像学诊断与临床症状体征不符。缺乏对病因的进一步探究,忽视了活体组织检查的重要性。临床上往往对可疑占位性病变活检比较积极,对考虑其他疾病的诊断使用活检比较保守。

（3）患者本人对自己的病情重视不够。因患者职业即医生,发现咯血即担心患肺结核,怕给工作带来不利影响。讳疾忌医,也是影响诊治的主要原因。

【专家点评】

两肺弥漫性骨化症比较罕见,主要表现为大咯血,症状和体征缺乏特异性,临床诊断困难,易被误诊为其他肺部疾病。我们在临床工作中,应对患者的临床表现、体征进行仔细分析总结,拓宽思路,对已有的症状体征做深入研究。如本病例,反复发病,又有影像学异常,若行肺部病变部位活检,即使难以想到的罕见病,通过活组织检查,也便于及时查明病因、尽早明确诊断。

（编者:党伟　点评专家:赵晓东）

病例 42　胰腺炎 - 脑梗死 - 肺栓塞
——这也可以是三部曲

【病历摘要】

患者，女性，67 岁。主因"意识障碍 3d"于 2014 年 3 月 25 日 00：31 入院。患者邻居诉 3d 来未见患者外出，凌晨家属入屋后发现患者倒卧床边，意识障碍，言语不清，右侧肢体未见活动，左侧肢体可见不自主运动，床边至卫生间地面可见黄色干涸呕吐物，"120"到场时测血压 80/40mmHg，GLU 9.8mmol/L，送来急诊入抢救室。

既往史：心房颤动，否认其他慢性病史。

入院查体：体温 36.5℃，脉搏 170 次 /min，血压 94/59mmHg，SpO$_2$ 96%，意识不清，呼之不应，双侧瞳孔等大等圆，直径 3cm，对光压眶反应存在，心律不齐，脉搏短绌，两肺呼吸音粗，腹软，神经系统查体不合作，双侧巴宾斯基征阴性。

急诊立即开放静脉通道并急查血气分析：pH 7.38，PCO$_2$ 35mmHg，PO$_2$ 153mmHg，Na$^+$ 167mmol/L，LAC 2.9mmol/L，HCO$_3^-$ 20.7mmol/L，BE −3.4mmol/L，SaO$_2$ 99%。心肌标志物：CKMB＜0.1ng/mL，MYO＞500ng/mL，TnI＜0.05ng/mL，BNP 13.4pg/mL，D- 二聚体＞5 000ng/mL。根据结果给予快速补液，并留置胃管鼻饲白开水。

同时实验室检查结果陆续汇报，血常规：WBC 18.73×10^9/L，NE% 87.7%，PLT 59×10^9/L，HGB 218g/L，HCT 64.6%。尿常规：比重≥1.030，余阴性。生化：Na$^+$ 169.7mmol/L，Cl$^-$ 122.6mmol/L，K$^+$ 4.83mmol/L，GLU 11.8mmol/L，Ca^{2+} 1.88mmol/L，CO$_2$ 18.5mmol/L，BUN 74.15mmol/L，CRE 316μmol/L，有效渗透压 360.86mmol/L。DIC 全项：PT 17s，APTT 45.6s，PTA 46%，FIB 0.98g/L，D- 二聚体 13 070ng/mL。心电图示快速性心房颤动。头颅 CT 提示左侧基底节区急性 - 亚急性期脑梗死（图 42-1）。

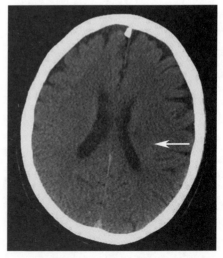

图 42-1　来诊头颅 CT
头颅 CT 提示左侧基底节区低密度灶（箭头所示）。

【分析】

患者为老年女性，因意识障碍入院，头颅 CT 提示急性脑梗死，但患者实验室检查结果回报感染、高渗性脱水、DIC 倾向，仅仅用急性脑血管病并不能解释。回顾患者病史，患者呕吐物由床边延至卫生间，干涸黄色胃内容物，是否存在胰腺炎可能导致患者脱水，进而引起低灌注，导致急性脑梗死呢？同时因邻居发现患者多日未外出，与淀粉酶相比脂肪酶持续时间更长，所以我们完善脂肪酶检查，结果回报 1 028.3U/L。腹部 CT 回报急性胰腺炎，胰尾前方少量包裹性积液(图 42-2)。

结合患者实验室检查结果考虑急性胰腺炎诊断明确,且符合重症胰腺炎标准。经积极液体复苏、抗感染、抑酸抑酶、抗凝及对症支持治疗后,患者神志转清,症状好转,生命体征趋于平稳。复查心电图恢复窦性心律,复查血常规、肾功能、电解质、脂肪酶基本正常,DIC 全项中仅 D- 二聚体 3 070ng/mL 仍升高。

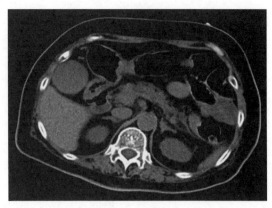

图 42-2　腹部 CT
腹部 CT 示急性胰腺炎,胰尾前方少量包裹性积液。

患者处于康复过程中,但来诊第 14 天(2014 年 4 月 8 日)患者出现右下肢肿痛,血管超声提示右侧腘静脉、小隐静脉汇入部、胫后静脉、腓静脉血栓形成,右小腿多发肌间静脉血栓形成。次日清晨患者突发喘憋,心率 140～150 次 /min,血压 70/35mmHg,指氧饱和度 70%～90%。血气分析:pH 7.20,PCO_2 21mmHg,PO_2 80mmHg,LAC 8.8mmol/L,HCO_3^- 8.2mmol/L,BE −19.8mmol/L,SaO_2 85%。心肌标志物:CKMB 1.8ng/mL,MYO 348ng/mL,TnI<0.05ng/mL,BNP 1 010pg/mL,D- 二聚体>5 000ng/mL。心电图提示房颤复发,$S_1Q_{III}T_{III}$,新发右束支传导阻滞(图 42-3)。超声心动图提示右室负荷增加。经急诊评估考虑患者急性肺栓塞可能性大,虽因病情危重未能行 CTPA 检查,且因患者近期发生急性脑梗死,为溶栓治疗相对禁忌证,但考虑患者危险分层属高危,病死率>15%,在与患者家属充分沟通后给予 rtPA 50mg 静脉泵入溶栓治疗,并适当延长溶栓时间至 3h。溶栓后患者喘憋明显好转,心率 80～110 次 /min,血压 130/80mmHg,指氧饱和度 95%～99%。复查血气分析:pH 7.46,PCO_2 34mmHg,PO_2 88mmHg,LAC 1.2mmol/L,HCO_3^- 22.5mmol/L,BE −2.2mmol/L,SaO_2 97%。对比之前心电图右束支传导阻滞消失,S_1 减小(图 42-4)。病情稳定后完善 CTPA 检查回报右肺动脉及两肺动脉多发分支动脉栓塞(图 42-5)。再次给予 rtPA 50mg 3h 溶栓治疗。序贯肝素及口服华法林治疗,病情逐渐好转,出院。

【讨论】

静脉血栓栓塞症(venous thromboembolism,VTE),包括深静脉血栓形成(DVT)和肺血栓栓塞症(PTE),是内科急重症患者尤其是老年的常见并发症和重要的死亡原因,此类患者往往病情复杂多变,难以及时识别易发生 VTE 的高危患者。病理资料显示,综合医院死于

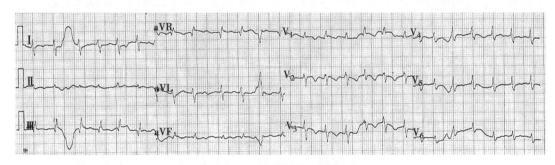

图 42-3　喘憋发作后心电图
心电图提示房颤复发,$S_1Q_{III}T_{III}$,新发右束支传导阻滞。

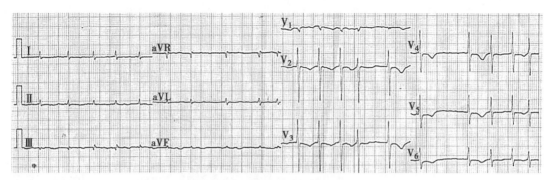

图 42-4 第 1 次溶栓后心电图

心电图示心率减慢,右束支传导阻滞消失,S$_1$减小。

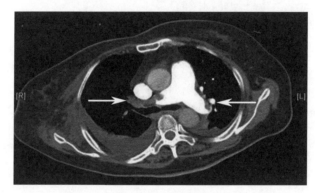

图 42-5 CTPA

CTPA 提示两肺动脉多发充盈缺损(箭头所示)。

肺栓塞的患者中,有近期手术史的仅为 25%,其余均为内科疾病而制动所致。危重患者中的 VTE 的患病率更高,ICU 患者患病率为 28%～33%;急性心肌梗死患者为 22%;慢性心衰患者为 26%,且危险性随左室射血分数减低而增加;急性脑卒中偏瘫患者 VTE 患病率高达 30%～50%。肺栓塞为猝死的主要原因,可占综合医院内科患者总死亡人数的 10%,内科住院患者如无预防措施约有 1/20 可能发生致死性肺栓塞。

我国目前有超过 600 万脑卒中患者,流行病学资料显示,脑卒中患者中的 VTE 患病率为 21.7%。脑卒中第 2 天即可出现 DVT,高峰在第 4～7 天,脑卒中后约有 25% 的急性期死亡由肺栓塞引起,大部分急性脑卒中患者伴有肢体活动障碍导致肢体运动减少,血流缓慢,尤其是瘫痪侧肢体更易出现血液循环障碍;同时治疗过程中大量脱水药物的应用致血液浓缩,血液黏滞度增高;输液治疗及药物刺激因素也会加重血管壁损伤,这就具备了 VTE 形成的 Virchow 三要素,再加上脑卒中患者往往合并高龄、糖尿病、高血压、冠心病等基础疾病,进一步加重了 VTE 的形成。

对于可疑 DVT 患者首选下肢深静脉多普勒超声,可准确检查到腘静脉以上的静脉血栓,也可发现腘静脉以下的肌间血栓。CTPA 是诊断肺栓塞的重要无创检查技术,灵敏度 90%,特异度 78%～100%,能发现段以上肺动脉内的栓子。但有时脑卒中并发肺栓塞患者病情进展迅速,导致无法耐受 CTPA 等检查,这时可采用临床诊断评价如 Wells 评分或修正的 Geneva 评分进行临床可能性评估,并结合实验室检查及床旁操作检查来快速做出诊断:①动脉血气分析是肺栓塞的筛选性指标,特点为低氧血症、低碳酸血症及呼吸性碱中毒,值得注意的是,约有20%确诊肺栓塞的患者血气分析结果正常。②血浆D-二聚体诊断肺栓塞有80%～85%的灵敏度和93%～100%的阴性预测值,首选酶联免疫吸附试验(enzyme linked immunosorbent assay, ELISA)定量测定D-二聚体,<500ng/mL可除外肺栓塞。>500ng/mL为阳性,高度怀疑肺栓塞。>50岁者,以年龄×10ng/mL作为界值。③心电图最常见的发现是窦性心动过速、新发右束支传导阻滞、右室导联ST-T改变,急性肺动脉堵塞、肺动脉高压、右心负荷增加、右心扩张可引起$S_IQ_{III}T_{III}$,约有20%患者出现。④超声心动图可提供肺栓塞的直接征象和间接征象,直接征象可看到肺动脉近端或右心腔血栓,但阳性率低,间接征象多是右心负荷过重表现,如右心室和右心房扩大、室间隔左移运动异常、肺动脉干增宽等。

抗凝和溶栓治疗在预防VTE及治疗DVT和肺栓塞带来的出血风险一直备受关注,尤其对于出血性脑卒中,由于顾忌再出血,极少使用抗凝来预防治疗,但随着对于VTE的重视程度越来越高,研究也越来越多,神经外科对于脑出血患者术后常规使用抗凝药物结合物理方法来预防VTE。溶栓是高危肺栓塞的首选治疗,能够快速改善肺血流动力学指标,降低右心负荷及肺动脉压,从根本上降低病死率,是成功抢救患者的关键。但自发性颅内出血或出血性脑卒中病史为溶栓治疗绝对禁忌证,2个月内缺血性脑卒中为溶栓治疗相对禁忌证。然而对于血流动力学不稳定的高危肺栓塞患者,在充分评估风险获益比及与患者家属详细沟通的基础上,也可尝试进行溶栓治疗,并通过减少溶栓药物剂量及延长溶栓时间来降低出血风险。

【专家点评】

本例患者病情复杂,但通过详细分析病情不难理清主线。同时,对于内科危重症患者,应注意警惕静脉血栓栓塞症,重视预防。一旦临床上可疑VTE发生,不能完全依赖CTPA检查,充分利用临床诊断评价如Wells评分或修正的Geneva评分进行临床可能性评估,并结合实验室检查及床旁操作检查快速诊断。肺动脉高压和右心功能不全对长期预后的不良影响,以及溶栓可以改善右心功能不全症状及近期预后,这些都充分说明肺栓塞急性期充分溶栓的重要性,所以对于合并急性脑卒中的肺栓塞患者,在充分评估风险获益比及与患者家属充分沟通的基础上,可以尝试溶栓治疗,效果不明显可尝试二次溶栓,但溶栓治疗的时间窗、溶栓药物剂量、溶栓时间及如何将出血风险降至最低,仍需要进一步深入研究。

（编者：杜昌　点评专家：朱继红）

病例 43　身形变矮、水肿、喘憋
——千头万绪是多少

【病历摘要】

患者，女性，48岁，已婚。主因"脸变圆红5年，水肿3年，胸部变形、身形变矮1年，皮肤溃疡4个月，加重伴喘憋3d"于2014年4月3日收入急诊抢救室。

患者5年前脸变圆红，伴脱发，情绪改变，无多汗、多饮。3年前渐起面部水肿，四肢消瘦，无多饮、多尿，伴体重下降（数十千克），于当地医院就诊，考虑"甲状腺功能减退"，给予左甲状腺素钠片口服75μg 1次/d，1周前自行停药。1年前无诱因出现胸部骨骼变形，身高变矮，不伴骨痛，不伴关节痛，渐起无法行走。4个月前出现皮肤溃疡，以双下肢为主，不伴发热，不伴关节痛，不伴关节红肿，于当地医院使用头孢类抗生素后好转。3d前患者出现喘憋，不伴咳嗽，无发热及尿少，于院外检查胸腹头颅CT不除外肿瘤可能，为求进一步治疗收入抢救室。

既往史： 剖宫产术后，牧区生活史，牲畜接触史。其丈夫曾患有布鲁氏菌病，已治愈。其兄有身形改变史。

入院查体： 脉搏96次/min，呼吸频率24次/min，血压150/78mmHg，SpO_2 89%，神志清楚，对答切题，精神弱，平车推入抢救室。浅表淋巴结未触及，颈无抵抗，满月脸，面色潮红，未见颈后脂肪垫，颈部及乳头皮肤色素沉着，鸡胸，水牛背，未见紫纹，全身皮肤干燥粗糙可见脱屑，左下肢皮肤可见多处溃疡，可见色素沉着。甲状腺未触及肿大，两肺呼吸音稍粗，两肺底可闻及少许湿啰音。心音有力，心律齐，心界无扩大，各瓣膜区未闻及病理性杂音。全腹平软，右中上腹深压痛，无反跳痛及肌紧张，墨菲征阴性，肝脾未触及，全腹叩诊呈鼓音，肠鸣音3～5次/min，双下肢水肿。双上肢肌力Ⅴ级，双下肢肌力Ⅳ～Ⅴ级，肌张力不高。生理反射正常，双侧病理征未引出。

因患者病情危重，且诊断不明确，入急诊后先采取一系列措施稳定其生命体征，包括利尿、平喘、头孢吡肟抗感染、纠正电解质紊乱、维护内环境稳定及对症支持等综合治疗。经过系列处理后，患者水肿喘憋有所改善，生命体征平稳。

急诊检查陆续回报，血常规：WBC $11.44×10^9$/L，NE% 90.5%，HGB 125g/L，PLT $239×10^9$/L。急诊生化：ALB 27g/L，LDH 406U/L，K^+ 2.3mmol/L。凝血指标：D-二聚体2 620ng/mL，FIB 4.91g/L。PCT阴性；心肌标志物阴性，BNP正常。

因患者存在呼吸困难，多系统器官受累，予以急查头、胸、腹部CT扫描。头颅CT示鞍旁软组织肿块伴周围骨质破坏，考虑肿瘤性病变（图43-1）；胸部CT提示左肺上叶纵隔旁软组织肿块（图43-2）；腹部CT提示胆囊结石并双肾小结石，左侧肾上腺结节影（图43-3）。急诊初步诊断：水肿、身形变矮、喘憋原因待查：肺癌？异位ACTH综合征？

【分析】

来诊时该患者"一长三多"，病程长，主诉多，体征多，检查结果异常多，似乎让人无从下

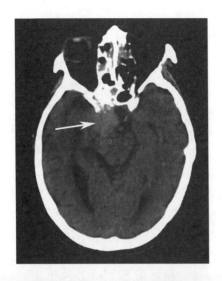

图 43-1　头颅 CT
头颅 CT 示鞍旁软组织肿块伴周围骨
质破坏，考虑肿瘤性病变（箭头所示）。

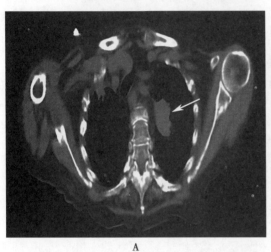

A

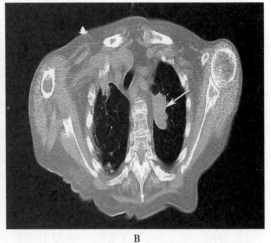

B

图 43-2　胸部 CT
胸部 CT 示左肺上叶纵隔旁软组织肿块。A.纵隔窗（箭头所示），B.肺窗（箭头所示）。

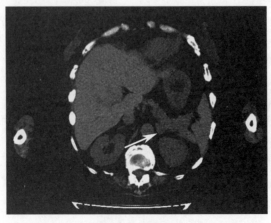

图 43-3　腹部 CT
腹部 CT 示左侧肾上腺结节影（箭头所示）。

手。但急诊的行为准则是"先救命后治病",因此,先是采取了一系列措施缓解症状,稳定生命体征,然后再来寻找其病因。

首先来总结一下该患者的病例特点:中年女性,既往体健。因"脸变圆红5年,水肿3年,胸部变形、身形变矮1年,皮肤溃疡4个月,加重伴喘憋3d"入院,慢性起病,病程长,渐起多系统器官损害,查体见满月脸、水牛背,水肿、色素沉着、骨骼改变、皮肤溃疡等,初始实验室检查结果提示外周血白细胞升高,低钾血症,低蛋白血症;影像学检查提示颅内及肺部占位,肾上腺结节影,胆囊、肾结石。患者存在多系统器官损害,因此应从肿瘤、免疫系统疾病或内分泌疾病着手来明确病因,予以完善相关检查,结果如下:

肿瘤标志物:AFP、CEA、CA15-3正常,CA12-5 115.90U/mL升高,CA19-9 64.84U/mL升高。肺癌组合:NSE 25ng/mL,ProGRP 53.99pg/mL,CYFRA21-1 3.5ng/mL,SCC 1.5μg/L,TPA 1.4μg/L,均升高。

血清免疫学指标:ANCA、ANA、抗双链DNA抗体、抗ENA抗体、抗Jo-1抗体、抗中性粒细胞抗体、抗Sm抗体、抗SSA抗体、抗SSB抗体、抗Ro-52抗体、抗Sc1-70抗体、抗着丝点蛋白B抗体、抗线粒体抗体M2(anti-mitochondrial M2 antibody,AMA-M2)、抗PM-Sc1抗体、抗组蛋白抗体、抗增殖细胞核抗原抗体、抗核糖体P蛋白抗体等均阴性。

甲状腺功能五项:FT_4 8.23pmol/L,FT_3 1.26pmol/L,T_3 22.4ng/dL,T_4 2.26μg/dL,TSH 0.096μIU/mL,均降低。

甲状旁腺功能:全段甲状旁腺激素150.7pg/mL(升高);血钙正常;血磷正常;24h尿钙7.72mmol(升高),24h尿磷5.56mmol(降低)。

血清皮质醇42.71μg/dL(升高)。24h尿游离皮质醇506.61μg/24h(升高)。小剂量地塞米松抑制试验结果未抑制。血ACTH 30.09pg/mL(8:00)。

激素六项:雌二醇158.910pmol/L(升高),孕酮6.810nmol/L,睾酮0.937nmol/L,卵泡刺激素0.22mIU/mL(降低),黄体生成素0.22mIU/mL(降低),催乳素201.3mIU/mL。

甲状旁腺B超提示甲状腺左叶后方多发实性占位,与甲状腺分界不清,考虑甲状旁腺占位可能性大;进一步查甲状旁腺发射型计算机断层成像(ECT)示甲状腺左叶下极下方低密度结节,轻度甲氧基异丁基异腈(MIBI)摄取,可疑增生的甲状旁腺。

垂体MRI(图43-4)提示鞍区占位,为垂体瘤可能性大。

患者存在多系统损害,包括消化系统、呼吸系统、内分泌系统等,我们考虑患者存在POEMS综合征(polyneuropathy,organmegaly,endocrinopathy,M-protein,skin changes syndrome)可能。

POEMS综合征是浆细胞瘤或浆细胞增生所致多系统损害的一种综合征。临床表现为多发性神经病(polyneuropathy,P)、脏器肿大(organmegaly,O)、内分泌病(endocrinopathy,E)、M蛋白(M-protein,M)和皮肤改变(skin change,S)等,临床症状复杂多样,常常漏诊及误诊。目前诊断根据国内1998年诊断标准:①慢性进行性周围神经病;②M蛋白血症;③皮肤改变;④全身性水肿,胸腔积液,腹水;⑤内分泌功能紊乱;⑥脏器肿大,肝、脾为多见;⑦视盘水肿、低热、多汗等。只要具备前2项,再加其他5项中的一项,即可诊断为POEMS综合征,其中M蛋白血症是POEMS综合征诊断的关键一条。

于是我们进一步进行POEMS综合征的确诊检查,检查了肌电图和特异性的血清免疫蛋白电泳。肌电图提示:神经源性损害,可符合多发周围神经病变,运动轴索受损。血清免疫蛋白电泳并未发现M蛋白,免疫鉴定阴性。而POEMS综合征是浆细胞增生所导致的多

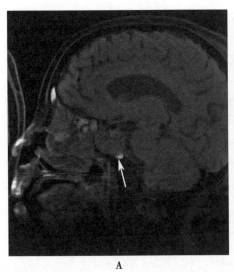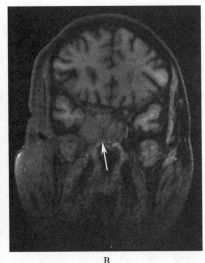

图 43-4　垂体 MRI
垂体 MRI 示鞍区肿块，考虑垂体瘤可能性大。A. 矢状面（箭头所示）；B. 冠状面（箭头所示）。

系统损害，也就是说，没有 M 蛋白血症，没有浆细胞的增生，就无法诊断 POEMS 综合征。

　　根据临床经验及患者的病情特点发现，患者存在多系统器官损害，多系统占位，尤其是内分泌系统受累严重，有多个内分泌腺体占位，因此我们开始考虑是否存在更为罕见的疾病，如多发性内分泌腺瘤病（multiple endocrine neoplasia, MEN）。

　　MEN 为一组遗传性疾病，为 2 个或 2 个以上内分泌腺体发生病变产生症状的临床综合征，可为良性或恶性，也可为功能性或无功能性。患病率较低，1/10 万～20/10 万，主要是因基因缺陷所致罕见的遗传性疾病，为常染色体显性遗传，具有家族聚集性。MEN 分型较为复杂，一般可分为两种类型：MEN-1 及 MEN-2；后者又分为 2 种亚型：MEN-2A，MEN-2B。此外，还有不能归属于 MEN-1 或 MEN-2 的混合型 MEN。

　　MEN-1 又名 Wermer 综合征，其患病率为 2/10 万～20/10 万，多数在中年以后发病。典型的 MEN-1 包括甲状旁腺、胰肠和腺垂体细胞的增生或肿瘤，但临床表现极不均一。有些患者不同时发生上述 3 种肿瘤，还有些可发生其他的内分泌腺体或其他组织的肿瘤，包括肾上腺、支气管和肺组织的肿瘤以及面部血管纤维瘤、胶原瘤等数十种肿瘤。

　　MEN-1 的临床经典三联征包括甲状旁腺增生、胰腺内分泌肿瘤、垂体腺瘤。其诊断标准为患有上述 3 种内分泌肿瘤中的两种即可诊断。家族性 MEN-1：至少 1 个一级亲属患有 1 种以上的上述 3 种内分泌肿瘤。散发 MEN-1：缺乏家族史。对于 MEN-1 和 MEN-2 所包含的各种内分泌腺体的增生和肿瘤，大都予以手术切除，有些则需要药物治疗或者配合放疗。因此术前全面的筛查以发现所有可能存在的病变十分重要。

　　回到这个病例，该患者内分泌系统多个腺体存在异常和病变，患者症状体征和血清学检查提示明显的库欣综合征表现，小剂量地塞米松抑制试验提示未抑制，说明存在肾上腺皮质功能亢进，这多是肾上腺肿瘤或者增生所致，还可能是肿瘤引起的异位 ACTH 综合征。那肿瘤源自哪里呢？来自患者的肺部占位？垂体占位？肾上腺结节？但这些都还不能解释患者的甲状腺和甲状旁腺病变。患者与此同时存在甲状旁腺增生，血清学提示存在甲状旁腺功能亢进、甲状腺功能减退（继发性或三发性，即垂体性或丘脑性）。结合患者多个内分泌腺体肿瘤存在,特别存在甲状旁腺增生和垂体腺瘤的可能性,最终考虑诊断 MEN-1。经急诊治疗后,患者水肿喘憋有所改善,然而令人可惜的是,患者因个人经济原因返家,后继未予系统治疗及检查。

【讨论】

本例患者初期检查资料表现为多系统器官损害,症状和体征可收集信息很多,让人摸不到头绪,我们应客观看待表象,尽量用一元论解释,逐步逼近本质。

多数急诊患者病情急而重,生命体征不稳定,急诊处理应该首先稳定患者生命体征,改善其基础状况。然而,急诊所接诊的部分患者病情复杂多变,经常有多系统器官受累,如何透过纷繁复杂的现象分析疾病本质,明确患者诊断,予以针对性治疗,往往是急诊科医生的难点。

通过本病例,我们来探讨一下接诊复杂病情患者时的诊治思路。

(1)在发病率方面,先考虑常见病,后考虑少见病。实际工作中,当符合某些症状谱的某个疾病在所有可能疾病中达到 80% 以上时,一般不会误诊,而对于一些发病率最高也就是万分之几的疾病,有经验的医师一般是不会考虑的,除非是有明确阳性特异性诊断指标的疾病,比如血清免疫固定电泳阳性对 POEMS 综合征的诊断价值。

(2)考虑疾病部位时,先考虑局部疾病,后考虑全身疾病。患者如伴有全身症状如发热、乏力、消瘦等情况下,特别是局部症状与全身症状并存时,要先考虑是局部疾病的全身表现,后考虑是全身疾病的局部症状。

(3)在判断疾病性质时,先考虑良性疾病,后考虑恶性疾病。这么说,其实部分是为了与第(1)条保持一致,毕竟良性疾病相比恶性疾病仍占多数。但对于高危人群,症状典型者则另当别论。然而,从安全原则角度出发,在诊断功能性疾病之前也必须要排除器质性疾病。

(4)先考虑单一疾病,后考虑多病合并。尤其是对于出现多系统器官症状、体征者,尽可能选择单一诊断,而不用多个诊断分别解释各个不同的症状。也就是说,在先确定一种原发病之后,将其他表现解释为并发症症状,即所谓的"一元论"。在临床实践中及病例讨论中经常有人提及"一元论"的概念,为的就是在复杂多变的病情中找到一条主线,主要处理最突出的可能病因,其他的并发症症状也就能迎刃而解。然而,个人认为随着人口老龄化、肿瘤化疗、器官移植及长期服用免疫抑制剂患者的增多,这个概念的适用范围可能有缩小的趋势,一个患者同时出现 2 个或多个系统器官功能病变的可能性越来越大。

在实际临床实践工作中,我们应拓宽思路,透过纷繁复杂的现象分析疾病本质,尽量用一元论来解释,注重病史采集和查体发现,不应满足于常见疾病的诊断,特别是在遇到类似于本病例的多系统损害表现,多个内分泌腺体占位时,应想到多发性内分泌腺瘤的可能性。

【专家点评】

急诊科经常看到的是一些以各种症状为主诉来就诊的危重患者,其症状繁多,杂乱无序,特别容易让人忽视,易误诊为一些常见疾病或者同时诊断为多个疾病。而误诊会影响对患者病情的评估,并可导致患者得不到根本的治疗。因此,在临床工作中,应对患者的临床表现进行仔细分析总结,尤其对于症状繁多,病程长的危重患者,更要注意收集病史资料,注重问诊查体,做到不先入为主,尽量用"一元论"来解释病情。

(编者:丛鲁红　点评专家:张国强)

病例44 发热伴肢体偏瘫
——首先应想到的是什么?

【病历摘要】

患者,男性,58岁,主因"发热半个月,左侧肢体无力3d"于2014年5月30日11:30来诊。

患者半个月来出现发热,体温最高可达39.6℃,伴畏寒寒战,咳嗽,有痰,为白黏痰,量不多,感憋气,夜间尚可平卧,伴头痛、头晕,无恶心呕吐,无腹痛,自服用氨酚伪麻美芬片Ⅱ/氨麻苯美片(白加黑)、头孢等药物体温可退。3d来出现左侧肢体无力,伴麻木,无言语不利,无抽搐。1d前就诊于外院,查头颅CT未见异常,查胸部X线提示右肺渗出性病变可能,双侧少量胸腔积液,心影重度增大,心功能不全,予以厄他培南抗感染治疗,为进一步诊治转至我院。

既往史:自诉有先天性心脏病"法洛四联症",房颤,否认高血压、糖尿病和冠心病,对青霉素过敏。

入院查体:血压107/64mmHg,心率72次/min,呼吸频率17次/min,体温37.4℃,SpO$_2$ 93%,神志清楚,面色暗沉,口周及肢端发绀。言语流利,伸舌不偏,颈软。两肺呼吸音粗,可及湿啰音,心界扩大,心律绝对不齐,各瓣膜听诊区未及杂音。腹软,无压痛,双下肢无明显可凹性水肿。左侧肌力Ⅳ级,左侧巴宾斯基征(+)。杵状指/趾。

入院后初步检查结果回报:动脉血气分析(鼻导管吸氧5L/min):pH 7.47,PCO$_2$ 33mmHg,PO$_2$ 52mmHg,HCO$_3^-$ 24mmol/L,LAC 1.5mmol/L,SaO$_2$ 89%。心肌标志物正常,BNP 687pg/mL。血常规:WBC 8.26×10^9/L,HGB 145g/L,PLT 130×10^9/L,NE% 83.1%;CRP 60mg/L。凝血分析:PT 15.1s,FIB 4.41g/L。生化:转氨酶、肌酐正常,TBIL 35.5μmol/L,DBIL 16.4μmol/L;尿常规正常;心电图示心房颤动,可见室性期前收缩,心室率86次/min。

【分析】

首先总结患者的病例特点:中年男性,急性起病;表现为发热伴左侧肢体无力,伴畏寒寒战,伴有咳嗽,痰不多,稍感喘憋;既往有先天性心脏病和永久性心房颤动;查体肢端口周发绀,两肺湿啰音,左侧肌力Ⅳ级,左侧巴宾斯基征(+),杵状指/趾;低氧血症,中性粒细胞百分比升高,CRP升高,BNP升高。该患者有下列几个问题。

(1)患者有感染征象,考虑其发热为感染性疾病所致,那么感染灶在哪里呢?病原体是什么呢?常见的感染有肺部感染、尿路感染、胆道感染、中枢神经系统感染、感染性心内膜炎、隐蔽部位(如腹腔或肌肉)的脓肿等。至于病原体,最常见的依然是细菌,此外还有病毒、真菌、立克次体、支原体、衣原体、军团菌,当然不能忘了还有结核分枝杆菌感染的可能。

(2)患者病程中出现神经系统定位体征,查头颅CT未见颅内占位、出血,首先考虑为脑梗死所致。该患者脑梗死的血栓有3种可能:动脉粥样硬化致原位血栓形成;患者有永久性房颤，没用抗凝药物，有可能为心房内血栓脱落致脑栓塞；患者有先天性心脏病，发热在先，然后有神经系统定位体征，有可能为感染性心内膜炎的菌栓脱落所致。此外，患者有发热，不能除外患者原发中枢神经系统感染所致。

（3）患者有先天性心脏病，自诉为"法洛四联症"，且未行手术治疗，存活至今。法洛四联症是最常见的发绀型先天性心脏病，表现为肺动脉狭窄、室间隔缺损、主动脉骑跨和右心室肥大，未经手术治疗的儿童，预后不佳，多于 20 岁前死于心力衰竭、脑血管意外、感染性心内膜炎等并发症。那么，该患者可能为"法洛四联症"吗？那到底是哪种先天性心脏病呢？

按照疾病诊断"一元论"的原则，只有两种可能：首先是感染性心内膜炎，其菌栓脱落引起颅内血管栓塞，实际上是一种感染的播散；其次是原发的中枢神经系统感染，虽然患者先出现发热，然后出现中枢神经系统症状，但两者之间间隔时间太长，所以该诊断几乎可除外。

本着"一旦怀疑立即求证"的急诊临床工作态度，即刻抽取血培养、行超声心动图检查，同时给予美罗培南联合莫西沙星抗感染治疗，给予改善脑供血治疗。超声心动图检查回报先天性心脏病，房间隔缺损？全心扩大，三尖瓣轻 - 中度反流，轻度肺动脉高压，左心功能减低，LVEF 32%，各心脏瓣膜未见赘生物。

入院第 2 天夜间患者突然出现抽搐，意识丧失，抽搐持续 2～3min 缓解，但患者意识未恢复，呼吸浅快，血氧饱和度明显降低，给予气管插管接呼吸机辅助通气，随后躁动明显，给予咪达唑仑持续泵入镇静。插管后血气分析（FiO_2 60%）：pH 7.41，PCO_2 37mmHg，PO_2 76mmHg，HCO_3^- 23.5mmol/L，SaO_2 95%。复查床边胸部 X 线提示两肺少许渗出性病变，心影增大（图 44-1）。第 4 天，停用镇静后，可唤醒，发现患者左侧肌力 I 级，肌张力减低。其间血培养亦未回报有细菌生长，患者仍持续发热，体温波动在 38～39℃，故第 5 天将抗生素更换为美罗培南联合万古霉素。

急诊期间其他的辅助检查结果回报：肺炎支原体、肺炎衣原体、嗜肺军团菌抗体阴性；PCT 0.14ng/mL。

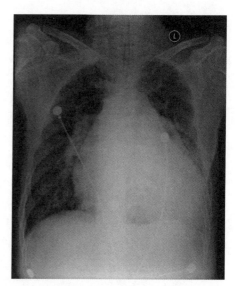

图 44-1　气管插管后胸部 X 线
胸部 X 线提示两肺少许渗出性病变，心影增大。

第 6 天患者转入 EICU 住院治疗，继续给予美罗培南联合万古霉素抗感染治疗，查找到患者 22 年前在我院住院的病历，当时的心脏导管检查结果为房间隔缺损合并肺静脉畸形引流。更有意义的是，患者有 2 次血培养回报阳性，且均为耐甲氧西林人葡萄球菌。追问病史，发现患者大约 1 个月前有拔牙史。虽然经胸超声心动图未发现心脏赘生物，但是患者符合感染性心内膜炎修正 Duke 诊断标准（表 44-1）中的 1 条主要标准和 3 条次要标准，考虑感染性心内膜炎的诊断是成立的。

住院期间其他的辅助检查结果回报：ESR 53mm/h；肿瘤标志物阴性；类风湿因子阴性；自身抗体谱阴性；巨细胞病毒、EB 病毒、腺病毒 DNA 检测阴性；G 试验阴性；甲型流感病

表 44-1　感染性心内膜炎诊断的修正 Duke 诊断标准

主要标准（2 条）
血培养阳性
2 次血培养获得感染性心内膜炎的典型病原菌
甲型溶血性链球菌，牛链球菌，HACEK，金黄色葡萄球菌
社区获得性肠球菌，且无明确的原发病灶
持续血培养阳性
间隔＞12h，≥2 次血培养阳性
所有 3 次或≥4 次血培养中的多数阳性（每次间隔≥1h）
Q 热病原体 1 次血培养阳性或其 IgG 抗体滴度＞1∶800
心内膜受累证据
超声心动图异常（赘生物、脓肿、人工瓣膜出现新的裂痕）
新出现的瓣膜反流
次要标准（5 条）
心脏易患因素，注射药瘾者
发热：体温≥38℃
血管表现：主要动脉栓塞，感染性肺梗死，感染性动脉瘤，颅内出血，结膜出血，Janeway 损害
免疫表现：肾小球肾炎，Osler 结节，Roth 斑，类风湿因子阳性
微生物学证据：血培养阳性，但不符合主要标准的要求，或致病微生物活动性感染的血清学证据
确诊：2 条主要标准，1 条主要标准 +3 条次要标准或 5 条次要标准
疑诊：1 条主要标准 +1 条次要标准或 3 条次要标准

HACEK：革兰氏阴性菌嗜血杆菌属（H）、放线菌属（A）、心杆菌属（C）、艾肯菌属（E）、金氏菌属（K）。

毒、乙型流感病毒抗原检测阴性；床旁腹部 B 超提示内脏转位，脾大且不均质改变。

　　患者在更换为美罗培南联合万古霉素抗感染治疗后 8d，体温完全恢复正常，神志已转清，左侧肢体肌力恢复正常，顺利拔管脱机。1 周后患者转入心外科普通病房，查大血管 CT 血管造影提示（图 44-2）：心脏移向左侧，右房右室明显增大，可见房间隔缺损，右侧肺静脉及左下肺静脉连接于右房（约于房间隔缺损处），左上肺静脉连接于左房，左心房较小；肺动脉主干直径约 4.1cm，左右肺动脉干及其分支均可见增粗，双侧肺均分为两叶；肝、胆位于腹腔左侧，脾位于右侧，脾增大，呈分叶状。最终诊断考虑左心房异构。

　　患者在心外科住院期间体温有波动，但未超过 38.2℃，由于患者全身出现大面积皮疹，瘙痒，考虑为药物过敏，换用莫西沙星继续抗感染，体温恢复正常后出院回家。

【讨论】

　　感染性心内膜炎可累及多个系统，表现多样，其诊断是临床上的一个难点。在该患者的诊治过程中，我们有以下几点体会：①遇到发热伴有肢体偏瘫的患者，首先应想到感染性心内膜炎；②赘生物不是感染性心内膜炎诊断的必需条件，找不到赘生物，不能除外诊断；③怀疑感染性心内膜炎时，血培养需反复多次抽取。

　　感染性心内膜炎患者的心脏赘生物常位于血流从高压腔经病变瓣口或先天缺损至低压腔产生高速射流和湍流的下游。处于湍流下方部位的内膜灌注压力下降，利于微生物的沉积和生长，如二尖瓣的瓣膜心房面、主动脉瓣的瓣膜心室面、室间隔缺损的右心室侧。高速射流冲击心脏或大血管内膜可致局部损伤，并易于感染，如二尖瓣反流面对的左心房壁、主动脉反流面对的二尖瓣前叶有腱索和乳头肌，未闭动脉导管射流面对的肺动脉壁。该患者

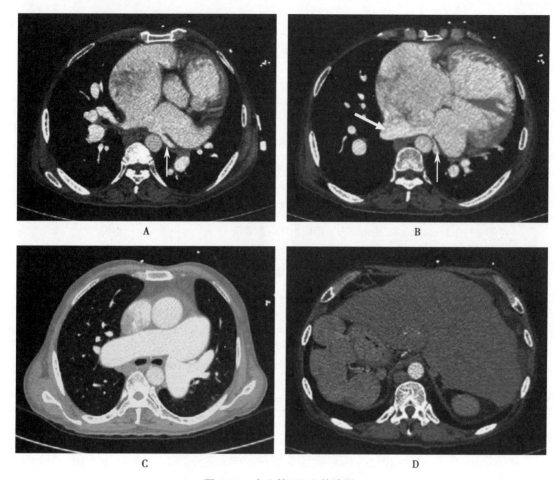

图 44-2　大血管 CT 血管造影

大血管 CT 血管造影诊断为左心房异构。A. 房间隔缺损,左上肺静脉(箭头所示)连于左心房；B. 右上肺静脉(粗箭头所示)和左下肺静脉(细箭头所示)连于右心房；C. 两肺呈双叶改变；D. 肝脾异位,脾分叶。

的多次超声心动图检查均未发现赘生物,其原因可能为：赘生物太小,经胸超声心动图未检出；赘生物生成后,随即脱落。

　　该患者的血培养结果为人葡萄球菌,该细菌属于凝固酶阴性葡萄球菌(coagulase-negative staphylococcus, CNS),而大家熟知的金黄色葡萄球菌属于凝固酶阳性葡萄球菌。除了人葡萄球菌外,CNS 还包括表皮葡萄球菌、溶血葡萄球菌、腐生葡萄球菌、头状葡萄球菌、木糖葡萄球菌、沃氏葡萄球菌、鸡葡萄球菌、猪葡萄球菌等,是皮肤常居菌,属于条件致病菌。由于临床上广谱抗生素和有创操作的广泛使用,该类细菌已成为院内感染最重要的致病菌,检出率越来越高。

　　人葡萄球菌,在婴幼儿和免疫力低下患者,其分离率在 CNS 感染患儿中占第 2 位；临床分离的菌株,绝大部分都是耐甲氧西林菌株。CNS 是人工瓣膜或装置心内膜炎的重要致病菌,但少见于自体瓣膜心内膜炎。其中,人葡萄球菌所致感染性心内膜炎,仅偶见有报道。

　　CNS 菌血症的污染率较高,有地区、医院的差异,文献报道在 70%～90% 之间。污染的临床标准应符合以下至少 1 项条件：无明显发热及危险因素(如免疫功能低下或侵袭性操作)；虽有上述危险因素但随后多次血培养证明为其他病原菌；使用敏感抗生素治疗无效；

发热可由其他肿瘤免疫等原因解释,且无明显感染征象。同时应当结合实验室标准,如长时间培养后阳性;连续多次多日培养,仅 1 次为 CNS;1 次血培养分离出 2 种以上的皮肤菌群;采集 CNS 阳性标本后的 72h 内又分离出另一种细菌或真菌,却没有分离到 CNS。所以该患者不是污染。

最终,该患者诊断一种复杂少见的先天畸形——左心房异构。心房异构也称为心房内脏异位,其发生与胚胎早期发育密切相关,胚胎第 5~7 周是心脏和其他内脏原基左右分侧的关键时期,若此阶段发生脏器分侧障碍,将会导致脾分化异常及位置异常、心血管畸形及内脏发育异常。可分为两个基本亚型:无脾综合征(右心房异构,无脾)和多脾综合征(左心房异构,多脾)。

左心房异构的影像学特点如下:

(1)复杂的心脏畸形:典型的左心房异构形态,即双侧心耳外形似弯指状,与心房连接的基底部较狭小但深度较大,内壁梳状肌较细小;体肺静脉回流异常,下腔静脉肝段缺如具有特征性,常合并肺静脉回流异常、房室间隔发育异常、动脉 - 心室连接异常如右室双出口、右室流出道及肺动脉异常等。

(2)内脏发育异常:脾位置不定,脾多分叶或多个大小不等的脾结节;多合并肝位置异常;双侧肺均分为两叶(体现左侧器官结构重复);还有其他内脏器官异位,如右位胃、短胰腺及胆囊异位或缺如等。

【专家点评】

该病例既有很多老知识点值得我们回顾,又有很多新知识点值得我们学习。老知识点:发热合并肢体偏瘫,得想到感染性心内膜炎,尤其是心脏结构异常者;感染性心内膜炎的赘生物不是都长在瓣膜上的,也不是诊断的必需条件。新知识点:人葡萄球菌是凝固酶阴性葡萄球菌,也是感染性心内膜炎的少见致病菌;左心房异构是一少见复杂的心脏畸形,拓宽了我们对先天性心脏病的认识。

(编者:黄文凤　点评专家:朱继红)

病例 45　头晕、言语不利
——急性脑梗死的意外结局

>>>>>>>>>>>>>>>>>>>>>>>>>>>>>>>>>>>>>>

【病历摘要】

患者,男性,54岁。主因"头晕伴言语不利 1h 余"于 2014 年 4 月 21 日 20:00 入院。患者 1 个多小时前出现头晕,伴言语不利,伴右侧肢体无力,无力程度较轻,可自行走路,自诉有左侧肢体轻度麻木感,无头痛,无恶心、呕吐,无意识障碍,无肢体抽搐,无大小便失禁,无发热、咳嗽,就诊于急诊,头颅 CT 示双侧基底节区及半卵圆中心多发腔隙灶,收入抢救室。

既往史:2005 年因"阵发性右侧面部及右侧肢体麻木"住院,诊断为短暂性脑缺血发作(transient ischemic attack, TIA),住院期间发现血糖升高,间断服用降糖药物,未系统诊治及监测。否认高血压、冠心病、脑梗死病史,否认肝炎、结核病史,否认药物过敏史。长期吸烟、饮酒史。

入院查体:体温 37℃,心率 88 次/min,呼吸频率 16 次/min,血压 140/75mmHg,SpO₂ 100%。神志清楚,言语欠流利,轻度构音障碍,双瞳孔等大等圆,直径约 3.0mm,对光反射灵敏,右侧鼻唇沟稍浅,口角向左稍偏斜,伸舌不出。心、肺、腹体格检查无异常。双下肢无水肿。双侧肢体肌力Ⅴ级,右侧巴宾斯基征可疑阳性,左侧巴宾斯基征阴性。

急诊在神经内科专科医师指导下行 rtPA(注射用阿替普酶)溶栓治疗,并给予改善循环、抗感染及对症支持治疗,化验血常规、凝血分析、D-二聚体、生化、感染四项(输血备用,防止溶栓出血),结果为:血常规、凝血分析、D-二聚体未见明显异常。生化:GLU 12.5mmol/L,余正常。感染四项:梅毒螺旋体抗体 49.09S/CO,为阳性;乙型肝炎病毒、丙型肝炎病毒、人类免疫缺陷病毒相关检测均阴性。

【分析】

患者为中年男性,因"头晕伴言语不利"入院,头颅 CT 未见脑出血,考虑急性脑梗死可能,入院后据美国国立卫生研究院卒中量表(National Institutes of Health Stroke Scale, NIHSS)评分为 3~4 分,在神经内科专科医师指导下予以溶栓治疗,溶栓过程顺利,溶栓后言语不利好转,继续内科保守治疗。患者急诊化验梅毒螺旋体抗体升高,追问患者病史,否认冶游史,否认输血史,考虑假阳性可能,予以复查梅毒特异性抗体检测(即 TPHA)及快速血浆反应素试验(rapid plasma regain test, RPR)。次日患者言语不利消失,收住神经内科病房进一步治疗。

入院神经内科查体:神志清楚,言语不流利,查体过程中有混合性失语发作,出现口语表达障碍、听理解障碍、复述不能、书写不能、阅读不能,发作结束后各项恢复正常,言语流利。高级皮层功能检查未见明显异常,查体合作。脑神经检查未见明显异常。右利手,肌张力适中,四肢肌力Ⅴ级,右侧肢体上下肢轻瘫试验阳性,双侧指鼻试验、跟-膝-胫试验稳准,轮替动作正常,睁眼、闭眼站立均稳。双侧面部及四肢针刺痛觉、音叉振动觉对称存在,双侧腹壁反射对称存在，双侧肱二头肌反射、肱三头肌反射、桡骨膜反射均(++)，双侧膝腱反射(+++)、跟腱反射(++)，双侧掌颏反射(−)，双侧 Hoffmann 征、Rossolimo 征均阴性，双侧巴宾斯基征、Chaddock 征均阴性。脑膜刺激征阴性，自主神经检查未见明显异常。

住院后辅助检查：糖化血红蛋白 7.6%。红细胞沉降率、血同型半胱氨酸、甲状腺功能、肿瘤标志物、抗中性粒细胞胞质抗体、免疫球蛋白、补体、自身抗体谱、抗心磷脂抗体阴性。复查 TPHA 为阳性，RPR 1∶16。

患者入院第 3～4 天反复出现谵妄，胡言乱语，伴有视幻觉及听幻觉，无法与人正常交流，无言语不利，无肢体活动障碍加重，每次持续约 30min 可缓解。急查头颅 CT 未见出血征象。脑电图示中度异常脑电图(左额、中央区及前额区著)。常规头颅磁共振检查示双侧基底节区及半卵圆中心多发腔隙灶。头颅 MRA 示脑动脉硬化性改变。给予患者阿司匹林抗血小板，阿托伐他汀降脂稳定斑块，甲钴胺营养神经，喹硫平抗精神症状及改善循环治疗。

患者此次因"急性言语不利"就诊，既往有糖尿病和长期吸烟饮酒史，头颅 MRA 提示脑动脉硬化，头颅 CT 未见脑出血表现，溶栓治疗后言语不利有好转，考虑急性脑梗死诊断明确，溶栓效果也看似理想，入院后仍间断有言语不利发作，头部影像学未见明显异常，考虑存在短暂脑缺血发作，但该患者精神症状突出，脑电图异常，不能完全用脑梗死、短暂性脑缺血发作来解释，是否还存在其他问题呢？

再次回顾患者急诊及住院期间所有的辅助检查，梅毒螺旋体抗体检测、快速血浆反应素试验阳性，但因患者无冶游史、输血史，无硬下疳、梅毒疹等早期梅毒表现，我们起初未予足够重视，但患者反复出现的缺血性脑卒中表现及精神症状，是否与此相关呢，会有梅毒螺旋体侵入中枢神经系统吗？进一步完善脑脊液相关检查。脑脊液压力 110mmH$_2$O；常规：外观清透，蛋白定性试验阴性，总细胞 0，白细胞 0。生化：蛋白 0.63g/L，葡萄糖 3.34mmol/L，氯化物 126.4mmol/L；细菌、真菌、抗酸杆菌、隐球菌墨汁染色、病毒(风疹病毒 IgM 抗体、巨细胞病毒 IgM 抗体、单纯疱疹病毒 IgM 抗体、EB 病毒 IgM 抗体)阴性。

神经梅毒是梅毒螺旋体侵犯中枢神经系统所引起的感染性疾病。梅毒的传播途径主要包括性接触传播(95% 以上)、垂直传播、输血传播及其他接触传播。其临床类型主要包括无症状性神经梅毒、急性梅毒性脑膜炎、脑膜血管梅毒、脊髓痨、麻痹性痴呆和视神经萎缩。神经梅毒的影像学缺乏特异性，脑脊液检查尤为关键。梅毒的脑脊液检查包括特异性指标和非特异性指标两类。特异性指标包括梅毒螺旋体检查和梅毒螺旋体反应素试验；非特异性指标包括脑脊液常规和脑脊液生化检查。神经梅毒脑脊液检查异常：白细胞计数≥10×10^6/L，蛋白>0.5g/L，且无其他引起这些异常的原因，确诊需有梅毒特异性指标的异常。目前梅毒特异性指标主要依靠血清学方法检测，主要包括非特异性抗体、反应素的检测和特异性的抗梅毒螺旋体抗体的检测。常用的非特异性抗体检测方法包括性病研究实验室试验(Venereal Disease Research Laboratory test, VDRL)、不加热血清反应素试验(unheated serum regain test, USR)、甲苯胺红不加热血清试验(tolulized red unheated serum test, TRUST)、快速血浆反应素试验(RPR)。常用的特异性抗体检测方法包括荧光密螺旋体抗体吸收试验(fluorescence treponemal antibody absorption test, FTA-ABS)、梅毒螺旋体血凝试验(treponema pallidum hemagglutination assay, TPHA)、梅毒螺旋体颗粒凝集试验(treponema pallidum particle agglutination test, TPPA)、酶联免疫吸附试验(ELISA)。神经梅毒治疗主要是大剂量青霉素，如青霉素过敏，可考虑替换为头孢曲松、盐酸四环素、多西环素、红霉素等。

该患者临床表现为缺血性脑卒中，神经影像学未见明显异常，脑脊液梅毒RPR和特异性抗体检查均为阳性，神经梅毒的诊断明确。后转入首都医科大学附属北京地坛医院行规范化驱梅治疗。

【讨论】

神经梅毒是梅毒螺旋体侵犯中枢神经系统所引起的感染性疾病，其侵犯部位广泛，脑实质、脑脊髓膜、脊髓、周围神经以及脑血管均可受累，患者常常以脑膜炎、脑炎、脑血管病、各种类型的痴呆、脊髓或周围神经疾病表现来就诊。此例患者因防患于溶栓出血，在完善输血前检查发现外周血梅毒检测阳性。但以上述表现来就诊的患者我们很少能想到去完善梅毒相关检查，致使漏诊率高。结合本病例，复习相关文献，总结神经梅毒诊治中的几点体会。

（1）神经梅毒临床类型可相互重叠、组合，临床表现可以越期，流行病学史阴性不能除外梅毒感染。国内有研究报道了表现为急性脑梗死的41例神经梅毒，21例患者承认有婚外性生活史，9例其配偶承认有冶游史，但所有病例均否认有硬下疳、梅毒疹等早期梅毒表现，这可能与抗生素的广泛应用或机体的免疫功能低下或缺陷，对梅毒无免疫应答等因素相关。

（2）重视病原学检测。神经梅毒的症状、体征、影像学缺乏特异性，病原学检查至关重要。常用的病原体血清学检测法主要包括非特异性抗体、反应素的检测和特异的抗梅毒螺旋体抗体的检测。目前国内主要通过RPR和TPHA联合检测而确诊。通常患者外周血可有病原学提示，如果怀疑神经梅毒要及时完善脑脊液检查。

（3）注意梅毒血清试验生物学假阳性（biological false positive，BFP），能引起梅毒BFP的疾病主要包括：①某些自身免疫病，如系统性红斑狼疮、类风湿关节炎、抗磷脂综合征、干燥综合征等，BFP持续时间较长，数月至数年，甚至终身，滴度高；②某些非梅毒螺旋体性感染，如HIV感染、病毒性肝炎、某些急性感染性疾病等，BFP持续时间较短，常在6个月内转阴，一般情况下滴度都较低，多<1∶8；③其他，如静脉吸毒、孕妇等。

（4）梅毒预后取决于开始治疗的时间，尽早于专科医院给予规范的驱梅治疗对改善神经梅毒预后具有重要意义。

【专家点评】

神经梅毒诊断不难，难的是在患者以脑血管病、脑膜炎、脑炎、痴呆、脊髓或周围神经疾病等症状就诊时就想到本病，脑膜血管梅毒是我国目前神经梅毒的主要发病形式，而急性脑梗死是急诊工作中每天都会遇到的，常规对急性脑梗死患者进行外周血梅毒螺旋体抗体检测对神经梅毒的筛查有重要作用。

（编者：刘雅芬　点评专家：朱继红）

病例 46　发热、腹泻、呼吸困难

——非典型中的典型

【病历摘要】

患者，男性，23岁。主因"发热5d，腹泻3d，呼吸困难4h"于2014年6月2日来诊。

患者5d前无明显诱因出现发热，体温最高39℃以上，伴咳嗽、咳痰，为稀薄白痰，无咽痛。3d前出现腹泻，为稀便，1d前自行缓解。就诊于外院，予以"头孢"抗感染治疗后，发热仍未缓解。4h前患者出现呼吸困难，无胸痛，就诊于我院发热门诊，查血常规基本正常，除外急性传染病可能后，以"发热、呼吸困难待查"转入急诊抢救室。

既往史：精神分裂症6年，平素口服氯氮平、阿立哌唑，3d前加用盐酸苯海索治疗。

入抢救室后查体：体温38.7℃，脉搏156次/min，血压122/53mmHg，呼吸频率28次/min，SpO_2 89%。神志清楚，言语尚利。颈软，无颈静脉怒张，口唇轻度发绀。两肺呼吸音粗，未闻及明显干湿啰音。心率156次/min，律齐，未闻及杂音。腹软，无压痛、反跳痛及肌紧张，肝脾肋下未及。双下肢病理征阴性，双下肢不肿。

急诊给予积极补液、莫西沙星联合头孢哌酮/舒巴坦抗感染、冰毯物理降温及药物退热治疗，化验血常规、生化、血气分析，完善胸部CT检查，结果回报为如下：

动脉血气分析：pH 7.563，PCO_2 17.4mmHg，PO_2 58.8mmHg，SaO_2 93.5%，LAC 6.5mmol/L，BE −6.3mmol/L，HCO_3^- 20.7mmol/L。血常规：WBC $8.64×10^9$/L，NE% 61.2%，HGB 128g/L，HCT 35.6%，PLT $113×10^9$/L。CRP 1.0mg/L。心肌标志物正常。凝血基本正常，D-二聚体480ng/mL。生化：ALT 46.9U/L，AST 78.8U/L，TBIL 29.2μmol/L，LDH 292U/L，CK 5 863.5U/L，GLU 9.44mmol/L，BUN及CRE正常，Na^+ 124mmol/L，K^+ 3.4mmol/L，Cl^- 83.3mmol/L。心电图为窦性心动过速。胸部CT（图46-1）：右肺渗出性病变：感染？右侧胸膜肥厚、局部粘连；前纵隔残留胸腺可能；主肺动脉稍增粗；脂肪肝；肝小低密度灶。

【分析】

患者为青年男性，急性起病，以发热、咳嗽、咳痰、腹泻、呼吸困难入院，化验血常规及CRP均正常，低钠血症，胸部CT提示右肺渗出，血气分析提示Ⅰ型呼吸衰竭。根据目前病史、体征及辅助检查，考虑何种病原所致肺部感染？还需要注意和何种疾病相鉴别？

患者呼吸道症状，Ⅰ型呼吸衰竭，肺部影像表现，提示存在肺部感染，血常规及CRP正常，不支持细菌感染，考虑病毒或非典型病原体可能性大。患者同时有腹泻，低钠血症，具有军团菌肺炎表现特点。因病毒感染为自限性，无需特殊治疗，故针对非典型病原体选择阿奇霉素抗感染治疗，但因患者很快出现过敏反应，调整为莫西沙星抗感染治疗，同时送检血培养、痰培养、病毒及军团菌等病原学检查。患者有长期服用抗精神病药物史，现发热，肌酶升高，外周血白细胞正常，但无抽搐，仍不能除外神经阻滞剂恶性综合征，遂予停用抗精神病类药物，同时予以积极补液、冰毯物理降温及药物退热治疗。患者Ⅰ型呼吸衰竭，否认近期制动或长期卧床史，D-二聚体阴性，可除外急性肺栓塞可能，考虑呼吸衰竭为肺部感

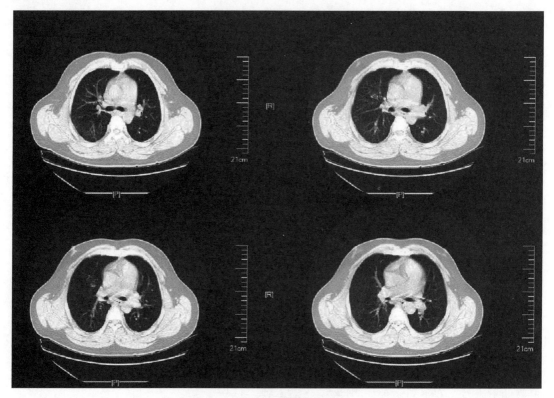

图 46-1　2014 年 6 月 2 日胸部 CT
胸部 CT 提示右肺渗出,右侧胸膜肥厚、局部粘连。

染所致。患者高热,肌溶解,发病时正值酷热天气,应注意除外热射病,追问患者家属,明确否认高温环境暴露史,因此不考虑此症。

军团菌肺炎是由嗜肺军团菌引起的一种以肺炎为主的全身性疾病。军团菌为需氧革兰氏阴性杆菌,有 34 种、59 个血清型,能在含 L- 半胱氨酸亚铁盐酵母浸膏和活性酵母浸液琼脂培养基(B-CYE 培养基)上生长。其中嗜肺军团菌是引起军团菌肺炎最重要的一种军团菌,存在于水和土壤中,可经供水系统、空调或雾化吸入呼吸道感染,终年可发病,夏秋季多见,各年龄均可发生,但年老体弱、有慢性病者及免疫功能低下者易患。肺部病变可表现为化脓性支气管炎、大叶性肺炎伴有小脓肿形成。病理表现为急性纤维素性化脓性肺泡炎、渗出性肺泡损害,肺泡腔内纤维蛋白、炎性细胞渗出,间质炎性细胞浸润、水肿。临床起病急,开始表现为疲乏无力、肌痛、头痛、畏寒、发热,然后出现咳嗽、咳痰,偶见咯血,1/3 患者有胸痛、进行性呼吸困难,随着病情进展可发展成呼吸衰竭,同时常合并有肺外表现,常见有腹痛、腹泻、呕吐等消化系统症状,及焦虑、淡漠、神志迟钝、谵妄等神经系统症状,还可有肾脏、心脏及免疫等多系统受累表现。一般实验室检查可出现外周血白细胞增高,血小板降低,蛋白尿、血尿,常有肝肾功能异常,电解质异常,尤其低钠血症。病原学检查包括:①血清抗体检查,前后两次抗体(IgG)滴度呈 4 倍增高,达 1:128、1:160 或更高可诊断;②军团菌培养;③直接免疫荧光检测;④尿可溶性抗原检测;⑤聚合酶链反应(PCR)检测军团菌 DNA。

军团菌肺炎的诊断标准(1992 年中华医学会呼吸病学分会):①临床表现,发热、寒战、咳嗽、胸痛等呼吸道感染症状。②胸部 X 线检查,具有浸润性阴影或胸腔积液。③呼吸道分泌物、痰、血或胸腔积液在活性炭酵母浸液琼脂培养基或其他特殊培养基培养有军团菌生长。④呼吸道分泌物，直接荧光法检查阳性。⑤血间接荧光法，测前后2次抗体滴度呈4倍或以上增高，达1∶128或以上；血试管凝集试验：测前后2次抗体滴度呈4倍或以上增高，达1∶160或以上；微量凝集试验：测前后2次抗体滴度呈4倍或以上增高，达1∶64或以上。凡具有①②项，同时具有③④⑤项中任何一项，诊断为军团菌肺炎。

军团菌肺炎首选大环内酯类药物，疗程为2～3周，也可选氟喹诺酮类。其他有效抗生素有利福平、复方磺胺甲噁唑、四环素。本例患者因阿奇霉素过敏，故坚持应用莫西沙星3周，呼吸道症状缓解，复查影像提示肺部阴影明显吸收。

本例患者经上述初步处理后一度好转，入院4d后体温降至37℃，但入抢救室5d后病情加重，出现咳嗽、咳痰加重，高热，体温39℃以上，伴进行性呼吸困难，出现呼吸衰竭，复查胸部CT（图46-2）较前进展，血常规仍正常，且患者腹胀、腹泻等肠道表现无缓解，多次化验大便常规均正常，高度怀疑在病毒、非典型病原体感染的基础上合并院内感染，考虑本科EICU常见菌，给予莫西沙星联合亚胺培南/西司他丁加强抗感染治疗，气管插管呼吸机辅助通气，并予以地塞米松抗炎治疗，同时肠道微生态制剂调节肠道菌群治疗；入抢救室11d后，患者仍持续发热，体温38～39℃，腹胀较前加重，查体可闻及高调气过水声，腹部CT提示肠梗阻，肠壁无水肿，结肠胀气明显，复查血常规：WBC 10.93×10⁹/L，NE% 84.5%，大便球杆比为5∶1，两次痰培养为耐甲氧西林金黄色葡萄球菌（methicillin resistant staphylococcus aureus，MRSA），军团菌抗体弱阳性。病毒抗体检查：风疹病毒、EB病毒、巨细胞病毒IgG（+），其余病毒抗体阴性，调整抗生素为去甲万古霉素联合莫西沙星抗感染治疗，口服去甲万古霉素调整肠道球杆比，同时给予地衣芽孢杆菌活菌胶囊、双歧杆菌三联活

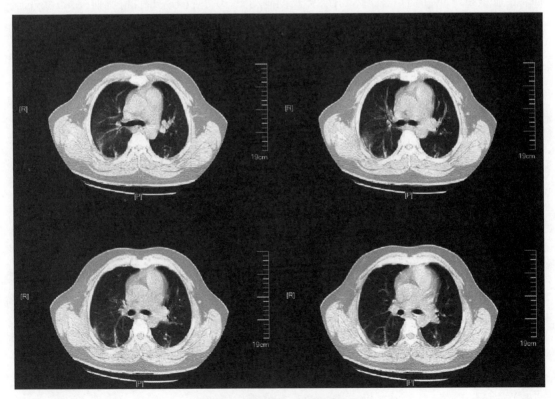

图46-2　2014年6月6日胸部CT
胸部CT提示右肺渗出较前明显。

菌等调节肠道菌群,间断肛管排气对症支持治疗。

患者经上述处理后,体温逐渐降至正常,入抢救室 3 周后,患者咳嗽、咳痰、呼吸困难症状缓解,外周血白细胞正常,停用静脉抗生素,仅保留口服去甲万古霉素,并转留观室进一步治疗。4 周后,患者腹胀、腹泻、肠麻痹逐渐好转,开始排成形软便,复查军团菌抗体转为阳性,复查胸部 CT,病灶较前明显吸收,出院。

【讨论】

患者为青年男性,有精神方面基础疾病,因发热、肺部感染、腹泻首诊,实验室检查结果显示外周血白细胞基本正常,肌酶增高,胸部 CT 提示右肺少量渗出,后复查 CT,肺部影像较前明显进展,虽经抗生素调整,但始终全程应用莫西沙星,最终化验军团菌抗体由弱阳性转至阳性,证实为军团菌肺炎。通过本病例,我们回顾和总结一下诊治经过。

(1)应重视症状体征在疾病诊断中的价值。本例患者有发热,咳嗽、咳痰,进行性呼吸困难,伴随的腹泻及低钠血症值得注意,追问病史有空调环境接触史,胸部 CT 提示肺内浸润性阴影,根据军团菌肺炎诊断标准,可初步诊断为可疑患者。由于军团菌不存在带菌状态,只要可疑患者体内分离出该菌即可确定诊断。因此,患者经间接荧光法两次抗体检测,由弱阳性转为阳性,确诊为军团菌肺炎。

(2)充分利用病史查体、辅助检查及详细病史采集进一步明确诊治方向。患者以发热、呼吸困难起病,既往有精神疾病基础,长期服用抗精神病药物,实验室检查结果显示肌酶增高,应注意除外神经阻滞剂恶性综合征,但经仔细询问病史,患者无可疑药物加量及调整史,整个病程无抽搐表现,故不支持神经阻滞剂恶性综合征诊断。患者突发 I 型呼吸衰竭,应考虑肺栓塞可能,但 D- 二聚体阴性,无长期制动史,双下肢未发现深静脉血栓,可除外肺栓塞。患者高热,肌溶解,结合发病时气候,应注意与热射病鉴别,但经反复询问病史,患者无高温环境暴露史,不支持热射病。

(3)应注意患者合并症的处理。本例患者肺部感染合并有麻痹性肠梗阻,与肺部体征并行,腹胀、腹泻顽固不缓解,因患者精神基础疾病,主诉无法清楚表达,回顾病史,考虑开始即有不全肠梗阻存在,逐渐加重至完全性梗阻,起初认为腹泻为军团菌毒素刺激迷走神经导致,但患者肺部感染控制后仍不缓解,遂继续查找腹泻、腹胀原因。患者应用广谱抗生素,应警惕抗生素相关性腹泻,多次化验大便常规未见红、白细胞及假膜,腹部 CT 未见肠壁水肿,此可能性不大。患者因精神疾病,长期口服氯氮平及阿立哌唑,抗精神病药物有外周抗胆碱作用,能减缓肠蠕动,使肠壁呈弛张无张力状态,相关文献报道,氯氮平长期服用可致氯氮平诱导的胃肠动力不足,严重者可致肠梗阻、肠缺血甚至坏死,病死率高达27.5%,最终考虑此患者不除外军团菌毒素及氯氮平双重因素导致的麻痹性肠梗阻。

【专家点评】

患者为青年男性,发热、肺部感染,同时伴有腹泻及低钠血症,既往有精神疾病基础,长期服用抗精神病药物,实验室检查结果显示外周血白细胞基本正常,I 型呼吸衰竭,肌酶增高,根据仔细询问病史及相关辅助检查,除外神经阻滞剂恶性综合征、肺栓塞及热射病。因高度怀疑病毒或非典型病原体,选用莫西沙星经验性治疗。患者治疗期间合并院内感染,根据痰培养(MRSA)及军团菌抗体结果,由经验性治疗转至目标靶向治疗,调整方案为去甲万古霉素联合莫西沙星。患者肺部感染同时合并有麻痹性肠梗阻,经积极肠道菌群调节及营养支持治疗,使患者肠道功能逐渐恢复,病情得以缓解。

(编者:徐玢   点评专家:郭伟)

病例 47 发热、脾大、血小板减少
——千淘万漉只为真

【病历摘要】

患者，女性，21岁，主因"畏寒、寒战后低血压"于2014年1月4日入我院急诊抢救室。入室查体：血压78/48mmHg，脉搏167次/min，SpO$_2$ 93%，精神弱，左下肺散在湿啰音，双下肢轻度可凹性水肿。急查血常规：WBC 4.58×10^9/L，HGB 97g/L，PLT 45×10^9/L。凝血：PT 19.5s，APTT 51.9s，FIB 0.52g/L。肝肾功能：ALB 28g/L，TBIL 23.5μmol/L，DBIL 14.5μmol/L，ALT 72U/L。血气分析：pH 7.528，PO$_2$ 84.4mmHg，PCO$_2$ 24.8mmHg，LAC 4.9mmol/L。

询问病史：主诉"间断发热2个月余"。患者自2013年10月下旬无明显诱因出现发热，伴畏寒、寒战，无特殊伴随症状，诊所输注抗生素（具体不详）无效，体温可达39～40℃，后多有头晕伴全身肌肉酸痛，偶有恶心、呕吐。2013年11月7日至深圳市南山区某医院就诊查血常规 WBC 3.8×10^9/L，NEUT 2.24×10^9/L，HGB 120g/L，PLT 151×10^9/L，2013年11月10日自行至深圳市某人民医院就诊，查血常规、胸部X线、腹部B超未见明显异常；PT、APTT明显延长，TBIL、ALT明显升高，ALB降低（具体数值不详），给予头孢哌酮/他唑巴坦、阿米卡星及亚胺培南/西司他丁抗感染治疗，仍间断高热、凝血延长更明显，TBIL继续升高。2013年11月14日转至广州市某医院：血常规，WBC 4.01×10^9/L，HGB 124g/L，PLT 25×10^9/L；凝血，PT 16.9s，APTT 49.6s，FIB 0.99g/L；肝肾功能，ALB 25g/L，TBIL 42.8μmol/L，DBIL 27.5μmol/L，ALT 203U/L，LDH 1 069U/L，AST 429U/L。给予头孢哌酮/舒巴坦抗感染、利巴韦林抗病毒治疗。后完善检查回报腹部B超提示脾大；胸腹CT提示两肺多发以肺门为中心的大片磨玻璃病变，病变范围大于肺野2/3范围。骨髓穿刺：骨髓增生活跃，粒细胞增生伴颗粒明显增多增粗，吞噬细胞占1.5%。骨髓穿刺病理：骨髓肉芽肿性病变。诊断为"噬血细胞综合征"，改用比阿培南、替考拉宁联合伏立康唑抗感染，体温仍无改善，2013年11月18日正电子发射计算机体层显像（positron emission tomography and computed tomography，PET/CT）提示肝脾大，代谢弥漫增高，两肺弥漫斑片模糊影，伴代谢增高，考虑血液系统疾病。肝活检提示肉芽肿性肝炎。加用地塞米松7.5mg 1次/d体温无变化，改甲泼尼龙24mg 1次/d口服和环孢素100mg 2次/d口服后体温正常，于2013年12月4日出院。出院后继续口服多西环素、罗红霉素、环孢素和甲泼尼龙，后自行停用，服用成分不明中药。患者自2013年12月下旬再次发热，并有双下肢水肿，逐渐出现咳嗽、咽痛及构音困难，遂至我院急诊抢救室就诊。

急诊抢救室予以补液扩容等支持治疗，给予亚胺培南/西司他丁抗感染，床旁腹部B超提示肝稍大，脾大，脾门处脾静脉增宽。免疫指标、巨细胞病毒DNA、EB病毒DNA均阴性。床旁心脏彩色多普勒超声提示主动脉瓣赘生物形成，主动脉瓣及二尖瓣反流并关闭不全。

【分析】

患者为青年女性，病程较长，主要表现为发热，脾大，血小板减少，常规抗感染治疗无

效。当地医院曾诊断噬血细胞综合征（HPS），该病也称为噬血细胞性淋巴组织细胞增生症（hemophagocytic lymphohistiocytosis，HLH）。该疾病的诊断标准：分子生物学诊断符合HLH（例如存在 PRF 或 SAP 基因突变，主要用于家族性 HLH 的诊断）或以下 8 条诊断标准满足 5 条或 5 条以上时可以诊断 HLH。①发热超过 1 周，热峰＞38.5℃；②脾大；③两系或三系血细胞减少（血红蛋白＜90g/L，血小板＜100×10⁹/L，中性粒细胞绝对值＜1.0×10⁹/L）；④血甘油三酯升高（≥3mmol/L 或≥265mg/dL）或纤维蛋白原降低（＜1.5g/L）；⑤血清铁蛋白升高（≥500μg/L）；⑥血浆可溶性 CD25（可溶性 IL-2 受体）升高（≥2 400U/mL）；⑦NK细胞活性下降或缺乏；⑧骨髓、脾、脑脊液或淋巴结发现噬血细胞现象（同时无恶性肿瘤证据）。需要注意的是，中枢神经系统症状伴有脑脊液细胞数和 / 或蛋白升高、淋巴结增大、黄疸或转氨酶异常、LDH 升高亦可作为 HLH 诊断的辅助依据。

该患者有①、②、③、④、⑤、⑧这 6 个条件，该诊断在除外恶性肿瘤后应无问题。但值得注意的是，HLH 常可继发于感染性疾病（特别是病毒感染如 EB 病毒、巨细胞病毒）、肿瘤性疾病（特别是淋巴瘤）、风湿免疫性疾病等。HLH 的治疗固然重要，但寻找原发病更为重要。当地医院在常规抗感染治疗后即放弃了原发病的寻找，开始了针对 HLH 的激素及免疫抑制剂治疗，且在体温正常、患者出院后并未继续随访和坚持诊治，直至再次发热。

至我院抢救室后，针对患者存在的双下肢水肿、肺部散在湿啰音、肝脾大等疑似心功能不全的表现，结合患者为长期高热，遂进行超声心动图检查以明确心脏问题。心脏彩色多普勒超声提示为主动脉瓣赘生物形成，考虑感染性心内膜炎（infectious endocarditis，IE）诊断成立，HLH 为感染性心内膜炎继发。该患者需要更为长期的住院治疗，遂转入急诊综合病房。

入院后追问病史：发热前 1 周曾在小诊所拔牙，拔牙后自觉口腔中有臭味，拔牙后未服用抗生素；7 岁时曾因淋巴结肿大行活检，报告为炎症；余个人婚育月经史无特殊。查体：腹部移动性浊音（+），双手十指甲旁可以见到很多紫红色的瘀点。现在的诊断对下一步治疗提出了新的问题，感染性心内膜炎的病原体是什么？患者这么年轻出现感染性心内膜炎及 HLH，背后有无原发疾病呢？

继续完善检查：ESR 1mm/h，CRP 17.56mg/L，铁蛋白 12 214ng/mL，PCT 和 G 试验阴性，结核感染 T 细胞斑点试验（T-SPOT）A 肽段 52SFCs/10⁶PBMC，B 肽段 0；常规血培养 3 次阴性；1 月 9 日复查超声心动图：主动脉瓣无冠瓣上 12mm×6mm 大小的摆动的中强回声团块影。

继续治疗：1 月 8 日给予亚胺培南 / 西司他丁 0.5g 每 6 小时 1 次联合万古霉素 0.5g 每 8 小时 1 次静脉滴注，覆盖常见感染性心内膜炎病菌，患者体温高峰无下降趋势，体温升高间隔似有延长，1 月 13 日因患者出现一过性抽搐改用美罗培南 0.5g 每 6 小时 1 次静脉输注，头部 CT 及 MRI 平扫未见特殊，MRI 增强见双侧侧脑室旁点状强化，神经科会诊考虑菌栓栓塞。

该患者免疫指标在当地及我院均为阴性，病程已 2 个月，免疫指标仍为阴性，多数免疫性疾病如 SLE、ANCA 相关的血管炎应均可除外，否认口腔、外阴溃疡病史，其他部位血管亦无受累证据，白塞病亦暂不考虑。外院 PET/CT 仅见肝脾代谢增高，肝活检及骨髓活检均未见肿瘤证据，肿瘤诊断暂不能成立。普通感染指标及多次血培养均阴性，外院长时间普通抗感染均无效，病原体应非感染性心内膜炎常见病原体。T-SPOT 可疑阳性、骨髓活检肉芽肿病变、肝活检肉芽肿病变，似乎为我们下一步的诊疗提供了一些方向。肉芽肿病变可以见于：全身感染，如结核、艾滋病、真菌、组织胞质菌、布鲁氏菌病、Q 热；恶性疾病；药物；自身免疫性疾病，如结节病、原发性胆汁性肝硬化（primary biliary cirrhosis，PBC）、肉芽肿性血管炎、风湿性多肌痛；以及其他的原发性疾病。其中大部分疾病极为少见或已经除外，仅剩结核这种中国目前较为常见的特殊感染不能摆脱嫌疑。我们在继续寻找结核证据的同时，开始该方向的治疗。

2014 年 1 月 15 日加用莫西沙星，体温仍无改善。行骨髓活检，结核 / 非结核分枝杆菌 DNA 检测回报结核分枝杆菌（+），非结核分枝杆菌（-）；感染科会诊高度怀疑结核可能，开始诊断性抗结核治疗。1 月 21 日改美罗培南为头孢曲松，加用阿米卡星 0.4g 1 次 /d 静脉滴注，同时加用乙胺丁醇 0.75g 1 次 /d、异烟肼 0.3g 1 次 /d 口服。复查胸部 CT 病变较前进展（图 47-1）。患者仍有高热，但血小板出现了显著回升，1 月 28 日升至正常范围。

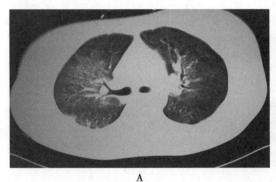 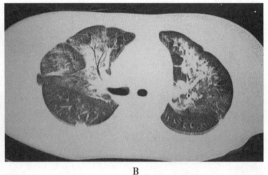

图 47-1　胸部 CT

A. 1 月 14 日胸部 CT，可见以肺门沿支气管分布的实变影，并有双侧胸腔积液；B. 1 月 22 日胸部 CT，可见肺部病变较前显著进展。

该患者有心功能不全、体温不能控制、脑栓塞等表现，应为 IE 手术适应证范围，手术除可以改善患者症状，还能进一步明确病原体及病因。于 2014 年 1 月 28 日行主动脉瓣置换，瓣周脓肿清除，二尖瓣、左心房、主动脉壁修复重建术（图 47-2，彩图见文末彩插）。术后给予哌拉西林 / 他唑巴坦、莫西沙星、异烟肼、阿米卡星、乙胺丁醇抗感染治疗，术后体温正常。术前 1 月 20 日血结核分枝杆菌快速培养阳性；手术活检组织结核分枝杆菌快速培养阳性。

转归：患者 2014 年 3 月 17 日自感染科出院，出院前胸部 CT 较前显著好转（图 47-3）。

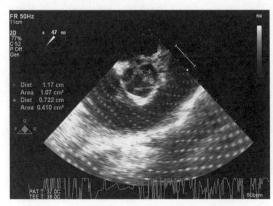 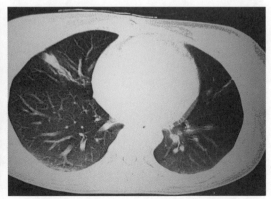

图 47-2　术中心脏彩色多普勒超声可见赘生物　　图 47-3　患者出院前胸部 CT 较前显著好转

出院诊断:血源播散性结核病,结核性心内膜炎,肺结核,肝结核,骨髓结核。

【讨论】

该患者诊治过程错综复杂,病因深藏于各种临床表现之后。

(1)对病史较长的患者,对病情的仔细询问及查体,以及对既往的诊治资料的仔细研究都是关键,既往的诊治不一定正确,但却可能除外了一些重要的疾病。例如此例患者,之前已用过足量的抗细菌、真菌等治疗,都证实无效,此类感染即可以基本除外。

(2)很多诊断都只是病情的一部分,在建立阳性诊断的同时,仍不能放弃对最后病因的追寻。该患者符合典型的 HLH 诊断,但 HLH 诊断需考虑其原发因素,HLH 的治疗仅为治疗的一部分,如没有针对原发因素的治疗,患者症状即使好转也难以维持。IE 诊断也只是藏在 HLH 背后的一个表现,没有病原学诊断的 IE,治疗依旧难以获得成功。

(3)结核感染在中国仍是较多见的特殊感染。感染性的疾病在除外了常规感染之后,对结核分枝杆菌的排查应该不遗余力。该病例为典型的血源播散性结核,但肺部表现并不典型,不符合我们对结核病的常见认识。骨髓及肝的肉芽肿表现,骨髓的结核分枝杆菌核酸检测为我们的诊治提供了重大思路。结核分枝杆菌核酸检测是结核快速检测的方法,抗酸染色阳性时可以快速区分结核分枝杆菌与非结核分枝杆菌(灵敏度 95%,特异度 98%),50%~80% 抗酸染色阴性、培养阳性患者核酸检测可以阳性。如果抗酸染色和核酸检测均阳性,则可以确诊;如果抗酸染色阴性但核酸检测阳性,需重复核酸检测并获得更多证据;如抗酸染色和核酸检测均阴性,结核感染亦不能除外。

(4)感染性心内膜炎患者不论病原体为何,在符合手术指征时都应该考虑积极早期的手术治疗,手术治疗既能减少栓塞致残等并发症,又能帮助控制病情,并能获得最终诊断,可谓一举数得。

【专家点评】

此例病例十分复杂,但诊治最终获得了成功。该患者肺部 CT 表现虽不典型,但亦可用结核解释,最后发展为如此严重的全身结核感染是否与此前 HLH 治疗的激素和免疫抑制剂相关,此后还需对此患者进一步随访,观察是否还有其他抑制其免疫功能的原发病。另外,该患者的治疗成功除了与之前急诊诊治相关外,心外科积极手术治疗功不可没,对如此复杂、可能为结核感染的患者,外科敢于积极手术治疗,对诊治的最终成功起到了决定性的因素。

(编者:杨惊　点评专家:朱华栋)

病例 48 腹泻、会阴疼痛、急性肾损伤

——关键治疗在抗凝

【病历摘要】

患者，男性，54岁。因"腹泻17d，恶心、会阴疼痛伴少尿、血尿14d"于2013年11月29日收入院。

患者17d前（2013年11月12日）无明显诱因出现腹泻，为水样便，3~4次/d，无发热、腹痛、恶心、呕吐等伴随症状，就诊于外院，给予阿奇霉素、甲硝唑、阿苯达唑等药物口服治疗，2d后腹泻停止。14d前开始出现恶心、食欲减退、乏力，后出现尿少、尿色深，甚至肉眼血尿，双侧睾丸疼痛。4d前在国际SOS救援中心的某医疗机构就诊，查尿常规提示大量蛋白尿及红细胞，CRE 197μmol/L，BUN 20.9mmol/L，ESR 48mm/h，血常规正常，超声提示双侧肾结构不清，阴囊积液、附睾囊肿。1d前就诊于我院急诊，发现血压升高达170/110mmHg，查CRE 304μmol/L，同时伴有低蛋白血症，血钠、氯升高，尿检提示尿蛋白强阳性、红细胞及少量白细胞，考虑"急性肾损伤、肾病综合征"，于2013年11月29日收入我院国际医疗部。

既往体健。

入院查体：体温36.8℃，心率80次/min，呼吸频率18次/min，血压140/100mmHg，两肺呼吸音清，未闻及明显干湿啰音，心律齐，各瓣膜听诊区未闻及病理性杂音，腹部平坦，无压痛、反跳痛及肌紧张，肾区无叩痛，肠鸣音4次/min，双下肢触及可凹性水肿，会阴区肿胀。

初步辅助检查回报：血常规，WBC $10.22×10^9$/L，NE% 74.2%，HGB 175g/L，PLT $309×10^9$/L；CRP 18.0mg/L。生化：BUN 28.92mmol/L，CRE 304.0μmol/L，UA 632μmol/L，K^+ 4.5mmol/L，Na^+ 151mmol/L，Cl^- 112mmol/L，高脂血症，肝功正常，TP 53g/L，ALB 28g/L。尿常规：比重1.030，酸碱度5.0，白细胞75/μL，蛋白5.0g/L，尿胆素原（-），红细胞满视野。凝血：PT 12.7s，PTA 109%，INR 0.95，APTT 28.2s，FIB 10.14g/L，D-二聚体5 160ng/mL，FDP 18.38μg/mL，TT 20.6s。

【分析】

患者为中年男性，急性起病，以会阴疼痛伴急性肾损伤为主要发病特点。急性肾损伤可能由肾前性、肾性或肾后性因素所致，肾性因素所致肾损伤又可分为肾小球性、肾小管性、肾血管性和间质性病变所致，需进一步完善检查寻找其病因。

入院后尿红细胞相差提示红细胞形态大小不一，变形率50%~60%，可见大量颗粒管型；24h尿蛋白总量27.95g，尿α_1微球蛋白202.70mg/L；腹部超声检查提示双肾弥漫性病变，双肾体积大；泌尿系CT未见异常。

由于患者有大量蛋白尿（>3.5g/d）、低蛋白血症（<30g/L）、高脂血症、水肿，所以肾病综合征的诊断是成立的。为进一步明确病理类型，该患者于12月5日转至首都医科大学附属北京安贞医院肾内科行肾穿刺，病理诊断为"非典型膜性肾病，继发性可能性大，伴重度急性肾小管损伤"。给予甲泼尼龙40mg/d，患者肉眼血尿消失，但仍有大量蛋白尿，血肌酐最高至360μmol/L，血浆白蛋白最低至15g/L，D-二聚体逐渐升高，最高达17 327ng/mL，

FDP 最高达 127μg/mL。高度怀疑有血栓性疾病可能，遂于 12 月 9 日做肾静脉 CTA 检查，诊断双侧肾静脉血栓形成（renal venous thrombosis，RVT）（图 48-1）。

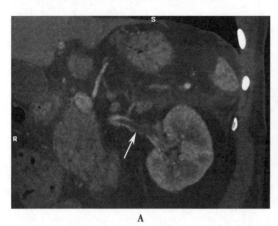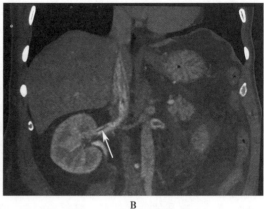

图 48-1　肾静脉 CTA

肾静脉 CTA 提示双侧肾静脉内充盈缺损。A. 左侧（箭头所示）；B. 右侧（箭头所示）。

随后给予低分子肝素皮下注射抗凝治疗，复查血肌酐 196.7μmol/L，D- 二聚体降至 13 770ng/mL，FDP 降至 107.10μg/mL。于 2013 年 12 月 11 日再次转回我院，继续给予甲泼尼龙 40mg/d 静脉滴注，低分子肝素 6 000U/d 皮下注射抗凝，苯磺酸氨氯地平 5mg/d 口服降压治疗。12 月 18 日起停用静脉激素，改口服泼尼松 40mg/d。并在低分子肝素抗凝的基础上加用口服华法林 3mg/d，住院期间规律监测肾功、尿蛋白、凝血变化，肾功逐渐转为正常，24h 尿蛋白降至 1g 左右，D- 二聚体和 FDP 逐渐转为阴性。华法林与低分子肝素重叠 3d 后，停用低分子肝素，继续根据 INR 结果调整华法林用量。

此外，根据患者肾穿病理结果考虑存在继发性膜性肾病可能，其病因需考虑自身免疫性疾病、药物及中毒、感染、恶性肿瘤等。患者自身抗体谱（ANCA、ANA、抗双链 DNA 抗体、抗心磷脂抗体等）均为阴性。肿瘤标志物：CA12-5 测定 139.4U/mL，CA19-9 测定 56.67U/mL，CA15-3 测定 44.77U/mL。行胃镜检查示萎缩性胃炎，取 1 块组织送病理，回报：（胃窦）黏膜轻中度慢性炎，固有腺体减少，黏膜肌增生。胸部 CT 平扫提示右下肺陈旧病变。腹部 CT 平扫提示胆囊肿大，壁模糊不清，胰腺边界模糊不清，腹水；胸、腹部皮下脂肪、腹腔脂肪模糊，考虑水肿所致可能。经上述检查，该患者未寻找到膜性肾病的继发性病因。

12 月 23 日复查 INR 为 0.97，将华法林增至 5mg/d，后患者出院密切随诊。最终诊断：急性肾损伤，肾静脉血栓形成（双侧）；肾病综合征，非典型膜性肾病；重度急性肾小管损伤。

【讨论】

肾病综合征（NS）患者存在凝血功能异常、血管内皮受损、血小板功能亢进、血液黏滞度高等多种异常。抗凝血酶Ⅲ及血纤维蛋白溶酶从尿液中丢失、血浆浓度下降，蛋白 S、蛋白 C 缺乏，血小板功能亢进等，共同促进 NS 患者的凝血功能异常，使其处于高凝状态。其中最常见的血栓形成部位为肾静脉，约占 35%。肾静脉血栓形成（RVT）是本病严重的并发症之一，可导致肾梗死、肾衰竭等。在 NS 的各病理类型中，以膜性肾病最具有伴发肾静脉血栓的倾向。近年来研究表明，膜性肾病是静脉血栓形成的独立危险因素之一，RVT 在膜性肾病中的发生率显著高于其他病理类型的 NS，其机制尚不清楚，目前认为可能与膜性肾病时免疫复合物沉积有关，肾小球免疫损伤可能增加促凝血活性，可对肾静脉循环产生影响。

本患者原发病为膜性肾病,持续有大量蛋白尿、低蛋白血症及高脂血症,血红蛋白、血小板高于正常值,血液呈高黏滞状态,治疗过程中使用糖皮质激素,糖皮质激素可促进血小板功能亢进,且患者病程中有腹泻、恶心、食欲减退等消化道症状,血容量减少,进一步加重高凝状态,故本患者为血栓形成的高危人群。因各种炎性递质对肾静脉血管内皮的损伤,肾静脉是血栓形成的高发部位,但双侧肾静脉同时血栓形成在临床较少见。

RVT 可分为急性和慢性。急性 RVT 可伴有腰痛、血尿、尿量减少、蛋白尿增加、肋脊角叩痛、肾功能下降等表现,男性患者还可出现睾丸疼痛。慢性 RVT 可表现隐匿,表现为尿蛋白持续不下降甚至增加,肾功能受损。上述临床表现为非特异性,且并非所有患者均出现典型临床表现,且血栓形成后,能否早期诊断是影响患者预后的因素,故对于具有血栓形成高危因素的患者,均需进行相应辅助检查。目前肾静脉血栓诊断的"金标准"仍是选择性肾静脉血管造影,可准确评价肾静脉充盈缺损的情况,但由于本检查费用高、存在一定风险,且为有创检查,故临床未能普遍应用。目前应用较多的有彩色多普勒血管超声、CTA 等检查。本患者是通过双侧肾静脉 CTA 发现肾静脉血栓,可见 CTA 对于血栓具有诊断意义,可适用于对静脉造影存在顾虑的患者。此外,D- 二聚体在血栓形成的诊断中也具有参考价值。D- 二聚体是机体的凝血机制发挥作用时,交联纤维蛋白被降解过程中产生的片段,可反映机体纤溶系统活性,灵敏度高达 90%,而特异度为 50% 左右,目前认为其阴性意义大于阳性意义。

RVT 一经确诊,需立即治疗。膜性肾病并发 RVT 时,应在治疗原发病的基础上,加用抗凝、溶栓等治疗,必要时还可采取外科手术治疗。临床上应根据患者病情选择个体化治疗方案。

抗凝是预防和治疗血栓的重要手段,传统的抗凝药物包括普通肝素、低分子肝素及华法林,目前在发现血栓形成后多采用低分子肝素皮下注射,其后逐渐过渡为华法林口服。肝素发挥作用依赖抗凝血酶Ⅲ的活性,近年来有文献报道,NS 患者由于大量蛋白尿导致抗凝血酶Ⅲ缺乏,从而出现肝素不敏感甚至肝素抵抗现象。因此,临床工作中对于存在血栓形成高危因素的膜性肾病,经评估无明显抗凝禁忌证(如未控制的高血压、近期活动性出血、近期手术或创伤史等),应及时加用抗凝药物,预防或减少血栓形成。此外,如有条件可使用新型抗凝药物如利伐沙班,因其不需抗凝血酶Ⅲ介导即可发挥抗凝作用,故用于 NS 患者可避免出现抗凝药物抵抗。

溶栓也是血栓形成后的治疗方法之一,常用药物有尿激酶、链激酶、重组组织型纤溶酶原激活物(rtPA)等。溶栓药物可激活纤溶酶原,使其降解纤维蛋白及纤维蛋白原,且纤溶酶可参与降解细胞外基质,这一反应可阻碍肾间质纤维化,改善预后。目前认为局部溶栓的效果优于静脉溶栓,曾有国内学者采用肾动脉、肾静脉留置管持续滴注尿激酶的方法治疗 NS 合并肾静脉血栓形成,取得较好的疗效,但治疗过程中需警惕出血及导管脱落或阻塞。除药物治疗外,部分内科治疗难以缓解的 RVT 也可考虑外科手术干预。

【专家点评】

本例患者起病初期为腹泻,后因发现肾功能损害入院。肾病理类型为膜性肾病,双肾静脉 CTA 证实伴发双侧肾静脉血栓。在 NS 治疗基础上加用抗凝药物后,患者症状缓解,肾功能得以恢复,因此对临床具有一定的借鉴意义。NS 患者处于高凝状态,如有腹泻症状则进一步加重体液丢失、促进血液高凝状态,且膜性肾病是血栓形成的危险因素。所以对于腹泻、肾功能损害的 NS 患者,应及时明确其病理类型,完善血栓的相关检查,积极、有效地抗凝,以达到纠正高凝状态、改善肾功能、降低尿蛋白的作用,以改善患者预后。

(编者:肖琦凡　点评专家:朱宇清)

病例49　腹痛伴上消化道出血

——似是而非的出血

【病历摘要】

患者，男性，41岁，主因"腹痛5d"于2014年10月1日来诊。

患者5d前无明显诱因出现上腹痛，呈持续性，可向腰背部放射，与饮食无关，伴恶心、呕吐，为黑红色胃内容物，每次量约50mL，2～3次/d，呕吐后症状未见缓解，伴反酸、胃灼热，排褐色粥样大便，1次/d，小便正常，就诊当地医院，查血常规RBC $3.40×10^{12}$/L，HGB 82g/L，大便隐血阳性，淀粉酶289U/L，脂肪酶400U/L，胃镜未见异常。诊断为"消化道出血，急性胰腺炎"，予以禁食水、胃肠减压、抑酸、抑酶、补液等治疗，未再出现呕吐及黑便，但仍有腹痛，为进一步诊治转来我院。

既往体健。

入院查体：血压135/80mmHg，脉搏78次/min，神清，语利，口唇及睑结膜红润，皮肤巩膜无黄染，双侧瞳孔等大等圆，对光反射灵敏，双侧呼吸音清，未闻及干湿啰音，律齐，各瓣膜听诊区无杂音。腹平软，剑突下压痛，无反跳痛，肠鸣音可闻及，肝肾区无叩痛。双下肢无水肿。

【分析】

患者为中年男性，此次主因腹痛5d来诊，呕吐黑红色物质，伴有反酸胃灼热症状，大便隐血阳性，贫血，提示存在上消化道出血，其原因可能是什么呢？患者既往无肝病史，体检无肝病体征，初步可排除肝硬化门静脉高压引起的食管胃底静脉曲张破裂出血及门静脉高压性胃病的可能。溃疡病、贲门黏膜撕裂、胆道出血、黏膜下恒径动脉破裂出血等疾病通常出血量较大，可能呕吐鲜血并含血块，而本例患者无既往病史，未剧烈呕吐，肝、胆、胰、脾超声及胃镜检查无异常发现，上述疾病亦可排除。急性胃黏膜病变通常与饮酒、药物及应激有关，追问病史，患者发病前无暴饮暴食，无不洁进食史，无饮酒及服用可能引起胃黏膜损伤的药物，无精神刺激及躯体创伤感染等，基本可以排除。肿瘤暂不能排除。

入院后常规检查回报：血常规，HGB 79g/L，RBC $3.56×10^{12}$/L；肝功能、肾功能、血糖、电解质及心功能正常；淀粉酶130.2U/L（参考范围0～150U/L），脂肪酶300.9U/L（参考范围23～300U/L）；复查胃镜仅提示慢性胃炎，未见有胃或十二指肠溃疡。但腹部B超发现胰腺后方囊性结构，大小3.0cm×2.7cm。

到目前为止，患者腹痛，伴恶心、呕吐，伴上消化道出血，当地医院脂肪酶升高，胰腺后方可见囊性结构，难道是"急性胰腺炎伴胰腺囊肿"，进一步完善了腹部CT检查，来明确胰腺炎类型。腹部CT平扫未见腹腔及腹膜后有游离气体及液体，可见胰腺体部及其后方较大软组织肿块影，钩突左侧混杂密度影，大血管周围可见多发增大淋巴结；腹膜后结构模糊，肿块可见一囊样密度影并其间密度增高影（图49-1）。

至此，已找到了问题所在，胰腺体部的那个肿块影。这时又一个问题摆在我们面前，该肿块是什么？又是如何引起上消化道出血的呢？为了进一步清晰组织关系行腹部 CTA 检查。血管外科阅片，病灶轻度不均匀强化，血管包绕明显，考虑脾动脉假性动脉瘤破裂，局部脾动脉可见局限性对比剂外溢（图 49-2）。

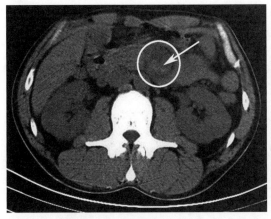

图 49-1　患者腹部 CT 平扫
CT 平扫示胰腺体部及其后方可见一囊样密度影并其间密度增高影（箭头所示）。

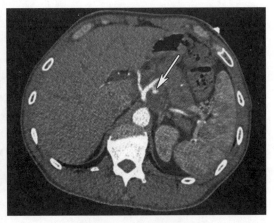

图 49-2　患者腹部 CTA
腹部 CTA 示脾动脉假性动脉瘤，可见局限性对比剂外溢（箭头所示）。

请介入科会诊，急诊行血管造影（图 49-3）并脾动脉覆膜支架术，术中见脾动脉近端距肝总动脉开口 1cm 处直径 5mm，假性动脉瘤覆膜支架置入术，可见瘤体闭塞。

【讨论】

内脏动脉瘤在临床上较为罕见，但是一旦破裂，将严重危及患者生命。脾动脉瘤是最常见的内脏动脉瘤，绝大多数为单发，起病隐匿，不易诊断。脾动脉瘤可分为真性动脉瘤和假性动脉瘤。脾真性动脉瘤的病因不同于大血管动脉瘤，动脉粥样硬化并不是脾动脉瘤发生的最主要的原因，其最常见的原因为多种因素导致的血管壁退变、动脉纤维发育不良以及门静脉高压。而假性动脉瘤多由创伤、胰腺炎、胃穿孔等所致，胰酶的自我消化功能或感染性囊肿引起动脉血管壁的腐蚀和破坏，从而导致了假性动脉瘤的发生。

脾动脉瘤的症状可为上腹部疼痛、恶心、呕吐、脾大，甚至肠梗阻；少数可触及肿块，有搏动感和猫喘音。然而多数病例不具有明显症状，直到动脉瘤破裂到胃、肠或腹腔以后才通过手术探查得到诊断。破裂后的症状则有上腹部剧痛、左肩部放射痛（Kehr 征）和左肋缘下的腹壁触痛，同时还伴有恶心、呕吐和其他的出血表现。脾动脉瘤还可与门静脉系统形成内瘘，引起腹水、肝脾肿大等门静脉高压症表现。

一般临床检查不易发现脾动脉瘤，该病的早期诊断主要依靠影像学检查确定。CTA/MRA、动脉造影、腹部彩色多普

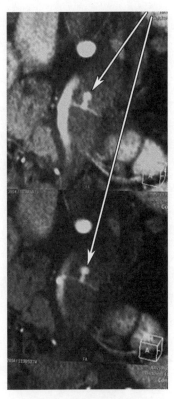

图 49-3　患者脾动脉造影
脾动脉造影可见脾动脉假性动脉瘤（箭头所示）。

勒超声检查有助于明确诊断。动脉造影是诊断内脏动脉瘤的"金标准"，它可明确动脉瘤的确切位置、大小及毗邻关系，有助于判别是否并存有其他动脉瘤，还可用于同期介入治疗。但是 CTA 方便、快捷、无创，同时还可明确或排除有无其他急腹症，因此更适用于急诊。

　　脾动脉瘤最理想的治疗方法是在动脉瘤未破裂前行手术切除，但是近年来随着介入技术的进步，脾动脉栓塞、脾动脉腔内隔绝术以及裸支架辅助下的弹簧栓塞术治疗脾动脉瘤取得了良好的效果。目前，腔内介入治疗已经成为脾动脉瘤的首选治疗。

【专家点评】

　　脾动脉瘤是较为少见的血管疾病，其临床表现缺乏特异性。即使扪及腹部搏动性肿块并考虑脾动脉瘤的可能，亦无法肯定瘤体的准确位置，不能确定手术方式。所以影像学检查对于本病的确诊至关重要。脾动脉瘤一旦破裂，病死率极高，因此早期诊断极为重要，争取在动脉瘤破裂前及时手术或介入治疗。

（编者：张文涛　　点评专家：朱海燕）

病例 50 阴道出血后胸闷、晕厥

——治疗不求最好，只求更好

【病历摘要】

患者，女性，50岁。主因"胸闷、气短1个月余，加重半月余"于2014年10月20日19：00入院。患者1个月余前无诱因出现胸闷、气短，活动后明显。半个月余前外地旅游时上述症状加重，伴晕厥1次，平卧休息后意识恢复。后仍间断出现胸闷、气短，多于平路长程活动及步行上楼时发作。多次于外院就诊，轻度贫血，生化大致正常，超声心动图、胸部X线未见明显异常。

既往史：10余年前"多发子宫肌瘤"。4个月余前出现阴道出血淋漓不尽，诊断"功能性子宫出血"，后续予以炔诺酮（0.625mg/片）口服（22d为1个疗程，先6片/d，服用6d，再4片/d，服用16d），3d前停药，目前仍阴道出血不止。

入院查体：体温37.4℃，脉搏104次/min，血压116/72mmHg，呼吸频率17次/min。神志清楚，精神弱，贫血貌。两肺呼吸音清，未闻及干湿啰音。心率104次/min。心律齐，心音可，P_2亢进。腹软，中下腹可触及子宫，触痛（+）。双下肢不肿。

辅助检查：血常规，WBC $10.11×10^9$/L，HGB 92g/L，PLT $279×10^9$/L。生化示肝肾功能、电解质正常。D-二聚体1 833ng/mL。BNP 238pg/mL。心肌标志物阴性。血气分析（FiO_2 33%）：pH 7.46，PCO_2 25mmHg，PO_2 77mmHg。心电图见图50-1。

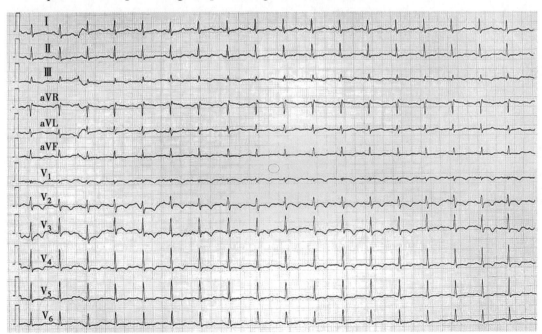

图50-1 急诊就诊时的心电图

【分析】

患者为中年女性，以胸闷、气短、晕厥入院。查体提示 $P_2 > A_2$；心电图为窦性心动过速，伴 $S_IQ_{II}T_{III}$；血气分析为低氧血症伴低碳酸血症；D- 二聚体 $> 500ng/mL$；且近期有服用避孕药史，故高度怀疑肺栓塞。

CTPA 证实右肺动脉主干、右上下肺动脉及左上下肺动脉充盈缺损，考虑肺动脉栓塞（图 50-2），急诊经胸超声心动图示肺动脉增宽，右房、右室扩大，肺栓塞诊断明确。由于患者属于高危组，应溶栓治疗；但患者同时存在阴道出血能否溶栓治疗？请妇科评估阴道出血，妇科建议停用妇科激素类药物；不适于刮宫等手术操作；若阴道大出血，可考虑宫腔置 Foley 导管压迫止血。故选择 rtPA 50mg 3h 静脉滴注的溶栓方案。

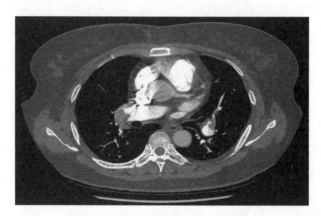

图 50-2　CTPA 示肺动脉内充盈缺损

溶栓过程中，阴道出血量明显增加，此时溶栓已持续 140min，rtPA 用量达 39mg，停药，亦未给肝素抗凝。妇科再次会诊，给予子宫腔置入 Foley 导管，球囊注 8mL 生理盐水，接引流袋。溶栓后患者自觉气短症状稍缓解。复查血气分析（FiO_2 33%）：pH 7.46，PCO_2 28mmHg，PO_2 116mmHg，HGB 75g/L。

10 月 21 日收入 EICU，患者入院后持续肝素抗凝治疗，仍少量阴道出血。10 月 22 日患者仍诉气短、话不成句，出现血压降低 90/53mmHg，复查血气分析仍存在低碳酸血症，D- 二聚体 3 635ng/mL。分析患者体征及实验室检查结果，考虑血栓溶解不完全。临床再决策，结合 2014 欧洲心脏病学会（ESC）《急性肺栓塞诊断和管理指南》（以下简称 2014 ESC 指南），决定行 DSA 下选择性肺动脉溶栓、机械碎栓及取栓术。术中右肺动脉注入 rtPA 10mg，并机械碎栓（图 50-3）；左肺肺动脉注入 rtPA 15mg，左下肺动脉内血栓抽吸，吸出条、块状黑色陈旧血栓约 3mL。再次复查血气分析（FiO_2 29%）：pH 7.49，PCO_2 32mmHg，PO_2 99mmHg，HGB 98g/L。复查心电图心率较治疗前明显变慢，心室率 62 次 /min。下肢动静脉超声提示左小腿肌间静脉内多发血栓形成。术后患者症状缓解，仍有少量阴道出血，未服用炔诺酮，口服利伐沙班 10mg 2 次 /d 出院。

【讨论】

急性肺栓塞（APE）是各种内源性或外源性栓子阻塞肺动脉引起急性肺循环障碍的临床和病理生理综合征，其中因血栓引起的肺栓塞称为肺血栓栓塞症（PTE），是肺栓塞的主要类型，通常所称肺栓塞即指肺血栓栓塞症。静脉血栓栓塞症（VTE）包括深静脉血栓形成（DVT）和肺栓塞，其年发病率为 100/10 万～200/10 万，为第三大常见心血管疾病，其中急性

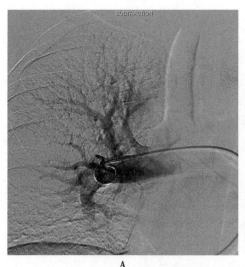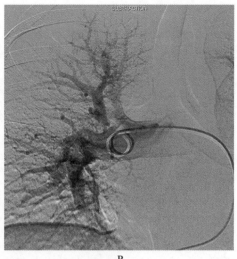

图 50-3 右肺动脉介入治疗前造影（A）和治疗后的（B）对比

肺栓塞是静脉血栓栓塞症最严重的临床表现。

APE 典型临床表现为呼吸困难、胸痛和咯血三联征，而 2014 ESC 指南及我院急诊科的统计资料均显示肺栓塞症状常无特异性。其中最常见的主诉为胸闷、呼吸困难，查体常见呼吸急促，胸痛次之，咯血较为少见，且以痰中带血多见，很少有大量咯血。APE 不能单纯依靠临床症状进行诊断，需与急性冠脉综合征、主动脉夹层、心力衰竭和肺部疾病鉴别。综合诱发因素、血气分析、胸部 X 线检查、心电图有助于诊断和鉴别诊断。2014 ESC 指南推荐通过 Wells 评分法和修正的 Geneva 评分法进行临床预测。在我院急诊科的临床经验中，常通过心电图、血气分析及 D- 二聚体进行肺栓塞的初筛。心电图表现最常见为窦性心动过速，胸前导联 T 波倒置、新出现的右束支传导阻滞，其中 $S_1Q_{II}T_{III}$ 最为典型。血气分析多见低碳酸血症和低氧血症。通常以 D- 二聚体 <500ng/mL 排除诊断，推荐使用高敏检测，但对于临床高度怀疑肺栓塞患者一次结果不能排除肺栓塞。本例患者心电图、血气分析及 D- 二聚体均高度提示肺栓塞可能，故通过 CTPA 确诊，同时超声心动图提示右心室负荷增加。

根据 2014 ESC 指南的危险分层，该患者发病过程中发生晕厥，存在血流动力学不稳定，考虑肺栓塞危险分层为高危组，属于溶栓治疗的绝对适应证；而阴道出血，又属于溶栓的绝对禁忌证。如何进行首次临床决策，指南提出，溶栓绝对禁忌证在危及生命的情况下均属于相对禁忌证。同时参考妇科治疗意见，在阴道出血可止的情况下，权衡利弊，决定行溶栓治疗。但溶栓过程中出血加重，未行抗凝治疗。其后在抗凝情况下，患者仍有气短症状，血压偏低，血气分析仍有低碳酸血症，D- 二聚体高峰不显著。综合分析病情，患者病史 1 个月余，近半月进行性加重，考虑为新发血栓和陈旧血栓并存。新发血栓的溶栓时间窗为 2 周，而陈旧血栓不易溶开，导致血栓溶解不完全。如何进行临床再决策，2011 美国心脏协会（American Heart Association，AHA）指南和 2014 ESC 指南均指出，经溶栓治疗后仍不稳定的大面积肺栓塞患者可行导管碎栓、血栓清除及局部溶栓。在宫腔充分压迫止血的情况下，进行 DSA 下选择性肺动脉溶栓、机械碎栓及取栓术。术后症状缓解明显。

避孕药是育龄女性静脉血栓栓塞症的最常见危险因素，并且发病后的临床表现更明显。口服避孕药发生静脉血栓的机制包括：雌激素通过促进纤维蛋白原活化、提高凝血因子

（Ⅶ/Ⅸ/Ⅹ等）水平，同时降低抗凝血酶水平等过程增强凝血功能；孕激素与其类型、剂量、是否同时使用雌激素、给药途径及疗程有关，可增加静脉容积和扩张性、降低血流量。故在治疗肺栓塞的同时，停用炔诺酮。但患者持续阴道出血，能否持续抗凝，选择何种抗凝药物以及抗凝持续时间，2014 ESC 指南也给出了建议。本例患者口服炔诺酮 2 个月余出现肺栓塞，故考虑为诱发型。继发于短暂(可逆性)诱发因素的肺栓塞患者，推荐口服抗凝治疗3 个月。在新指南肯定新型口服抗凝药的背景下，选择利伐沙班抗凝治疗，后患者未出现阴道大量出血，择期行子宫切除术。

【专家点评】

急性肺栓塞发病凶险，病死率高，但随着急诊医师对肺栓塞的警惕性提高，诊断水平得到提升。口服避孕药作为肺栓塞发生的中危因素，应得到足够重视。本例患者急性肺栓塞诊断明确，在有出血这一溶栓禁忌证的情况下果断溶栓。在秉承不满足现状、追求完美的原则下，为避免患者发生慢性血栓性肺动脉高压，进行导管下局部溶栓、碎栓、取栓，从而改善患者预后。该病例深化了我们对新指南的认识，同时增加了我们对合并溶栓禁忌证的肺栓塞患者的急诊溶栓经验。

（编者：吕苏　点评专家：朱继红）

病例51 胸痛伴呼吸困难、发热

——柳暗花明又一村

【病历摘要】

患者,男性,35 岁,主因"胸痛伴呼吸困难、发热 1d"于 2013 年 7 月 25 日入院。患者入院前 1d 无明显诱因突发左侧胸部锐性疼痛,伴呼吸困难、胸闷、心悸,伴寒战、发热,体温最高 39℃,伴咳嗽,咳少量白色泡沫样痰,为进一步诊治来诊。

既往体健。

入院查体:体温 39.5℃,脉搏 140 次 /min,血压 85/65mmHg,呼吸频率 45 次 /min,SpO$_2$ 85%(未吸氧)。急性痛苦面容,张口呼吸,口唇发绀,周身皮肤可见花斑,左侧呼吸动度减弱,触觉语颤增强,叩诊浊音,右侧叩诊清音,左肺呼吸音减弱,可闻及少量湿啰音,右肺呼吸音清。腹软,上腹轻压痛,无反跳痛,移动性浊音(–)。

急诊初步考虑患者脓毒症休克,收入抢救室,给予心电监测,吸氧,行锁骨下静脉穿刺置管术,测 CVP 5cmH$_2$O,行液体复苏及抗感染及对症支持治疗,化验血气分析、血常规、生化全项、心肌标志物、凝血分析,完善床旁胸部 X 线检查、心电图检查,结果如下:

血气分析:pH 7.47,PCO$_2$ 24mmHg,PO$_2$ 58mmHg,SaO$_2$ 92%,HCO$_3^-$ 17.2mmol/L,BE –5.3mmol/L,LAC 7mmol/L。血常规:WBC 35×10^9/L,NE% 91.7%,HGB 84g/L,PLT 490×10^9/L;CRP 152.21mg/L。生化示肝肾功能及电解质基本正常,TP 70g/L,ALB 20g/L。凝血及心肌标志物未见异常。心电图示窦性心动过速;胸部 X 线检查示左侧大量胸腔积液,纵隔及气管右移(图51-1)。

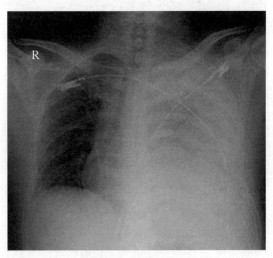

图 51-1 胸部 X 线
胸部 X 线示左侧大量胸腔积液,纵隔及气管右移。

【分析】

患者为青年男性,以胸痛伴呼吸困难、发热入院,胸部 X 线检查提示左侧大量胸腔积液,外周血白细胞及 CRP 指标明显升高,首先考虑肺部感染、胸腔积液性质待查诊断,经过充分的液体复苏及去甲肾上腺素升压治疗,患者入院 1h 后血压升至 90/60mmHg,复测 CVP 8.5cmH$_2$O,给予床旁行 B 超胸腔积液定位并穿刺抽液以明确胸腔积液性质。经过 6h 的液体复苏,患者补液量 7 164mL,尿量 600mL,体温 37.6℃,心率 114 次 /min,呼吸 24 次 /min,血压 106/65mmHg,转运患者行胸、腹部 CT 检查(图 51-2A、图 51-3B)。

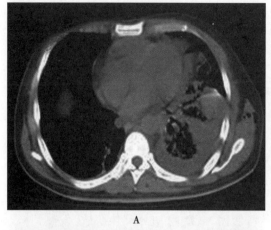
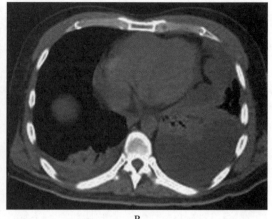
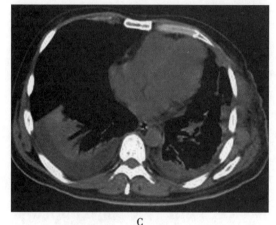

图 51-2　胸部 CT 对比
A. 入院第 1 天；B. 入院第 6 天；C. 入院第 15 天，术后。

次日胸腔积液化验回报：胸腔积液常规示黎氏试验（＋），比重 1.026，细胞总数大量，有核细胞数 48 000/μL，单个核细胞 10%，多个核细胞 90%；胸腔积液生化示蛋白 6g/L，葡萄糖 0.26mmol/L，氯 114mmol/L，腺苷脱氨酶 21U/L，乳酸脱氢酶 3 164U/L；胸腔积液细胞学示见大量退化坏死的粒细胞和碎片，并可见大量细菌。结合上述结果考虑胸腔积液性质为渗出液，首先考虑脓胸诊断。然而对于一个既往体健的青年男性，为何会出现脓胸呢？我们需要首先了解一下何为脓胸。

脓胸指脓性渗出液积聚于胸膜腔内的化脓性感染，病程在 6 周以内称为急性脓胸，病程在 6 周以上称为慢性脓胸。其病因及来源途径如下：①直接由化脓病灶侵入或破入胸膜腔，或因外伤、手术污染胸膜腔；②淋巴途径，如膈下脓肿、肝脓肿、纵隔脓肿、化脓性心包炎等，通过淋巴管侵犯胸膜腔；③血源性播散，在全身败血症或脓毒血症时，致病菌可经血液循环进入胸膜腔。

对于本例患者来说，根据起病方式考虑为急性脓胸。对于来源途径，我们用排除法，患者查体没有明显病灶以及手术病史，所以不考虑直接途径，患者起病即出现胸痛、呼吸困难、发热症状 1d，即表现为大量胸腔积液，所以我们更愿意理解为患者先出现脓胸继而出现发热、呼吸困难的症状，所以不考虑血源性播散途径，那么会是淋巴途径来源吗？

翻阅文献，有研究总结了 64 例发生于年轻人的社区获得性脓胸，排在前 3 位的病因依次为酗酒、糖尿病和恶性疾病，常见菌种为革兰氏阳性菌（49%）、革兰氏阴性菌（34.5%）和厌氧菌(16.4%),其中常见的致病菌为肺炎链球菌(27.3%)、金黄色葡萄球菌(9.1%)、肺炎克雷伯菌(9.1%)、肠杆菌(5.4%)、铜绿假单胞菌(1.8%)等;其住院病死率为6.3%,3例死于脓毒症休克,1例为急性呼吸窘迫综合征。根据经验性抗感染治疗方案,我们选择亚胺培南/西司他丁联合万古霉素抗感染治疗。

然而出乎意料的是,3d后送检的胸腔积液细菌培养结果回报为大肠埃希菌。众所周知,大肠埃希菌为腹腔、肠道疾病的常见菌群,何以胸腔疾病会出现腹腔常见菌群呢? 为此,我们再次翻阅文献,1例24岁女性急性阑尾炎术后3d出现脓胸,胸腔积液培养为大肠埃希菌;另1例为食管切除术后出现胃-肺瘘道进而导致肺脓肿和脓胸;还有1例为腹腔镜下可调节性胃束带手术后继发脓胸。由此先例,我们推断患者可能会有腹腔疾病的可能,进一步完善腹部B超提示未见腹水,肝、胆、胰、脾、肾未见异常,收入留观室继续观察。

经过抗感染治疗,患者体温逐渐下降,白细胞、中性粒百分比、PCT及CRP水平逐渐下降。前3d引流脓性胸腔积液共1 500mL,之后每天引流液量少,于第6天拔除引流管,并复查胸部CT(图51-2B),左侧胸腔积液较入院当日(图51-2A)增多。请外科会诊,考虑引流效果不佳的脓胸行手术治疗为首要的选择,故于8月3日行全身麻醉下左侧脓胸廓清,胸膜活检术。壁层胸膜活检一块送病理,结果回报胸膜炎性肉芽组织,术后复查胸部CT(图51-2C)示左侧胸腔积液较术前明显减少,胸痛、胸闷症状逐渐消失。

尽管患者脓胸情况、实验室检查指标好转,但胸腔积液培养为大肠埃希菌的问题让我们一直耿耿于怀,百思不得其解。我们继续密切观察患者的情况,果不其然,术后2周患者开始出现腹胀、腹痛等腹部症状,呈阵发性绞痛,伴肛门停止排气、排便,体温再次升高,最高达39℃。血常规提示WBC 26×10⁹/L,NE% 93.9%,立位腹部平片示腹腔内多发气液平面,诊为急性肠梗阻;腹部CT(图51-3A)示局部肠壁增厚,肠腔狭窄,近端肠管明显扩张,降结肠占位不除外。此时,我们再次对比患者入院时腹部CT(图51-3B),发现患者入院时已有占位表现,此时体积较前增大,只因患者当时没有腹部的任何症状,脓胸转移了我们所有的注意力,从而忽视了这个征象,这点值得反思。

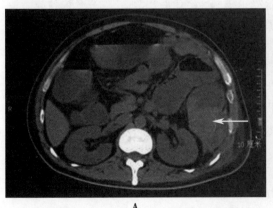
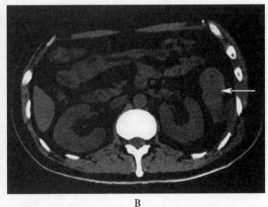

图51-3　腹部CT对比
A.术后2周;B.入院第1天。箭头所指为肠道占位。

进一步完善肠镜检查,提示结肠距肛门30cm处见直径约2.5cm息肉样隆起病变,表面分叶,活检病理报绒毛管状腺瘤伴重度非典型增生,进镜60cm至结肠脾曲时因肠道准备欠满意,无法继续进镜观察。经过禁食水、胃肠减压、胃管间断灌注石蜡油、灌肠、抗感染及营养支持等保守方法，患者腹胀症状仍呈进行性加重，无排气、排便，进一步请外科会诊。于8月25日行全身麻醉下开腹探查术，术中见结肠脾曲环周菜花样肿物，大小 8cm×6cm，肿物侵透结肠壁达浆膜外，侵犯左侧膈肌及壁层腹膜，并与膈肌紧密固定，梗阻肠壁水肿明显，未见肠管坏死及穿孔征象，考虑结肠脾曲癌可能性较大。行姑息性左半结肠切除（图 51-4，彩图见文末彩插），左侧膈肌及壁层腹膜部分切除，横结肠造瘘术，术中减压肠内容物量约 5 000mL，左侧膈下及盆腔共放置 3 根引流管，手术过程顺利。术后病理：结肠脾曲中低分化腺癌，累及肠管全周，侵透肌层。

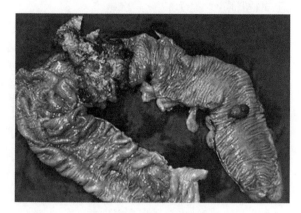

图 51-4　结肠切除标本
结肠脾曲环周菜花样肿物。

术后患者横结肠造瘘口排气、排便通畅，体温及白细胞逐渐降至正常，术后3d 即恢复半流质饮食，3 周后拔除全部胸、腹腔引流管，顺利出院。

【讨论】

早在 1988 年就有报道结直肠癌合并感染这种不寻常现象的存在。导致感染的可能机制有：一种是菌群易位，肿瘤的坏死性改变导致肠道黏膜屏障的破坏，远处播散，一过性的菌血症导致脓肿形成，包括心内膜炎、心包炎、肺脓肿、脑膜炎、非创伤性气性坏疽、肝脓肿和腹膜后脓肿等；另外一种机制是继发于结直肠癌穿孔或者邻近组织和器官的浸润。文献报道由于直肠癌穿孔导致的脓肿形成的概率为 3%～4%，近年来结肠癌诊断技术的提高，概率有可能增加。结直肠癌穿孔通常发生在腹腔，肿瘤位置不同其临床表现也可能不同，可能表现为急性腹膜炎、膈下脓肿和盆腔脓肿，也可能表现为内瘘形成，比如结肠小肠瘘、结肠膀胱瘘和结肠阴道瘘。少见病例可表现为腹腔脓肿、腹股沟区炎性肿块、坏死性筋膜炎和皮下脓肿。如果肿瘤位于结肠脾曲，则可能侵犯横膈，穿孔后出现左侧膈下脓肿或者脾周脓肿甚至左侧脓胸。结肠癌导致脓胸的报道是很少见，据我们所知，目前只报道过 6 例，第 1 例报道于 1969 年。只有 2 例脓胸是结肠胸膜内瘘形成所致，且这 2 例肿瘤均位于横结肠，脓胸出现于左侧胸腔。分析其原因，考虑可能与解剖位置有关。这类患者诊断相对比较困难，尤其是没有胃肠道症状，而是以脓胸为其首发表现者。

基于上述分析，本例患者脓胸的原因似乎与结肠癌穿孔密切相关，术中发现肿瘤侵犯左侧膈肌，出现结肠胸膜瘘进而导致脓胸。然而术中并没有发现明显瘘道，而且如果是内瘘形成，患者应该出现气胸，胸腔积液中也该出现粪质，该例患者没有此类表现，所以菌群易位导致脓胸的这种可能性也不能完全排除。

回顾整个治疗过程，本例患者初步诊断为脓胸，但出现脓胸的原因很难解释。胸腔积液培养结果为大肠埃希菌，这个结果一直困扰着我们直至患者出现肠梗阻的表现并最终发现位于脾曲的结肠肿瘤才得以释然。值得我们反思的是，我们只考虑到了患者既往体健，没有明显的腹痛、腹胀、便血以及其他胃肠道症状，注意力全都集中在出现迅速而且表现严重的脓胸之上了，从而忽视了腹部的影像学表现，且患者入院时血常规提示患者有贫血的表现，我们并没有进一步去深究其贫血的原因，现在看来，不明原因的贫血也是肿瘤的一种表现。

【专家点评】
　　由于结肠肿瘤导致的脓胸临床上相对罕见，对于以脓胸为首发表现者更难以想到肠道肿瘤的可能性。这个病例示，对于不能解释的脓胸，我们应该关注病原体。如果出现肠道常见的病原菌，应该想到腹腔疾病的可能，尤其不能忽视腹部的影像学检查。我们在临床工作中，应对患者的病例资料进行仔细分析总结，尤其对于不能解释的现象，要详加追查，不要因为先入为主的印象蒙蔽我们的双眼，延误诊断。

（编者：张素巧　练睿　点评专家：张国强）

病例 52 腹痛、便血

——行到水穷处，坐看"紫癜"起

>>>>>>>>>>>>>>>>>>>>>>>>>>>>>>

【病历摘要】

患者，男性，31 岁，主因"间断腹痛伴便血 7d"于 2014 年 11 月 15 日入院。患者 7d 前食用燕鱼后出现间断腹痛，伴暗红色血便，量约 100mL/ 次，5～8 次 /d，就诊当地医院诊断"便血原因待查"，给予补液等对症治疗，症状无明显改善。1d 前出现恶心、呕吐，转市医院，行腹部 CT 考虑肠梗阻，为进一步诊治转来我院。

既往体健，否认过敏史。

入院查体：体温 36.8℃，呼吸 22 次 /min，脉搏 80 次 /min，血压 142/91mmHg，急性病容，皮肤巩膜无黄染及皮疹，口唇红润，心肺（－）。腹平，未见胃肠型，腹肌韧，稍紧张，压痛，反跳痛明显，肠鸣音可闻及，肝肾区无叩击痛，双下肢无水肿。

入院后给予禁食水、补液、抗感染、保护胃黏膜等治疗，完善了初步检查，其结果回报：血常规，HGB 151g/L，WBC 26.12×10⁹/L，NE% 88.3%，PLT 281×10⁹/L。血生化：CK 1 106.6U/L，MYO 199.7ng/mL，CKMB 6.56ng/mL；D- 二聚体 19 180ng/mL；PCT 0.332ng/mL。

大便常规：红褐色，糊样，白细胞 2～5/HP，红细胞 20～25/HP，隐血阳性。尿常规：红细胞镜检阴性，蛋白 1.5g/L。B 超示肝、胆、胰、脾及双肾输尿管膀胱未见异常，下腹部肠间隙可见游离液体，深约 1.7cm。

【分析】

患者为青年男性，既往无特殊病史，此次主因腹痛、便血就诊，生命体征平稳，腹肌韧，稍紧张，压痛，反跳痛明显，肠鸣音可闻及，根据患者病史及体征特点，患者存在消化道出血、病情进行性加重及腹膜炎体征，考虑存在急腹症的可能。急查腹部 CT 及血管三维重建提示：多灶性肠壁明显水肿增厚（图 52-1），肠系膜动静脉未见血栓形成。行腹腔诊断性穿刺亦未抽出液体。初步排除了腹腔脏器穿孔、破裂、梗阻性及占位性病变，需要考虑到炎症性肠病及风湿免疫类疾病引起的胃肠道症状。

炎症性肠病包括溃疡性结肠炎和克罗恩病。溃疡性结肠炎多见 20～40 岁，女性多见，有持续或反复发作的腹泻、黏液脓血便伴腹痛、里急后重和全身症状，结肠镜检查提示病变多从直肠开始，呈连续性、弥漫性分布，充血、水肿、呈颗粒状，多发生浅溃疡、伴有脓性分泌物、可见假息肉形成。克罗恩病慢性起病，反复发作的右下腹或脐周腹痛、腹泻，可伴腹部肿块、梗阻、反复

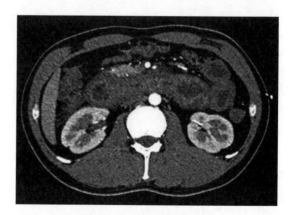

图 52-1 患者腹部增强 CT
腹部增强 CT 可见肠壁明显水肿增厚。

溃疡,以及发热、贫血等全身症状,结肠镜检查提示节段性、非对称性黏膜炎症、纵形或阿弗他溃疡、鹅卵石样改变,可有肠腔狭窄和肠壁僵硬。炎症性肠病的诊断和鉴别需要内镜检查。风湿免疫性疾病中可引起胃肠道症状的应该想到的是系统性红斑狼疮,微小血管炎症是其损伤的基础,可造成狼疮性胃肠炎、蛋白丢失性胃肠病、溃疡、出血、肠套叠、肠梗阻和肠穿孔等,引起腹膜炎。在腹部 CT 上,系统性红斑狼疮可致空肠、回肠和结肠肠壁增厚,呈靶心样表现,肠系膜血管呈"栅栏样"或"鸡冠样"表现。多发生在系统性红斑狼疮活动期,也可在确诊系统性红斑狼疮之前。但是系统性红斑狼疮多见于年轻女性,且有多种自身抗体的阳性。

初步给予禁食水、胃肠减压、补液、抗感染、保护胃黏膜等药物治疗,但是患者于入院第 2 天出现呕血,量约 5mL,为鲜红色,仍有血便,呈暗红色稀糊样,腹部体征较前无改变,复查血常规:HGB 121g/L,WBC 23.57×10⁹/L,NE% 89.6%,PLT 228×10⁹/L。血生化:ALB 23.4g/L,CK 770U/L,MYO 64.6ng/mL,CKMB 2.38ng/mL。D- 二聚体＞20 000ng/mL。复查腹部 CT 仍提示多处肠管水肿,腹水较前有所增多,无明显肠管坏死。

为了明确胃肠道的病变性质,于入院第 3 天(2014 年 11 月 17 日)行胃肠镜检查,结果回报:食管上中下段黏膜光滑,呈粉红色,未见糜烂、溃疡及新生物;齿状线清楚,胃腔内可见大量黄绿色混浊液体,胃底、胃体大弯可见多发斑片状红斑、糜烂,胃角黏膜光滑,胃窦散在片状红斑;幽门圆,黏膜光滑,十二指肠未见溃疡,球降交界至降段黏膜弥漫性充血、水肿、糜烂及颗粒样不平,分泌物多(图 52-2,彩图见文末彩插)。回肠黏膜弥漫性充血、水肿、糜烂、多发溃疡形成,覆黄苔,回盲瓣充血、水肿,结直肠散在少量红斑,余所见肠黏膜光滑,血管纹理清晰,无充血、糜烂(图 52-3,彩图见文末彩插)。胃镜病理回报:十二指肠降段黏膜慢性炎。肠镜病理回报:(回肠末端)小肠黏膜慢性炎伴淋巴组织增生。

至此,患者经过积极禁食水、补液、静脉营养、抗感染、保护胃黏膜等药物治疗,病情没有明显加重,亦未出现贫血及凝血功能异常。但是对于患者腹痛便血的原因依然不清。肿瘤标志物回报阴性。免疫学检查:IgA、IgE、IgG、IgM、补体 C₃ 及 C₄ 测定阴性,ANA、抗SSA 抗体、抗 SSB 抗体、抗双链 DNA 抗体、抗 Sm 抗体、抗核小体抗体阴性。这可迷茫了,没有了任何头绪及方向,只能继续观察,注意患者病情变化了。

发病后 14d,也就是入院后 1 周,患者四肢出现对称性皮肤紫癜,压之不褪色(图 52-4,彩图见文末彩插)。根据典型的皮疹,伴胃肠道症状,血小板计数正常,结合实验室检查、影

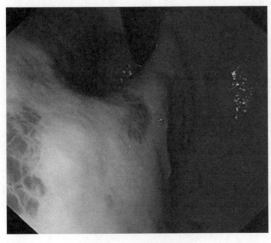

图 52-2　患者胃镜表现

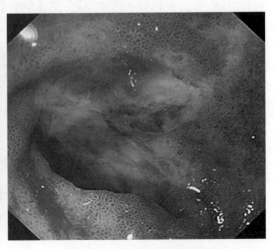

图 52-3　患者结肠镜表现

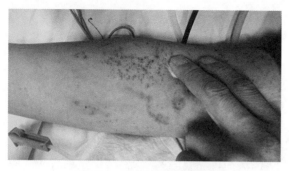

图 52-4　患者四肢皮肤紫癜

像学检查和胃肠镜检查,最终诊断混合型过敏性紫癜。给予肾上腺糖皮质激素治疗后,症状明显缓解。

【讨论】

过敏性紫癜,又称出血性毛细血管中毒症或 Henoch-Schonlein 紫癜,为系统性血管炎,是毛细血管变态反应引起的出血性疾病,属自身免疫疾病。根据临床表现可分为皮肤型(单纯紫癜型)、腹型(Schonlein 型)、关节型(Henoch 型)、肾型,若有两种以上并存时称为混合型。主要表现为非血小板减少性皮肤紫癜,伴关节痛、胃肠道出血、腹痛和肾损伤等。其中,以腹痛、胃肠道出血和肾功能损害为主要表现的腹型过敏性紫癜在临床中值得重视。

患者红细胞和血红蛋白一般正常或轻度降低,血小板计数多数正常。尿常规可出现血尿和蛋白尿极为常见,结果取决于肾受累的程度。约 50% 的病例血清 IgG 和 IgA 增高,以 IgA 增高为明显。腹部 CT 可见肠壁水肿,呈"双环征、同心圆(肠套叠)"表现,多数为多灶性水肿,相应肠管狭窄,肠系膜淋巴结肿大,腹水,血管三维重建可见血管壁水肿,排除血管栓塞引起的肠壁水肿。内镜下表现为胃肠黏膜不同程度水肿,多数可见到典型红斑,伴有出血点,黏膜表浅糜烂或溃疡,组织较脆,病变间黏膜正常,全消化道均可受累,病变以小肠为重,十二指肠降部和回肠病变重于胃和结肠。病理特点:上皮细胞肿胀,黏膜下血管壁可有坏死,间质水肿,红细胞外渗,血管细胞有炎症变化,中性粒细胞及淋巴细胞浸润。

典型的皮疹,伴随胃肠道、关节和肾症状,而血小板计数、凝血功能和骨髓检查均正常,一般诊断不困难。如果皮疹出现在腹部症状后,因腹型过敏性紫癜缺乏特异性表现和辅助检查,均以腹痛为突出表现,疼痛特点为部位不固定,自觉症状明显,但腹部体征不明显,仅为轻度压痛,伴随症状如恶心、呕吐、便血等也是非特异性的;如出现消化道穿孔、肠套叠等严重并发症时,往往表现出并发症的体征,所以此时诊断比较困难。在诊治过程中应注意与急腹症、急性胃肠炎、消化性溃疡、缺血性肠病及系统性红斑狼疮性肠病等鉴别,注意观察皮疹、尿常规和肾功能的变化,防止肠套叠和肠穿孔等合并症的发生。

【专家点评】

本患者既往体健,以腹痛和消化道出血为主要表现,血常规示红细胞、血红蛋白和血小板计数正常,没有因消化道出血出现明显改变,病情进展缓,腹部 CT 检查提示肠壁多灶性水肿,与血管分布无关。与外科急腹症明显不相符合,内镜检查未发现特异性改变,但排除了一些相关性疾病。血 IgG 和 IgA 也是正常。这样的结果堵死了诊断方向,导致我们想到了很多少见疾病。待出现特征性皮疹后,才有顿悟的感觉。

以腹痛、便血为首发或突出症状的过敏性紫癜少见,成年人发病者更少见。典型皮疹出现之前,缺乏特异性临床表现,极易误诊。因此,在急诊临床工作中,要想到该疾病的可能。此外,因临床表现缺乏特异性,尽早行内镜检查并识别镜下改变,有助于早期诊断。

(编者:张文涛　点评专家:朱海燕)

病例 53 发热伴血小板减少

——实至"名"归

【病历摘要】

患者,男性,42岁,黑龙江省宜春市人,个体商人。主因"发热 6d,意识障碍 1d"于 2014 年 9 月 2 日来诊。

6d 前(2014 年 8 月 27 日)患者劳累后出现发热,体温大于 38℃,伴畏寒寒战,伴全身关节肌肉疼痛,自服退热药可下降,无眼眶疼痛及腰痛。3d 前(2014 年 8 月 30 日)出现颜面、颈部及躯干充血潮红,就诊于哈尔滨市某医院,行相关检查,提示:肌钙蛋白 0.055ng/mL, CKMB 26U/L, LDH 2 985U/L。血常规:WBC $3.73×10^9$/L, NE% 89.7%, NEUT $3.35×10^9$/L, HGB 145.6g/L, PLT $55×10^9$/L。肝功能:ALT 203.3U/L, AST 469.7U/L, TBIL 18.8μmol/L, DBIL 12μmol/L, ALB 31g/L。1d 前(2014 年 9 月 1 日)患者出现咳嗽、咽痛,恶心,未吐,间断意识障碍,表现为谵语,反应迟钝,计算力及记忆力减退,伴间断肢体不自主运动,无尿量减少,当地医院考虑不除外流行性出血热可能,转来我院。

流行病学史:2 周前其母因发热性疾病于济南去世,患者陪同住院 3d,其母家中养有犬及家禽。

查体:体温 38.4℃,脉搏 59 次/min,呼吸频率 20 次/min,血压 93/49mmHg。神志恍惚,偶有谵语,定向力、记忆力减退,查体合作,颜面、颈部及前胸部充血皮疹,未见瘀点、瘀斑及皮下出血,全身浅表淋巴结未及异常肿大。双侧巩膜无黄染,双侧瞳孔等大等圆,对光反射灵敏,口唇无苍白、发绀,颈软无抵抗。两肺呼吸音稍低,未闻及干湿啰音及胸膜摩擦音。心律齐,腹部平坦,全腹无压痛及反跳痛,肝脾肋下未及,腹部未触及包块。四肢张力稍高,可见不自主运动,双上肢偶有抖动,双下肢无水肿,深反射正常引出,双侧巴宾斯基征阴性。

急诊初步检查回报:肾功能,CRE 132.80μmol/L。肝功能:ALT 193.0U/L, AST 501.8U/L, TBIL 23.5μmol/L, DBIL 19.4μmol/L, ALB 29.9g/L。心肌酶谱:AST 501.8U/L, LDH 1 394U/L, CK 414.00U/L, CKMB 49U/L, MYO 183.20ng/mL, TnI 0.211ng/mL; CRP 19.03mg/L。血常规:WBC $2.02×10^9$/L, NEUT $1.20×10^9$/L, HGB 130g/L, PLT $42.4×10^9$/L。尿常规:隐血(+),蛋白(++);甲型流感病毒抗原检测阴性。

【分析】

患者为中年男性,以发热、血小板减少入院,颜面、颈部及前胸部充血皮疹,实验室检查结果提示肾功能异常、肝功能异常、尿常规可见隐血和蛋白阳性,似乎不能除外流行性出血热。入院后进一步完善实验室检查,回报如下:

电解质及肾功能:Na^+ 133.5mmol/L, Ca^{2+} 1.98mmol/L, IP 0.81mmol/L, CRE 124μmol/L, GLU 15.66mmol/L。心肌酶水平异常升高:CKMB 47U/L, MYO 173.10ng/mL, TnI 0.229ng/mL。血气分析:pH 7.413, PO_2 84mmHg, PCO_2 27mmHg, BE −6.5mmol/L, SB 19.1mmol/L, HCO_3^- 16.7mmol/L, SaO_2 97.2%。ESR 11mm/h。非典型淋巴细胞计数为 0。LAC 2.52mmol/L。

流行性出血热 IgM 抗体测定阴性。布鲁氏菌凝集试验阴性。肺炎支原体抗体测定阴性。EB病毒、巨细胞病毒、柯萨奇病毒IgM抗体均阴性。梅毒特异性抗体、人类免疫缺陷病毒抗体、甲型流感病毒筛查组合和病毒性肝炎相关指标均为阴性。血培养无菌生长。

脑脊液检测：疱疹组合Ⅰ型及Ⅱ型IgM和IgG抗体检测阴性，弓形体IgM抗体测定阴性，乙脑抗体IgM测定阴性。脑脊液细菌和真菌培养：无菌生长。脑脊液生化检验：蛋白0.37g/L，葡萄糖3.96mmol/L，氯化物120.80mmol/L。脑脊液梅毒检测：TRUST阴性，TPPA阴性。脑脊液新型隐球菌抗原阴性。

自身免疫相关指标均为阴性。肿瘤标志物CEA 14.1ng/mL。特种蛋白：IgG 8.58g/L，IgA 1.12g/L，IgM 0.97g/L，补体C_3 0.39g/L，补体C_4 0.27g/L，RF<20IU/mL，ASO 102IU/mL，铜蓝蛋白0.23g/L。

心电图和超声心动图未见异常。头颅CT平扫示枕大池囊肿？余颅内未见明显异常。腹部B超示肝实质回声偏粗，脾稍大，胆囊壁毛糙。胸部CT：右上叶支气管后壁明显增厚，右上叶后段慢性炎症；两肺间质改变；两肺小叶中心肺气肿伴多发肺大疱，右侧胸腔积液，纵隔及右肺门淋巴结肿大。

骨髓穿刺结合临床考虑发热与病毒感染因素有关，建议做病毒相关检测。

实验室检查结果可除外流行性出血热，再次回顾患者流行病学史。患者母亲2014年8月10日开始发热，就诊于莱州市某医院，病情未见好转。2014年8月16日病情加重，转往济南市某医院。患者紧急前往济南，照顾母亲3d，母亲病情逐渐加重，于8月23日去世。医生告知其母死于多器官功能衰竭，病因不明。患者侄女33岁，在奶奶住院期间陪同护理，8月26日出现发热，体温37.5～38℃，外周血白细胞$2.1×10^9$/L，经治疗痊愈，具体不详。患者于2014年8月27日出现发热，周身不适，食欲下降，8月31日出现谵语，反应迟钝，计算力、记忆力减退，肢体不自主运动，家属感觉病症表现与其母甚为相似。

总结患者发病特点：发热，伴全身关节肌肉酸痛，伴咳嗽、咽痛，颜面、颈部及躯干充血，间断意识障碍，表现为谵语，反应迟钝，计算力及记忆力减退，伴间断肢体不自主运动，入院检查提示肝、肾、心脏、血液等多系统功能损害。

最终（2014年9月5日）北京市疾病预防控制中心电话回报：新型布尼亚病毒核酸检测阳性。患者明确为发热伴血小板减少综合征（severe fever with thrombocytopenia syndrome，SFTS）。经对症治疗患者出院时神志完全恢复，血常规、肝肾功能及心脏损伤均恢复正常。

【讨论】

2004—2005年，我国华东地区等省报告了不明原因发热伴全身酸痛、白细胞和血小板降低、多脏器损伤的病例。患者多来自丘陵地区，症状类似流行性出血热，但出血热病毒抗体检测均为阴性。

2006年10月31日，安徽一50岁左右女性出现高热39.2℃、恶心、肌肉和关节疼痛等症状，前往乡村诊所治疗。11月3日晚，病情加重，被送到当地医院。4日上午，又被送往位于芜湖市的皖南医学院第一附属医院弋矶山医院，因抢救无效于11月5日早上去世。该农村妇女在发病前12d曾经被蜱叮咬过。2006年11月9—17日，与死亡患者有过密切接触的5名家属和弋矶山医院的4名医护人员，先后出现群体性不明原因发热。实验室诊断显示，这9人血液中均发现了嗜吞噬细胞无形体的DNA。

2007年5月至2010年9月，河南省监测到发热伴血小板减少病例557例，死亡18例（3.23%）。黑龙江、海南、天津、内蒙古、新疆等省（自治区、直辖市）也出现类似病例，亦有死亡病例报告。其中部分患者嗜吞噬细胞无形体检测阴性，中国疾病预防控制中心在这部分患者血液标本中发现一种新型布尼亚病毒，在患者当地的蜱虫中也发现相同病毒。2010

年 10 月，中国疾病预防控制中心把以发热、血小板减少和白细胞减少为主要临床表现的感染病例暂称为发热伴血小板减少综合征（SFTS）。

流行病学史，①地理分布：目前已在河南、湖北、山东、安徽、辽宁、江苏等省发现该病病例，病例主要分布在以上省份的山区和丘陵地带的农村，呈高度散发。目前认为蜱虫叮咬是最可能的传播途径。已从病例发现地区的蜱中分离到该病毒。部分病例发病前有明确的蜱叮咬史。可能存在人传人途径。急性期患者血液可能有传染性。②发病季节：本病多发于春、夏季，不同地区可能略有差异。③人群分布：人群普遍易感，在丘陵、山地、森林等地区生活、生产的居民和劳动者以及赴该类地区户外活动的旅游者感染风险较高。

临床表现：潜伏期尚不十分明确，可能为 1～2 周。急性起病，主要临床表现为发热，体温多在 38℃以上，重者持续高热，可达 40℃以上，部分病例热程可长达 10d 以上。伴乏力、明显食欲减退、恶心、呕吐等症状，部分病例有头痛、肌肉酸痛、腹泻等症状。查体常有颈部及腹股沟等浅表淋巴结肿大伴压痛、上腹部压痛及相对缓脉。少数病例病情危重，出现意识障碍、皮肤瘀斑、消化道出血、肺出血等，可因休克、呼吸衰竭、DIC 等多器官功能衰竭死亡。绝大多数患者预后良好，但既往有基础疾病、老年患者、出现精神神经症状、出血倾向明显、低钠血症等提示病重，预后较差。

实验室检查：血常规外周血白细胞计数减少，多为 1.0×10^9～3.0×10^9/L，重症可降至 1.0×10^9/L 以下，中性粒细胞比例、淋巴细胞比例多正常；血小板降低，多为 30×10^9～60×10^9/L，重症者可低于 30×10^9/L。尿常规半数以上病例出现蛋白尿（+～+++），少数病例出现尿隐血或血尿。生化可出现不同程度 LDH、CK 及 AST、ALT 等升高，尤以 AST、CKMB 升高为主，常有低钠血症，个别病例 BUN 升高。病原学检查：血清新型布尼亚病毒核酸检测，血清中可分离出新型布尼亚病毒。血清学检查：新型布尼亚病毒 IgM 抗体，新型布尼亚病毒 IgG 抗体。

诊断依据如下：

疑似病例：具有上述流行病学史、发热等临床表现且外周血血小板和白细胞降低者。

确诊病例：疑似病例具备下列之一者。①病例标本新型布尼亚病毒核酸检测阳性；②病例标本检测新型布尼亚病毒 IgG 抗体阳转或恢复期滴度较急性期 4 倍以上增高者；③病例标本分离到新型布尼亚病毒。

治疗原则：本病尚无特异性治疗手段，主要为对症支持治疗。患者应当卧床休息，流食或半流食，多饮水。密切监测生命体征及尿量等。不能进食或病情较重的患者，应当及时补充热量，保证水、电解质和酸碱平衡，尤其注意对低钠血症患者补充。高热者物理降温，必要时使用药物退热。有明显出血或血小板明显降低（如低于 30×10^9/L）者，可输注血浆、血小板。中性粒细胞严重低下患者（低于 1×10^9/L），建议使用粒细胞集落刺激因子。体外实验结果提示利巴韦林对该病毒有抑制作用，临床上可以试用。继发细菌、真菌感染者，应当给予抗感染治疗。同时注意基础疾病的治疗。目前尚无证据证明糖皮质激素的治疗效果，应当慎重使用。

【专家点评】

该病诊断要点：依据流行病学史（流行季节在丘陵、林区、山地等地工作、生活或旅游史等或发病前 2 周内有被蜱叮咬史）、临床表现和实验室检测结果进行诊断。该病需与人嗜粒细胞无形体病、流行性出血热等疾病鉴别。在临床工作中，主要应对有典型临床表现的患者详细追踪流行病学史，以指导诊断方向，最终确诊需实验室检查。

（编者：王卉　点评专家：陈志海）

病例 54　言语不清、肢体无力后胸闷、心悸

——卒中患者的"伤心"事

【病历摘要】

患者,男性,70岁,主因"言语不清5d,右侧肢体无力4d"于2015年2月2日收入急诊病房。

患者5d前出现言语不清、语速变慢。4d前出现右侧肢体活动不利,伴右侧口角下垂和流涎,无头晕、头痛,无心悸,无胸闷、胸痛,就诊于外院,查头颅CT提示左侧脑室旁腔隙性脑梗死,考虑"急性脑梗死"诊断成立,予以抗血小板、改善脑供血等治疗。2d来患者间断出现胸闷、心悸,查心电图示快速房颤,Ⅱ、Ⅲ、aVF、$V_3 \sim V_6$导联ST段压低0.1~0.3mV(图54-1)。心肌标志物:MYO 251ng/mL,CKMB 15.4ng/mL,TnI 4.05ng/mL,BNP 797pg/mL。胸部X线检查提示两肺纹理增重模糊,肺部感染不除外,超声心动图提示左室轻度增大,室壁运动普遍减低,升主动脉增宽,左心功能减低(LVEF 35%),给予胺碘酮、去乙酰毛花苷控制心室率,效果不佳,为进一步诊治转至我院。

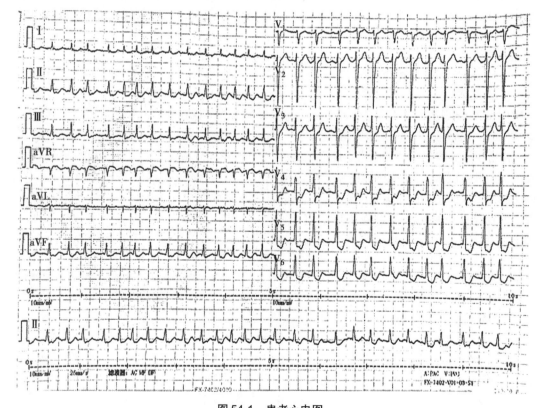

图 54-1　患者心电图
心电图示快速房颤,Ⅱ、Ⅲ、aVF、$V_3 \sim V_6$导联ST段压低0.1~0.3mV。

既往：2 型糖尿病 2 年，高血压病 2 年，阵发性房颤病史 2 年，近 1 年无发作。平素可快速步行及爬 4 层楼。无吸烟、饮酒史，无手术外伤史，无过敏史。

　　入院查体：体温 36.5℃，脉搏 130 次 /min，呼吸频率 24 次 /min，血压 138/75mmHg，神志清楚，精神差，左侧口角下垂，两肺可闻及湿啰音，心律绝对不齐，心率快，心音可，腹软，无压痛，右上肢肌力 I 级，右下肢肌力 0 级，右侧巴宾斯基征阳性，双下肢无明显水肿，右侧足背动脉搏动消失，右侧第二、三跖趾干性坏疽。

【分析】

　　患者为老年男性，急性病程，主要表现为言语不利、右侧肢体活动不利，查头颅 CT 未见脑出血，既往有高血压病、糖尿病和阵发性房颤病史，急性脑梗死的诊断是成立的。随后患者出现胸闷，查体可闻及两肺湿啰音，心电图提示快速性心房颤动伴 ST 段压低，辅助检查回报 TnI 升高伴 BNP 升高，初步诊断考虑为急性非 ST 段抬高型心肌梗死。

　　入院完善相关检查：血常规，WBC 10.02×10^9/L，NE% 82.1%，HGB 102g/L，PLT 350×10^9/L。生化：ALT 64U/L，AST 58U/L，BUN 6.1mmol/L，CRE 58μmol/L，GLU 13.25mmol/L，TC 3.08mmol/L，TG 1.05mmol/L，HDL-C 0.74mmol/L，LDL-C 1.54mmol/L。凝血分析：FIB 5.68g/L，D- 二聚体 3 170ng/mL。心肌标志物：MYO 235ng/mL，CKMB 2.0ng/mL，TnI 2.9ng/mL，BNP 1 256pg/mL。心电图同前，仍为房颤，心室率 143 次 /min。胸部 X 线检查：两肺纹理增多，两肺多发渗出性病变。

　　入院后，先给予去乙酰毛花苷静脉推注后心率无改善，改为艾司洛尔控制心室率，逐渐下降至 65～90 次 /min；给予阿司匹林、氯吡格雷抗血小板，低分子肝素抗凝，他汀类强化降脂，血管紧张素 II 受体拮抗剂降压及保护心肾；给予硝酸酯类扩冠，呋塞米利尿；给予改善脑循环治疗。

　　入院第 3 天，病情逐渐好转，胸闷、心悸症状缓解，夜间可平卧入睡，血压在 140～155/65～85mmHg 之间波动，心律恢复窦性，心率 65～80 次 /min，两肺湿啰音较前减少，肌力逐渐恢复，右上肢肌力 III 级，右下肢肌力 IV 级。

　　入院第 4 天（2015 年 2 月 5 日）患者出现血压升高至 170～190/70～90mmHg，咯鲜血 20mL，无明显喘憋、心悸。鉴于患者正在应用双联抗血小板及抗凝治疗，故暂停抗凝和抗血小板治疗，加用静脉乌拉地尔降压，咯鲜血很快转为偶有铁锈色痰。此后病情平稳，并重新应用抗血小板治疗。心肌损伤标志物和 BNP 亦进行性下降。住院观察 2 周后出院。

　　回顾整个病例，患者因急性脑梗死入院，入院后出现心律失常、心肌缺血性心电图改变、心肌损伤标志物升高和心力衰竭，但随着脑梗死症状好转，心脏症状亦同步好转。因此，最终考虑诊断为脑心综合征。

【讨论】

　　脑心综合征是指各种急性脑部损伤疾病（如急性脑血管病、急性颅脑外伤、脑肿瘤、颅内炎症等）累及下丘脑、脑干和植物神经系统所引起的急性心肌梗死、心肌缺血、心律失常或心力衰竭等继发性心脏损害的临床综合征。当脑病渐趋平稳或好转时则心脏病症状及心电图异常随之好转或消失。而脑心综合征病死率明显高于无脑心综合征的病死率。

　　脑血管病时心脏损害颇为常见，自 1937 年 Dozzy 报道脑血管病时的心脏功能障碍以来，许多学者都证实了脑血管病可引起心肌损害、心律失常、急性心肌梗死，可伴有心肌酶增高。相关研究表明，脑梗死并发脑心综合征的发病率为 25%～73%，脑出血并发脑心综合征的发病率为 56%～90%，蛛网膜下腔出血并发脑心综合征的发病率为 73%～96%。由此可见脑心综合征临床并不少见,但是由于缺乏统一的脑心综合征的诊断标准,加之高龄患者多,本身之前就可能有过心脏病病史,使得我们更加容易忽视脑病本身对于心脏的影响。

一、脑心综合征的发病机制

1. 脑对心脏的直接调节作用紊乱　双侧大脑半球都存在对交感及副交感神经的同侧支配,单侧半球损伤可引起交感神经及副交感两者之间张力失平衡,出现心律失常。无论左侧或右侧半球梗死后,反映自主神经总活性及副交感神经活性的指标均降低。右半球梗死后副交感神经活性降低更明显,交感神经相对活跃。

岛叶皮质是控制心脏自主神经节律的主要结构。岛叶梗死后血浆去甲肾上腺素和肾上腺素均明显增高。心率变异性反映中枢性交感、副交感功能水平,右侧岛叶急性梗死后心率变异性增大,并且出现复杂性心律失常,进一步证实岛叶皮质在控制心脏自主神经节律方面起到重要作用。

下丘脑和脑干也存在自主神经的侧优势。电刺激右侧下丘脑心率明显加速,而刺激左侧反应轻微,提示交感神经活性主要由右侧支配;延髓损伤时则会直接破坏该部位的心血管调节系统,致心电生理异常。

2. 神经体液调节紊乱　急性脑卒中常影响丘脑下部自主神经中枢,心血管自主神经功能失调,交感神经兴奋,并通过交感肾上腺系统加速儿茶酚胺合成。另外,脑卒中发作时机体处于应激状态,亦使交感肾上腺系统激活,儿茶酚胺升高。

一方面,体内儿茶酚胺以及皮质醇、5-羟色胺分泌增加,引起周围血管收缩、血压升高、心脏后负荷增加;另一方面,高浓度儿茶酚胺造成心肌损害,出现心肌复极化障碍,表现为心肌自律性和异位起搏点增加;儿茶酚胺及大量的儿茶酚胺代谢过程产生的氧自由基等,都对心肌有毒性作用。上述变化使心肌缺血、缺氧、损伤甚至灶性坏死,心脏收缩功能下降。

早期的研究显示,在蛛网膜下腔出血患者的心肌细胞呈灶性溶解,散在出血是围绕心内神经末梢分布,而不是围绕血管分布,此种现象还可见于嗜铬细胞瘤等疾病。特点是交感神经系统活性增强,与全身静脉滴注儿茶酚胺引起的心肌改变极其相似,提示卒中后的心脏改变主要为神经源性。

脑损伤后各种因素导致血浆中血管紧张素含量增高,引起冠状动脉收缩,增加心肌灌注的阻力,减少心肌的血液供应,诱发急性心肌缺血性损伤。急性脑损伤还可引起血浆内皮素水平升高,一方面通过强烈的缩血管作用加重心脏的负担;另一方面通过抑制心肌乳酸转运和能量代谢,导致心肌损伤。

3. 心脑血管疾病存在着共同的病理基础　高血压、动脉硬化为心脑血管病共同的常见病因。一个发生脑卒中的患者实际上可能已经发生了冠状动脉的硬化及心脏供血不足(尤其是高龄患者)。因此,在临床上脑心综合征、心脑综合征及脑心同时发生病变的情况都是常见的。

二、心电图表现

急性期脑卒中后心电图改变最为敏感,其异常发生率为68%～90%。心电图异常大多在发病12h至2d内出现;波形异常可持续1～2周,长者可达4周。心电图改变在病后1周内发生率为87.5%,这与急性脑血管病患者脑水肿高峰期大多出现在1周内有关。

心律失常通常发生在脑卒中后的第1周,以房颤最常见,特别是缺血性脑卒中患者。此外,心电图表现有异常U波、QT间期延长、心动过缓、心房扑动、室性期前收缩、多形性室速、尖端扭转型室性心动过速和室颤。对于蛛网膜下腔出血的患者,无论其是否存在基础心脏病,其中有 76% 的患者出现缺血样心电图改变和 / 或 QT 间期延长。急性脑卒中患者的心电图异常中,可表现为 ST-T 改变,也可见多导联广泛而深倒 T 波。脑梗死患者的房颤发生率较高;蛛网膜下腔出血患者 QT 间期延长的发生率较高。急性脑卒中患者如出现两个以上心电图导联 Q 波、QT 间期延长和左束支传导阻滞时提示预后不良。

三、脑心综合征的心肌酶学变化

脑心综合征的患者往往伴随着心肌酶的升高。相关文献报道,急性卒中的患者中,肌钙蛋白的升高比例在 0～34% 之间。肌钙蛋白在心肌损伤时释放入血,是心肌损伤的特性异性标志物。急性脑卒中后肌钙蛋白升高者,更易出现心肌缺血性心电图改变,与左心室收缩功能呈负相关,其预后较肌钙蛋白正常者的预后差,住院患者的病死率也有明显增加。

四、脑心综合征的治疗

首先,应积极治疗原发病,心脏活动的异常和心电图改变可随着原发病的好转而逐渐恢复正常。其次,保护心脏功能,对有心肌损害或心功能不全者应尽量少用或不用脱水剂,如甘露醇等,以减轻心脏的负担,避免发生心力衰竭,可适当选用利尿剂,心肌有缺血性损害时其治疗与脑梗死相似。此外,还可给予扩容剂、抗血小板聚集剂、溶栓剂等。最后,临床发现,大多数治疗心律失常的药物对脑心综合征的心律失常效果不佳,用 β 受体阻滞剂反而获得良好疗效,这可能与脑心综合征的发病机制有关。本例患者也是在左室射血分数明显降低的情况下,使用 β 受体阻滞剂来控制心律失常,病情得到明显控制的。

【专家点评】

对急性脑部病变的患者,要密切观察病情变化,注意监测心电图及心肌酶学改变,及时发现所合并的心脏损伤。对于合并心肌缺血、心律失常、急性心肌梗死或心力衰竭的患者,要想到存在脑心综合征的可能。作为一个急诊医生,要掌握疾病的病理生理机制,方可对症给药。

（编者：杨靓　黄文凤　点评专家：朱继红）

病例 55　输液后腰背疼痛伴酱油色尿

——欲要看究竟，处处细留心

【病历摘要】

患者，男性，77岁，主因"咳嗽伴喘憋2周，腰背疼痛伴酱油色尿1d"于2014年11月2日入院。

患者2周前（2014年10月18日）因咳嗽、咳痰及喘憋于我院急诊就诊，查血常规：WBC 10.4×10^9/L，HGB 162g/L，PLT 163×10^9/L，初步诊断为"肺部感染"，给予厄他培南1g 1次/d静脉滴注抗感染治疗，4d后因效果不理想改为头孢唑肟钠2g 2次/d静脉滴注治疗7d，患者症状有所好转。2d前复查血常规WBC 20.3×10^9/L，NE% 77.4%，HGB 135g/L，PLT 190×10^9/L，遂于1d前加用莫西沙星0.4g 1次/d抗感染治疗。患者于莫西沙星输注过程中无明显诱因出现双侧腰背部及双下肢酸痛，伴酱油色尿，伴头晕、周身乏力，伴寒战、发热，体温38.2℃，伴腹胀及恶心，无皮疹、光过敏及关节痛等。立即停用莫西沙星，并予甲泼尼龙40mg静脉推注。复查血常规WBC 18.2×10^9/L，NE% 48.5%，HGB 106g/L，PLT 805×10^9/L。尿常规：隐血（＋＋＋），白细胞（＋＋＋），蛋白（＋＋＋），尿胆素原17μmol/L，尿胆红素（－）。予以碱化尿液、补液等治疗，患者腰部及下肢疼痛消失，头晕有所好转，尿液转为洗肉水样。为进一步诊治收入院。

既往史：高血压病史5年，血压最高达160/70mmHg，未规律监测，未服药。糖尿病病史5年，口服阿卡波糖，自诉空腹血糖在6mmol/L左右，餐后血糖不详。肾功能不全病史5年，既往血肌酐在120～180μmol/L。慢性支气管炎病史3年余，平素规律口服茶碱缓释片，2个月余前曾于我院口服中药治疗共1个月，现已停用。否认冠心病病史。否认药物、食物过敏史。吸烟40年，2～3包/d，已戒10年，不嗜酒。

入院查体：体温36.5℃，脉搏85次/min，呼吸频率19次/min，血压128/60mmHg。神志清楚，查体合作。全身皮肤轻度黄染，无肝掌及蜘蛛痣。全身浅表淋巴结未触及肿大。结膜略苍白，巩膜轻度黄染。两肺叩诊呈清音，两肺呼吸音粗，散在干啰音，右下肺可闻及湿啰音，未闻及胸膜摩擦音。心界不大，心率85次/min，律齐，各瓣膜听诊区未闻及杂音。腹壁柔软，中上腹轻度压痛，无反跳痛及肌紧张，肝脾肋下未触及，未触及包块，肠鸣音6次/min。双侧巴宾斯基征（－）。

入院后检查回报：血常规WBC 28.9×10^9/L，NE% 85.9%，HGB 79g/L，PLT 138×10^9/L。生化：K^+ 5.4mmol/L，BUN 25.58mmol/L，CRE 361μmol/L，ALB 32.9g/L，ALT 52.4U/L，AST 181.6U/L，TBIL 171.5μmol/L，IBIL 156.6μmol/L。抗人球蛋白试验：抗C3d抗体（＋）；冷凝集试验（－）。

【分析】

患者为老年男性，急性起病，在治疗肺部感染静脉输注莫西沙星的过程中突发双侧腰背部及双下肢酸痛，同时出现酱油色尿，伴头晕、周身乏力，伴寒战、发热，体温38.2℃，伴腹胀及恶心,查体贫血貌,皮肤巩膜黄染,检查提示贫血、间接胆红素升高、抗人球蛋白试验阳性,故考虑到溶血性贫血的诊断。

溶血性贫血是由于红细胞破坏速率增加(寿命缩短),超过骨髓造血的代偿能力而发生的贫血。骨髓有 6～8 倍的红系造血代偿能力。如红细胞破坏速率在骨髓的代偿范围内,则虽有溶血,但不出现贫血,称为溶血状态。正常红细胞的寿命约为 120d,只有在红细胞的寿命缩短至 15～20d 时才会发生贫血。

溶血性贫血的根本原因是红细胞寿命缩短。造成红细胞破坏加速的原因分为红细胞本身的内在缺陷和红细胞外部因素异常。前者除极个别例外,几乎全部是遗传性疾病,后者引起获得性溶血。红细胞内在缺陷包括红细胞膜缺陷、红细胞酶缺陷及珠蛋白异常;红细胞外部因素异常包括免疫性因素和非免疫性因素。其中非免疫因素包括:①物理和创伤性因素;②生物因素;③化学因素;④其他:如阵发性睡眠性血红蛋白尿是一种获得性红细胞酶缺陷所致的慢性血管内溶血病。

溶血性贫血按溶血部位分为血管内溶血和血管外溶血,前者红细胞破坏发生在血循环中,后者发生在单核巨噬细胞系统中。按发病和病情可分为急性和慢性溶血。急性溶血发病急骤,短期大量溶血引起寒战、发热、头痛、呕吐、四肢腰背痛及腹痛,继而出现血红蛋白尿。严重者可发生明显衰竭或休克。其后出现黄疸和其他严重贫血的症状和体征。慢性溶血多为血管外溶血,发病缓慢,表现贫血、黄疸、脾大三大特征。由于长期的高胆红素血症,患者可并发胆结石和肝功能损害。

自身免疫性溶血性贫血(autoimmune hemolytic anemia,AIHA)是因为患者自身产生病理性抗红细胞抗体并造成其免疫破坏的一种获得性溶血性贫血。AIHA 患者产生抗红细胞自身抗体的机制仍未阐明。作为一种自身免疫疾病有如下几种解释:①自身免疫耐受状态的破坏;②病毒或化学物(包括药物)与红细胞膜结合,改变其抗原性,导致免疫系统的识别并产生相应抗体;③免疫系统监视功能出现异常。

本患者的发病特点、临床表现、查体体征及实验室检查符合免疫性溶血性贫血的诊断,结合患者病史考虑本患者的诊断为药物诱发的免疫性溶血性贫血。

诊疗经过:入院后给予甲泼尼龙 60mg/d、丙种球蛋白 20g/d 静脉滴注治疗原发病,碳酸氢钠纠酸、碱化尿液,美罗培南抗感染,及补液等对症治疗,并间断给予输注洗涤红细胞、新鲜冰冻血浆。患者症状逐渐缓解,但在原有的肾功能不全基础上出现急性加重,遂给予血液透析治疗。后患者肾功能逐渐恢复至原有水平,病情好转出院。

【讨论】

溶血性贫血在临床工作中并不少见,应提高警惕,特别是起病急骤的急性溶血,应尽快明确诱因,及早干预,以期尽可能地减轻继发的肝肾损伤,改善患者的预后。

免疫性溶血性贫血的治疗,首选糖皮质激素,常选用泼尼松,起始剂量 1～1.5mg/(kg·d),血红蛋白恢复后维持剂量,然后逐渐减量,减量速度酌情而定,一般每周 5～10mg。糖皮质激素的可能作用机制为:①减少抗体产生;②降低抗体和红细胞膜上抗原之间的亲和力;③减少巨噬细胞膜的 Fc 和 C3 受体数量。

对于免疫性溶血性贫血患者的输血治疗,应严格掌握适应证,仅限于再障危象或极度贫血危及生命者。输血速度应缓慢,并对全程密切监视,以避免输血反应。少数患者因自身抗体所致的自发性红细胞凝集可能造成血型鉴定及交叉配血试验结果判读困难甚至误判,应予注意。

免疫性溶血性贫血的治疗,还包括脾切除、免疫抑制剂、大剂量丙种球蛋白静脉注射、达那唑、血浆置换等。需要根据患者的具体情况,因人施治。

　　关于本患者发生免疫性溶血性贫血的诱因,看似患者在输注莫西沙星注射液的过程中发生了急性溶血,但是发生溶血时患者才刚刚开始输注莫西沙星短短几分钟的时间,而且根据目前的文献报道,还没有关于莫西沙星引发免疫性溶血性贫血的个案报道,有过类似报道的药物以利福平、头孢类抗生素居多,故考虑本病例的罪魁祸首是否为莫西沙星尚不可定论。

【专家点评】

　　药物引发的免疫性溶血性贫血在我们的工作中十分常见,急性的溶血性贫血还是很凶险的,所以在工作中应该严密观察患者的病情变化,发现问题及时处理。在治疗上,应该注意糖皮质激素的用量及疗程,并特别注意严格掌握输血治疗的适应证,应给予输注洗涤红细胞以减少输血反应的发生,输注过程应缓慢,并严密监测病情变化。只要发现及时,诊治准确,免疫性溶血性贫血的整体预后还是良好的。

（编者:张颖　点评专家:朱继红）

病例 56 发热、喘憋

——重症肺炎的治疗启迪

【病历摘要】

患者,男性,50 岁。主因"发热伴喘憋 10d"于 2013 年 10 月 10 日收入 EICU。

10d 前患者无明显诱因出现发热,体温最高 39℃,伴畏寒,无寒战,伴咳嗽,无咳痰,自服双黄连及六味地黄丸后效果不佳。就诊于我院发热门诊,查血常规未见明显异常,建议就诊于免疫科,并给予吲哚美辛栓对症退热,每次缓解约 10h 后体温复升,后患者仍每天发热,体温最高 39℃左右,伴喘憋,活动后加重。2d 前患者喘憋加重,伴平卧困难,就诊于我院急诊。查血常规:WBC 15.53×10⁹/L,NE% 94.1%,HGB 139g/L,PLT 150×10⁹/L。ESR 67mm/h。CRP 416mg/L,PCT>25ng/mL。生化:BUN 12.30mmol/L,LDH 659U/L,ALB 22.4g/L。心肌标志物:CKMB<1.0ng/mL,MYO 183ng/mL,TnI<0.05ng/mL,BNP 339pg/mL。凝血功能、尿及大便常规无明显异常。血气分析(未吸氧):pH 7.52,PO_2 33mmHg,PCO_2 31mmHg,HCO_3^- 25.3mmol/L,LAC 1.7mmol/L。胸部 X 线检查提示两肺多发感染(图 56-1),胸椎及两侧骶髂关节 X 线所见符合强直性脊柱炎晚期表现,左侧股骨头坏死。给予美罗培南、替考拉宁抗感染,气管插管呼吸机辅助通气,患者仍发热,最高达 40℃,伴躁动。复查血气分析(呼吸机辅助通气,PEEP 14cmH₂O,FiO_2 100%):pH 7.31,PO_2 66mmHg,PCO_2 52mmHg,HCO_3^- 26.2mmol/L,为进一步诊治收入 EICU。

既往史:强直性脊柱炎 20 年,平素中药治疗(具体成分不详),半年前停药。

个人史:吸烟 20 年余,每天 1 包,饮酒 20 年余,每天白酒 2 两。饲养鸽子 7 年,目前家中养鸽子 20 余只,近期无鸽子突然死亡。

入院查体:体温 38.8℃,脉搏 119 次/min,血压 151/70mmHg,呼吸频率 20 次/min,药物镇静状态,查体欠合作。两肺呼吸音粗,两肺可闻及散在湿啰音。心音可,心律齐,各瓣膜听诊区未闻及病理性杂音。腹软,无压痛、反跳痛及肌紧张。肠鸣音可,4 次/min,双下肢不肿。

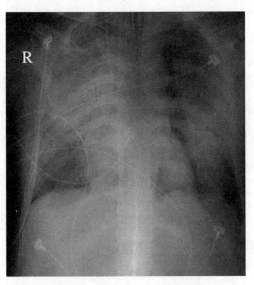

图 56-1 来诊胸部 X 线检查
胸部 X 线检查提示两肺多发感染。

【分析】

患者为中年男性,急性病程,以发热伴喘憋入院,实验室检查结果回报外周血白细胞升高,ESR、CRP、PCT 升高,血气示Ⅰ型呼吸衰竭,胸部 X 线检查显示两肺多发感染。反思患者病史,考虑社区获得性肺炎(community-acquired pneumonia,CAP)的诊断成立。美国感染病学会／美国胸科协会(Infectious Diseases Society of America/American Thoracic Society,IDSA/ATS)2007 年制定的成人 CAP 中关于重症肺炎的诊断标准包括主要标准和次要标准。主要标准:①需要有创机械通气,②感染性休克需要血管收缩剂治疗。次要标准:①呼吸频率≥30 次 /min;②氧合指数(PaO_2/FiO_2)≤250mmHg;③多肺叶浸润;④意识模糊、定向力障碍;⑤氮质血症(尿素氮≥7mmol/L,即 20mg/dL);⑥感染致白细胞减少(外周血白细胞<4×10^9/L);⑦血小板减少(血小板<100×10^9/L);⑧低体温(肛温<36℃);⑨低血压需要积极的液体复苏。符合 1 项主要标准或 3 项及以上次要标准者即可诊断。该患者就诊时未吸氧状态下 PaO_2/FiO_2 约为 157mmHg,BUN 12.30mmol/L,胸部 X 线检查示两肺多发浸润影,需要呼吸机机械通气辅助呼吸,符合重症肺炎的诊断。

患者 2d 前喘憋加重,胸部 X 线检查示两肺多发浸润影,氧合指数约 157mmHg,且无心衰表现(无心功能不全病史,BNP 无明显升高),根据 2012 年急性呼吸窘迫综合征(ARDS)柏林标准,ARDS 诊断明确。

故该患者入院诊断考虑:①重症肺炎;②急性呼吸窘迫综合征;③I 型呼吸衰竭;④强直性脊柱炎;⑤左侧股骨头坏死。

分析病史,病因考虑有如下可能,①感染性:细菌是 CAP 常见的病原体;病毒主要考虑巨细胞病毒、流感病毒、腺病毒等;肺孢子虫病;非典型病原体,如支原体、衣原体、军团菌。②非感染性:外源性变应性肺泡炎,鸽子肺,强直性脊柱炎肺损害等。

进一步检查:①病原学检查:甲型、乙型流感病毒抗原检测、巨细胞病毒抗原检测,EB 病毒核酸检测、腺病毒核酸检测、卡氏肺孢菌检测、支原体抗体、衣原体抗体、军团菌抗体、浓缩痰查结核分枝杆菌均阴性,乙型肝炎病毒、丙型肝炎病毒、人类免疫缺陷病毒、梅毒螺旋体相关检测均为阴性。②支气管肺泡灌洗液:细胞总数 0.45×10^6/mL,巨噬细胞 46%,淋巴细胞 37.50%,分叶核细胞 16%,嗜酸性粒细胞 0.50%,嗜碱性粒细胞 0。

入院后给予气管插管联合呼吸机辅助呼吸,模式为压力控制通气,根据血气及呼吸情况逐渐调整参数,同时给予抗感染治疗(更昔洛韦、头孢哌酮 / 舒巴坦、莫西沙星、奥司他韦、复方磺胺甲噁唑)、甲泼尼龙、人免疫球蛋白、人血白蛋白营养支持等。但患者氧合指数仍在 100mmHg 以下,存在失代偿性呼吸性酸中毒,故于入院第 2 天(2013 年 10 月 11 日)及时给予体外膜氧合(extracorporeal membrane oxygenation,ECMO)治疗,血流量 4L/min,FiO_2 60%。监测血气患者氧合改善,连续影像学检查提示两肺病变及胸腔积液逐渐吸收;考虑患者病情得到控制,于入院第 8 天(2013 年 10 月 17 日)尝试停用 ECMO,连续 5d 监测患者病情无加重,于 10 月 22 日脱离呼吸机,给予鼻导管吸氧(FiO_2 29%),患者生命体征平稳。复查血气分析:pH 7.46,PO_2 136mmHg,PCO_2 46mmHg,HCO_3^- 32.7mmol/L,LAC 1.4mmol/L。影像学提示两肺病变及胸腔积液逐渐吸收,其连续的影像学监测见图 56-2。患者于 2013 年 10 月 25 日好转出院。

【讨论】

该患者重症肺炎、ARDS 诊断明确,机械通气是纠正 ARDS 患者严重、顽固性低氧血症的主要措施。但该患者在给予呼吸机高级支持条件下仍无改善,由整个治疗经过可看出,及时给予 ECMO 治疗是扭转患者病情的重要措施。ECMO 是目前比较先进的治疗手段,通过体外设备较长时间辅助心肺功能,使心肺得以充分休息,为心肺疾病治愈及功能恢复争取时间,为可逆性心肺衰竭患者提供临床的生命支持。

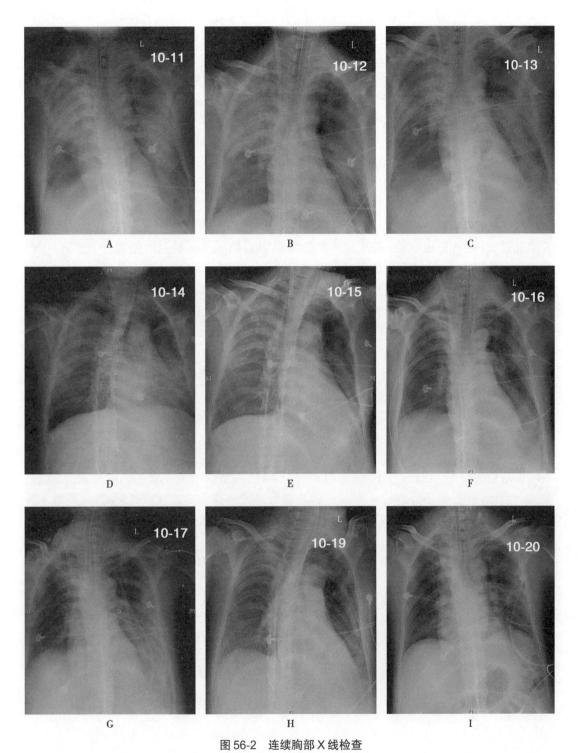

图56-2　连续胸部X线检查

A～I. 患者10月11日、12日、13日、14日、15日、16日、17日、19日和20日胸部X线检查。连续胸部X线检查提示两肺病变及胸腔积液逐渐吸收。

ECMO 的本质是一种改良的人工心肺机，最核心的部分是膜肺和血泵，分别起人工肺和人工心的作用。国外目前有 ECMO 中心 180 余个，主要应用于：心脏手术后不能脱离体外循环机的患者常规应用；创伤、中毒、溺水、心脏骤停等急诊抢救的常规应用；心脏中心的重症心力衰竭患者应用；婴幼儿重症呼吸系统疾患大多数应用。ECMO 治疗使常规治疗成功率，从 0～20% 提高到 50%～82%。中国 ECMO 自 2003 年开展，主要集中于心脏外科，用于术后低心排综合征的治疗和恢复，开展的医院较少。国内外 ECMO 应用现状差异巨大主要是因为综合技术要求高，成本大。

ECMO 应用的适应证为：①常规治疗效果不理想（呼吸机给予高条件仍不能改善氧合）；②患者心肺部病变能够逆转或有相应的后续治疗措施。禁忌证为：病变不能逆转或无相应治疗措施；晚期恶性肿瘤；呼吸衰竭或机械通气大于 7d；多器官功能衰竭；近期脑血管意外；未纠正的解剖学缺陷。

常见并发症，①出血：ECMO 虽可使用较少的抗凝剂，但因血小板数较低，故出血仍是常见并发症，可补充血小板，或使用肝素涂层 ECMO 以减少抗凝剂的使用。②感染：需严格遵守无菌原则，预防性应用抗生素。③溶血：需改善静脉引流防止泵前负压过大，防止管路扭折，泵内亦可能形成血栓破坏红细胞。④末梢肢体缺血及心肌顿抑。

撤机指征，①肺脏：清晰的 X 线，肺顺应性改善，PaO_2 升高，$PaCO_2$ 下降，SaO_2 升高，气道峰压降低。②心脏：血压平稳，心电图正常，超声心动图示左心功能正常 LVEF≥40%。③多巴胺或多巴酚丁胺＜10μg/（kg·min），CVP≤12mmHg。④ECMO 流量：静脉-动脉 ECMO 降到 10～20mL/（kg·min），静脉-静脉 ECMO 降到 40～50mL/（kg·min），观察患者病情稳定即可撤机。

而我们此次成功应用 ECMO 的经验是：①早期应用，尽早撤除；②密切监测出凝血；③控制感染；④肺复张。

【专家点评】

诊断重症肺炎、ARDS 并不难，及时和有力的呼吸支持是治疗的关键。这个病例给我们带来的启示就是，对于合适的患者（心、肺功能可逆），早期无多器官功能衰竭时，要敢于及时应用 ECMO。在 ECMO 治疗中，密切监护、预防并发症，心脏内、外科与急诊科密切合作都是 ECMO 成功的必要条件。

（编者：郭维　点评专家：朱继红）

病例 57　抽搐伴精神行为异常
——一个简单或复杂的病例

【病历摘要】

患者,女性,29 岁。主因"反复抽搐 10d,加重伴精神行为异常 3d"于 2015 年 3 月 10 日来诊。

患者 10d 前夜间突发左侧肢体抽搐,头向左侧偏斜,双眼上视,牙关紧闭,小便失禁,伴意识丧失,3～5min 缓解;外院就诊时患者除感到疲惫外已无其他不适,物理检查无异常发现,头颅 CT 及血液生化检查均未见异常,遂嘱其白天看神经内科门诊。患者第 2 天已无不适,未去门诊诊治,正常上班。7d 前患者出现右侧面部抽搐,不能言语,意识清楚,1h 左右缓解。此后患者间断出现右侧面部抽搐,不能言语,1～2h 后可自行缓解。有时出现幻觉,看到房屋中出现不明物体,至神经内科门诊就诊,考虑"症状性癫痫",行头颅 MRI、脑电图等检查,未发现明显异常,给予"卡马西平"对症处理;此后上述症状间断发作,但神志清楚。3d 前患者病情明显加重,右侧面部口周及右上肢间断抽动,发作次数增加,并出现大声喊叫,言语不清,不能理解他人言语;再次就诊外院并在急诊留观,复查头颅 MRI 检查未见异常。脑脊液检查示压力 230mmH$_2$O;脑脊液常规:白细胞 50×10^6/L,多个核细胞 6.4%,单个核细胞 93.6%,生化(−),考虑"病毒性脑炎",给予抗病毒及抗癫痫等支持对症治疗;但病情仍进行性加重,今日已无法与家属沟通,时常大声喊叫,时常手舞足蹈,极度亢奋,睡眠减少,仍有间断面部及肢体抽搐,遂转至我院急诊。

既往体健,无外伤史,无家族性遗传病史;自然分娩,产程顺利;近期未曾到过外地,近 1 个月无发热、上呼吸道感染病史。

急诊查体:意识朦胧,混合性失语,可见口面部不自主运动,四肢肌力 V 级,肌张力不高。腱反射活跃,颈抵抗阴性,病理征阴性。心、肺、腹体格检查未见异常。

【分析】

患者为青年女性,急性起病,表现为抽搐伴精神行为异常,无发热,脑脊液压力升高,脑脊液常规生化、头颅 CT 和 MRI 检查均未见明显异常,给予抗病毒、抗癫痫治疗后病情仍持续加重,那究竟是什么病呢? 病毒性脑炎能解释患者的整个病程进展吗? 还需要考虑到其他疾病吗?

中枢神经系统疾病的类别除了感染、脑血管疾病、肿瘤、遗传性疾病、神经变性疾病、代谢与中毒性脑病外,还有什么呢? 其实,近年来一类新的累及中枢神经系统的疾病逐渐进入临床,那就是自身免疫性脑炎(autoimmune encephalitis, AE),这是一类由自身免疫机制介导的脑炎,一系列抗神经元表面或者突触蛋白的自身抗体也陆续被发现。AE 患者占脑炎的 10%～20%,以抗 N- 甲基 -D- 天冬氨酸受体(N-methyl-D-aspartate receptor, NMDAR)脑炎最常见,约占 AE 患者的 80%,其次为抗富含亮氨酸胶质瘤失活蛋白 1(leucine-rich glioma inactivated 1, LGI1)抗体相关脑炎和抗 γ- 氨基丁酸 B 型受体(γ-aminobutyric acid type B receptor, GABA~B~R）抗体相关脑炎等。

于是给该患者完善了相关检查，妇科超声提示右卵巢畸胎瘤，血抗 NMDAR 抗体（+），脑脊液抗 NMDAR 抗体（＋＋）。

至此，患者明确诊断为抗 NMDAR 脑炎。诊断后给予静脉注射免疫球蛋白和糖皮质激素治疗，并于 2015 年 3 月 17 日行卵巢畸胎瘤切除术。术后 3d 患者意识朦胧，能自发睁眼，表情丰富，面部不自主抽动；术后 10d 偶可认人，能简单对话，有不自主运动；术后 2 周精神好转，抽动减轻；术后 4 周能简单交流。于 2015 年 4 月 17 日出院，出院后继续口服激素和抗癫痫药物。出院后 1 个月随访，患者神志清楚，反应略慢，不愿活动，生活完全自理，偶尔有面部、上肢轻微抽搐。1 年后随访患者完全恢复正常。

该病例是简单还是复杂呢？知者，则难者亦易矣；不知，则易者亦难矣！2013 年同样的患者，曾在外地医院诊治近 3 个月，病情进行性加重，后转至我院在急诊抢救室治疗 1 个多月，明确诊断后又在神经重症监护室治疗 1 个月，才好转出院。

【讨论】

抗 NMDAR 脑炎是一种与抗 NMDAR 抗体相关的自身免疫病，是自身免疫性脑炎的最主要类型，其特征性临床表现符合弥漫性脑炎，与经典的边缘系统脑炎有所不同。临床表现为精神异常、痫性发作、意识障碍、中枢性通气不足、运动障碍以及自主神经功能紊乱。

2005 年，人类首先发现报道了一种免疫性脑炎，但当时并未发现抗 NMDAR 抗体。2007 年，首先报道了在患者的血清及脑脊液中发现了抗 NMDAR 抗体，才将其定义为一种新型脑炎。2011 年 Dalmau 报道了 3 年内的 100 例患者，说明该病不是一种罕见的疾病。在国内，2010 年之前鲜有报道，虽有类似病例，但无明确诊断病例；2010 年首都医科大学附属北京友谊医院报道 1 例，是标本送至国外检测后才明确诊断；2011 年之后陆续有个案报道，但很少；2015 年中国医学科学院北京协和医院报道在 2011—2014 年共收治了 30 例，这些患者几乎 100% 被首诊医院误诊过。

抗 NMDAR 脑炎以年轻女性多见（约 91%），可见于任何年龄段，4~76 岁，平均 23 岁。患者中约 59% 伴有肿瘤，其中大部分为成熟型卵巢畸胎瘤，少数为纵隔畸胎瘤、睾丸畸胎瘤，甚至小细胞肺癌或神经母细胞瘤。卵巢畸胎瘤内含有神经组织，异位表达 NR1/NR2 亚基，作为抗原物质刺激机体产生特异性抗体，抗体作用于许多神经元上的 NMDA 受体，如 GABA 能中间神经元、谷氨酸能神经元和多巴胺能神经元，导致多巴胺、谷氨酸调节失衡，产生神经精神症状和运动障碍。

临床特点包括：①儿童、青年多见，女性多于男性；②急性起病，一般在 2 周至数周内达高峰；③可有发热和头痛等前驱症状；④主要表现为精神行为异常、癫痫发作、近事记忆力下降、言语障碍/缄默、运动障碍/不自主运动，意识水平下降/昏迷、自主神经功能障碍等，自主神经功能障碍包括窦性心动过速、心动过缓、泌涎增多、中枢性低通气、低血压和中枢性发热等；⑤中枢神经系统局灶性损害的症状，例如复视、共济失调等。

实验室检查：①脑脊液检查。腰椎穿刺压力正常或者升高，超过 300mmH~2~O 者少见。脑脊液白细胞数轻度升高或者正常，少数超过 $100×10^6$/L，多呈淋巴细胞性炎症，偶可见中性粒细胞、浆细胞。脑脊液蛋白轻度升高，寡克隆区带可呈阳性，抗 NMDAR 抗体阳性。②头颅 MRI。可无明显异常，或者仅有散在的皮质、皮质下点片状 FLAIR 和 T~2~ 高信号；部分患者可见边缘系统病灶，病灶分布也可超出边缘系统的范围；少数病例兼有中枢神经系统炎性脱髓鞘病的影像学特点，大脑白质或者脑干受累。③头颅正电子发射断层成像。可见双侧枕叶代谢明显减低,伴额叶与基底节代谢增高。④脑电图。呈弥漫或者多灶慢波,偶尔可见癫痫波,异常 δ 刷是该病较特异性的脑电图改变,多见于重症患者。⑤肿瘤学。卵巢畸胎瘤在青年女性患者中较常见,卵巢超声和盆腔 CT 有助于发现卵巢畸胎瘤,卵巢微小畸胎瘤的影像学检查可以为阴性,男性患者合并肿瘤者罕见。

根据 Graus 与 Dalmau 标准(2016 年)确诊的抗 NMDAR 脑炎需要符合以下 3 个条件:①下列 6 项主要症状中的 1 项或者多项。a. 精神行为异常或者认知障碍;b. 言语障碍;c. 癫痫发作;d. 运动障碍 / 不自主运动;e. 意识水平下降;f. 自主神经功能障碍或者中枢性低通气。②抗 NMDAR 抗体阳性,建议以脑脊液基于细胞底物的试验(cell-based assay,CBA)抗体阳性为准。若仅有血清标本可供检测,除了 CBA 结果阳性,还需要采用基于组织底物的试验(tissue-based assay,TBA)与培养神经元进行间接免疫荧光(indirect immunofluorescence,IIF)法予以最终确认,且低滴度的血清阳性(1∶10)不具有确诊意义。③合理地排除其他病因。

主要与中枢神经系统感染性疾病相鉴别,包括病毒性脑炎(例如单纯疱疹病毒性脑炎与流行性乙型脑炎等),神经梅毒,细菌、真菌和寄生虫所致的中枢神经系统感染,Creutzfeldt-Jakob 病等以及免疫抑制剂或者抗肿瘤药物相关的机会性感染性疾病。病毒性脑炎急性期脑脊液抗 NMDAR 抗体阴性。对抗神经元抗体阴性的边缘系统脑炎,需考虑单纯疱疹病毒性脑炎的可能,可试用阿昔洛韦抗病毒治疗。需要注意的是,少数单纯疱疹病毒性脑炎患者在恢复期重新出现脑炎症状,此时脑脊液病毒核酸转阴而抗 NMDAR 抗体呈阳性,属于感染后 AE,此时病毒感染是 AE 的诱因之一。

在治疗上,由于所有畸胎瘤组织都有 NMDAR,不断刺激机体产生抗体,应尽早切除潜在的肿瘤。免疫治疗,包括静脉注射免疫球蛋白、糖皮质激素、血浆置换和免疫抑制剂。

AE 患者总体预后良好。80% 左右的抗 NMDAR 脑炎患者功能恢复良好(改良 Rankin 评分 0~2 分),早期接受免疫治疗和非重症患者的预后良好。重症抗 NMDAR 脑炎患者的平均重症监护病房治疗周期为 1~2 个月,病死率为 2.9%~9.5%,少数患者的完全康复需要 2 年以上。AE 患者在症状好转或者稳定 2 个月以上而重新出现症状,或者症状加重(改良 Rankin 评分增加 1 分以上)则视为复发。抗 NMDAR 脑炎患者复发率为 12%~31.4%,可以单次复发或多次复发。

【专家点评】

知者,则难者亦易矣;不知,则易者亦难矣!临床上遇到的困难都是相对的,只有通过各种途径不断学习,拓宽思路,扩大视野,才能让困难变成容易。对于本病例来说,年轻女性患者,如出现不明原因的精神症状伴痫性发作、不自主运动、记忆丧失、意识水平降低、运动障碍甚至出现中枢性通气不足,需考虑自身免疫性脑炎的可能,同时注意筛查肿瘤,若脑脊液和血清的抗神经元抗体阳性即可明确诊断。

(编者:黄文凤　李建国　点评专家:郭伟)

病例 58　又见发热伴意识障碍
——抽丝剥茧，寻踪觅源

【病历摘要】

患者，女性，33 岁。主因"发热 2d，意识障碍 4h"于 2015 年 2 月 20 日 10：35 来诊。

患者于 2d 前无明显诱因出现发热，体温最高至 39.2℃，无畏寒、寒战，伴头痛，伴关节肌肉疼痛，无恶心、呕吐，无鼻塞、流涕，伴咽痛，无咳嗽、咳痰。4h 余前服用"白加黑"后出现意识障碍，不能正常交流，无抽搐，无大小便失禁，送至我院。

既往史：1 个月前诊断为系统性红斑狼疮（SLE），现服用泼尼松 40mg /d，使用环磷酰胺 400mg 2 周 1 次，共 2 次。心房扑动，三度房室传导阻滞，2008 年行永久性起搏器置入术，2012 年行永久性起搏器更换术。否认高血压、糖尿病和冠心病，无药物过敏史。

入院查体：血压 96/61mmHg，心率 70 次 /min，呼吸频率 24 次 /min，体温 38℃，昏睡，查体欠配合，不能交流，瞳孔等大等圆，直径 4mm，对光和压眶反应存在。颈部略抵抗。咽充血，扁桃体不大。两肺呼吸音粗，未闻及干湿啰音，律齐，无杂音，腹软，无压痛。左侧巴宾斯基征可疑阳性，四肢肌力查体不配合。

入院后检查结果回报，血常规：WBC 14.22×10^9/L，NE% 76%，HGB 130g/L，PLT 102×10^9/L。CRP 41mg/L。凝血分析：PT 15s，FIB 2.91g/L，APTT 34s，D- 二聚体 457ng/mL。生化：ALT 22U/L，AST 26U/L，ALB 38.4g/L，BUN 11.82mmol/L，CRE 84μmol/L，TBIL 25μmol/L，DBIL 14.9μmol/L，K^+ 4.28mmol/L，Na^+ 132mmol/L，CO_2 23mmol/L，Cl^- 91.3mmol/L。血气分析：pH 7.57，PCO_2 26mmHg，PO_2 109mmHg，LAC 0.8mmol/L，HCO_3^- 23.8mmol/L，SaO_2 99%。

心电图示心房扑动，起搏器心率，心室率 70 次 /min；胸部 X 线检查提示心影增大，两肺少许渗出性病变（图 58-1）；腹部 B 超提示肝大（右锁骨中线肋下 3.6cm），淤血肝可能，胆囊稍小，胆囊壁增厚，腹水（9.8cm）；头颅 CT 提示颅内结构饱满，部分脑沟变浅（图 58-2）。

【分析】

该患者为年轻女性，既往有 SLE 病史，现使用糖皮质激素和环磷酰胺治疗，还有心律失常病史，心房扑动，三度房室传导阻滞，已安装永久性起搏器。此次发病急，表现为发热伴意识障碍，考虑其可能原因为：①神经精神性狼疮，是 SLE 的严重合并症，中枢神经系统受累时可表现为无菌性脑膜炎、癫痫发作、脑血管病、脱髓鞘综合征、脊髓病变、运动障碍、头痛、急性精神错乱、焦虑、认知障碍、情绪失调、精神障碍；外周神经受累时可表现为急性炎症性脱髓鞘性多发性神经病（又称格林 - 巴利综合征）、重症肌无力、脑神经病变、单神经病变、多发性神经病、神经丛病变、自主神经系统功能紊乱。虽然少部分 SLE 患者会以神经精神症状起病，但是出现神经精神性狼疮更多意味着病程晚期。该患者诊断 SLE 才 1 个月，所以该诊断不能除外，但可能性不大。②感染性疾病，患者急性起病，发热，外周血白细胞升高，以中性粒细胞升高为主，而且有 SLE 病史，正使用糖皮质激素和环磷酰胺治疗，容易

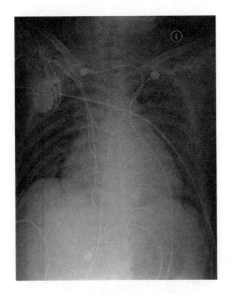

图 58-1　胸部 X 线检查

胸部 X 线示心影增大，两肺少许渗出性病变。

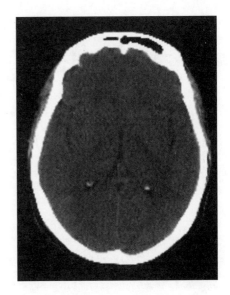

图 58-2　头颅 CT

头颅 CT 示颅内结构饱满，部分脑沟变浅。

出现感染。由于伴有意识障碍和头痛，所以中枢神经系统感染可能性大；患者还安装有起搏器，还应考虑到感染性心内膜炎的可能，其他部分的感染如肺、胆系、尿路感染也比较常见，但暂无相关症状。

鉴别感染性与非感染性的直接证据就是脑脊液检查。于是患者入院当日即行腰椎穿刺术。脑脊液压力超过 300mmH$_2$O。脑脊液常规：外观微混，蛋白定性试验（++），总细胞 $8\ 400\times10^6$/L，白细胞 400×10^6/L，单个核细胞 20%，多个核细胞 80%。脑脊液生化：蛋白 3.22g/L，葡萄糖 0.2mmol/L，氯化物 111.7mmol/L（同步血糖 4.06mmol/L，血氯 91.3mmol/L）。墨汁染色阴性，普通细菌涂片阴性。从脑脊液检查结果来看，该患者脑脊液压力明显升高，白细胞升高，以多个核细胞为主，伴蛋白升高，糖明显降低，氯降低，所以中枢神经系统感染的诊断是成立的，但病原体是什么呢？结合我们以前所学的知识（表 58-1），病毒感染可除外，但是细菌、隐球菌和结核分枝杆菌的感染均不能除外，又不能肯定。入院后暂给予亚胺培南/西司他丁联合阿昔洛韦抗感染治疗，给予甲泼尼龙 40mg/d，给予甘露醇脱水治疗。

患者第 2 天（2015 年 2 月 21 日）神志较前略有好转，可简单交流，但仍有发热。请了结核病专家会诊，考虑结核不能绝对除外，但可能性很小；该患者颅内压明显升高，糖明显降低，隐球菌脑膜炎不能除外，建议加用氟康唑抗真菌治疗。

第 3 天（2015 年 2 月 22 日）凌晨患者出现尿量减少，随后出现喘憋，烦躁，不能平卧，腹胀，呼吸频率 46 次/min，SpO$_2$ 91%，心率 70 次/min，血压 127/62mmHg，面罩及无创呼吸机给氧均不耐受，复查血气分析（静脉血）pH 7.14，PCO$_2$ 36mmhg，PO$_2$ 17mmHg，7：00 行气管插管呼吸机辅助通气，给予碳酸氢钠纠酸、呋塞米利尿和咪达唑仑镇静。近 8h 来患者尿量仅 100mL。

患者喘憋的原因是什么呢？患者突然无尿的原因是什么呢？再次对患者病情进行全面评估。患者处在药物镇静状态，两肺呼吸音粗，可闻及少量湿啰音，心律齐，上腹部明显膨隆。血常规：WBC 14.79×10^9/L，NE% 83.5%，HGB 145g/L，PLT 99×10^9/L。快速 CRP 185mg/L。凝血分析：PT 27.1s，FIB 3.65g/L，APTT 42.6s，D-二聚体 11 941ng/mL。

表 58-1　常见病原体中枢神经系统感染的脑脊液特点

病原体	外观	压力	白细胞 ×10⁶/L	主要细胞 ×10⁶/L	蛋白	葡萄糖	氯化物	病原学
病毒	清亮	N或↑	N或↑ （10～1 000）	淋巴细胞	N或↑	N	N	抗原检测 抗体检测 病原培养
细菌	微混或脓性	↑	↑↑↑ （>1 000）	中粒细胞	↑	↓	N或↓	细菌涂片 细菌培养
结核分 枝杆菌	无色透明或 微黄	↑	↑↑ （50～500）	淋巴细胞	↑	↓	↓↓	抗酸染色 结核分枝杆 菌培养
隐球菌	正常或混浊		↑或↑↑ （10～500）	淋巴细胞	↑	↓	N	墨汁染色 真菌培养

N：正常；↑：升高或轻度升高；↑↑：中度升高；↑↑↑：重度升高；↓：降低；↓↓：明显降低。

生化：ALT 1 302U/L，AST 4 100U/L，ALB 30.5g/L，BUN 27.76mmol/L，CRE 242μmol/L，TBIL 49.3μmol/L，DBIL 38.9μmol/L，K^+ 5.98mmol/L，Na^+ 126.7mmol/L，CO_2 12mmol/L，Cl^- 95.6mmol/L。心肌标志物：CKMB 2.3ng/mL，MYO>500ng/mL，TnI 0.25ng/mL。NT-proBNP >35 000ng/L。血气分析（8：00，FiO_2 100%）：pH 7.38，PCO_2 18mmHg，PO_2 502mmHg，LAC 2.7mmol/L，HCO_3^- 10.6mmol/L，SaO_2 100%。胸部 X 线提示两肺上野渗出性病变较前稍加重（图 58-3）。床旁 B 超提示肾盂肾盏未见扩张，双侧输尿管未见扩张，腹腔大量游离液（13.3cm）。超声心动图提示双房扩大，二尖瓣反流少量，三尖瓣反流轻 - 中度，起搏器置入术后，心包积液少量（左室后壁收缩期 1.1cm，舒张期 0.9cm），LVEF 64%。患者多项指标较前明显恶化，考虑患者出现急性心力衰竭、急性肾损伤、凝血功能障碍、肝功能异

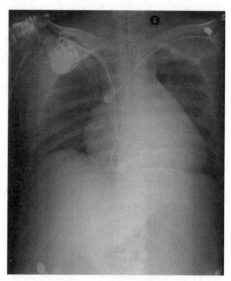

图 58-3　复查胸部 X 线
复查胸部 X 线示两肺上野渗出较前稍加重。

常。肾损伤可能与患者本身的基础疾病、重症感染有关，但亦不能除外与药物有关。

及时调整了治疗：①留置胃管行胃肠减压，引出暗绿色胃内容物约 400mL，患者上腹部膨隆好转；②限制液体入量；③停用甘露醇、阿昔洛韦肾损伤药物，保留亚胺培南 / 西司他丁和氟康唑抗感染；④给予白蛋白联合甘油果糖脱水降颅压；⑤给予托拉塞米持续泵入利尿，减少液体负荷；⑥加强保肝治疗。尽管如此，但是患者依然高热，体温达 40.4℃。

第 4 天（2015 年 2 月 23 日）停用了咪达唑仑，之前 24h 尿量达 1 850mL，但仍昏迷、高热，最高体温 40℃，考虑患者原发感染未得到控制，将抗感染治疗改为美罗培南、莫西沙星联合氟康唑。

其他的辅助检查回报：ESR 41mm/h，PCT 0.83ng/mL，真菌 β-D- 葡聚糖试验阴性，曲霉

菌半乳甘露聚糖抗原试验阴性,结核菌素试验、结核分枝杆菌抗体、T-SPOT 阴性,血培养阴性,支原体、衣原体、军团菌抗体阴性。补体 C_3 0.704g/L 降低。自身抗体谱: ANA 1∶80,抗 SSA 抗体(+++)。抗 dsDNA 抗体 36.8IU/mL。

第 5 天(2015 年 2 月 24 日)患者昏睡,仍发热,体温 39℃,复查脑脊液。脑脊液常规:外观微混,蛋白定性试验(++),总细胞 880x10^6/L,白细胞 510×10^6/L,单个核细胞 30%,多个核细胞 70%。生化:蛋白 1.86g/L,葡萄糖 3.48mmol/L,氯化物 115.1mmol/L(同步血糖 11.4mmol/L,血氯 100mmol/L)。脑脊液墨汁染色、普通细菌涂片、浓缩查结核分枝杆菌均阴性。来诊当日第 1 次脑脊液培养回报单核细胞增生李斯特菌(*Listeria monocytogenes*, LM),对青霉素敏感,而风疹病毒、巨细胞病毒、单纯疱疹病毒、EB 病毒 IgM 抗体均阴性。既然脑脊液培养结果出来了,就考虑换用青霉素治疗。但是患者青霉素皮试阳性,头孢曲松皮试亦阳性。

青霉素皮试阳性,但又考虑换用青霉素怎么办呢? 我们先来看看青霉素皮试结果如何判读。①阴性:皮丘局部无红肿,无自觉症状。②阳性:皮丘局部隆起,并出现红晕,硬块,直径>1cm,或红晕周围有伪足,痒感,严重时全身出现皮疹或过敏性休克。③假阳性:由于稀释液的刺激,也可出现假阳性反应,皮丘不大,红晕直径<1cm,应在另一侧前臂做生理盐水对照试验。④迟缓反应:有些患者过敏试验虽阴性,但在注射药物数小时或数日后,甚至出现发热皮疹、过敏性休克症状,应立即停药及处理。

于是,入院第 6 天(2015 年 2 月 25 日)再次做青霉素皮试,同时在另一侧上臂做生理盐水对照,结果则为阴性。因此,将抗感染治疗调整为青霉素 640U 每 8 小时 1 次联合莫西沙星 0.4g 1 次/d。其实此时,患者体温已下降至 38℃以下。

第 7 天(2015 年 2 月 26 日),患者神志已明显好转,可简单遵嘱活动,第 9 天顺利脱机拔管。拔管后患者体温波动在 37～38℃之间,考虑存在呼吸机相关感染,停用莫西沙星,换用头孢哌酮/舒巴坦抗感染,依然保留青霉素,患者体温正常。2 周后患者出院。最终诊断是李斯特菌病(脑膜炎型)。由于患者体内有永久性心脏起搏器,没有进一步完善头颅 MRI 检查,所以不能绝对排除患者有颅内脓肿形成的可能。

【讨论】

李斯特菌病是由单核细胞增生李斯特菌所引起食源性感染性疾病,是人畜共患病,其症状严重,病死率高(20%～30%),很多国家将其列为法定报告疾病,建立监测系统,多为散发,偶有暴发。

李斯特菌有很多菌株,只有 LM 可致病。LM 是短小的革兰氏阳性杆菌,无芽孢,兼性厌氧,对外界环境耐受性较强,生长温度范围 -7～45℃,最适温度 37℃,能在普通冰箱冷藏室生长,是一种典型的耐冷性细菌,同时还能耐受较高的盐度(10% NaCl)和 pH 范围(4.5～9);在自然界分布广泛,常见于土壤、河水、植物、屠宰场废弃物及动物源性食品中(肉、奶及其制品、海产品等),健康人粪便中也可检出;90% 以上感染通过食物进入体内,细菌穿过小肠上皮屏障,扩散到肝、脾、中枢神经系统,还可感染胎儿。LM 是胞内寄生菌,不产生内毒素,致病因子是李斯特菌溶血素 O。

李斯特菌病的 4 类高危人群包括:免疫功能低下者(如使用糖皮质激素、癌症、器官移植者、艾滋病、糖尿病),老年人,孕妇,新生儿。其中孕妇感染的危险度比健康成年人高 20 倍,占所有李斯特菌病的近 1/3。

多数感染的健康人没有症状,或有自限的流感样和胃肠道症状;孕妇感染后亦多无症状或症状轻微,但可导致流产、死胎、早产及严重的新生儿感染。临床表现主要有神经系统感染(脑膜炎、脑膜脑炎、脑干脑炎),菌血症,局部感染(心内膜炎、关节炎、肝炎、皮炎)。最常见的是菌血症型,其次是脑膜炎型和脑膜脑炎型。潜伏期3~70d,平均3周。

治疗上首选青霉素或氨苄西林,联合或不联合氨基糖苷类。青霉素耐药或过敏时,首选复方磺胺甲噁唑。氨基糖苷类,如庆大霉素、妥布霉素,不单用。碳青霉烯类也可用。该菌对头孢菌素天然耐药,临床不用。疗程至少3周,或体温正常、临床症状消失后继续用药7~10d。

在成人细菌性脑膜炎中,李斯特菌已成为第3位常见病原菌,肺炎链球菌占30%,脑膜炎奈瑟菌占23%,LM占4%~16.5%。SLE合并中枢神经系统感染并不常见,发病率为0.53%~2.25%,最常见的病原体依次是结核分枝杆菌、新型隐球菌和LM。

李斯特菌脑膜炎具有急性细菌性脑膜炎的典型症状,包括头痛、发热、神志改变、脑膜刺激征,局灶神经定位体征等。其检查与普通细菌脑膜炎之间轻度不同,白细胞计数较低(680×10^6/L $vs.$ $2\,560 \times 10^6$/L),仍以多个核细胞增多为主,蛋白含量较低(2.6g/L $vs.$ 3.9g/L),脑脊液/血清葡萄糖比值较高(0.28 $vs.$ 0.13),小部分患者以单核细胞为著(≥50%)。在细菌性脑膜炎处理指南中,LM脑膜炎推荐使用氨苄西林或青霉素,备选的还有美罗培南或复方磺胺甲噁唑。中枢神经系统感染用药时还应考虑到药物能否透过血脑屏障。

【专家点评】

该病例让我们学习到了一种病原体——LM。该菌为革兰氏阳性短杆菌,是食源性疾病;4类高危人群易感:免疫力低下、老年人、孕妇和新生儿;3类临床症状:中枢神经系统、菌血症、局部感染。治疗首选青霉素或氨苄西林,联合或不联合氨基糖苷类,对头孢菌素天然耐药。因此,在患者免疫力低下时,其中枢神经系统感染的病原体应想到李斯特菌。此外,青霉素假阳性时,应做对侧生理盐水对照试验,这是一个临床小技巧;处置重症感染时,注意兼顾重要器官功能,莫要顾此失彼。

(编者:郭丽平　黄文凤　点评专家:朱继红)

病例 59 腹膜透析患者的意识障碍
——不是美味都能吃

【病历摘要】

患者,男性,66 岁。主因"意识障碍 1d"于 2015 年 2 月 25 日入院。患者 1d 前出现意识障碍,为定向力障碍,不能正确回答问题,无言语障碍,随后出现乏力,几小时后逐渐转为昏迷,送至我院急诊抢救室。

既往史:高血压 20 余年,血压控制 120～150/80～100mmHg;慢性肾衰竭 10 年,维持性腹膜透析 15 个月,起病前病情稳定,贫血、营养、钙磷代谢、电解质均达标,透析充分性好。

入院查体:体温 38.7℃,脉搏 92 次/min,血压 142/73mmHg,呼吸频率 18 次/min。浅昏迷,潮式呼吸,呼吸暂停,双瞳孔等大等圆,直径 3mm,对光反射灵敏,心、肺、腹体格检查未见明显阳性体征,强刺激可见肢体自主活动,双侧巴宾斯基征阳性。

急诊予以完善相关检查,结果回报,血常规:WBC $6.61×10^9/L$,NE% 92.8%,HGB 126g/L,PLT $113×10^9/L$。生化:K^+ 4.18mmol/L,Na^+ 144.3mmol/L,Cl^- 99.8mmol/L,CO_2 25.7mmol/L,BUN 24.2mmol/L,CRE 1 246μmol/L,GLU 8.29mmol/L,Ca^{2+} 2.46mmol/L。凝血分析、D-二聚体未见异常。血气分析(FiO_2 40%):pH 7.38,PCO_2 38mmHg,PO_2 98mmHg。床旁胸部 X 线检查:两肺纹理稍增重。床旁腹部超声:双肾萎缩,余正常。头颅 CT 提示双侧底节区及双侧半卵圆中心腔隙灶,脑萎缩、脑白质病。

【分析】

患者为老年男性,急性病程,以意识障碍入院,查头颅 CT 提示双侧底节区及双侧半卵圆中心腔隙灶,既往有慢性肾衰竭,维持性腹膜透析,双侧巴宾斯基征阳性,查血常规示中性粒细胞比例明显升高,结合病程中有发热,入院初步诊断:①意识障碍原因待查,颅内感染? 急性脑梗死? 尿毒症脑病? 中毒? ②高血压病;③慢性肾衰竭,维持性腹膜透析。

在急诊,查头颅 MRI(2015 年 2 月 26 日)提示右侧半卵圆中心腔隙性脑梗死(亚急性可能性大)。腰椎穿刺提示脑脊液压力正常,蛋白轻度升高,葡萄糖、氯化物、细胞均正常。给予改善循环、抗感染、化痰、维持性腹膜透析、无创呼吸机辅助通气,由于血压波动大(220～90/130～60mmHg),持续泵入尼卡地平等治疗。但是患者的意识障碍无明显好转,且间断出现癫痫发作。于 2015 年 3 月 9 日转入 EICU 进一步治疗。

进一步完善相关检查,结果回报:血清单纯疱疹病毒 IgG 抗体阳性,IgM 抗体阴性。复查腰椎穿刺(2015 年 3 月 9 日):脑脊液压力、常规、生化正常,细胞、病毒、细菌、真菌、结核、神经免疫相关性疾病的检查均正常。复查头颅 MRI(2015 年 3 月 11 日)提示颅内实质及脑室、中脑导水管多发异常及可疑异常信号,应鉴别炎症、脱髓鞘及脑梗死可能。毒物检测亦阴性。

概括患者的病例特点:老年男性,急性起病;既往慢性肾功能不全,维持性腹膜透析;突发意识障碍,初为定向力障碍、谵妄、神志模糊、很快昏迷;病程中曾有发热、呼吸暂停、潮式呼吸,需无创呼吸机辅助通气,间断癫痫发作;双侧巴宾斯基征阳性;血单纯疱疹病毒IgG 抗体阳性(发病后 2 周),头颅 MRI 有新发病灶。至此,分析其意识障碍的可能病因有以下几种。

(1)单纯疱疹病毒性脑炎:患者意识障碍,伴发热,脑脊液中蛋白轻度升高,头颅 MRI 提示颅内实质及脑室、中脑导水管多发异常及可疑异常信号,此外在发病后 2 周血清单纯疱疹病毒 IgG 抗体阳性,IgM 抗体阴性,考虑单纯疱疹病毒性脑炎可能性大。

(2)急性脑梗死:患者查头颅磁共振检查示右侧半卵圆中心腔隙性脑梗死(亚急性可能性大),考虑急性脑梗死可能,但患者应用改善循环药物治疗后未见好转,且无相关神经定位体征,同时结合头颅磁共振检查变化较大(头颅 MRI 复查提示颅内实质及脑室、中脑导水管多发异常及可疑异常信号),考虑急性脑梗死诊断不成立。

(3)尿毒症脑病:由于患者既往有尿毒症病史,此次出现意识障碍,需高度警惕尿毒症脑病可能性。其常见诱因为离子紊乱、酸碱失衡、感染、心理因素、应用头孢菌素及贫血等,但患者发病前规律进行腹膜透析,且未存在上述诱因,入院后仍规律进行腹膜透析,意识未见好转,考虑尿毒症脑病可能性不大。

调整治疗为阿昔洛韦抗病毒、丙种球蛋白 20g/d、甲泼尼龙(500mg/d×3d, 250mg/d×3d, 120mg/d×2d)。但是治疗后患者的意识障碍仍无改善,排除单纯疱疹病毒性脑炎。

患者的病情仍未好转,追问病史:来院 1 周前,曾经吃了 1/5 个杨桃;2015 年 2 月 23 日 20:00 吃杨桃 1 个(至少 200g),之后腹膜透析 1 次,1h 后开始顽固性呃逆,频率高,一夜未睡,曾尝试胡椒粉、勺压舌,均无效;2015 年 2 月 24 日下午仍呃逆,于我院消化科门诊就诊后,给予匹维溴铵 50mg 3 次/d 口服,后曾经停止呃逆 1h,但是很快复发,呃逆频率有所下降;2015 年 2 月 25 日 5:00,出现定向力障碍,神志不清;2015 年 2 月 25 日 7:40,患者失忆,来急诊就诊,收入抢救室,昏迷。考虑可能为杨桃中毒。给予血液灌流加血液滤过(连续 6d,之后每周 3d),同时继续腹膜透析,后患者意识逐渐好转,从间断清晰转为完全清楚,于 2015 年 4 月 22 日出院。

【讨论】

该患者因意识障碍伴发热入院,入院后间断出现癫痫发作,常规诊疗思路是首先考虑中枢神经系统感染,但多次行腰椎穿刺检测,均未对诊断有提示意义,且经验性给予抗细菌、抗病毒、丙种球蛋白、激素及改善循环等治疗,病情未见好转。此时需要反复询问病史,从病史的细枝末节中捕捉有用信息。该患者能够明确诊断,得益于再次详细询问病史,最终考虑到杨桃中毒,给予及时治疗后病情迅速好转。

杨桃是一种热带、亚热带水果,多产于马来西亚、印度尼西亚、印度、巴西等国家,中国台湾、海南、福建和广西等地也有种植。杨桃可直接食用,或做成果汁、沙拉、饮料等,有些餐厅会摆放杨桃作为装饰。杨桃中成分复杂,含有多种酯类、草酸、维生素 C 和钙、钾、镁等物质。

近年来,陆续有病例报道慢性肾脏病尤其是透析患者食用杨桃后中毒的现象。早期认为食用杨桃后出现中毒表现是由于杨桃中富含钾、草酸等物质,之后有研究发现杨桃中含有一种强有力的神经毒素,可以在血液中积累,可以穿过血脑屏障甚至造成不可逆的损害。直到 2013 年 Garcia-Cairasco 等提取出了杨桃中的神经毒素,并命名为 caramboxin,该物质是一种苯基丙氨酸样的脂溶性分子。这种神经毒素在肾功能异常的患者体内清除率是降低的,可引起兴奋、惊厥和神经抑制的表现。慢性肾衰竭患者杨桃中毒病死率高达 20%~

40%。即使经及时透析治疗的杨桃中毒的尿毒症患者,也会出现死亡。

杨桃中毒多于进食杨桃后数小时内出现症状,一般为 0.5～24h 内。多数患者进食 1 次杨桃即出现症状后就医,少数症状轻微的患者因未意识到症状是由进食杨桃引起,故可能多次进食杨桃。中毒后,临床症状多样,严重程度不一,其中以呃逆最为常见,其次是呕吐、意识障碍、躁动、昏迷、癫痫、失眠等。

杨桃中毒的神经毒性反应表现可分为轻、中、重 3 个等级。轻度中毒表现为呃逆、恶心、呕吐、腹痛、失眠等;中度中毒表现为躁动、肢体麻木、感觉异常、轻度意识障碍等;重度中毒表现为严重意识障碍、昏迷、癫痫、低血压、休克等。

杨桃中毒的临床表现无特异性,中毒较轻时,呃逆、恶心和呕吐等表现常被误认为是消化系统疾病的症状,中毒较严重时的表现可能更像脑血管疾病或内分泌及代谢障碍引起的疾病。杨桃中毒的临床表现具有个体差异,可能的影响因素包括个体生物反应、年龄、杨桃中含神经毒素的量、杨桃品种和神经毒素的代谢与排泄。

杨桃摄入史和临床表现是确定杨桃中毒诊断的重要依据。因此,对于肾功能异常的患者如出现呃逆、呕吐、肢体麻木、意识障碍甚至昏迷、癫痫等表现,应想到杨桃中毒的可能,认真询问病史,如发病前确曾摄入杨桃,应在排除脑血管疾病及其他疾病的情况下,及时明确诊断并相应治疗。

针对杨桃中毒的治疗大多为经验性治疗,对于治疗方式的选择,至今仍无共识。由于杨桃中毒进展较快、病死率较高,往往需要联合多种治疗措施。①药物治疗:以对症支持治疗为主。②透析治疗:对于既往已进行血液透析的轻微中毒者可单纯予以血液透析治疗,是否增加透析频率可视患者恢复情况而定,出现意识模糊、癫痫、昏迷等表现的中、重度中毒患者应增加透析频率,如隔天血液透析或每天血液透析,并及时联合其他治疗方式;对于既往进行腹膜透析的患者,轻度中毒可继续应用腹膜透析治疗,并增加透析剂量以强化透析作用,若中毒较严重,应在强化腹膜透析治疗的同时联合血液透析及其他治疗。③血液灌流及血液滤过治疗:该治疗方法在各种急性中毒的救治中起着重要作用,能够清除脂溶性物质,促进药物排出体外并减少昏迷的持续时间。caramboxin 的脂溶性特征可能决定了在清除该分子、缓解症状方面,血液灌流的效果优于血液透析。④其他血液净化治疗:连续性静脉 - 静脉血液透析、连续性动 - 静脉血液透析及持续低效每天血液透析滤过等在临床中应用较少,其治疗效果需有待进一步验证。

【专家点评】

杨桃中毒的治疗主要是血液净化,但是由于我们对该疾病认识不足、警惕性不高,导致我们对上述病例的诊断有一定的延迟。上述病例提示,当肾功能不全患者出现呃逆、呕吐、意识障碍、躁动、昏迷、癫痫、失眠等症状时,一定要反复询问病史,警惕杨桃中毒可能,并给予及时、有效治疗。同时要做好科普工作,建议慢性肾损伤的患者避免食用杨桃。

(编者:马晓路　郭维　点评专家:朱继红)

病例60 急性腹痛伴腹水2例

——追根究底，逢水必穿

【病历摘要1】

患者，女性，32岁，因"腹痛20h"于2015年5月31日18：30就诊。患者约20h前聚餐后，活动时出现剑突下疼痛，进行性加重并向全腹转移，无恶心、呕吐，无发热，无腹泻，大便正常。就诊当地医院行腹部平片提示肠梗阻，妇科超声未见异常，给予对症治疗，症状未见好转，转来我院。

既往体健，左侧锁骨骨折内固定术后11年，剖宫产术后10年。无药物过敏史。

查体：体温36.8℃，脉搏77次/min，呼吸频率18次/min，血压112/71mmHg，神志清楚，言语流利，皮肤巩膜无黄染，心肺未及异常阳性体征，腹平软，腹肌紧张，下腹压痛伴反跳痛，肠鸣音弱，移动性浊音阳性。

入院后辅助检查：血常规，HGB 136g/L，WBC 12.09×10^9/L，NE% 89.4%，PLT 168×10^9/L。CRP 28mg/L。尿常规阴性。PCT 0.096ng/mL。凝血分析正常，D-二聚体1 180ng/mL。生化：肝肾功能、电解质、心肌酶、淀粉酶及脂肪酶正常。B超示肝、胆、胰、脾、双肾未见异常，腹水最深4.7cm。诊断性腹腔穿刺：腹水呈红色浑浊，细胞总数$372 672 \times 10^6$/L，白细胞$1 672 \times 10^6$/L，蛋白定性阳性，葡萄糖0.2mmol/L。

【分析1】

患者为青年女性，既往体健，主因"腹痛20h"来诊。患者餐后活动时突发剧烈腹痛，进行性加重并向全腹转移，外周血白细胞升高，B超提示腹腔有积液，腹腔穿刺抽出红色浑浊液体。急查腹部CT提示典型漩涡征（图60-1），腹水，腹腔可见游离气体，肠管扩张明显。考虑为急腹症，紧急请普外科会诊，行剖腹探查，术中提示腹腔内暗红色腹水，浑浊，约600mL，未见粪渣或食物残渣，小肠部分坏死，坏死远端距回盲瓣约8cm，扭转肠管

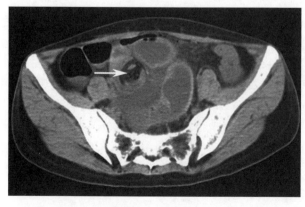

图60-1 腹部CT

腹部CT可见典型漩涡征（箭头所示）。

黑紫色，无蠕动，长约 50cm，局部大网膜粘连，近端小肠胀气，可及食物残渣。行小肠坏死切除术＋端端吻合术，最终诊断为小肠扭转、肠坏死。术后 10d 进流食后，无不适症状。

【病历摘要 2】

患者，女性，62 岁，主因"腹痛 2d"于 2015 年 6 月 10 日 16：45 就诊。患者因 2d 前下午无诱因自觉腹痛，为持续性上腹、左腹闷痛，伴腹胀、恶心，伴停止排气排便，无发热、寒战。

既往体健，剖宫产术后 30 余年，否认过敏史。

入院查体：体温 36.6℃，脉搏 68 次 /min，呼吸频率 18 次 /min，血压 148/85mmHg，急性病容，神志清楚，言语流利，心肺未及异常阳性体征，腹软，无肌紧张，右下腹压痛，无反跳痛，腹部未触及包块，肝肾区无叩击痛，移动性浊音阴性，肠鸣音未闻及。

辅助检查：血常规，HGB 107g/L，WBC $8.12×10^9$/L，NE% 87.3%，PLT $211×10^9$/L。CRP 17mg/L。尿常规无明显异常。PCT 0.096ng/mL。凝血分析正常，D- 二聚体 910ng/mL。生化：肝肾功能、电解质、心肌酶、淀粉酶及脂肪酶正常。

B 超示肝、胆、胰、脾、双肾未见异常，肝周积液 1.6cm。立位腹部 X 线检查提示小肠肠管扩张，张力高，可见气液平面，考虑为肠梗阻（图 60-2）。

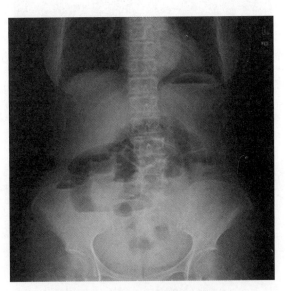

图 60-2 来诊立位腹部 X 线检查
腹部 X 线检查提示肠梗阻。

【分析 2】

患者为老年女性，既往体健，主因"腹痛 2d"来诊，无排气排便，腹软，左下腹压痛，无反跳痛。B 超提示腹水。立位腹部 X 线检查提示肠梗阻。入院后给予胃肠减压、抑制胃酸、抗感染、补液及灌肠治疗，症状未见缓解。来诊 20h 查腹部 CT，可见假肿瘤征（图60-3），肠管扩张、腹水。

继续给予对症治疗，但症状呈持续进行性加重。31h 后行 B 超检查提示腹腔可见游离液性暗区，较深处约 4.2cm，右下腹压痛伴反跳痛。39h 后查盆腔 CT 可见粘连带卡压（图 60-4）。随后 B 超检查腹腔可见游离液性暗区，较深处约 6.4cm，行诊断性腹腔

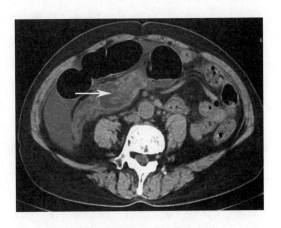

图 60-3 来诊 20h 腹部 CT
腹部 CT 可见假肿瘤征（箭头所示）。

穿刺：腹水呈黄色浑浊，细胞总数 $2 134×10^6$/L，白细胞 $234×10^6$/L，蛋白定性阳性，葡萄糖 6.9mmol/L。此时的立位腹部 X 线检查提示小肠呈同心圆排列（图 60-5）。

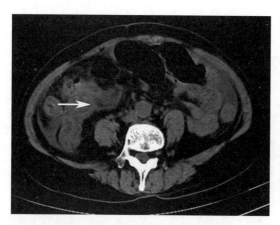

图 60-4 来诊 39h 盆腔 CT

盆腔 CT 可见粘连带卡压（箭头所示）。

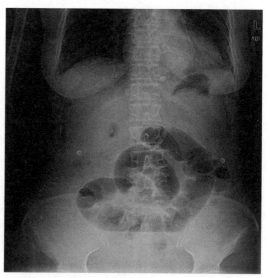

图 60-5 来诊 40h 立位腹部 X 线

腹部 X 线检查提示小肠呈同心圆排列。

请普外科会诊考虑为急腹症，完善术前准备后行剖腹探查：腹腔内有约 1 000mL 淡黄色腹水，距回盲部约 1m，大网膜与肠系膜处有一系带粘连，小肠扭转，卡压，致梗阻，近端小肠扩张，充血水肿，未见明显缺血坏死。切除粘连带，松解肠管，肠管血运恢复好。术后7d 无不适症状。

【讨论】

2 例患者结合病史、临床体征及特征性影像学表现，入院考虑为肠梗阻，诊断明确，但是均需要进一步考虑肠梗阻的原因，特别需注意鉴别单纯性和绞窄性肠梗阻。两者鉴别的重要性在于绞窄性肠梗阻预后严重，必须手术治疗，而单纯性肠梗阻则可先用非手术治疗。有下列临床表现者应怀疑为绞窄性肠梗阻：①腹痛剧烈，发作急骤，在阵发性疼痛间歇期，仍有持续性腹痛；②病程早期即出现休克，并逐渐加重，或经抗休克治疗后，改善不显著；③腹膜刺激征明显，体温、脉搏和白细胞计数在观察下有升高趋势；④呕吐出或自肛门排出血性液体，或腹腔穿刺吸出血性液体；⑤腹胀不对称，腹部可触及压痛的肠袢。通常根据上述特点，绞窄性肠梗阻与单纯性肠梗阻的鉴别没有多大困难，但有时也有肠绞窄而临床表现不突出，以致未能及时手术，造成肠坏死、腹膜炎者，此种情况最常见于粘连索带引起的肠壁切压坏死，以及仅有肠壁部分绞窄的 Richter 氏嵌顿性疝，因此单纯性肠梗阻经短时间非手术治疗，腹痛仍不减轻者，应考虑施行剖腹探查术。

最终手术证实 2 例均为肠扭转。肠扭转是一段肠袢沿肠系膜长轴旋转或两段肠袢扭缠成结而造成闭袢性肠梗阻，前者常见。常常是因为肠袢及其系膜过长，肠扭转后肠腔受压而变窄，引起梗阻、扭转与压迫影响肠管的血液供应，因此，肠扭转所引起的肠梗阻多为绞窄性。急性小肠扭转多见于青壮年，常有饱食后剧烈活动等诱发因素，发生于儿童者则常与先天性肠旋转不良等有关。表现为突然发作剧烈腹部绞痛，多在脐周围，常为持续性疼痛阵发性加重；腹痛常牵涉腰背部，患者往往不敢平仰卧，喜取胸膝位或蜷曲侧卧位；呕吐频繁，腹胀不显著或者某一部位特别明显，可以没有高亢的肠鸣音。腹部有时可扪及压痛的扩张肠袢。病程稍晚，易发生休克。

小肠扭转在腹部平片显示肠梗阻征象,如出现不随体位移动的气液平面,或者出现假肿瘤征和咖啡豆征等征象时,应怀疑肠扭转,肠道造影对于小肠诊断价值不高,甚至延误宝贵治疗时间。CT 平扫典型表现为闭袢型肠梗阻,闭袢内肠管扩张、充气明显,有气液平面,在不同层面可出现"C"字形肠袢或咖啡豆征,肠内积液多,也可出现假肿瘤征,还能找到以下特征:①漩涡征,为肠管围绕某一中心盘绕聚集而形成;②鸟嘴征,扭转开始后未被卷入涡团的近端肠管充气、充液或内容物而扩张,其紧邻漩涡缘的肠管呈鸟嘴样变尖;③肠壁靶环征,为肠壁呈环形对称性增厚并出现分层改变,为黏膜下层水肿增厚的征象。

肠扭转是一种较严重的机械性肠梗阻,常可在短时期内发生肠绞窄、坏死,病死率为15%～40%,死亡的主要原因常为就诊过晚或治疗延误,一般应及时手术治疗。

【专家点评】

小肠扭转患者早期就诊时,辅助检查一般无异常改变。病情与症状不符。早期诊断困难,须经手术才能明确诊断,故术前常存在漏诊和误诊。患者的初始症状、腹部体征及炎症指标,均不是最后的指标,而是要连续密切观察。特别是对腹痛与体征分离的患者,保持高度警惕,对腹痛有追根究底的诊断决心,同时及时多次复查,当出现明显腹膜炎体征时,扭转小肠基本已坏死。我们在诊治过程中尤其重视要"逢水必穿",了解腹水性质,有利于早期诊断。腹部盆腔 CT 是直接征象。小肠扭转的诊治原则是早期诊断,及时手术,恢复肠管及血运通畅,降低肠管切除率,提高生存质量。在诊治过程中,避免过度强调完善检查和减少阴性探查率,待出现腹膜炎体征时才手术治疗,延误病情,给患者造成无法挽回损失。

（编者：张文涛　点评专家：朱海燕）

病例61 意识不清、呕吐
——令人"心动不已"的药物

>>>>>>>>>>>>>>>>>>>>>>>>>>>>>>>>

【病历摘要】

患者,男性,64岁,主因"意识不清、呕吐2d"于2015年5月6日收入EICU。

2d前家属突然发现患者晕倒在地,意识不清,呼之可睁眼,反应迟钝,身旁有呕吐物,有"氯米帕明"空药瓶(25mg/片,50片/瓶,剩余7~8片,具体服药时间不详),送至我院急诊,查体示昏睡,双侧瞳孔直径3.5mm,对光反射存在,血压70/42mmHg。血气分析:pH 7.36,PO_2 31mmHg,PCO_2 47mmHg,HCO_3^- 26.6mmol/L,LAC 2.4mmol/L。来诊心电图:心房颤动,心室率101次/min,室性期前收缩(图61-1)。心肌标志物:CKMB<1ng/mL,MYO>500ng/mL,TnI<0.05ng/mL,BNP 211pg/mL。胸部X线检查:两肺纹理重,两肺散在渗出性病变可能。头颅CT:双侧基底节区少许腔隙灶。送检毒物检测回报"尿检药物浓度属于中毒范畴,氯米帕明和氯硝西泮超标",考虑急性药物中毒,给予气管插管接呼吸机辅助通气,洗胃,去甲肾上腺素泵入升压等治疗。5月5日1:00患者心电图示心房颤动,间断伴室内差异性传导(图61-2),给予胺碘酮泵入,为进一步治疗收入EICU。

既往史:27年前因"阑尾炎"行"阑尾切除术";22年前因受惊吓,诊断"强迫症",给予氯米帕明联合中药治疗半年好转;21年前因"胰腺炎、胆囊炎"行"胰腺部分切除及胆囊切除术";7年前患"心房颤动",曾口服华法林治疗,后因消化道出血停药,半年前胃镜诊断"胃溃疡",口服奥美拉唑后好转,现口服美托洛尔控制心室率,未诉不适;平时睡眠欠佳,长期口服氯硝西泮每天1/4片(2mg/片),4个月前失眠加重,氯硝西泮加量至每天3/4片效果不佳,并向家属表达轻生意愿,3个月前自行加用氟西汀(即百忧解)每天1片(20mg/片)×2周,后每天2片×3周至今,1个月前加用奥氮平每天1/4片(10mg/片),后加量为每天1/2片至今。

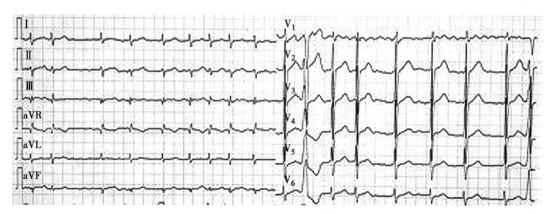

图61-1 急诊就诊时(5月4日23:00)心电图
心电图示心房颤动,室性期前收缩。

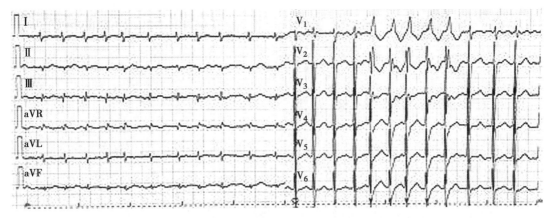

图 61-2　急诊复查(5 月 5 日 1∶00)心电图
心电图示心房颤动，间断伴室内差异性传导。

入 EICU 后查体：体温 38.6℃，心率 146 次/min，呼吸频率 32 次/min，血压 127/73mmHg，气管插管接呼吸机辅助通气，药物镇静状态，两肺呼吸音粗，未闻及啰音，心律绝对不齐，第一心音强弱不等，心率 146 次/min；腹软，肝脾未触及，未闻及肠鸣音。

进一步完善相关检查，结果回报：血常规，WBC 12.2×10⁹/L，NE% 88.8%，HGB 153g/L，PLT 80×10⁹/L。血气分析(FiO₂ 100%)：pH 7.48，PCO₂ 32mmHg，PO₂ 61mmHg，SaO₂ 93%，HCO₃⁻ 25.6mmol/L，BE 1.1mmol/L。生化：ALT 35U/L，AST 37U/L，LDH 295U/L，ALB 30.3g/L，TBIL 51.1μmol/L，DBIL 15.3μmol/L，K⁺ 3.43mmol/L，Na⁺ 142.1mmol/L，Cl⁻ 108.6mmol/L，CRE 80μmol/L。心肌标志物：CKMB 2.4ng/mL，MYO 84.7ng/mL，TnI 0.907ng/mL，BNP 625pg/mL。ESR 34mm/h，CRP 163mg/L，PCT 4.44ng/mL。甲状腺功能：FT₃ 2.98pmol/L，T₃ 40ng/dL，TSH 0.082μIU/mL。胸部 X 线检查：两肺片状高密度影，肺水肿可能。超声心动图：LVEF 50%，左室壁运动弥漫性减低，左房扩大，二尖瓣轻度扩大。入 EICU 首份心电图仍为心房颤动(图 61-3)。

【分析】

患者为老年男性，急性病程，以意识不清、呕吐入院，患者既往有轻生意愿，入院前有接触大量氯米帕明药物史，查体发现低血压、昏睡、心律绝对不齐，实验室检查结果回报低氧血症，尿检氯米帕明药物浓度属于中毒范畴，因此三环类抗抑郁药物中毒的诊断明确。

在急诊抢救室即予以气管插管呼吸机辅助呼吸，洗胃，去甲肾上腺素泵入升压等治疗，心电图提示心房颤动，间断伴室内差异性传导，给予胺碘酮泵入。入 EICU 后继续予以呼吸机辅助呼吸(FiO₂ 80%)，冰毯降温，丙泊酚 2mL/h 镇静，去甲肾上腺素 0.3μg/(kg·min)升压，利多卡因 1～3mg/min 抗心律失常，碳酸氢钠碱化血液，补液、纠正电解质紊乱、抑酸、抗凝，哌拉西林/他唑巴坦防治感染，血液灌流 3h 联合血液滤过等治疗。

但是患者于 5 月 7 日凌晨 1∶20 出现病情恶化，突发昏迷，血压 106/84mmHg，心率 170～210 次/min，心电图示宽 QRS 波群心动过速(图 61-4)。考虑患者意识障碍可能与心律失常有关。那么该如何处理呢？

急请心内科会诊：建议加用艾司洛尔泵入；但是 10min 后心率仍为 170～190 次/min，血压降至 69/55mmHg，呼吸频率 20 次/min，SpO₂ 84%；患者心率无明显降低，但血压下降，遂停用艾司洛尔，给予去甲肾上腺素、多巴胺升压，咪达唑仑、丙泊酚镇静，调整呼吸机参

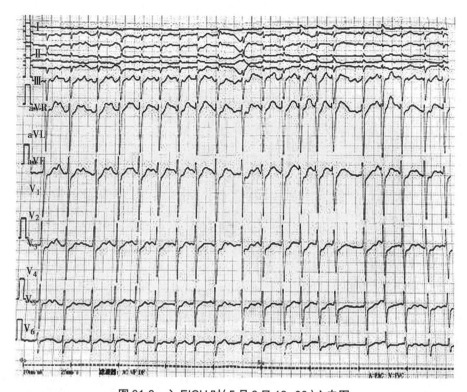

图61-3 入EICU时(5月6日13:00)心电图

心电图示心房颤动。从上至下依次为Ⅰ、Ⅱ、Ⅲ、aVR、aVL、aVF、V$_1$、V$_2$、V$_3$、V$_4$、V$_5$、V$_6$导联。

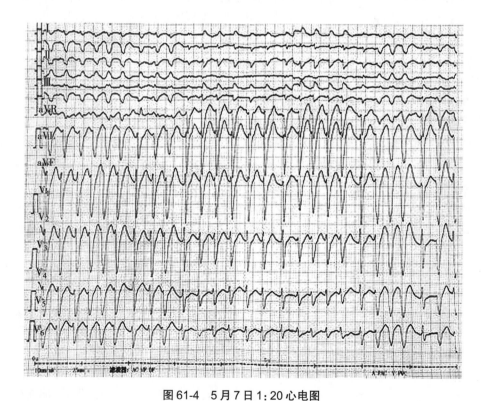

图61-4 5月7日1:20心电图

心电图示宽QRS波群心动过速。从上至下依次为Ⅰ、Ⅱ、Ⅲ、aVR、aVL、aVF、V$_1$、V$_2$、V$_3$、V$_4$、V$_5$、V$_6$导联。

数（FiO_2 100%），监测心率 170～210 次/min，血压 90～100/60～70mmHg，SpO_2 90%～93%。
至 3：00 时仍为宽 QRS 波群心动过速（图 61-5）。

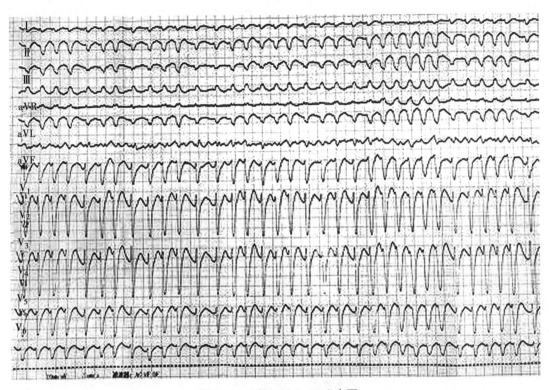

图 61-5　5 月 7 日 3：00 心电图
心电图仍为宽 QRS 波群心动过速。从上至下依次为 I、II、III、aVR、aVL、
aVF、V_1、V_2、V_3、V_4、V_5、V_6 导联。

5 月 7 日 4：25 时心率 184 次/min，血压 124/64mmHg，呼吸频率 21 次/min，SpO_2 91%，
予去乙酰毛花苷 0.4mg 静脉推注，后心率波动在 130～180 次/min。

进一步总结病例，患者三环类抗抑郁药物过量，并发心律失常，先后给予胺碘酮、利多
卡因、艾司洛尔、去乙酰毛花苷等抗心律失常治疗，无明显缓解，下一步该如何处理呢？

5 月 7 日 9：00 调整了治疗方案：停用多巴胺、咪达唑仑、丙泊酚，加用垂体后叶素，逐
渐下调去甲肾上腺素剂量；继续碱化血液：给予 5% 碳酸氢钠 100mL，每 6 小时 1 次，维持
血 pH 在 7.5 左右；纠正电解质紊乱：维持血钾>4mmol/L，血钠>140mmol/L；输注脂肪乳：
中长链脂肪乳注射液（C6-24）每天 250mL；清除胃肠道毒物，恢复胃肠道动力：硫酸镁鼻饲，
大黄灌肠。

7h 后（即 5 月 7 日 16：00），心率 100～140 次/min，血压 90～120/50～70mmHg，呼吸频
率 20 次/min，SpO_2 94%～96%，床旁心电图恢复为窄 QRS 波群的心房颤动（图 61-6）。

此后，患者逐渐停用升压药物和镇静药物，意识亦逐渐恢复，肌力 V 级，肌张力正常，顺
利脱离呼吸机，拔除气管插管，出院回家。

【讨论】

氯米帕明属三环类抗抑郁药（TCA），在临床上主要用于治疗各种类型的抑郁症，也常
用于治疗强迫症、恐怖性神经症等。其治疗窗窄，治疗量即可出现不良反应，过量使用易发

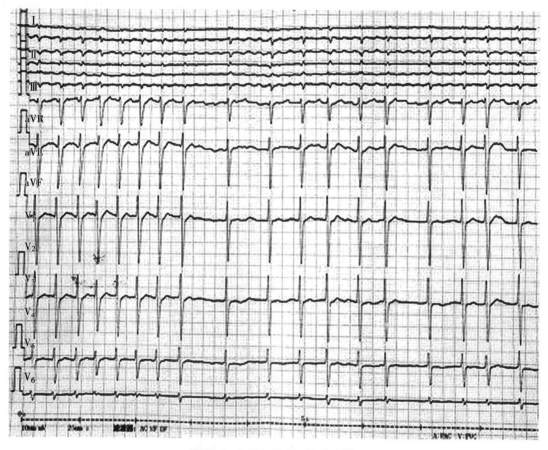

图61-6　5月7日16：00心电图

心电图恢复为窄 QRS 波群的心房颤动。从上至下依次为 Ⅰ、Ⅱ、Ⅲ、aVR、aVL、aVF、V_1、V_2、V_3、V_4、V_5、V_6 导联。

生中毒，临床经过具有不可预测性，位于处方药中毒致死的首位。

TCA 属于非选择性抗精神药，具有多方面的药理作用。不同的 TCA 在治疗量时其药理作用存在细微的差别，但是过量时药物的血浆水平升高，这些差别就显现不出来，摄入大量药物时，不同 TCA 的毒性作用几乎一样，因此常常放在一起讨论。其临床表现与药理作用相关。

（1）抗组胺作用：TCA 能抑制外周和中枢的突触后组胺受体，拮抗中枢组胺受体主要可导致中枢神经系统镇静，是导致 TCA 过量时昏迷的重要原因。

（2）竞争性拮抗乙酰胆碱中枢和外周的毒蕈碱受体，但不拮抗烟碱受体：中枢抗胆碱能症状可表现为轻度的烦躁不安，也可出现谵妄、幻觉、语言迟钝、共济失调、镇静和昏迷等。外周性抗胆碱能症状为瞳孔散大、视力模糊、心动过速、口腔和支气管分泌物减少、皮肤干燥、肠麻痹、尿潴留、肌张力增加、肌震颤等。

（3）抑制胺类神经递质再摄取：如去甲肾上腺素、5-羟色胺、多巴胺等，而对前面两种介质再摄取的抑制比多巴胺强。神经递质再摄取被抑制，导致在突触水平和其后的神经递质效应增强。去甲肾上腺素再摄取受抑制，导致早期交感神经作用，发生心律失常。抑制 5-羟色胺的再摄取导致肌阵挛、肌强直和反射亢进。

（4）抑制肾上腺素受体：TCA 能抑制中枢和外周 α_1 和 α_2 肾上腺素受体，不抑制 β 肾上腺素受体。节后 α 肾上腺素受体受抑制，使血管扩张，导致低血压，同时常伴有反射性心动过速；抑制眼肌 α 肾上腺素受体致瞳孔缩小，但常被抗胆碱能的瞳孔散大作用所抵消，因此在 TCA 中毒时，患者的瞳孔改变不固定，可扩大，也可缩小或正常。

（5）钠通道阻滞：TCA 所诱发的心脏毒性是死亡的主要原因，而 TCA 心脏毒性的机制主要是抑制钠通道，从而抑制钠内流。钠通道阻滞导致心电图改变（各种心脏阻滞、异位节律、QRS 波增宽以及在最后 40ms 电轴右偏）以及心肌收缩力下降和低血压。这在心率增快、低钠血症及酸中毒时增加明显。

（6）钾通道阻滞：通过抑制复极期间钾离子外流，导致 QT 间期延长，在心率较慢时更明显。因多数 TCA 中毒患者表现为窦性心动过速，这可在一定程度上预防严重的 QT 间期延长。如心率慢则可诱发尖端扭转室速。

（7）拮抗 γ- 氨基丁酸（GABA）受体：全身性癫痫发作在 TCA 过量时很常见，可能的机制包括 TCA 导致的 GABA 受体拮抗、神经元钠通道阻滞、中枢性抗毒蕈碱样作用以及对生物胺的作用等。但 TCA 导致的 GABA 受体拮抗可能是其中最重要的机制。

所有 TCA 均具有类似的药物动力学性质。它们具有很高的亲脂性、容易透过血脑屏障，摄入后 2～6h 达到血浆浓度高峰，由于具有抗胆碱能作用，胃肠道吸收延长，血浆浓度高峰可延长至 6～12h，有时可致胃扩张。与组织结合率很高，组织 TCA 浓度为血浆的 10～100 倍，血液中的含量仅体内总负荷的 1%～2%，因此血液透析、血浆置换、腹膜透析和应用强利尿剂等均无效。

在治疗剂量时，TCA 血浆峰浓度出现在服药后 2～6h，平均半衰期大约为 24h（6～36h），在中毒剂量时半衰期可增加至 72h。TCA 的治疗剂量由多种因素决定，但一般为 2～4mg/kg，超出此剂量则发生中毒，成人摄入 10mg/kg 以上可有严重症状，致死量约为 1g以上。

TCA 中毒的临床表现变化多样，轻者可表现为抗毒蕈碱样症状，重者可由于钠通道阻滞出现严重的心脏毒性作用。临床表现的严重程度与血浆内 TCA 浓度升高不总是相关。耐受力差的患者在摄取轻微过量的 TCA 时，有时在未出现明显的外周抗毒蕈碱样作用及QRS 波增宽的情况下即可出现昏迷及呼吸抑制。

TCA 中毒时，严重的毒性几乎都在摄取大剂量 TCA 6h 内出现，包括昏迷、心脏传导阻滞、室上性心动过速、低血压、呼吸抑制、室性期前收缩、室性心动过速及癫痫发作。大多数严重并发症在入院后 30～60min 内出现，因其病情进展迅速，有 44% 的患者在来院途中死亡，其中多数患者在发病初期神志清楚，并且是窦性心律。

在 TCA 中毒时心电图异常很常见，要注意监测，有助于识别那些发生癫痫及室性心律失常的高危患者。TCA 中毒典型的心电图改变包括：窦性心动过速，电轴右偏以及 PR 间期、QRS 间期、QT 间期延长，其他有传导阻滞和非特异性 ST-T 改变。典型的心电图表现在中重度 TCA 中毒中更常见，心电图异常通常在药物摄取 6h 内出现，但在药物摄取后的前 6h，未见到典型的心电图改变不能排除 TCA 中毒的可能性，更不能认为患者病情不严重。在无严重心电图异常的情况下，也可发生危及生命的并发症，只是在 QRS 波增宽大于100ms 和 / 或最后 40ms 电轴右偏大于 120° 时，这些并发症更容易出现。在排除证据得到之前，任何心电图异常均应认为是 TCA 引起。

针对该患者，将 TCA 治疗中的几个问题讨论如下：

（1）气管插管：TCA 中毒的治疗应从对气道及呼吸的评估开始。如患者入院时意识严重下降或迅速恶化，应立即气管插管。呼吸抑制，加上随之出现的低氧及高碳酸血症，可严重增加 TCA 中毒的病死率。另外，昏迷患者在洗胃之前应先进行气管插管，以防止误吸，这一原则适用于所有需要洗胃的中毒患者。

（2）低血压：TCA 中毒产生低血压的原因主要是心脏抑制和外周血管扩张，可伴或不伴 QRS 间期的延长。纠正低血压，应首先使用等张晶体液，如有心脏收缩无力，应适当控制液体，以防肺水肿。如扩容无效，可给予碳酸氢钠，再无效时可给予血管收缩药，最有效的血管收缩药是去甲肾上腺素。因为它直接与 TCA 类药物竞争 α 肾上腺素受体。在逆转 TCA 引起的低血压方面，多巴胺效果不及去甲肾上腺素。相反，很多情况下，多巴胺可能会造成收缩压降低，因为它的 β 肾上腺素作用和多巴胺作用能使血管扩张。如果应用，应调至较高的剂量 [12~20μg/（kg·min）]。对于顽固性低血压患者，可能需要提供机械性循环支持，如体外循环、起搏器或主动脉内球囊反搏等，但确切疗效尚难定论。

（3）心律失常：最常见表现是心率、传导和心肌收缩的异常。对无症状的窦性心动过速、等电位 PR 和 QT 延长、一度房室传导阻滞不需治疗。对一度以上房室传导阻滞应立即治疗，因可迅速发展为完全性心脏传导阻滞。如 QRS 波宽度大于 100ms，应给予碳酸氢钠。

室性心律失常首选碳酸氢钠。反复发作室性心律失常可同步电复律。扭转性室性心动过速可用硫酸镁 1~2g 静脉推注；必要时应安装起搏器，防止心律失常复发；在未安装起搏器前可用异丙肾上腺素。

由于 TCA 特殊的致心律失常机制，所有 I A 及 I C 类抗心律失常药物具有其相同的心脏毒性（类奎尼丁作用）及抗胆碱毒性，可加重心律失常的发生。所有Ⅲ类抗心律失常药物通过延长 QT 间期和动作电位时程，也会加重心律失常的发生。β 受体阻滞剂、钙通道阻滞剂可加重心动过缓、低血压、心搏骤停的发生。可见当 TCA 引起心律失常时，抗心律失常药物均无效；相反，还会加重心律失常。因此禁用 I A、I C 类、Ⅲ类抗心律失常药、β 受体阻滞剂、钙通道阻滞剂及苯妥英钠。

（4）碳酸氢钠：碳酸氢钠是 TCA 中毒的重要治疗药物。血液碱化和增加钠浓度对纠正钠通道阻滞具有治疗作用，静脉给予碳酸氢钠比过度通气（碱化血液）或给氯化钠（增加 Na^+）更好，因为碳酸氢钠既可碱化血液又可增加血钠浓度。但通过碱化血液逆转钠通道阻滞的机制仍不明。研究显示，碳酸氢钠能改善传导，增强心肌收缩力，抑制室性异位心律。其适应证包括 QRS 波增宽超过 100ms，用液体复苏无效的低血压，aVR 导联 QRS 波群末端的 R 波超过 3mm 以及室性心律失常。首次剂量为 1~2mmol/kg，可反复给予，直至症状改善或血 pH 达到 7.50~7.55。pH 超过此范围能使病情恶化，因此不建议过度碱化血液。有学者提出 pH 7.40~7.50，笔者科室掌握在 7.45~7.50。为防止低血钾，要适时检测血钾浓度，及时补钾。

（5）脂肪乳剂在 TCA 中毒的应用：近年来静脉注射用脂肪乳剂在急性脂溶性药物中毒中的应用有了越来越多的尝试。其可能的机制为"脂质池"理论，即脂肪乳剂会在血浆中自发形成一个"隔离空间"，发挥"海绵样洗涤吸附作用"，促进靶细胞受体和与之相结合的药物两者相分离，与此同时，对药物进行包裹，抑制其再次进入靶器官，降低血药浓度，减轻药物对机体的毒性作用，促进组织器官功能恢复。此外，脂肪乳剂还可增加收缩力和增进线粒体脂肪酸的新陈代谢。

2012 年 Kiberd 指出脂肪乳剂的应用有助于阿米替林中毒患者的治疗。2013 年 Perza 建议出现血流动力学变化的 TCA 中毒患者可以考虑脂肪乳剂治疗。在 2016 年美国医学毒理学学院（American College of Medical Toxicology, ACMT）发表了关于静脉注射用脂肪乳剂应用指南的立场声明。其中,由于阿米替林或其他三环类抗抑郁药物中毒引起的心搏骤停,对于脂肪乳剂的使用,其推荐是中立的。由于阿米替林引起的威胁生命的中毒,如果其他治疗无效,建议使用静脉脂肪乳剂,但是不推荐其作为一线治疗;由其他三环类抗抑郁药物引起的威胁生命的中毒,我们不建议将静脉脂肪乳剂作为一线治疗。由阿米替林引起的非威胁生命的中毒,不建议将静脉脂肪乳剂作为一线治疗,而且不建议将其作为治疗方案的一部分;其他三环类抗抑郁药物引起的非威胁生命的中毒,在任何情况下,都不建议使用静脉脂肪乳剂。

我们的经验是:对于高度脂溶性的药物中毒引起的严重血流动力学不稳定或其他不稳定的情况,静脉脂肪乳剂治疗可视为一种合理的考虑,但还需要进一步的临床实践。

（6）血液透析:因 TCA 在体表的分布范围非常大,组织中的 TCA 浓度通常比血浆中大10～100 倍,整个身体内的 TCA 只有 1%～2% 存在于血液中。因此,血液透析、血液灌流、腹膜透析或强制性利尿等措施对清除 TCA 意义不大。

【专家点评】

TCA 中毒病情危重,病死率高。服药后前 6h 内是病情监测与治疗的关键时期。血压、呼吸、神志改变及心电图是临床监测的重点。对液体复苏无效的低血压及严重的心电图异常患者,需要碳酸氢钠碱化血液治疗。此外,对于高度脂溶性的药物中毒引起的严重血流动力学不稳定或其他不稳定的情况,可尝试给予静脉脂肪乳剂。

（编者:郭维　黄文凤　点评专家:朱继红）

病例62 皮疹、腹痛、发热

——危险的痘痘

【病历摘要】

患者,男性,16岁,学生。主因"左眼视物不清25d,皮疹7d,腹痛6d,发热4d"于2015年6月3日收入EICU。

患者25d前(2015年5月9日)晨起时发现左眼视物不清,13d前(2015年5月21日)于外院诊断为"球后视神经炎",给予大剂量激素冲击(甲泼尼龙1 000mg/d×3d,500mg/d×3d,250mg/d×3d顺序给药;继之泼尼松60mg/d口服),自感左眼视力好转。7d前(2015年5月27日)开始出现颜面、胸背部密集丘疹,伴瘙痒,同时有咽痛。6d前出现阵发性腹痛,伴大汗,每次持续10~30min可缓解,每天1~7次,喜弓背体位,查头部CT、胸部CT、腹部CT、腰椎CT、血淀粉酶均未见异常。4d前出现发热,当时体温39.4℃,一度神志不清,胡言乱语,外院查肝功能明显异常、血小板减少,并出现左侧鼻腔少量出血。2d前(2015年6月1日)来我院急诊就诊,查血常规:WBC 18.9×10⁹/L,HGB 192g/L,PLT 29×10⁹/L。生化:ALT 4 916U/L,AST 5 906U/L,GGT 447U/L,ALP 229U/L,ALB 36.2g/L,TBIL 15μmol/L,DBIL 7.7μmol/L。凝血功能:PTA 52%,APTT 54.4s,FIB 1.62g/L。次日复查转氨酶仍进行性升高,凝血功能更差,并出现下腹部和双侧大腿皮肤大片瘀斑。复查生化:ALT 6 499U/L,AST 9 485U/L,GGT 749U/L,ALP 381U/L,ALB 27.8g/L,TBIL 31.6μmol/L,DBIL 22.4μmol/L。复查凝血功能:PTA 45%,APTT 51.7s,FIB 1.58g/L。在急诊给予输注丙种球蛋白,给予阿昔洛韦、亚胺培南/西司他丁抗感染,异甘草酸镁、多烯磷脂酰胆碱护肝,血浆、凝血酶原复合物、人纤维蛋白原等纠正凝血功能障碍,今日患者腹痛明显减轻,疼痛频率减少,但仍有发热,体温波动在38.2~39.8℃,为进一步诊治收入EICU。

既往史:体健,否认药物食物过敏史。

入院查体:体温38.6℃,脉搏109次/min,呼吸频率22次/min,血压110/61mmHg。神志清楚,对答流利,面部、胸背部可见密集丘疹(图62-1,彩图见文末彩插),左侧颈部扪及一大约1.0cm大淋巴结,质韧,活动良好,无压痛,其余体表淋巴结未及肿大,巩膜轻度黄染。咽稍有充血,右侧扁桃体Ⅰ度肿大,左侧扁桃体Ⅱ度肿大,其上附着少许白斑,咽后壁可见少许白斑附着。两肺呼吸音清,未闻及干湿啰音。心律齐,各瓣膜听诊区无杂音。腹部略膨隆,全腹软,中下腹部有轻压痛,以右下腹为著,麦氏点反跳痛可疑。移动性浊音不能配合,肝脾肋下未触及。脐以下6cm处腹部平面至双侧大腿约30cm×30cm巨大瘀斑(图62-2,彩图见文末彩插),足背抽血针眼处可见数个直径5mm瘀斑,双下肢无可凹性水肿。

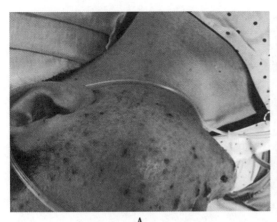
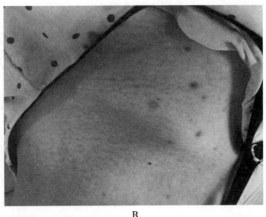

图 62-1　患者入院时面部和躯干的皮疹

A. 面部的皮疹；B. 躯干的皮疹。

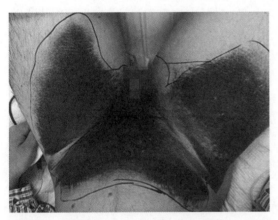

图 62-2　患者入院时下腹部和双侧大腿的巨大瘀斑

【分析】

患者为青少年男性，急性病程，以单侧视力下降、皮疹、咽痛、腹痛、发热入院，实验室检查结果回报显著肝功能损伤，凝血功能障碍，血小板减少，且存在出血倾向。入院后首先完善了一系列检查，回报如下：

血氨 47μmol/L，ESR 6mm/h，血尿淀粉酶阴性，CRP 76mg/L，PCT 1.68ng/mL。辅助性 T 细胞：CD4$^+$ 11.1%（参考范围 27%～51%），CD4$^+$/CD8$^+$ 0.32（参考范围 0.71～2.78）。自身抗体谱：ANA 1∶40，抗 SSA 抗体（＋），自身免疫性肝炎相关抗体阴性；甲状腺功能正常；铜蓝蛋白正常；铁蛋白 69 670ng/mL。肿瘤标志物：CEA 5.01ng/mL，骨胶素 CYFRA21-1 6.83ng/mL，NSE 238ng/mL。

乙型肝炎病毒抗原、人类免疫缺陷病毒抗体、丙型肝炎病毒抗体、梅毒螺旋体抗体阴性；呼吸道多种病原体抗体谱：乙型流感病毒阳性；巨细胞病毒 DNA 1.16×10^{3}copies/L，EB 病毒、腺病毒 DNA 阴性；支原体、衣原体、军团菌抗体阴性；血培养阴性；尿细菌培养阴性；咽拭子（咽后壁白斑）培养：白念珠菌；甲型肝炎病毒 IgM 抗体、戊型肝炎病毒 IgM/IgG 抗体、乙型肝炎病毒 DNA、丙型肝炎病毒 RNA 均为阴性。

腹部 B 超：脾稍厚，厚度 4.3cm，长径 10.3cm，肝大小形态可，表面光滑，边缘不钝，胆囊未见异常，双肾大小形态可；胸部 X 线检查（床边）正常，4d 后复查胸部 X 线提示右下肺感染；床旁超声心动图未见异常；头颅 MRI：胼胝体压部小类圆形影，双侧基底节、半卵圆中心多发腔隙灶。

患者在入院后第 2 天即出现全血细胞急剧下降，其白细胞计数、血红蛋白和血小板计数的变化见表 62-1。夜间还出现谵妄、胡乱骂人、高声歌唱，复查血氨 55μmol/L，考虑肝性脑病，予以精氨酸静脉滴注、乳果糖灌肠，排出墨绿色稀便 600mL，后神志转清。

表 62-1 患者外周血常规变化

检测项目	5月21日	5月30日	5月31日	6月1日	6月2日	6月3日	6月4日	6月5日	6月6日	6月7日
WBC/($\times 10^9$/L)	5.08	12.78	17.8	18.93	18.75	14.25	4.5	3.8	4	4.6
HGB/(g·L^{-1})	163	174	199	192	167	118	52	73	76	95
PLT/($\times 10^9$/L)	222	118	29	29	46	44	8	16	21	15

患者为青少年男性，以视力下降、皮疹、咽痛、腹痛、发热入院，实验室检查结果回报提示急性肝衰竭，反思患者病史，似乎找不出其病因：①患者起病前曾诊断"球后视神经炎"，继而行大剂量激素冲击治疗，视力迅速好转，这与后来出现的皮疹、腹痛、发热及肝损伤有无关联不得而知；②皮疹呈多形性特点，斑丘疹、水疱、结痂等各种形态同时存在；③患者既往无慢性肝病，肝功能在短时间内迅速恶化，并出现肝性脑病；④皮肤大片瘀斑，出血倾向；⑤血小板减低，白细胞、血红蛋白均急剧下降。根据这些，我们能想到什么？

首先根据皮疹的特征，强烈怀疑水痘，遂查水痘 - 带状疱疹病毒 IgM 抗体，两次均为阴性。但随后患者血液及痘液标本 PCR 法均检测出水痘 - 带状疱疹病毒 DNA 阳性，考虑水痘 - 带状疱疹病毒 IgM 抗体阴性可能与之前大剂量激素冲击有关。进一步追问病史，起病前 1 周患者所在学校开始陆续出现水痘患者。故而考虑患者重症水痘、急性肝衰竭、DIC、球后视神经炎、真菌感染（咽后壁）、肺部感染的诊断是成立的。

那么，该患者三系减少的原因是什么呢？其三系减少特点有：①血小板下降最早出现，然后再突然出现白细胞、血红蛋白急剧下降。②凝血功能异常：皮肤大片瘀斑，纤维蛋白原进行性下降，低至 1g/L。③外周血涂片：破碎红细胞偶见；④同时伴发热、脾大、肝损伤。⑤铁蛋白显著升高，达 69 670ng/mL。进一步完善骨髓穿刺，提示骨髓增生 V 级，未见噬血现象，未见原始细胞，未见寄生虫，流式细胞学正常。结合患者发热、三系减低、脾大、低纤维蛋白血症、铁蛋白显著升高，根据 HLH-2004 指南，临床可以诊断噬血细胞综合征（HPS）。

确诊后立即给予阿昔洛韦抗病毒，并根据 HLH-2004 化疗方案分别于 2015 年 6 月 5 日和 6 月 8 日给予依托泊苷 300mg 和地塞米松 20mg 1 次。同时给予支持治疗：输注丙种球蛋白、白蛋白，补充红细胞、血小板、血浆、纤维蛋白原、凝血酶原复合物，给予复合辅酶、多烯磷脂酰胆碱、谷胱甘肽等护肝，亚胺培南 / 西司他丁、万古霉素、卡泊芬净抗感染，泮托拉唑抑酸，氨溴索化痰。

随后，患者下腹部及双腿瘀斑颜色变淡，体温恢复正常，面部躯干部皮疹脱痂，咽部白斑消失，食欲、睡眠、精神状态均明显好转。同时，实验室检查持续改善，恢复正常，顺利出院。

【讨论】

急性肝衰竭的原因很多，包括感染性和非感染性。当原因不明时，需进行全面评估，以寻找可能的病因。其中，病毒性肝炎，最常见的是甲型或戊型病毒性肝炎，但是难以对那些不常见的嗜肝病毒进行全面的筛查。一些疱疹病毒相关的急性重型肝炎病例是通过死后肝活检才确认的。水痘 - 带状疱疹病毒具有嗜肝性，属于疱疹病毒家族，可引起水痘。水痘，传染性很强，在儿童期发病通常较轻，而成人则表现较重。水痘罕见引起急性肝衰竭，但可能致命，因此在出现急性肝衰竭和水疱性皮疹时应怀疑该诊断。该患者是 16 岁的青少年，既往未感染过水痘，首先出现全身水疱疹和严重腹痛，几天后即出现急性肝衰竭。随即在血液和水疱液标本中发现水痘 - 带状疱疹病毒的 PCR 扩增均呈阳性,因此证实水痘 - 带状疱疹病毒是急性肝衰竭发生、发展的原因。此外,该患者还迅速发展为血细胞减少和高铁蛋白血症,提示合并存在 HPS。

　　HPS 也称为噬血细胞性淋巴组织细胞增生症(HLH),是由多种致病因素导致淋巴细胞和组织细胞非恶性增生,分泌大量炎性因子所引起的严重甚至致命的炎症状态。它不是一种独立的疾病,而是一组临床综合征,以发热、脾大、血细胞减少和噬血现象为特征。由于 HPS 临床表现错综复杂,缺乏特异性,常易误诊、漏诊,且病情进展凶险,预后较差。

　　符合以下 8 项标准中的 5 项即可诊断 HPS:①发热超过 1 周,热峰>38.5℃;②脾大;③两系或三系血细胞减少(血红蛋白<90g/L,血小板<100×10⁹/L,中性粒细胞绝对值<1.0×10⁹/L);④血甘油三酯升高(≥3mmol/L 或≥265mg/dL)或纤维蛋白原降低(<1.5g/L);⑤血清铁蛋白升高(≥500μg/L);⑥血浆可溶性 CD25(可溶性 IL-2 受体)升高(≥2 400U/mL);⑦NK 细胞活性下降或缺乏;⑧骨髓、脾、脑脊液或淋巴结发现噬血细胞现象(同时无恶性肿瘤证据)。HPS 包括原发性和继发性,前者是有遗传病因的,后者则与多种诱因有关,包括感染、恶性肿瘤、药物、风湿病和代谢紊乱。其中,病毒感染是最常见的触发因素,而疱疹病毒(最常见的是 EB 病毒、巨细胞病毒和水痘 - 带状疱疹病毒)则占报道的 HPS 病毒感染的 62%。病毒感染可致细胞溶解活性不足,从而导致巨噬细胞、组织细胞和 T 细胞的活化失控。这反过来会导致由促炎细胞因子(如肿瘤坏死因子 -α、γ 干扰素、白细胞介素 -1、白细胞介素 -4、白细胞介素 -6、白细胞介素 -8、白细胞介素 -10 和白细胞介素 -18)分泌过多引起的过度炎症反应。这所谓的“细胞因子风暴”在病原学上与 HPS 的临床和实验室特征有关,并导致组织损伤和进行性系统性器官衰竭。HPS 治疗的目的是终止可能的触发因素和控制过度活跃的免疫系统。如果发现恶性肿瘤或感染,应立即开始特异性治疗。严重者和那些在 2～3d 内对特异性治疗没有反应的患者,几乎都需加用免疫抑制治疗。含有依托泊苷和地塞米松的经典治疗方案,可选择性地清除病理性活化的 T 细胞并抑制炎症细胞因子的产生,从而打破免疫失调的恶性循环。

　　不同程度的肝脏炎症,当前虽然未被列为 HPS 的诊断标准,但被认为是 HPS 的一个典型特征。与 HPS 相关的急性肝衰竭极其致命,鲜有报道,亦很少有患者能凭借自身的肝存活下来。近年来,首发表现为急性肝衰竭的 HPS 逐渐引起了人们的注意,但病死率仍然很高。因此,HPS 是急性肝衰竭的重要鉴别诊断。不明原因肝衰竭并发血细胞减少和血清铁蛋白升高提示 HPS。

　　最近的研究表明,急性肝衰竭患者的免疫失调模式类似于 HPS。部分急性肝衰竭患者在肝活检时,表现为高铁蛋白和可溶性 CD25 水平、低纤维蛋白原和大量浸润性 CD8⁺ T 细胞,这与 HPS 中的发现一致。但是,并没有表现出诊断 HPS 所需的全部标准。相反,在急性肝衰竭背景下,HPS 的诊断异常复杂:HLH-2004 标准如脾大、发热和血细胞减少可出现在非 HPS 相关的急性肝衰竭中,而 HLH-2004 标准则在急性肝衰竭中没有得到验证。因此可以推断,至少有一部分急性肝衰竭病例可表现为 HPS。

　　这是已知第 2 例没有接受肝移植而存活的与 HPS 相关的急性肝衰竭。第 1 例是由 1 型单纯疱疹病毒引起的新生儿急性肝衰竭和 HPS,接受了大剂量阿昔洛韦和免疫抑制疗法而存活。大多数大龄儿童和成人患者,死亡或接受了肝移植。

　　该病例,没有检查可溶性 CD25 或 NK 细胞的功能,原因是这些检查的执行和报告都需要一定的时间,有些情况下不能完全依赖这些检查来确定 HPS 的诊断。此外,该患者血清铁蛋白明显升高,达 69 670ng/mL。这种铁蛋白的升高水平,其鉴别诊断可局限于少数几种临床情况,如成人 Still 病、HPS 和全身性组织胞浆菌病。其他的慢性炎症疾病也可能会出现铁蛋白水平显著升高,但达不到这个程度。噬血现象对 HPS 的诊断既不敏感也不特异,在病情早期,活检中可能还没出现噬血现象。该患者的骨髓中未发现噬血现象,可能是早期活检的灵敏度相对较低所致。

【专家点评】

鉴于急性肝衰竭并发 HPS 的罕见性、高病死率和复杂性,因此,急性肝衰竭患者有必要高度警惕 HPS。同时,应尽早对 HPS 和急性肝衰竭的病因进行全面评估,这一点对那些病因可治愈的患者,如水痘 - 带状疱疹病毒感染,尤为重要。还应尽早积极开始针对病因的特异性治疗,联合审慎的免疫抑制(如地塞米松和依托泊苷)和支持治疗,可改善预后。

(编者:郭维 黄文凤 点评专家:朱继红)

病例 63 　重度贫血、顽固腹水
——莫为乱花迷人眼，穿过层云现阳光

【病历摘要】

患者，女性，73 岁。主因"活动后喘息伴乏力 3 个月，加重 2 周"于 2015 年 5 月 12 日来我院急诊就诊。

3 个月前患者无明显诱因出现活动后喘息，同时伴四肢乏力及胸闷，无头晕、头痛，无发热、咳嗽，无胸痛、腹痛、腹泻等症状，未就诊。此后患者自觉上述症状逐渐加重，2 周前加重明显。1d 前患者由家属轮椅推入急诊，完善血常规，提示 WBC 2.28×10^9/L，HGB 53g/L，PLT 79×10^9/L，给予悬浮红细胞输注后，自觉乏力减轻，为求进一步治疗收入急诊病房。

既往史：高血压病 10 余年，平素口服美托洛尔 25mg 1 次 /d，未监测血压。4 年前因左肝占位及胆囊结石行胆囊及半肝切除术，术后病理为良性病变。否认冠心病、糖尿病等慢性病史。否认肝炎等传染病史，无烟酒嗜好。

入院查体：体温 36.0℃，脉搏 60 次 /min，血压 120/70mmHg，呼吸频率 15 次 /min。发育正常，肝病面容，神志清楚，全身未见皮疹及出血点，双侧颈部、锁骨上窝、腋窝、腹股沟散在多个黄豆大小淋巴结，质韧，活动可。结膜苍白，巩膜无黄染。两肺呼吸音粗，右下肺呼吸音减弱。心率 60 次 /min，律齐，未及杂音及心包摩擦音。腹部膨隆，剑突下可触及一直径约 8cm 质软包块，无压痛，无反跳痛，肝脾未触及，移动性浊音（+）。全身重度水肿。

辅助检查：网织红细胞百分比 2.28%。凝血功能：PT 15s，INR 1.28，APTT 36s，FIB 1.03g/L，D- 二聚体 10 400ng/mL。生化：K^+ 3.1mmol/L，TP 52.5g/L，ALB 22.4g/L，AST、ALT 正常，ALP 170U/L，GGT 134.3U/L，DBIL 9.9μmol/L，总胆汁酸 44.15μmol/L。CRP 14.2mg/L。PCT 0.09ng/mL。BNP 290pg/mL。大便隐血（+）。超声心动图：左房轻度增大，左室壁对称性轻度增厚，LVEF 61.0%。胸部 X 线正位：右下肺少许炎症不除外，右侧少量胸腔积液可能，心影增大。腹部 CT 平扫：腹部术后改变，腹壁疝，腹水，右侧胸腔积液。

【分析】

患者为老年女性，以活动后喘息伴乏力 3 个月，加重 2 周就诊，既往病史有高血压以及肝脏手术，全血细胞减少，以贫血为著，大便隐血阳性，低白蛋白血症，以胆管酶升高、总胆汁酸升高为主的肝功能异常，胸腹水，全身水肿，左室射血分数尚可。患者病变涉及多个系统，那么患者以重度贫血为著的全血细胞减少和以腹水为主的多浆膜腔积液到底是什么原因引起的呢？

在治疗上，先给予输注悬浮红细胞，补充人血白蛋白，给予静脉营养、抑酸等治疗，并先后多次抽取腹水，共计 3 000mL。腹水化验回报：常规，黄色、浑浊，比重 1.016，李凡他试验（±），红细胞总数 340×10^6/L，白细胞 135×10^6/L。生化：葡萄糖 6.48mmol/L，氯 3.6mmol/L，乳酸脱氢酶 38U/L，总蛋白 13.6g/L。病理：少量红细胞、淋巴细胞及间皮细胞；抗酸杆菌（-）。患者憋气症状减轻，但是血红蛋白升高不明显。

在诊断方面，我们首先分析了全血细胞减少的原因，其可能为：①造血因素引起的，包括巨幼红细胞贫血、再生障碍性贫血、阵发性睡眠性血红蛋白尿、骨髓增生异常综合征、白血病、淋巴增殖性疾病；②非造血因素引起的，包括自身免疫病、实体肿瘤转移抑制骨髓、脾功能亢进。那么此患者的全血细胞减少属于以上哪种情况呢？我们随后继续完善检查。

血清叶酸和维生素 B_{12} 正常。

抗人球蛋白试验阴性。

外周血白细胞分类未见异常。骨髓形态学、流式细胞学检查、白细胞免疫分型、染色体检查均正常。骨髓活检提示造血组织增生偏低下。

肿瘤标志物：CA12-5 392.8U/mL。

自身抗体：ANA 1∶1 000，抗 SSA、抗线粒体抗体（anti-mitochondrial antibody，AMA）、AMA-M2 阳性。

唾液腺 ECT（+）。

根据血常规以及白细胞分类、血叶酸和维生素 B_{12} 浓度除外巨幼红细胞贫血，根据骨髓细胞学及活检除外血液系统及淋巴增殖性疾病，也没有阵发性睡眠性血红蛋白尿症（paroxysmal nocturnal hemoglobinuria，PNH）的证据。那么唾液腺 ECT（+），自身抗体 ANA、抗 SSA 抗体、AMA、AMA-M2 阳性等异常指标提示是不是患者免疫系统出现异常，会是何种免疫系统疾病？肿瘤标志物 CA12-5 的升高，除了与患者多浆膜腔积液有关外，还不能完全排除肿瘤的可能？另外脾功能亢进也不能除外。

带着上述问题，我们继续探究下去。胃镜提示食管静脉曲张，出血性胃炎。肠镜提示结肠息肉，直肠静脉曲张。根据胃镜结果我们考虑患者重度贫血的原因可能还与出血性胃炎相关。治疗上予以抑酸、补充造血原料及补充红细胞等积极治疗后，患者血红蛋白逐步上升并稳定在 100g/L 左右。

其次，考虑多浆膜腔积液的可能原因为：①血液系统疾病；②免疫系统疾病；③妇科疾病，Meigs 综合征。多浆膜腔积液是独立的疾病还是与全血细胞减少一样是同一种疾病的伴发症状呢？带着疑问我们继续完善检查。腹部彩色多普勒超声：慢性肝实质性损害，肝外胆管上段增宽，考虑术后代偿性改变，脾大，腹水。门静脉 B 超：门静脉 11.3mm，脾静脉增宽 8.3mm。妇科 B 超：绝经后子宫，盆腔积液，双侧卵巢未探及（Meigs 综合征除外）。

入院后的骨髓细胞学以及骨髓活检基本除外血液系统疾病，全身的影像学检查未发现肿瘤痕迹，最后所有的检测指标异常均指向免疫系统疾病。是哪种免疫系统疾病会导致全血细胞减少、全身多浆膜腔积液、肝胆损伤、脾大等多系统器官的损伤呢？

进一步查找病历资料，我们查到 2011 年 6 月患者在我院行肝胆手术前后的检查结果。腹部增强 CT：肝左叶异常强化灶，性质待定，胆管细胞癌？胆石症，慢性胆囊炎不除外，脾略增大。胆囊术后病理：慢性胆囊炎，胆石症。肝脏术后病理：胆管结石，慢性胆管炎，肝汇管区慢性炎细胞浸润，部分汇管区纤维化。

至此，再次总结病例特点包括：患者老年女性，慢性病程，入院以全血细胞减少、多浆膜腔积液为特征表现，肝功能异常，ANA、抗 SSA 抗体、AMA、AMA-M2 阳性，唾液腺 ECT（+），腹部彩色多普勒超声示慢性肝实质损害、脾大、脾静脉增宽，胃镜示食管静脉曲张，肠镜示直肠静脉曲张，既往肝脏术后病理提示非化脓性肝内胆管损伤以及汇管区炎性细胞浸润。

那么，全血细胞减少可由脾大、脾功能亢进引起，重度贫血还与出血性胃炎有关，此外，患者还存在食管直肠静脉曲张、以顽固腹水为主的多浆膜腔积液，这些临床特征共同指向门静脉高压症,再加上患者的低蛋白血症,患者肝硬化的诊断是成立的。再进一步,肝硬化的原因是什么呢?胆管酶升高、AMA-M2 阳性、既往肝脏术后病理提示非化脓性肝内胆管损伤以及汇管区炎性细胞浸润,则原发性胆汁性肝硬化的诊断是成立的。此外患者抗 SSA 抗体阳性,唾液腺 ECT 阳性,还可能合并存在干燥综合征。

在明确诊断后,予以埃索美拉唑泵入抑酸,熊去氧胆酸利胆,补充造血原料铁剂、叶酸和维生素 B_{12},利可君升白细胞,呋塞米利尿等对症支持治疗。治疗 1 周后患者血红蛋白稳定、腹水减少、喘憋症状缓解,出院。

【讨论】

原发性胆汁性肝硬化(PBC)是一种原因未明的慢性进行性胆汁淤积性肝病,其病理特征主要为肝内小胆管非化脓性、进行性、破坏性炎性,导致胆汁流出障碍,出现慢性肝内胆汁淤积的临床表现与生化改变,最终发展为肝纤维化、肝硬化及肝衰竭。有证据表明本病的发生与免疫及遗传因素有关,但具体机制尚不清楚。90% 发生于中年女性,10% 可发生于男性,大多数患者在 40 岁以后诊断。

一般认为本病的主要发病机制为:机体对自身抗原的耐受性被打破,因而肝内中、小胆管不断受到免疫系统的攻击,遂发生破坏性胆管炎及胆汁淤积。但是,目前对于导致自身免疫反应的始动因素及具体环节尚不清楚。

早期症状较轻,乏力和皮肤瘙痒为最常见首发症状。约 78% 患者有乏力,瘙痒比乏力更具特异性,发生率为 20%～70%。瘙痒常在黄疸前数月至 2 年左右出现,同时出现或先黄疸后瘙痒者少见,常于夜间加剧。

因长期胆汁淤积导致分泌和排泄至肠腔的胆汁分泌减少,影响脂肪的消化吸收,可有脂肪泻和脂溶性维生素吸收障碍,出现皮肤粗糙、色素沉着和夜盲症(维生素 A 缺乏)、骨软化和骨质疏松(维生素 D 缺乏)、出血倾向(维生素 K 缺乏)等。由于胆小管阻塞,血中脂类和胆固醇持续增高,可形成黄色瘤。当肝衰竭时,血清脂类下降,黄色瘤亦逐渐消散。

多数病例肝大,并随着黄疸加深而逐渐增大,常在肋下 4～10cm,质硬,表面平滑,压痛不明显。晚期出现门静脉高压症与肝衰竭,可进展为肝癌。常合并其他自身免疫病,如干燥综合征、甲状腺炎、类风湿关节炎等。

尿胆红素阳性,尿胆素原正常或减少,粪色变浅。血清胆红素多中度增高,以直接胆红素增高为主。血清胆固醇常增高,肝衰竭时降低。碱性磷酸酶和谷氨酰转移酶在黄疸及其他症状出现时多已增高,比正常高出 2～6 倍。血清白蛋白在早期无变化,晚期减少。肝转氨酶可以轻度增高;凝血酶原时间延长,早期患者注射维生素 K 后可恢复正常,晚期由于肝细胞不能利用维生素 K,注射维生素 K 后仍不能纠正。血清免疫球蛋白增加,特别是 IgM;90%～95% 以上患者血清抗线粒体抗体阳性,滴度>1:40 有诊断意义,AMA 的特异性可达 98%,其中以 M2 型的特异性最高;约 50% 的患者 ANA 和抗平滑肌抗体阳性,具有一定特异性。

B 超检查常用于排除肝胆系统肿瘤及结石,CT 和 MRI 可除外肝外胆道梗阻、肝内淋巴瘤和转移性肿瘤。磁共振胰胆管成像(magnetic resonance cholangiopancreatography,MRCP)或内镜逆行胰胆管造影(endoscopic retrograde cholangiopancreatography,ERCP)检查在 PBC 患者常提示肝内外胆管正常,可以排除其他胆道疾病。PBC 进展到肝硬化时,可有门静脉高压表现,应每 6 个月复查超声,有助于早期发现肝癌。肝活检组织学检查不仅可帮助明确诊断和分期,而且对指导治疗、评估治疗效果和预后具有重要作用。PBC 的诊断性病理特征是慢性进行性非化脓性、以小胆管破坏为主的胆管炎或肉芽肿性胆管炎,周围有淋巴细胞、浆细胞和嗜酸性细胞浸润;肝实质碎屑状坏死、慢性胆汁淤积、肝纤维化。

PBC 的诊断标准应包括以下 3 个方面:①肝内胆汁淤积相关的转氨酶(最常见是 ALP)异常,持续半年或半年以上;②免疫学检查 AMA 或 AMA-M2 阳性;③肝组织学检查符合 PBC 的特征。精确地诊断 PBC 须具备以上 3 项,若具备以上 3 项中的前 2 项,在除外其他胆道梗阻疾病的基础上即可基本诊断 PBC。

在治疗上,熊去氧胆酸是目前广泛公认的治疗 PBC 的有效药物。推荐剂量为 13～15mg/(kg·d),能延缓病程进展。免疫抑制剂不是 PBC 患者的常规用药,其作用效果也不肯定,更不主张单独应用。一般用在足量熊去氧胆酸治疗不完全应答的患者,在用熊去氧胆酸的同时联合应用免疫抑制剂,即便如此,其临床效果仍存在争议。主要的免疫抑制剂有糖皮质激素、秋水仙碱、甲氨蝶呤,其他如环孢素、硫唑嘌呤等。肝移植是终末期 PBC 或继发于 PBC 的顽固症状的唯一有效治疗方法。

【专家点评】

该患者为老年女性,以贫血为著的全血细胞减少和以顽固腹水为主的多浆膜腔积液来诊,最终被诊断为 PBC,但病程中并没有 PBC 的常见症状,如乏力、皮肤瘙痒、黄疸等,这给诊断带来很大困惑。此外,患者就诊时的症状、体征和异常的检查结果纷繁复杂,这就需要临床医生抓住主要问题,层层剖析,才能理清思路,确立因果关系,明确诊断。

(编者:李京　黄文凤　点评专家:赵丽)

病例64 腹泻、发热
——"瘾君子"的胃肠炎

>>>

【病历摘要】

患者,男性,36岁。主因"腹泻2d,发热1d"于2015年10月11日来诊。患者2d前进食剩饭菜后开始出现腹泻,3~4次/d,为黄色稀便,伴下腹痛,为阵发性绞痛,伴恶心呕吐,呕吐物为胃内容物,未予以重视及诊治。1d前出现发热,体温最高达38℃,伴全身肌肉酸痛,仍未诊治。今日患者自觉全身肌肉酸痛较前加重,伴乏力,就诊于外院,测体温39.5℃,血压测不出,转入我院急诊抢救室。

既往史:吸烟10余年,每天约20支,未戒烟;有吸毒史,自诉已戒毒3个月。

入院查体:体温39.5℃,脉搏163次/min分,呼吸频率40次/min,血压92/38mmHg。神志清楚,精神差,口唇干裂,眼窝深陷,皮肤干燥;两肺呼吸音粗糙,未闻及干湿啰音;心律齐,各瓣膜听诊区未闻及杂音;腹软,无压痛,腹部及肩背部皮肤潮红充血,压之可褪色;四肢皮肤湿冷,双下肢可见花斑;双下肢不肿。

完善相关检查示:血常规,WBC 19.17×10⁹/L,PLT 161×10⁹/L,NE% 94.4%。大便常规:水样便,白细胞20~25/HP,隐血阳性。尿常规:葡萄糖(+++),隐血(++),蛋白(+),比重1.01,白细胞1~2/HP。血气分析:pH 7.51,PCO_2 25mmHg,PO_2 135mmHg,LAC 4.6mmol/L,SaO_2 99%;PCT 63ng/mL。肝功能:ALT 49U/L,TBIL 38.4μmol/L。肾功能:CRE 269μmol/L。凝血:PT 15.3s,INR 1.41,APTT 43s。床旁胸部X线检查:两肺纹理增多。腹部超声:脾稍大。腹部CT:十二指肠近段淤张,腹腔内渗出性反应待定,胆囊炎,脾大,腹盆腔积液。

【分析】

患者为青年男性,因发热、腹痛、腹泻、呕吐来诊,查大便常规可见白细胞,血常规示白细胞及中性粒细胞百分比升高,PCT明显升高,动脉血气可见乳酸升高,查腹部CT可见十二指肠近段淤张,胆囊炎,腹盆腔积液,考虑患者急性胃肠炎、脓毒症诊断基本明确。给予厄他培南抗感染、补液治疗3d后,患者腹泻、腹痛、呕吐症状逐渐好转,体温有所下降。

但是在留观期间患者出现了咳嗽、咳痰,偶带血丝,伴左侧胸痛,咳嗽及深呼吸时加重,查胸部CT(2015年10月12日)提示两肺多发病变,考虑炎症(化脓性感染待排),双侧胸腔少量积液(图64-1)。复查血常规:WBC 17×10⁹/L,NE% 88%,PLT 22×10⁹/L,PCT 12ng/mL;患者体温仍高,最高可达38.3℃,换用亚胺培南/西司他丁抗感染治疗。为进一步诊治于2015年10月15日收入了急诊病房。

收入急诊病房后患者仍偶有咳嗽,左侧胸痛明显,呼吸急促,呼吸频率波动在25~35次/min,体温波动在37~38℃。2015年10月22日复查胸部CT提示两肺多发病变较前进展(考虑炎症性或肉芽肿性),左侧胸腔大量积液,部分包裹,左肺下叶膨胀不全,部分实变(图64-2)。行左侧胸腔穿刺,胸腔积液呈黄色,浑浊,比重1.033,细胞总数1 120/μL,白细胞数556/μL,多核细胞百分比6%,单核细胞百分比94%,葡萄糖6.0mmol/L,氯104mmol/L,总

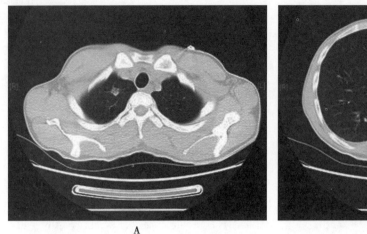
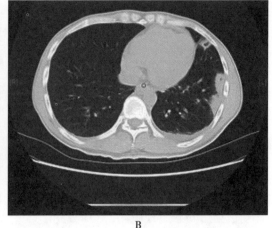

图 64-1　第 1 次胸部 CT

胸部 CT 提示两肺多发病变，双侧胸腔少量积液。A. 右肺上叶病变；B. 左肺多发病变，可见空洞。

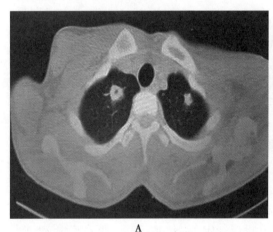
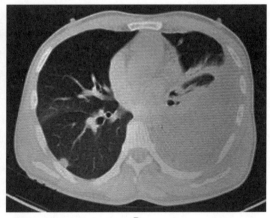

图 64-2　第 2 次胸部 CT

胸部 CT 提示两肺多发病变较前进展。A. 右肺上叶和左肺上叶病变，右肺上叶可见空洞；B. 右肺下叶病变，左肺下叶体积缩小，密度增高，可见大量胸腔积液。

蛋白 43g/L，白蛋白 24g/L，乳酸脱氢酶 602U/L，腺苷脱氨酶 17U/L，病理诊断可见大量淋巴细胞、单核细胞、中性粒细胞及红细胞。此时外周血白细胞仍高达 22×10^9/L。

　　患者来诊时高热，抽取的血培养回报为金黄色葡萄球菌，入院后复查仍为金黄色葡萄球菌。根据患者胸部 CT 结果及血培养的结果，考虑患者为金黄色葡萄球菌感染引起的多发性肺脓肿，换用万古霉素联合哌拉西林 / 他唑巴坦抗感染后，患者病情逐渐好转，顺利出院。

【讨论】

　　患者因急性胃肠炎来诊，查血常规、PCT 示患者存在明显感染，并出现低血压、急性肾损伤、凝血系统异常，存在脓毒症，给予抗感染治疗后消化道症状逐渐好转。随后患者出现咳嗽、咳血痰，结合胸部 CT 考虑患者存在肺脓肿。患者入院后 2 次完善血培养均提示金黄色葡萄球菌，那么该患者出现的上述症状是金黄色葡萄球菌所致吗？

金黄色葡萄球菌血行感染的特点：①寒战高热，半数以上患者体温为 39~41℃；②皮疹形态多样化，可有瘀点、荨麻疹、猩红热样皮疹及脓疱疹等；③迁徙性损害是金黄色葡萄球菌血行感染的特点，约半数病程中出现迁徙性损害，常见多发性肺部浸润（约 20%），甚至可形成脓肿；④中毒性休克综合征，表现为急性发病、畏寒、高热、全身肌肉痛、恶心、呕吐、腹泻等，于病程第 2 天可出现全身充血性皮疹和低血压，严重者很快出现多器官功能衰竭。该综合征的发病系由金黄色葡萄球菌（噬菌体Ⅰ群）产生的致热外毒素 C 引起，而与细菌本身无关。

金黄色葡萄球菌感染的诊断标准为：①突发高热，体温≥38.9℃；②皮疹呈弥漫性红皮病或多形性皮疹，发病后 1~2 周后出现脱屑；③低血压或直立性晕厥；④全身至少有 3 个或 3 个以上器官受损；⑤没有其他疾病的临床或实验室证据，血、咽、尿、脑脊液细菌培养阴性（金黄色葡萄球菌例外），钩端螺旋体、立克次体等血清学检查阴性。以上各点均符合，可以确诊；缺某一项则视为可疑病例。该患者存在高热，随着病情进展出现低血压，出现消化系统、呼吸系统、循环系统、泌尿系统、凝血系统受损，且两次血培养均提示金黄色葡萄球菌，所以该患者考虑为金黄色葡萄球菌感染诊断成立。

那么该患者又是如何感染金黄色葡萄球菌，该菌又是如何入血的呢？首先，患者既往曾有静脉吸毒史。静脉吸毒者重复使用注射针头，容易把细菌带入血液，细菌直接入血，引起菌血症，导致全身症状。但患者首发症状为消化道症状，且近 3 个月没有静脉吸毒，与患者不符。其次，仔细询问患者，其发病前吃了剩饭菜，剩饭菜容易滋生金黄色葡萄球菌，导致金黄色葡萄球菌肠炎。患者腹部 CT 可见十二指肠降部增宽、球部壁增厚，周围见渗出，提示十二指肠急性炎症，而正常情况下十二指肠仅存少数细菌，这提示细菌可能是从口进入肠道。最后，在某些情况下肠内细菌、外毒素和内毒素可从肠内逸出，进入肠淋巴管和肠系膜淋巴结，继而进入门静脉系统和体循环，引起全身性感染和内毒素血症，这种肠内细菌侵入肠外组织的过程称为细菌移位。许多死于脓毒症的患者血中可培养出肠道细菌，而临床和尸检均未发现感染病灶，遂令人设想这些感染源于肠道，称为肠源性感染。综合考虑该患者的金黄色葡萄球菌是从肠道入血，引起的肠源性脓毒症。

【专家点评】

对于免疫力低下的患者，当出现消化系统感染尤其感染较重甚至出现脓毒症休克时，应时刻警惕金黄色葡萄球菌感染的可能，要加强抗感染治疗，同时密切关注有无其他系统的损伤。对于可疑感染的患者，要及时甚至多次留取血培养查找病原菌对指导治疗至关重要。

（编者：沈林霞　点评专家：马青变）

病例65 胸痛、晕厥

——ST段抬高变奏曲

>>>>>>>>>>

【病历摘要】

患者，男性，53岁，公司职员，因夜班频繁熬夜。主因"间断胸痛7个月，晕厥2次"多次于我院急诊治疗。末次来诊时间：2015年11月27日。

既往史：高脂血症、高尿酸血症18年。否认高血压、糖尿病史。否认食物药物过敏史。

个人史：吸烟30余年，约20支/d；饮酒30余年，约合酒精200g/d。

家族史：父亲因"肺癌"去世，母亲因"骨癌"去世，否认冠心病、高血压、糖尿病家族史。

第1次发病：2015年4月26日上午6：30左右，夜班、吸烟时，患者因弯腰拾物突发心悸，随后出现心前区疼痛，为持续性闷痛，范围约手掌大小，伴后背酸胀痛、大汗、四肢乏力，持续约1h不缓解，而后由家属陪同来我院急诊就诊，来诊途中家属诉"出现意识丧失"，无抽搐、口吐白沫、大小便失禁，数分钟后自行恢复意识，并恶心、呕吐1次（约100mL胃内容物）。查体：体温36.5℃，心率82次/min，呼吸频率14次/min，血压120/80mmHg。神清语明，两肺呼吸音清，未闻及干湿啰音，心音正常，心律齐，未闻及明显杂音，腹软，无明显压痛、反跳痛，双下肢无水肿，病理反射未引出。急诊心电图：Ⅱ、Ⅲ、aVF导联ST段抬高约0.2mV，aVL导联ST段下移，T波倒置。心肌损伤标志物阴性。冠状动脉造影示：左前降支中段肌桥，收缩期50%×40mm狭窄，余未见明显异常。经吸氧、监护，口服地尔硫䓬，抗血小板、稳定斑块等治疗，胸痛症状缓解且未再发作，复查心电图恢复正常，于4月30日出院。

第2次发病：患者2015年4月30日24：00和5月1日上午6：00未遵医嘱服用地尔硫䓬，5月1日上午7：00吸烟后刷牙时感胸背部疼痛，伴胸闷、心悸、头晕、大汗、四肢乏力，平卧休息约2h症状无好转急诊就诊。心脏查体无特殊。心电图（图65-1）：Ⅱ、Ⅲ、aVF导联ST段抬高约0.2mV，aVL导联ST段下移伴T波倒置；入院查3次肌钙蛋白都高于正常范围；心脏彩色多普勒超声：静息状态下心脏结构及血流无异常（LVEF 78.1%）。经口服地尔硫䓬治疗，胸痛症状再次控制，嘱规律服药后出院随诊。

第3次发病：2015年11月27日上午6：00左右患者夜班吸烟、静息状态下再次出现胸痛，伴胸闷、心悸、大汗，随后出现意识丧失，无抽搐或大小便失禁，约数分钟后意识恢复。查体：心率70次/min，血压114/71mmHg。神志清楚，心、肺、腹体格检查无异常，双下肢无可凹性水肿。心电图检查按时间顺序依次见图65-2～图65-7。胸痛发作时心电图分别表现出下壁、右室、广泛前壁等多个导联ST段抬高（图65-2、图65-3、图65-6），还呈现T波假性正常化（图65-5）；缓解时复查心电图恢复正常（图65-4、图65-7）。急诊心肌标志物：MYO 21.1ng/mL，TnI 0.244ng/mL，CKMB 2.4ng/mL；BNP正常。心脏彩色多普勒超声：静息状态下心脏结构及血流无异常（LVEF 69.83%）。冠状动脉造影（2015年12月2日）：前降支中段肌桥（约30mm），右冠第一屈膝处30%×5mm狭窄，未干预。血管内超声：前降支中段可见心肌桥及纤维斑块，右冠近中段可见纤维斑块。

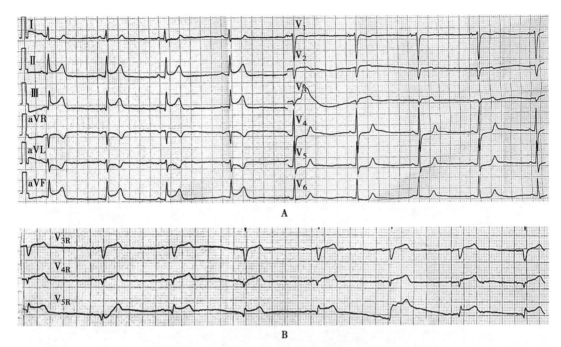

图 65-1 2015 年 5 月 1 日胸痛发作时心电图

心电图示 Ⅱ、Ⅲ、aVF 导联 ST 段抬高约 0.2mV，伴右室导联 V_{3R}～V_{5R} ST 段抬高，aVL 导联 ST 段下移伴 T 波倒置。A. 12 导联心电图；B. 右室导联心电图。

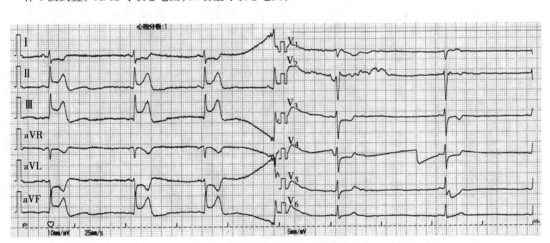

图 65-2 2015 年 11 月 27 日 6：47 胸痛发作时心电图

心电图示下壁导联 ST 段抬高。

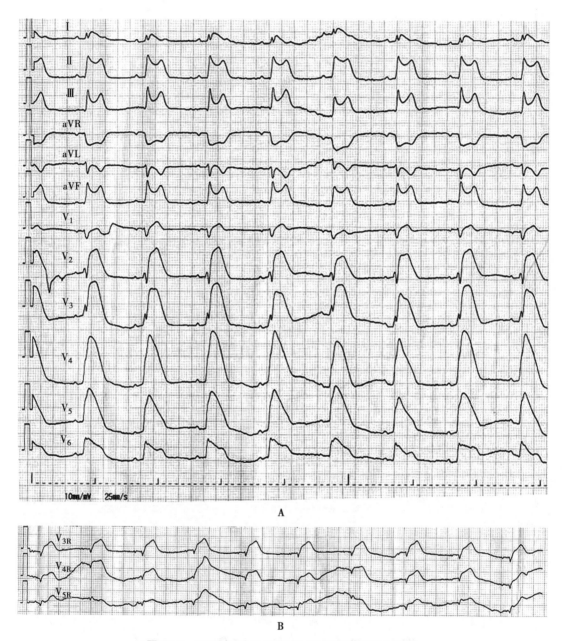

图 65-3　2015 年 11 月 27 日 7：02 胸痛发作时心电图
心电图示下壁、广泛前壁和右室导联 ST 段抬高。A. 12 导联心电图；B. 右室导联心电图。

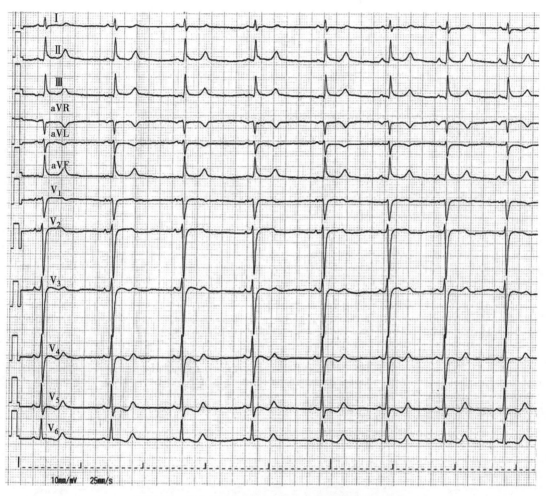

图 65-4　2015 年 11 月 27 日 7：20 胸痛缓解时心电图

心电图正常。

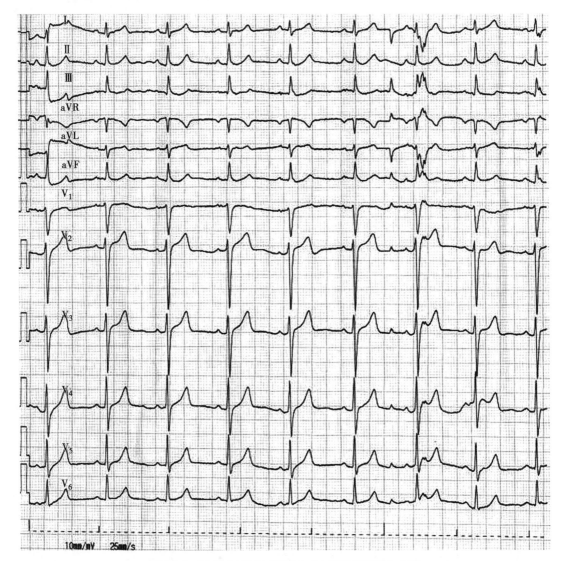

图 65-5　2015 年 11 月 27 日 8：51 胸痛发作时心电图

心电图假性正常化。

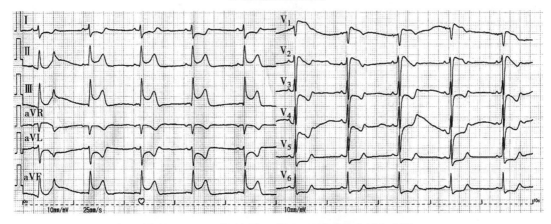

图 65-6　2015 年 11 月 27 日 9：11 胸痛发作时心电图

心电图下壁导联 ST 段抬高。

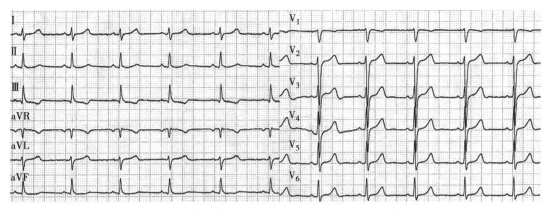

图65-7 2015 年 11 月 27 日 9∶28 胸痛缓解时心电图
心电图正常。

【分析】

患者为中年男性,既往有高脂血症,否认冠心病病史,长期吸烟、饮酒,以间断胸痛伴晕厥为主诉入院,发作时心电图可见不同部位 ST 段明显抬高,肌钙蛋白升高。根据初步的临床资料,患者病情符合急性冠脉综合征,考虑冠状动脉急性完全闭塞所致的 ST 段抬高型心肌梗死。然而两次冠状动脉造影均未发现闭塞的冠状动脉,甚至未能发现冠状动脉>50%的血管狭窄,心脏彩色多普勒超声未发现节段性室壁运动异常等其他心脏疾病的表现,亦未发现心包疾病的证据。对比患者 3 次发病异同点,见表 65-1,第 3 次发病时心电图 ST 段变化见图 65-8。

表 65-1 患者 3 次发病的异同点

发病时间	诱因	临床表现	肌钙蛋白	心电图		缓解因素
				胸痛发作	缓解期	
4 月 26 日上午	吸烟	胸痛、晕厥	阴性	下壁导联 ST 段抬高	正常	地尔硫䓬
5 月 1 日上午	未服药吸烟	胸痛	升高	下壁右室导联 ST 段抬高	正常	地尔硫䓬
11 月 27 日上午	吸烟	胸痛、晕厥	升高	下壁、下壁前壁右室、下壁导联 ST 段抬高	正常	地尔硫䓬

通过比较可以发现,患者的发病时间有一定规律性,均在上午发病,3 次发病均有吸烟诱因,第 2 次发病除吸烟外同时未遵医嘱服用药物,胸痛症状可被钙通道阻滞剂缓解,缓解期心电图正常,结合冠状动脉造影结果以及发作心电图一过性缺血性改变等特点,考虑患者为冠状动脉痉挛综合征(coronary artery spasm syndrome,CASS),即冠状动脉痉挛引起的变异型心绞痛。

1845 年 Latham 提出冠状动脉痉挛可导致心绞痛,但局限于当时医疗技术无法进一步验证。1959 年 Prinzmetal 等首先观察到一组与稳定型心绞痛不同的心绞痛患者,静息状态下发作,伴心电图 ST 段抬高,命名为变异型心绞痛,也叫 Prinzmetal 心绞痛。此类患者无心肌耗氧量的增加,因冠状动脉紧张度增加引起心肌供血不足引起临床症状,进而提出了冠状动脉痉挛的假说,后被冠状动脉造影所证实。冠状动脉痉挛是一种病理生理状态,因

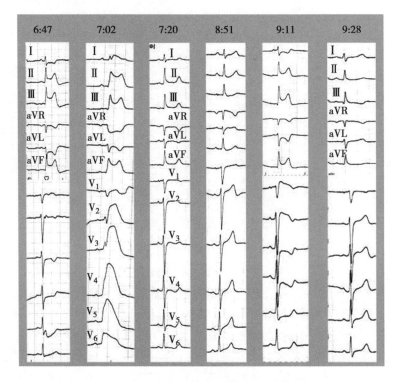

图 65-8 心电图

患者 2015 年 11 月 27 日第 3 次发病时心电图的 ST 段变化。患者分别于 2015 年 11 月 27 日 6：47、7：02、9：11 发作胸痛，依次出现下壁、下壁 + 广泛前壁、下壁导联 ST 段抬高；8：51 发作胸痛，心电图假性正常化；7：20 及 9：28 胸痛缓解，心电图正常。

发生痉挛的部位、严重程度以及有无侧支循环等差异而表现为不同的临床类型，包括典型冠状动脉痉挛性心绞痛即变异型心绞痛、非典型冠状动脉痉挛性心绞痛、急性心肌梗死、猝死、各类心律失常、心力衰竭和无症状性心肌缺血等，统称为 CASS。目前已知的危险因素有吸烟、血脂代谢紊乱、使用含可卡因的毒品、酗酒等，而冠状动脉粥样硬化（伴或不伴狭窄）、心肌桥等是冠状动脉痉挛综合征的易患因素，高血压、糖尿病等在多数临床研究中未发现与该疾病的相关性。

CASS 的临床表现多样，典型冠状动脉痉挛性心绞痛即变异型心绞痛，病理基础是冠状动脉痉挛导致冠脉完全或近乎完全闭塞，多在后半夜至上午时段发作，表现为心前区或胸骨后压榨性或紧缩样疼痛，伴呼吸困难及濒死感，持续数分钟甚至更长时间，含服硝酸甘油可缓解，严重者可伴有血压降低；运动耐力有明显的昼夜变化，清晨轻微劳力即可诱发，午后即使剧烈体力活动也不会诱发。发作时心电图呈一过性 ST 段抬高，T 波高耸或 T 波假性正常化，伴有对应导联 ST 段压低，发作过后完全恢复正常。冠状动脉造影可见动脉硬化斑块，激发试验多诱发出局限性或节段性痉挛。可反复发作，也可转变为其他临床类型，持续不缓解者可发展为急性心肌梗死，需要进行肌钙蛋白监测。相对于变异型心绞痛，非典型冠状动脉痉挛性心绞痛病理基础为冠状动脉痉挛导致不完全性闭塞、弥漫性痉挛或完全闭塞但有侧支循环形成，产生非透壁性心肌缺血，胸痛、胸闷伴有心电图 ST 段下移和 / 或 T 波倒置，冠状动脉造影常无显著狭窄。严重而持久的冠状动脉痉挛可诱发各种心律失常，左冠状动脉痉挛多表现为室性心律失常，严重者可发生室速、室颤，甚至猝死；右冠状动脉痉挛则多表现为心动过缓、窦性停搏或完全性房室传导阻滞。此外,冠脉痉挛也可以诱发心力衰竭以及无症状性心肌缺血。

CASS 的发作持续时间短、不可预见,仅少数患者能捕捉到发作时的心电图,目前尚无可靠的非创伤性诊断方法。创伤性药物激发试验,包括麦角新碱激发试验和乙酰胆碱激发试验,是目前诊断 CASS 的"金标准",但因药物获取问题在临床开展有一定难度。临床上对于胸痛反复发作者,尤其是清晨、上午、静息状态下发作的胸痛,伴短暂的 ST 段抬高或压低≥0.1mV,给予硝酸甘油和钙通道阻滞剂症状可缓解,需要考虑到该疾病。有条件者可行创伤性诊断方法,在病情稳定的前提下可考虑开展非创伤性激发试验如冷加压试验、过度换气试验、清晨运动试验等,但此类试验有引起包括死亡在内的不良事件的风险,因而需要根据医生的临床经验谨慎权衡利弊。

然而对大多数典型胸痛患者,包括静息性胸痛,还是应该首先排除冠脉病变、心肌心包疾病等。短暂性 ST 段改变伴不稳定型心绞痛患者,需要积极完善冠状动脉造影排除冠脉病变,尤其是对疼痛持续时间大于 15min,使用硝酸甘油和钙通道阻滞剂不能化解 ST 段抬高的患者,需要首先考虑排除 ST 段抬高型心肌梗死。即使患者的病史符合冠脉痉挛,心电图有明确短暂性缺血的证据也需要排除胃食管反流和微血管性心绞痛等情况。急性心包炎或应激性心肌病往往就诊前数天就已出现相关症状,可行心脏超声以鉴别。早期复极者胸痛不典型,可长期存在,冠脉痉挛是数周或数月内的反复发作,根据发病时间及疼痛特点可进行鉴别。

钙通道阻滞剂(CCB)是疗效肯定、应用最广泛的防治 CASS 的药物。常用药物地尔硫䓬,适用于心率偏快且心功能良好的患者;清晨发作者,可以睡前口服长效缓释或控释制剂。硝酸酯类药物常用作不能使用 CCB 时的替代药物或与 CCB 联合使用。抗血小板方面,CASS 患者均应长期接受阿司匹林抗血小板治疗以防发生急性冠脉事件,当临床表现为急性冠脉综合征时应使用双联抗血小板治疗。尽量避免 β 受体阻滞剂,因其可诱发冠脉痉挛。原则上不主张对 CASS 进行介入治疗,然而个案报道显示中重度冠脉狭窄基础上合并冠脉痉挛者可从介入治疗中获益。

对于各种类型的 CASS 均应坚持长期治疗防止复发,积极控制危险因素和诱发因素,严格戒烟、戒酒,维持适当体重,调整血脂、血糖,避免过度劳累并减轻精神压力。

诊断及转归:此患者病史及发病特点几乎全部符合 CASS,冠状动脉造影以及心脏彩色多普勒超声排除冠脉病变、心肌心包疾病等,故可以临床诊断。经过规律服用地尔硫䓬及其缓释剂、阿司匹林,同时戒烟、戒酒、控制血脂,随访患者未再出现胸痛发作。

【讨论】

CASS 的病因及发病机制尚未明确,根据目前研究可能与以下机制相关:①血管内皮细胞结构和功能紊乱,主要表现为一氧化氮储备能力降低,使内皮素 / 一氧化氮比值升高,导致基础血管紧张度增高,在应激性刺激时,内皮素分泌水平显著占优而诱发 CASS。②血管平滑肌细胞的收缩反应性增高,在收缩性刺激因子作用下出现过度收缩,Rho 激酶是主要的信号传导途径。③自主神经功能障碍,CASS 患者在非痉挛发作的基础情况下处于迷走神经活动减弱、交感神经活性相对较高的状态,痉挛易感性增加;也有研究认为,痉挛发生前交感和迷走神经的活性发生了逆转,迷走神经活性显著占优而诱发 CASS。④遗传易感性,东亚 CASS 发病率远高于欧美,考虑与遗传存在相关性。

CASS 的临床表现多样,可以引起心绞痛、心肌梗死、心律失常、心力衰竭以及无症状性心肌缺血，发作持续时间短且不可预见，目前无可靠的非创伤性诊断方法。其预后取决于是否能及时诊断、去除危险因素和坚持药物治疗。严格戒烟、戒酒并长期药物治疗的患者一般预后良好，日本和中国的长期随访病死率均在1%左右。因而在临床实践中，发现CASS的线索并进一步明确诊断是诊疗过程中的关键。通过本例患者，我们来探讨一下该病的诊治思路。

对于临床具有静息状态下胸痛、胸闷症状或其他高度怀疑CASS相关症状的患者，发作时心电图有一过性心肌缺血性改变，同时排除劳力性胸痛、胸闷症状，可临床诊断CASS，并根据临床表现确定其临床类型。然而此类患者仅占CASS总数的很少一部分。大部分CASS患者没有条件或机会获得发作时的心电图，或发作心电图无缺血性改变，此类患者可进一步完善非创伤性激发试验或直接完善冠状动脉造影，明确冠脉血管情况以及是否存在心肌桥等，如有条件完善乙酰胆碱或麦角新碱激发试验以明确诊断，如无条件且冠脉血管无明显狭窄性病变，则需进一步排除其他诊断。

【专家点评】

胸痛、晕厥同时伴有ST段抬高的患者出现在急诊科，接诊医生首先考虑到的一定是ST段抬高型心肌梗死并积极完善冠状动脉造影。这个诊断思路没有问题，治疗也不会误入歧途。关键在于完善冠状动脉造影后未发现犯罪血管时，是否能联想到CASS。若忽视了这种可能性，患者容易因未能接受规范的药物治疗及危险因素控制反复出现类似症状，甚至发展为急性心肌梗死、猝死等不良事件。我们在临床工作中，应对患者的临床表现进行仔细分析总结，尤其对于反复发病且有明确诱因的患者，要详细询问病史，连续、多次复查心电图，降低误诊误治率。

（编者：刘思齐　余剑波　点评专家：朱继红）

病例 66　拔管后喘鸣

——伤不起的气道

【病历摘要】

患者，男性，43 岁。主因"右侧肢体无力伴言语不利 2h，加重伴意识障碍 1.5h"以"脑出血"于 2015 年 10 月 20 日 17：00 收入急诊抢救室。

患者 2h 前无明显诱因出现右侧肢体无力，伴言语不利，无恶心、呕吐，无二便失禁、肢体抽搐，未诊治。1.5h 前症状加重，出现意识障碍，于外院就诊查头颅 CT 示脑出血，为进一步诊治转我院急诊。

既往史：高血压病史 8 年，未规律服药，平素血压控制情况不详；否认冠心病、糖尿病病史。否认药物过敏史。

入院查体：昏睡，失语，血压 218/140mmHg，双侧瞳孔等大等圆，直径 2.0mm，对光反射迟钝。两肺呼吸音粗，心率 106 次 /min，心律齐，腹软，无压痛、反跳痛。左侧肢体刺激可动，右侧肢体刺激不动，肌力肌张力查体不合作，右侧病理征阳性，左侧病理征未引出。

实验室检查及辅助检查回报，血常规：WBC $14.35×10^9$/L，NE% 86.1%，HGB 140g/L，PLT $216×10^9$/L。凝血功能：PT 9.5s，INR 0.83，APTT 20.7s，FIB 3.17g/L，TT 19.9s，D- 二聚体 1 100ng/mL。生化：ALT 20.4U/L，AST 15.2U/L，LDH 233U/L，CK 174.8U/L，CKMB 20U/L，GLU 6.18mmol/L，BUN 4.7mmol/L，CRE 64.45μmol/L，Na^+ 141mmol/L，K^+ 4.0mmol/L，Cl^- 102.1mmol/L。动脉血气：pH 7.416，PCO_2 38.8mmHg，PO_2 148mmHg，BE 0.5mmol/L，SaO_2 99.1%。心肌标志物：CKMB 3.5ng/mL，MYO 122ng/mL，TnI 0.13ng/mL；BNP 106pg/mL。心电图、胸部 X 线检查均大致正常。头颅 CT：左侧基底节、脑岛高密度，脑出血可能性大；左侧海马沟回疝不除外；鼻窦黏膜增厚；左侧额窦高密度影，骨瘤可能性大。

结合患者病史、查体及辅助检查结果，考虑脑出血、高血压病（3 级，极高危组）诊断明确，给予脱水降颅压、控制血压等对症治疗。10 月 23 日患者意识障碍加重，痰液黏稠不易咳出，给予经口气管插管保护气道、强化气道引流，并行颅内血肿碎吸术。10 月 26 日复查头颅 CT 考虑血肿引流满意，患者病情好转，予以拔除引流管。10 月 31 日患者意识障碍逐渐好转，可自主咳嗽排痰，拔除气管插管改为鼻导管氧疗。11 月 9 日患者神志转清，生命体征平稳，复查头颅 CT 示颅内血肿较前明显吸收，转入急诊留观继续治疗。

患者在留观治疗期间病情平稳。但是 12 月 3 日患者突发呼吸困难，血氧饱和度进行性下降，并逐渐出现意识障碍，立即再次收入急诊抢救室。患者入抢救室时昏迷，口唇发绀，可闻及吸气性喘鸣，立即行经口气管插管，连接呼吸机予以辅助通气，并予以甲泼尼龙 40mg 静脉注射。约 10min 后，患者神志转清，口唇发绀好转，吸气性喘鸣消失，血氧饱和度上升至 98%。

【分析】

患者为中年男性，脑出血急性期后出现急性呼吸困难，原因考虑主要有以下 3 个方面：

①呼吸系统,上气道梗阻、张力性气胸、急性呼吸窘迫综合征、肺炎;②循环系统,急性左心衰竭、肺栓塞、急性冠脉综合征;③中枢神经系统,脑卒中、脑疝、脑积水。

患者经气管插管、机械通气后症状缓解,查体:神志清楚,血压 138/90mmHg,双侧瞳孔等大等圆,直径 2.5mm,对光反射灵敏。口唇无发绀,颈静脉无怒张,两肺呼吸音对称,未闻及明显干湿啰音。心率 86 次 /min,心律齐。腹软,无压痛、反跳痛。左侧肢体肌力 V 级,右侧肢体肌力 IV 级,右侧病理征阳性,左侧病理征未引出。

复查实验室检查及辅助检查回报,动脉血气(上机后 10min):pH 7.44,PCO$_2$ 43mmHg,PO$_2$ 143mmHg,BE 5.0mmol/L,HCO$_3^-$ 29.2mmol/L。血常规:WBC 9.53×10^9/L,NE% 74.3%,HGB 109g/L,PLT 349×10^9/L。生化正常。D- 二聚体、心肌标志物均阴性;BNP 106pg/mL。心电图:窦性心律,大致正常。胸部 X 线:两肺纹理增粗。头颅 CT:右侧基底节、脑岛血肿穿刺碎吸术后改变。

结合患者病史、查体及辅助检查结果,考虑患者此次急性呼吸困难的原因可能与上气道梗阻有关。完善床旁支气管镜检查,经气管插管进境,并逐渐后撤插管,发现气管上段至声门下黏膜严重水肿,片状坏死,肉芽增生并管腔狭窄(图 66-1,彩图见文末彩插);拔除气管插管,更换喉罩,经喉罩进境,发现喉部水肿,声门结构不清,声门前襞见球形结节(图 66-2,彩图见文末彩插),镜下局部应用地塞米松;检查完毕经镜引导置入经鼻气管插管至气管下段。术后诊断:气管上段狭窄,气管上段黏膜水肿、坏死、肉芽增生;喉部水肿。患者支气管镜检查结果支持上气道梗阻的诊断,进一步分析导致喉部及气管管腔狭窄的原因可能与气管插管导致的气道损伤有关。

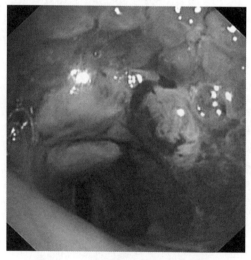

图 66-1　气管插管后气管镜检查所见
气管镜检查可见气管上段至声门下黏膜严重水肿,片状坏死,肉芽增生管腔狭窄。

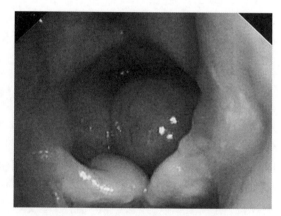

图 66-2　更换喉罩后气管镜检查所见
气管镜检查可见声门结构不清,声门前襞见球形结节。

12 月 14 日患者接受气管切开术,并再次接受气管镜检查,经气切套管进镜,气管下段周围黏膜充血,管腔通畅,隆突锐利,双侧各级主支气管管腔通畅;经鼻进镜,双侧声带水肿,较前明显好转,双侧声带下角见片状坏死,声门下气管上段黏膜明显水肿,前襞可见肉芽组织增生(图 66-3,彩图见文末彩插)。术后诊断:声门水肿,双侧声带下角损伤,声门下气管狭窄,气管上段黏膜水肿。

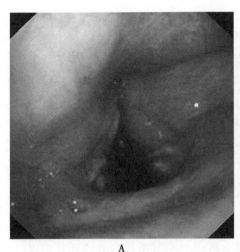
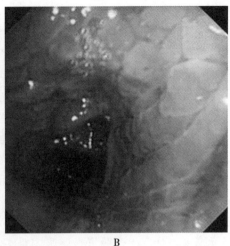

A   B

图 66-3　气管切开后气管镜检查所见

A. 双侧声带水肿,较前明显好转,双侧声带下角见片状坏死;B. 声门下气管上段黏膜明显水肿,前襞可见肉芽组织增生。

转归:患者此后未再出现呼吸困难,因费用问题未接受进一步气管镜下介入治疗,于 12 月 24 日出院返回当地医院康复治疗。出院后电话随访患者恢复良好,病情平稳,未再出现呼吸困难发作。2016 年 2 月 6 日于当地医院更换金属气切套管。

【讨论】

气管插管后气道损伤是气道良性狭窄的最主要原因。气管插管可导致患者气道组织损伤,组织损伤后的病理生理变化包括 3 个阶段:急性炎症期(始于损伤后数小时)、增殖期(始于损伤后 2~3d)和成熟期(始于损伤后 1 个月)。急性炎症期以炎症反应为特点,白细胞和巨噬细胞浸润,促使炎症介质(如肿瘤坏死因子 -α、白细胞介素 -1、白细胞介素 -6 等)的释放,激活内皮细胞、成纤维细胞、角质形成细胞,其中成纤维细胞在损伤修复中起到关键作用。增殖期以肉芽组织增生为特点,成纤维细胞迁移至伤口,启动胶原蛋白合成、细胞外基质成分积聚,形成肉芽组织。成熟期以纤维瘢痕组织形成为特点,肉芽组织渐成熟转变为纤维瘢痕组织,逐渐完成组织修复。

此例患者在气管插管拔除后出现呼吸困难,特征表现为吸气性喘鸣,临床上称之为拔管后喘鸣(postextubation stridor, PES)。文献报道,PES 的总体发生率为 1.5%~26.3%。PES 提示患者存在上气道狭窄,可显著增加拔管后呼吸衰竭的风险,严重影响患者预后。

拔管后上气道狭窄发生的危险因素主要包括以下 3 方面。①插管操作因素:气道内操作过多、操作动作暴力、插管尝试时间过长(>10min)和气管插管管径过大等。②插管后因素:带管时间过长(>36h)、带管期间躁动、气囊压过高、反复多次插管和并发气道感染等。③患者个体因素:瘢痕体质、女性、儿童、创伤、躁动明显、存在微循环功能障碍(休克、糖尿病等)和既往有气道病变(气道狭窄、软化)等。

拔管后上气道狭窄急性期应加强监测和氧疗,并给予糖皮质激素(静脉推注或局部应用)和肾上腺素雾化吸入治疗。如患者症状无改善,临床状况恶化,应立即行再次气管插管建立高级人工气道。当患者上气道狭窄严重且持续存在,后期可考虑行介入治疗或外科治疗。介入治疗包括镜下球囊扩张、热 / 冷冻消融术和支架治疗等。外科治疗则主要为气管切开。

临床上应针对拔管后上气道狭窄发生的高危因素采取必要的预防措施，如严格掌握气管插管指征、插管前充分镇静肌松、选择合适型号的插管、操作动作规范轻柔、对于困难气道可借助可视化装备辅助操作、插管后定期监测气囊压力以及避免带管时间过长等。对于符合拔管指征，但存在发生拔管后上气道狭窄风险（如女性、带管时间≥6d、上气道创伤、非计划性拔管后再次插管、气管插管内径＞8.0mm 等）的高危人群，在拔管之前可考虑进行气囊漏气试验以间接反映上气道通畅度。阳性判断标准为：将气囊充气状态时和气囊放气后的呼气量进行对比，成人患者呼气量差值≤110mL，或呼气量差值与气囊充气时呼气量的比值≤15%，提示上呼吸道存在阻塞。对于气囊漏气试验阳性的患者，应谨慎拔管，建议在拔管前预防性静脉应用糖皮质激素，并在拔管后严密监测。

　　【专家点评】

　　拔管后上气道狭窄是气管插管的常见并发症，容易导致拔管失败，严重影响患者预后。气管插管患者拔管后出现吸气性呼吸困难，确立拔管后上气道狭窄的诊断并不难。本例患者在拔管后 1 个月余出现拔管后上气道狭窄，增加了诊断的难度，也提醒我们在临床工作中对于近期接受气管插管的患者都应保持警惕。此外，预防胜于治疗，临床工作中在气管插管操作前、中、后各个过程中，都需要采取针对性措施预防拔管后上气道狭窄的发生。

（编者：单凯　点评专家：郭伟）

病例67 咳嗽、发热伴呼吸困难

——"胰"波三折,余韵不绝

【病历摘要】

患者,男性,73岁。因"咳嗽、咳痰伴发热3d,呼吸困难1d"于2014年12月30日就诊于首都医科大学附属北京朝阳医院急诊科。

患者3d前着凉后出现咳嗽、咳痰,为白色黏液样痰,伴发热,最高体温39℃,就诊于当地医院予以"头孢类"药物抗感染治疗无明显效果。1d前出现呼吸困难,伴恶心、呕吐1次,无腹痛、腹泻,为进一步诊治转入首都医科大学附属北京朝阳医院急诊科抢救室,后收入EICU。发病以来饮食较差,无大便,近2d尿量减少,睡眠尚可。

既往史:脑血管病史10余年,无后遗症状。糖尿病病史3年,口服二甲双胍,血糖控制尚可。否认高血压病史、冠心病病史,否认过敏史。

入院查体:体温38.5℃,脉搏123次/min,呼吸频率38次/min,血压95/45mmHg,SpO₂ 89%。神志清楚,急性面容。两肺呼吸音稍低,两肺底可闻及痰鸣音和干湿啰音。心率123次/min,心律齐。腹平软,全腹无压痛、反跳痛和肌紧张,肝脾未触及,墨菲征(−),肠鸣音3~4次/min。双下肢轻度水肿。

实验室及辅助检查回报,血常规:WBC $22.21×10^9$/L,NE% 91.6%,HGB 95g/L,PLT $73×10^9$/L。生化全项:ALB 29.5g/L,AST 268U/L,ALT 339U/L,TBIL 22.4μmol/L,DIBL 4.90μmol/L,BUN 7.65mmol/L,CRE 165.4μmol/L,Ca^{2+} 1.63mmol/L,Na^+ 132.5mmol/L,K^+ 3.0mmol/L,GLU 9.07mmol/L。淀粉酶21U/L。血气分析(FiO₂ 50%):LAC 3.7mmol/L,pH 7.319,PCO₂ 29.4mmHg,PO₂ 54mmHg,BE −8.4mmol/L,HCO_3^- 5.3mmol/L。凝血分析:PT 11.7s,PTA 93%,APTT 27.5s,FIB 3.7g/L,TT 19.0s,D-二聚体 2 280ng/mL。PCT:23.59ng/mL。NT-proBNP:3 239ng/L。

胸部X线检查:两肺渗出病变,主动脉硬化,左侧胸腔积液不除外(图67-1)。

【分析】

患者为老年男性,急性病程,因"咳嗽、咳痰伴发热3d,呼吸困难1d"来诊,既往有糖尿病和脑血管疾病,入院诊断考虑:重症肺炎,急性呼吸窘迫综合征,急性肾损伤,急性肝损害,心功能不全,代谢性酸中毒,低蛋白血症,低钾血症,低钙血症,贫血,血小板减少;给予无创呼吸机辅助通

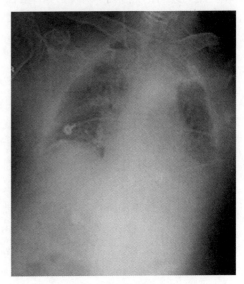

图67-1 患者来诊胸部X线
胸部X线示两肺渗出病变。

气，头孢哌酮/舒巴坦联合莫西沙星抗感染治疗，甲泼尼龙 80mg/d 抗炎，保肝、化痰、预防应激性溃疡、补液、纠正电解质紊乱等对症支持治疗，并积极完善病原学检查。患者体温较前无明显改善，仍波动在 38～40℃，呼吸困难症状较前略有改善。

第二波病情变化：入院第 6 天（2015 年 1 月 4 日），患者出现明显呕吐、腹胀，查体：腹部明显膨隆，两侧腹部可见大片皮肤青紫，腹部张力增高，上腹压痛，无法深部触诊，肠鸣音减弱。急行腹部 CT 示胰腺周围脂肪间隙内可见大量条絮状渗出，小叶结构模糊，增强扫描未见明显强化，胰腺周围及脾周可见少量积液，提示重症急性胰腺炎（图 67-2）。复查胸部 X 线提示两肺下叶炎症，较 2014 年 12 月 30 日右肺有所进展，左肺略好转。即刻予以禁食水、胃肠减压、充分补液，予以奥美拉唑抑酸、奥曲肽抑制胰酶分泌，予以芒硝外敷，大黄、硫酸镁灌肠，换用头孢哌酮/舒巴坦联合万古霉素继续抗感染治疗。

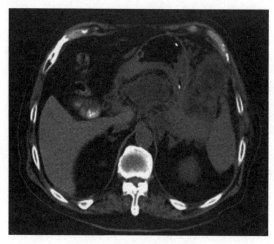

图 67-2　患者腹部 CT

腹部 CT 示胰腺周围脂肪间隙内可见大量条絮状渗出。

随后患者的病原学检查陆续回报：痰细菌培养示耐甲氧西林金黄色葡萄球菌（MRSA），痰真菌涂片见真菌孢子及假菌丝，痰真菌培养提示白念珠菌和烟曲霉，导管尖端培养提示无细菌生长，血培养为阴性。于是，从 2015 年 1 月 6 日起在头孢哌酮/舒巴坦和万古霉素的基础上，加用伏立康唑抗真菌治疗。

第三波病情变化：入院第 10 天（2015 年 1 月 8 日）患者呼吸困难症状再次加重，并于 1 月 9 日出现谵妄、呼吸浅快、血压下降、低氧血症，给予患者气管插管接呼吸机辅助呼吸、补液、去甲肾上腺素泵入维持血压。患者仍高热寒战，床旁胸部 X 线提示两肺炎症，但较前有所好转。

行床旁支气管镜吸痰，肺泡灌洗液培养为 MRSA，普通痰培养为 MRSA、鲍曼不动杆菌，痰真菌培养未见真菌生长，血培养则为大肠埃希菌。于 2015 年 1 月 10 日起将抗感染治疗调整为亚胺培南/西司他丁、万古霉素和口服伏立康唑。

随后，患者体温逐渐恢复正常，腹胀也缓解，有排气排便，呼吸机参数逐渐下调，患者神志清楚，咳痰反射良好，实验室检查和影像学检查也好转，于入院第 22 天（2015 年 1 月 20 日）拔除气管插管。在此期间患者体温、外周血白细胞计数和 PCT 随着三波病情的变化见图 67-3。拔管 4d 后转至消化科普通病房，后出院。最终诊断为重症急性胰腺炎、急性呼吸窘迫综合征、重症肺炎（细菌+真菌）、I 型呼吸衰竭、脓毒症休克、急性肾损伤、肝功能异常、低蛋白血症、贫血、血小板减少、电解质紊乱。

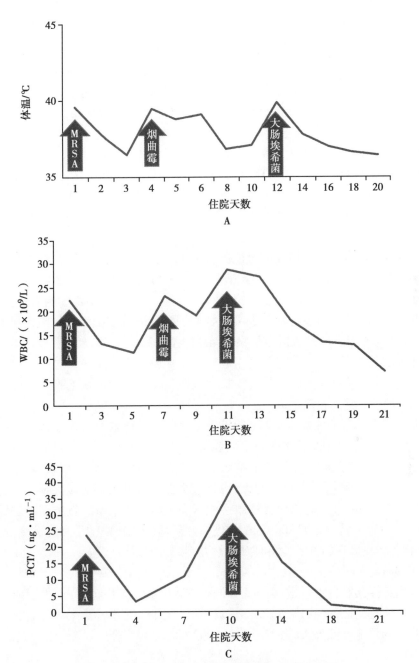

图 67-3　患者体温、外周血白细胞计数和 PCT 的变化

A. 体温；B. 外周血白细胞计数；C. PCT。

MRSA：耐甲氧西林金黄色葡萄球菌。

【讨论】

腹痛是急性胰腺炎的主要临床症状，疼痛位于上腹部，常向背部放射，多为急性发作，且呈持续性。但少数患者无腹痛，称为无痛性急性胰腺炎（painless acute pancreatitis，PAP）。PAP 大致分为两种，一种是猝死性 PAP：患者发病时多表现为昏迷、猝死等症状，病情凶险，预后极差，多在急诊科抢救，且多于猝死后经尸检证实。另一种是临床住院诊断为 PAP 的患者，其中部分因缺乏腹痛主诉，初步诊断为非消化科疾病而收入其他科室。

该患者以咳嗽、咳痰、发热、呼吸困难等呼吸道症状来诊，随后才出现腹胀、上腹压痛等消化道症状和体征，自始至终没有腹痛，虽然病程中伴随着感染，但究其背后的原因为重症急性胰腺炎。重症急性胰腺炎早期的病理生理反应本质为全身炎症反应综合征，持续 1 周后逐步减弱，累及肺可引起两肺弥漫性浸润。该患者入院时表现为急性呼吸窘迫综合征，考虑为全身炎症反应综合征累及肺所致。病程 14d 左右因肠道黏膜屏障功能障碍易继发肠道细菌易位，该患者治疗后期血培养示大肠埃希菌即由此而来。

PAP 的临床特点为：①因缺乏腹痛主诉易被误诊为其他科疾病；②多主诉腹胀及腹部不适，多数有恶心、呕吐的主诉或发热，体检有腹部压痛，所以在临床诊断上仍有蛛丝马迹可循；③PAP 患者的病情严重程度明显高于有腹痛的急性胰腺炎患者，平均住院时间明显长于同期住院的有腹痛的胰腺炎患者；④在影像学检查方面 CT、MRI 对 PAP 诊断价值远优于超声。

急性胰腺炎患者发病而无腹痛的可能原因包括：①胰腺位于腹膜后，位置较深，其前方有胃、横结肠和大网膜，故有些患者在胰腺病变早期，腹前壁体征往往不明显；②有些年老体弱患者痛阈升高，反应性和感受能力均下降；③糖尿病酮症酸中毒和高渗性高血糖状态的部分患者以意识改变为首发症状，使临床医师易漏诊；④胰腺炎症仅局限于胰腺本身，腹痛可能不明显；⑤乙醇能选择性损伤胰腺微循环的结构和功能，导致胰腺发生缺血性病变，发作时疼痛症状可能不明显；⑥部分高脂血症性胰腺炎的临床症状相对较轻，腹痛有时易被其他症状掩盖；⑦以胰性脑病为首发症状的急性胰腺炎患者可缺乏腹痛主诉；⑧急性胰腺炎引起休克的患者常无腹痛主诉。

无痛性胰腺炎诊断的注意事项：①老年患者因休克或神志不清入院，在常规排查心脑卒中、代谢性疾病外，一定要警惕有重症胰腺炎的可能。②老年人合并糖尿病中无痛性胰腺炎比例较高，无痛性胰腺炎比有腹痛症状的胰腺炎发病凶险，常常误诊或漏诊。③高脂血症合并恶心、呕吐、腹泻而无腹痛的患者，即使血淀粉酶升高不明显甚至不升高，也不能否定急性胰腺炎，而应考虑高脂血症性急性胰腺炎可能。④急诊时就出现神志异常（包括淡漠、烦躁、嗜睡等），精神改变，低血压，外周循环衰竭（皮肤瘀斑、手和足发冷、潮湿、皮肤发绀和苍白）等休克表现的患者，不可忽略重症胰腺炎的可能。

【专家点评】

老年重症急性胰腺炎患者常常仅以不典型的消化系统症状起病，而无腹痛，并常常导致呼吸窘迫及休克，掩盖了疾病的本质，易致漏诊。因此，对于这类老年患者，一定要警惕有重症胰腺炎的可能。此外，淀粉酶不高不能除外急性胰腺炎的诊断，结合腹部影像学检查有助于确诊。

（编者：顾伟　点评专家：朱继红）

病例 68　肢体不自主抖动、抽搐、皮疹

——惴惴不知所起，却为"梅"花恼

【病历摘要】

患者，男性，34 岁，已婚，出租司机。主因"右手拇指不自主抖动 2d，突发抽搐伴呕吐 1d"于 2016 年 4 月 6 日入院。

患者 2d 前（2016 年 4 月 4 日）16:00 无明显诱因出现右手拇指持续不自主抖动，牵连示指抖动，余手指无异常，无发热，无头晕、头痛，无恶心、呕吐，无意识障碍，无其他不自主抖动。1d 前患者来我院就诊，挂号大厅排队时，突然出现全身肢体抽搐，双上肢屈曲，牙关紧闭，伴意识障碍、小便失禁，舌咬伤，伴恶心、呕吐 1 次，量大，呕吐物为胃内容物，口唇发绀，遂院内应急抢救小组出诊，给予气管插管，转至急诊抢救室急救，予以呼吸机辅助通气，咪达唑仑、吗啡持续镇静镇痛，为进一步诊治收入 EICU。

既往体健，否认高血压、糖尿病、脑血管疾病史，否认癫痫病史，否认结核病史，无药物过敏史，主诉桃毛过敏。无吸毒史，吸烟史 10 年，5～7 支 /d，无饮酒史。适龄结婚，育有一女，配偶子女体健。

入院查体：体温 37℃，血压 161/104mmHg，心率 138 次 /min，呼吸频率 25 次 /min，发育正常，营养良好，镇静状态，查体欠合作，双瞳孔等大同圆，直径 3mm，全身皮温不高，右前壁及胸前区两处文身，后背、双下肢散在红色斑丘疹，全身浅表淋巴结无肿大，心、肺、腹体格检查无异常，四肢频繁屈曲，双下肢不肿，颈软无抵抗，四肢肌力及张力正常，双侧病理征阴性。

初步检查回报：血常规，WBC $16.93×10^9$/L，NE% 78.4%，RBC $4.49×10^{12}$/L，HGB 141g/L，PLT $261×10^9$/L。生化除 CK 升高外均正常，GLU 6.2mmol/L。头颅 CT 未见明显异常。胸部 X 线检查提示两肺纹理增强。心电图窦性心动过速。脑脊液检查结果：压力 260mmH$_2$O，外观无色透明，蛋白定性阳性，总细胞 $40×10^6$/L，白细胞 $3×10^6$/L；生化：蛋白 0.369g/L，氯化物 131mmol/L，葡萄糖 10mmol/L，同步血糖 6.1mmol/L。梅毒快速血浆反应素试验（RPR）滴度 1：16 阳性。

【分析】

总结患者的病例特点：①青年男性，急性起病，主要表现为右手大拇指持续不自主抖动，突发抽搐伴呕吐；②体温不高，背部及双下肢散在红色斑丘疹，颈软无抵抗，巴宾斯基征阴性；③外周血白细胞高，肝肾功正常，头颅 CT 未见异常，脑脊液压力高，蛋白阳性，细胞数少量，糖和氯化物不减低。病变似乎应定位在中枢神经系统，但又没有什么思路。此外，患者的皮疹我们是否需要注意呢？中枢神经系统症状和皮疹，能否用"一元论"来解释，还是需要"二元论"呢？

入院后，初步诊断为抽搐原因待查，考虑其可能的原因如下：

（1）自身免疫性脑炎：是一类由自身免疫机制导致的脑炎，部分患者可合并有肿瘤，可

表现为抽搐、意识障碍、运动障碍、精神异常等，脑脊液和血自身免疫性脑炎相关抗体阳性，但诊断需要合理排除其他病因。

（2）病毒性脑炎：患者为青年男性，起病急，表现为抽搐，脑脊液压力高，蛋白阳性，应考虑到病毒性脑炎的可能，但是病毒性脑炎多会有发热，而该患者体温正常，此外，也无法解释患者的皮疹。

（3）神经梅毒：患者有神经系统症状，表现为右手拇指不自主抖动、抽搐，查体发现背部及双下肢皮疹，梅毒 RPR 滴度 1∶16 阳性。虽然 RPR 试验只是梅毒的筛查试验，但仍有神经梅毒的可能。

初步治疗上，患者因抽搐导致低氧血症，出于保护气道的考虑，继续给予气管插管、呼吸机辅助呼吸，镇静镇痛，予以头孢曲松 2g 每 12 小时 1 次、更昔洛韦 400mg 1 次 /d 和奥硝唑 0.5g 每 12 小时 1 次联合抗感染治疗，予以甲泼尼龙 500mg/d 激素冲击，予以甘露醇脱水、奥美拉唑抑酸、补钙、化痰等对症支持治疗。

进一步完善了相关检查：头颅 MRI 未见异常。PCT 和 T 淋巴细胞亚群正常，血清铁蛋白 587.6ng/mL。肿瘤相关检查：肿瘤标志物均正常。

免疫相关检查：抗中性粒细胞抗体谱、抗磷脂抗体谱、抗核抗体谱（ANA 谱）、抗角蛋白抗体谱、肌炎抗体谱、抗环瓜氨酸肽抗体、抗双链 DNA 抗体、抗 C1q 抗体、自身免疫性肝病抗体谱均阴性。

毒物分析（血、尿）可以检测到少量地西泮和咪达唑仑。

感染相关检查：呼吸道感染病原体 IgM 九联检（嗜肺军团菌，肺炎支原体，Q 热立克次体，肺炎衣原体，腺病毒，呼吸道合胞病毒，甲型流感病毒，乙型流感病毒，副流感病毒 I、Ⅱ、Ⅲ型）均阴性。G 试验、GM 试验和结核感染 T 细胞斑点试验（T-SPOT）均阴性。痰抗酸杆菌涂片及染色阴性。人类免疫缺陷病毒抗体阴性。性病研究实验室试验（VDRL）阳性，荧光密螺旋体抗体吸收试验（FTA-ABS）阳性，梅毒螺旋体血凝试验（TPHA）阳性。

脑脊液相关检查：新型隐球菌涂片及染色、浓缩查结核分枝杆菌、普通细菌涂片及染色均阴性。弓形虫抗体、风疹病毒抗体、巨细胞病毒抗体、EB 病毒抗体、单纯疱疹病毒抗体、麻疹病毒抗体 IgM 均阴性。

神经疾病免疫性损伤的相关检查：脑脊液和血抗 N- 甲基 -D- 天冬氨酸受体（NMDAR）抗体阳性，抗电压门控钾离子通道（VDKC）抗体、抗接触蛋白相关蛋白 2（CASPR2）抗体、抗富亮氨酸胶质瘤失活蛋白 1（LGI1）抗体、抗 γ- 氨基丁酸 B 型受体（GABA_BR）抗体均阴性。脑脊液抗水通道蛋白 4 抗体（抗 AQP4 抗体）阴性。

副肿瘤综合征相关检查：脑脊液和血抗 amphiphysin（双载蛋白）抗体、抗 CV2 抗体、抗 PNMA2（Ma2/Ta）抗体、抗 Ri 抗体、抗 Yo 抗体、抗 Hu 抗体均阴性。

脑脊液病理未见肿瘤细胞。

脑脊液梅毒甲苯胺红不加热血清试验（TRUST）阳性（1∶4），梅毒血清特异性抗体测定（明胶颗粒凝集法）阳性。

反复追问病史，患者半年前因急性胃肠炎在北京某三甲医院住院，其间曾发现梅毒螺旋体抗体阳性，但未予诊治。2 个月前无明显诱因双下肢及背部出现红色斑丘疹，伴瘙痒，无脱屑、渗出，自行口服氯雷他定、卤米松乳膏外涂治疗，症状略缓解。1 周前至北京某医院皮肤科就诊，梅毒 RPR 滴度 1∶16 阳性，患者未治疗，并且未告诉家属。2 年前有冶游史，经反复询问有硬下疳的病史，当时自己不知道是什么。虽然患者的脑脊液和血抗

NMDAR 抗体阳性,但是诊断自身免疫性脑炎需要合理排除其他的病因。结合患者的冶游史、皮疹、神经系统症状、脑脊液压力和蛋白升高,血清和脑脊液梅毒试验阳性,最终诊断考虑为神经梅毒。

患者入 EICU 第 2 天即成功脱离呼吸机,拔除气管插管,皮疹也在 2d 之内完全消退,仅留下色素沉着,右手指持续不自主抖动频率较前减少,未再发作抽搐。治疗上,继续予以头孢曲松 2g/d 静脉滴注共 14d 抗感染治疗,后转入首都医科大学附属北京地坛医院继续应用苄星青霉素治疗。

【讨论】

梅毒由梅毒螺旋体引起的慢性、系统性性传播疾病。主要通过性途径传播,临床上可分为一期梅毒、二期梅毒、三期梅毒、潜伏梅毒和胎传梅毒(又称先天梅毒)。梅毒是人类独有的疾病,显性和隐性梅毒患者是传染源。性接触是主要的传播途径。患有梅毒的孕妇可通过胎盘传染给胎儿引起胎儿宫内感染。《中华人民共和国传染病防治法》,将其列为乙类传染病。

梅毒的临床表现包括:①一期梅毒,标志性临床特征是硬下疳,发生于不洁性交后 2~4 周,局部淋巴结肿大,疳疮不经治疗,可在 3~8 周自然消失,而淋巴结肿大持续较久。②二期梅毒,由于梅毒螺旋体从淋巴系统进入血液,在体内播散后出现全身症状,多在感染后 7~10 周,可有低热、头痛、肌肉和关节痛等,也可伴肝脾肿大及全身淋巴结肿大。可表现为梅毒疹、复发性梅毒疹、黏膜损害、梅毒性脱发、骨关节损害、二期眼梅毒和神经梅毒等。③三期梅毒,1/3 未经治疗的显性梅毒感染者发生三期梅毒,可表现为皮肤黏膜损害、近关节结节、心血管梅毒、神经梅毒等。

神经梅毒是由梅毒螺旋体侵犯中枢神经系统出现脑膜、大脑、血管或脊髓等损害的一组临床综合征,可发生于梅毒病程的各个阶段,往往是因为早期梅毒未经彻底治疗所致,常为晚期(三期)梅毒全身性损害的重要表现。随着青霉素的使用,梅毒的发生率曾一度下降。但是 70 年代后发病率又有上升趋势,神经梅毒患者也逐渐增加。

神经梅毒有多种临床类型,主要包括无症状神经梅毒,脑膜神经梅毒,脑膜、脊髓膜血管梅毒,脊髓痨和麻痹性神经梅毒(也称麻痹性痴呆或梅毒性脑膜脑炎)5 种类型。作为一种感染性疾病,脑脊液检查可见细胞数和蛋白增高,葡萄糖减低或正常,细胞数增高,通常在 $5×10^6$/L 以上,最高可达($100~300$)×10^6/L,以淋巴细胞为主。

神经梅毒的诊断,没有"金标准",主要依据梅毒感染史、神经梅毒的症状和体征、脑脊液淋巴细胞和蛋白增多、血清和脑脊液梅毒实验阳性。

在梅毒的治疗上,推荐大剂量水剂青霉素(24 000kU/d),分次给药,疗程 10~14d,继以苄星青霉素 2 400kU/d 肌内注射,每周 1 次,共 3 次。但国外较多研究发现苄星青霉素 G 在脑脊液的浓度很低,不能有效驱梅,故目前已不推荐使用。替代的治疗方案有头孢曲松和多西环素等。

该患者为青年男性,右手拇指不自主抖动伴抽搐主要定位在神经系统,起初通过脑脊液鉴别锁定自身免疫性脑炎,梅毒性脑炎和病毒性脑炎治疗上面也是兼顾。患者拔除气管插管和呼吸机后才追问出冶游史,以及 1 周前在北京某医院皮肤科就诊查梅毒 RPR 滴度 1∶16 阳性,但未治疗,亦未告诉家属病史,并且血液和脑脊液梅毒相关检查亦支持神经梅毒。神经梅毒起病隐袭,临床表现多样,为我院急诊科首诊病例,借此病例可拓宽我们的诊治思路。

该患者在应用头孢曲松后体温即开始升高，最高达39℃，考虑为赫氏反应（Herxheimer reaction）。赫氏反应的诱发原因是药物对梅毒螺旋体的杀灭作用太强，导致梅毒螺旋体大量死亡，大量有害物质从死亡的梅毒螺旋体内溢出以及机体内部的变态反应引起机体出现的不适反应。此反应还可以见于治疗钩端螺旋体病和结核病的过程中。赫氏反应由奥地利皮肤病学家Herxheimer两兄弟在应用汞、砷及铋治疗梅毒过程中发现，患者表现为高热、大汗、盗汗、恶心及呕吐症状，皮肤病变扩大、恶化等，随着治疗进程的继续上述反应消失、缓解，表现为一过性、暂时性"恶化"，此反应因发现者而命名。为预防赫氏反应，青霉素可由小剂量开始，或在抗梅毒治疗前1d开始口服泼尼松，连续3d。

　　【专家点评】

　　虽然患者的来诊症状是急诊科的常见症状，但是细心观察和详细询问病史至关重要。医生的工作应像侦探一样抽丝剥茧，一点点清晰诊断思路。神经梅毒在三甲非传染病医院确实少见，完善的检查也能给我们一些提示。

（编者：李彦　点评专家：张国强）

病例 69 腹泻、意识障碍
——探本溯源，常见病中的不寻常

>>>>>>>>>>>>>>>>>>>>>>>>>>>>>

【病历摘要】

患者，男性，52岁。主因"腹泻3d，意识障碍1h"于2017年8月4日9：00入院。

患者4d前由沪来京旅行，近3d来出现腹泻，呈水样便，5~6次/d，无腹痛，无恶心、呕吐，无呕血，无鲜血便、便中带血及黑便，无发热，进食量渐减少，渐出现精神萎靡，未就诊。1h前家属发现患者意识障碍，反应迟钝，嗜睡，无肢体抽搐及二便失禁，呼叫"120"急救车送入我院急诊抢救室。患者入院前尿量明显减少，估测12h尿量小于50mL。

既往史：否认高血压、糖尿病、冠心病、慢性阻塞性肺疾病等慢性病史；否认结核、肝炎等传染病史；否认外伤、手术及输血史；否认药物过敏史。

个人史：吸烟30余年，20支/d；饮酒30余年，黄酒约500mL/d。

入院查体：体温35.5℃，脉搏116次/min，呼吸频率19次/min，血压61/40mmHg，SpO_2 85%。发育正常，营养中等，意识模糊，查体部分配合。全身皮肤湿冷、发绀，口唇及甲床明显发绀。两肺未闻及明显干湿啰音；心律齐，各瓣膜听诊区未闻及病理性杂音；腹平软，未见肠型及蠕动波，未触及包块，肝脾肋缘下未触及，肠鸣音约2次/min。脊柱及四肢无畸形，四肢自主活动少，肌力查体不能配合，双侧巴宾斯基征阴性；双下肢无水肿，双侧髋部以下皮肤明显花斑样改变。

入院心电图示窦性心动过速。即刻动脉血气分析示：pH 7.0，PO_2 66.5mmHg，PCO_2 10.5mmHg，HCO_3^- 22.2mmol/L，BE −27.6mmol/L，SaO_2 49.7%，LAC 5.94mmol/L。血常规：WBC $16.4×10^9$/L，NE% 84.0%，RBC $4.92×10^{12}$/L，HGB 173g/L，PLT $244×10^9$/L。急诊生化：ALT 21.0U/L，AST 21.5U/L，TP 86.3g/L，ALB 49.3g/L，TBIL 3.7μmol/L，DBIL 2.4μmol/L，CK 151U/L，CKMB 31U/L，BUN 39.4mmol/L，CRE 664.5μmol/L，K^+ 3.1mmol/L，Na^+ 109.4mmol/L，Cl^- 76.7mmol/L，Ca^{2+} 2.22mmol/L，CRP 208mg/L。凝血全项：PT 14s，INR 1.15，APTT 36.7s，FIB 4.95g/L，D-二聚体 2 100ng/mL；PCT 15.5ng/mL。尿常规：红细胞 10/μL，白细胞 0，蛋白（−）。大便常规：脂肪滴（++++），悬滴动力阴性，红细胞 0，白细胞 0。床旁胸部X线检查未见明显异常。泌尿系统B超提示前列腺钙化。腹部CT提示结肠内液体密度影。

【分析】

患者为中年男性，以腹泻伴意识障碍入院，结合患者病史、体格检查及实验室检查，根据脓毒症和脓毒症休克的临床诊断流程，该患者腹泻明显，虽大便常规白细胞不高，但PCT明显升高，仍为疑似感染患者，快速序贯器官功能衰竭评分（quick sequential organ failure assessment，qSOFA）2分，同时存在脏器功能障碍，序贯性器官功能衰竭评分（sequential organ failure assessment，SOFA）为9分，考虑脓毒症明确。初步诊断：①脓毒症，肠道感染可能性大；②急性肾损伤（AKI）3期；③低钠、低氯血症；④急性失代偿性代谢性酸中毒。

立即给予：①液体复苏，开放静脉通路给予晶体液扩容治疗（500mL/h），3h 后患者仍存在低血压（MAP＜65mmHg），应用血管活性药物（去甲肾上腺素）维持血压，血乳酸＞2mmol/L，达到脓毒症休克诊断标准。②抗感染，留取血标本及便标本进行微生物学培养及药物敏感试验完善病原学检查后，考虑感染部位为肠道，革兰氏阴性杆菌感染可能性大，给予静脉使用美罗培南（1.0g 每 8 小时 1 次）。③纠正酸碱电解质紊乱，静脉给予 3% 氯化钠纠正低钠血症，5% 碳酸氢钠 12.5g 静脉滴注纠正酸中毒。④调整胃肠道功能，留置胃管后给予地衣芽孢杆菌活菌、蒙脱石散、肠泰合剂鼻饲。⑤免疫支持：胸腺五肽 20mg 肌内注射。

经上述综合支持治疗约 6h 后，患者神志转清，血压 110/68mmHg，心率 116 次 /min，呼吸频率 26 次 /min；仍无尿，给予呋塞米负荷试验结果阴性（呋塞米 100mg 静脉推注后观察 2h 内尿量小于 200mL）。患者脓毒症导致 AKI 明确，根据 2012 年改善全球肾脏病预后组织（Kidney Disease：Improving Global Outcomes，KDIGO）发布的《KDIGO 急性肾损伤临床实践指南》，该患者属 AKI 3 期。结合 BUN＞27mmol/L，Na^+＜115mmol/L，pH＜7.15，根据《血液净化急诊临床应用专家共识》，该患者符合该共识推荐开始连续性肾脏替代治疗（CRRT）的 4 条指征，须开始 CRRT。于 18：00 给予中心静脉置管后行 CRRT，采用床旁血液净化机，使用碳酸氢钠为缓冲液的置换液，并根据血钠水平配制低钠置换液，使用肝素全身抗凝，选择连续性静 - 静脉血液滤过模式。经 CRRT 治疗 29h，患者病情好转，腹泻量明显减少，尿量增加，未使用利尿剂的情况下 24h 尿量＞1 000mL，暂停 CRRT 观察。

2017 年 8 月 6 日细菌室电话回报血培养阳性，初步筛查为球杆菌。

2017 年 8 月 8 日患者病情进一步好转，腹泻停止，生命体征平稳，停止 CRRT 后尿量仍在 1 000mL/d 以上。复查血生化示：BUN 17.11mmol/L，CRE 104μmol/L，K^+ 3.5mmol/L，Na^+ 142.7mmol/L，Cl^- 103.7mmol/L。

2017 年 8 月 9 日血培养结果回报：鲍曼不动杆菌，对头孢吡肟、头孢他啶、左氧氟沙星、环丙沙星、氨苄西林 / 舒巴坦、复方磺胺甲噁唑、亚胺培南等抗生素敏感，初期经验性抗感染治疗方向准确，根据药物敏感试验结果，继续给予足量美罗培南静脉滴注抗感染治疗。

患者当日出院乘高铁返沪，随访家属得知患者于 2017 年 8 月 10 日入住上海交通大学医学院附属瑞金医院进一步治疗。抗感染方案为静脉美罗培南联合利奈唑胺，血细菌、真菌及厌氧菌培养均未见生长。住院期间出现低蛋白血症伴多浆膜腔（胸腔、腹腔、心包）积液以及液气胸，经静脉补充人血白蛋白、胸腔穿刺闭式引流等支持治疗，于 2017 年 9 月 1 日治愈出院。出院后 1 个月及 3 个月患者复查生化，肝、肾功各项指标正常，正常工作生活。

【讨论】

不动杆菌属包括鲍曼不动杆菌复合群（包括鲍曼不动杆菌、*Acinetobacter nosocomialis* 和 *Acinetobacter pittii*）与鲍曼不动杆菌复合群外其他的不动杆菌，其中鲍曼不动杆菌是鲍曼不动杆菌属中最具代表性的菌种，鲍曼不动杆菌感染可能导致对多种抗生素耐药，临床结局更差。近年来，随着抗生素广泛使用、侵袭性操作增加、免疫抑制剂的使用以及高龄和免疫低下患者的增多，鲍曼不动杆菌的感染率日益趋升，目前已成为全球抗感染领域的重大挑战。鲍曼不动杆菌在《美国 2013 年抗生素耐药性威胁》报告中位列"严重威胁"首位，在 2017 年世界卫生组织《指导新抗生素研究、发现和发展的全球抗生素耐药细菌优先性列表》中居第 1 位。全国细菌耐药监测网（China Antimicrobial Resistance Surveillance System，CARSS）结果显示，不动杆菌居大型教学医院中分离出来的革兰氏阴性菌的第 3 位，且有愈演愈烈之势。但目前的研究多集中在医院获得性鲍曼不动杆菌感染,社区获得性鲍曼不动杆菌感染报道相对较少。本文结合上述病例讨论社区获得性鲍曼不动杆菌感染的特点及研究进展。

(1)鲍曼不动杆菌作为致病菌不再有争议:鲍曼不动杆菌作为一种非发酵革兰氏阴性杆菌,广泛分布于水、土壤、空气中,是常见的条件致病菌,可引起多种医院获得性感染相关疾病,尤其在院内长期接受机械通气患者、具有潜在的肺部疾病、接受广谱抗生素及近期手术等免疫力低下人群常见。目前鲍曼不动杆菌因其日益增长的高病死率和多重耐药率日益受到世界范围的关注。但既往认为社区获得性鲍曼不动杆菌不是致病菌,其感染不是导致患者死亡的直接原因。鲍曼不动杆菌导致社区获得性感染非常罕见,目前在上呼吸道感染如咽炎、鼻窦炎以及结膜炎和中耳炎中的致病菌没有该菌,慢性阻塞性肺疾病感染谱中亦无该菌,在皮肤软组织感染中该菌也不常见。

1977 年 Goodhart 首次报道了社区获得性鲍曼不动杆菌致 2 例饮酒患者感染的病例,1981 年 Cordes 再次报道了 3 例铸造厂工人社区获得性鲍曼不动杆菌感染,近 20 年来越来越多的研究显示社区获得性鲍曼不动杆菌可导致各种感染,包括肺炎、菌血症、脑膜炎、心内膜炎、皮肤软组织感染、眼部感染、腹腔感染、泌尿道感染等,社区获得性鲍曼不动杆菌属(皮特不动杆菌)的感染是亚急性空洞性肺炎的一个重要致病原因。目前的报道多为个案,前瞻性 / 回顾性研究较少,尽管鲍曼不动杆菌的毒力很弱,仍可导致严重的感染甚至死亡,尤其对于吸烟和 / 或免疫力低下的人群,免疫力低下的人群感染病死率为 8%～40%,相关报道社区获得性鲍曼不动杆菌感染导致的肺炎 / 菌血症病死率甚至高达 56%。多项研究表明,不恰当、不及时的治疗可能导致病死率的明显升高。由此可见,鲍曼不动杆菌作为致病菌已不再是争议。

(2)社区获得性鲍曼不动杆菌与医院获得性鲍曼不动杆菌的病原学比较:与医院获得性鲍曼不动杆菌比较,社区获得性鲍曼不动杆菌具有其自身特点。①来自社区中的鲍曼不动杆菌多为多元化克隆,而医院中的鲍曼不动杆菌大多为单一或是数个克隆。②低耐药率,社区感染分离出的鲍曼不动杆菌多重耐药率较低,更易对多种抗生素敏感,更可能接受恰当的抗生素治疗。③基因层面,社区获得性与医院获得性鲍曼不动杆菌在患病基因和耐药基因方面均存在较大差别,社区获得性鲍曼不动杆菌可能产生了一部分新的基因编码,导致了两者在对抗生素的耐药性产生不同。④高毒力,有研究显示尽管社区获得性鲍曼不动杆菌感染接受了及时恰当的抗生素治疗,社区感染仍是鲍曼不动杆菌血流感染患者 14d 病死率的独立危险因素,提示社区获得性鲍曼不动杆菌的致病毒力可能较强。

(3)分布特点及易感人群:社区获得性鲍曼不动杆菌具备区域分散的特征,多数社区获得鲍曼不动杆菌感染的报道集中在热带和亚热带地区,如亚洲、中东、澳大利亚等,在北美地区也有报道,大多数患者同时合并内科其他疾病如慢性肺病、糖尿病、慢性肾病、肿瘤病史,并且往往有吸烟和过度饮酒嗜好。有一项为期 12 年的回顾性病例对照研究,比较了医院获得性和社区获得性鲍曼不动杆菌血流感染的特点,指出鲍曼不动杆菌引起的社区获得性血流感染好发于温暖而潮湿的季节。

(4)鲍曼不动杆菌血流感染的诊断:目前临床报道中提及的鲍曼不动杆菌实际为鲍曼不动杆菌复合群。鲍曼不动杆菌血流感染的诊断标准:有血培养检查适应证,规范消毒经皮采集血培养,单瓶分离该菌即考虑感染。因该菌是皮肤正常菌群,在诊断感染时需除外污染的可能性。常见的污染细菌为凝固酶阴性葡萄球菌,特别是表皮葡萄球菌,鲍曼不动杆菌并不是常见污染菌。因此若培养结果考虑污染需要找出明确的证据。本例患者临床表现为腹泻，脓毒症休克诊断明确，有明确血培养适应证，血培养结果回报鲍曼不动杆菌，鲍曼不动杆菌血流感染诊断明确。该患者仅有一套血培养阳性，可定义为血培养单套阳性的鲍曼不动杆菌感染。有研究对血培养单套阳性与多套阳性进行了比较，结果显示，多套阳性的患者病情严重，多套阳性是 28d 病死率独立预测因素，因此，对多套阳性患者的处理应更为积极。在临床中对高度怀疑血流感染的患者应多次留取血培养，提高诊断率，本例患者为血培养单套阳性，也是本案例的有待完善之处。

（5）治疗：原则是依据临床指南推荐和药物敏感试验结果选择用药。目前不推荐预防性应用抗生素覆盖鲍曼不动杆菌。若考虑该菌为定植菌，一般不建议去定植，但当出现以下情况时推荐经验性覆盖鲍曼不动杆菌：既往有定植、此次感染严重、发生在鲍曼不动杆菌暴发期间、基础免疫力低下。如前所述，因鲍曼不动杆菌并非常见污染菌，因此当患者无菌部位体液标本涂片可见革兰氏阴性球杆菌时，认为该诊断概率高于单纯临床诊断推测病原，需要覆盖，对应治疗为抢先治疗。及时恰当地应用抗生素对减少由于鲍曼不动杆菌感染引发的死亡尤为关键。

社区获得性鲍曼不动杆菌相关菌株的耐药性小于医院获得性相关菌株，往往对多种抗生素均敏感，对于非多重耐药鲍曼不动杆菌感染，可根据药物敏感试验结果选用 β 内酰胺类抗生素等抗菌药物，如舒巴坦或其合剂（头孢哌酮 / 舒巴坦、氨苄西林 / 舒巴坦）。社区获得性鲍曼不动杆菌耐药的发生常见于既往存在慢性肺部疾病、反复住院或机械通气、应用广谱抗生素及免疫抑制剂的患者。具体抗菌药物的选择可根据是否具有耐药性。①多重耐药菌：根据药物敏感试验选 β 内酰胺类抗生素，一般选用舒巴坦或其合剂（头孢哌酮 / 舒巴坦、氨苄西林 / 舒巴坦）或碳青霉烯类，可联合应用氨基糖苷类抗生素或氟喹诺酮类抗菌药物等。②广泛耐药菌：两药或三药联合治疗。目前多采用以舒巴坦或其合剂（头孢哌酮 / 舒巴坦、氨苄西林 / 舒巴坦）、替加环素或多黏菌素为基础的联合。③全耐药菌：选择难度大，治疗效果差，可根据药物的药代动力学 / 药效动力学尝试。

社区获得性鲍曼不动杆菌引起的血流感染治疗的疗程取决于感染的严重程度、是否出现并发症以及是否存在耐药。对于免疫状态正常的单纯血流感染，若治疗反应好，则抗感染治疗疗程持续至末次血培养阳性和症状体征好转后 10～14d。目前，社区获得性鲍曼不动杆菌的耐药率较医院获得性的低，但一旦发生血流感染，往往病情危重，更常以休克就诊，且 APACHE Ⅱ 评分高，迅速进展为多脏器功能障碍，病死率极高。社区感染是鲍曼不动杆菌血流感染患者 14d 病死率的独立危险因素。

通过本病例，我们来探讨一下该病的诊治思路：本例患者就诊于气候炎热而潮湿的 8 月份，入院时根据《拯救脓毒症运动：脓毒症与脓毒症休克治疗国际指南（2016 版）》中发布的"脓毒症"的诊断标准进行 SOFA 评分为 9 分，APACHE Ⅱ 评分为 27 分，为重症感染，血培养最初筛查为球杆菌，结合该患者自身危险因素（长期吸烟饮酒病史），就诊时为脓毒症休克，治疗上应抢先治疗，初始应用碳青霉烯类广覆盖，后期血培养结果证实鲍曼不动杆菌感染，对碳青霉烯类抗生素敏感。

目前中国境内鲜有社区获得性鲍曼不动杆菌血流感染的报道，本文针对我院成功救治的社区获得性鲍曼不动杆菌引起的血流感染案例进行分析，同时总结了社区获得性鲍曼不动杆菌感染的基本特点，对于指导临床社区获得性鲍曼不动杆菌感染进行及时抢先治疗，精准应用抗生素，改善患者预后具有重要意义。

【专家点评】

本病例乍一看是以常见病——腹泻就诊，但患者一般情况差，合并多脏器功能受损，又不同于一般的腹泻患者。该患者抢救及时，治疗有效，预后很好，是个很成功的病例。但目前本病例主要存在 3 个问题：①该患者感染灶不明确，诊断为脓毒症休克没有十足的证据，可能只是一个低血容量性休克；②没有留取粪便培养，虽然考虑为肠道感染，但致病菌不明确；③只留取了 1 次血培养，应该多次留取血培养结果更有可信度。虽然血培养结果显示为鲍曼不动杆菌，考虑为社区获得性，但因致病菌株少见，应行基因测序予以确定。

（编者：王娜　点评专家：朱继红）

病例 70　发热只是简单的开始

——别具只眼，见微知类

【病历摘要1】

患者，男性，36岁，林场工人。主因"发热、白细胞进行性升高4d"于2018年11月25日11：26来诊。

患者4d前无诱因出现发热，体温最高38.5℃，伴畏寒、寒战，就诊于外院，完善血常规提示白细胞进行性升高，出现DIC。外院今晨查血常规：WBC 93.27×10⁹/L，HGB 191g/L，PLT 30×10⁹/L。凝血分析：APTT 74.0s，FIB 1.43g/L，D-二聚体2 490ng/mL，FDP 10.36μg/mL；PCT 4.6ng/mL。无头痛，无憋气，无皮肤瘀斑，现为进一步诊治转至我院。

既往史：体健，无药物食物过敏史。

来诊查体：血压97/68mmHg，心率114次/min，神志清楚，精神稍差，两肺呼吸音粗，未闻及干湿啰音，心律齐，无杂音，腹软，无压痛。双下肢无明显可凹性水肿。

初步实验室检查结果回报如下：

血常规：WBC 106.71×10⁹/L，NE% 76.9%，NEUT 82.01×10⁹/L，RBC 6.21×10¹²/L，HGB 189g/L，HCT 55.2%，PLT 15×10⁹/L。

生化：ALT 77U/L，AST 288U/L，LDH 1 816U/L，α-HBDH 1 132U/L，TP 47.4g/L，ALB 26.2g/L，BUN 13.71mmol/L，CRE 251μmol/L，UA 492μmol/L，GLU 15.75mmol/L，Ca²⁺ 1.54mmol/L，K⁺ 3.33mmol/L，Na⁺ 125.9mmol/L，Cl⁻ 85.7mmol/L，CO₂ 17.2mmol/L。

凝血分析：PT 12.8s，FIB 1.64g/L，APTT 52.8s，FDP 4.9μg/mL，D-二聚体744ng/mL。

尿常规：比重1.019，葡萄糖（＋＋），蛋白（＋＋＋），酸碱度6.0，酮体（＋），隐血（＋＋），白细胞300/μL，红细胞66/μL，颗粒管型10/低倍镜视野。

外周血涂片：中性杆状核粒细胞35%（1%～4%），中性分叶核粒细胞34%（50%～70%），淋巴细胞5%（25%～40%），单核细胞4%（2%～8%），中幼粒细胞10%，晚幼粒细胞12%，红细胞形态大小不等，可见有核红细胞，白细胞多，可见中晚幼粒细胞及非典型淋巴细胞。

【分析1】

总结病例1特点：①青年男性，急性起病；②发热，伴畏寒、寒战，外院PCT高；③血常规异常，WBC明显升高，以中性粒细胞升高为主，RBC、HGB、HCT升高，PLT减少；④肝损害，ALT、AST升高，LDH、α-HBDH明显升高，TP低、ALB低；⑤急性肾损伤，CRE、BUN升高，尿中蛋白、隐血、白细胞、红细胞、颗粒管型均有；⑥酸碱电解质紊乱，低二氧化碳、低钙、低钾、低钠、低氯；⑦凝血异常，FIB低，PT、APTT延长，D-二聚体升高；⑧代谢紊乱，血糖升高，尿糖阳性，尿酮体阳性，尿酸升高；⑨外周血涂片未见原始细胞，可见中晚幼粒细胞及非典型淋巴细胞。

患者多个系统的受累，实验室检查多项异常，尤其以外周血白细胞升高为著，那么患者发热伴高白细胞的原因可能是什么呢？①急性白血病：患者急性起病，外周血白细胞进行性升高,最高达 106.71×10⁹/L,伴血小板减少,LDH、α-HBDH 明显升高,还伴发热,很容易想到白血病可能,但是患者未合并贫血,外周血涂片未见原始细胞,均不支持,还需要进一步的骨髓穿刺来明确。②感染性疾病:患者发热,PCT 升高,外周血白细胞升高,以中性粒细胞升高为主,合并有多个系统的功能障碍,应考虑到细菌感染的可能;病毒感染时,白细胞常常减少;真菌感染,进展较慢,且多合并有免疫低下情况。因此,还需要进一步寻找病原体和感染灶。

其实,如果撇开白细胞显著升高外,患者为青年男性,在林场工作,于秋冬之交发病,发热,血小板减少,肾损伤,那么应该想到什么呢?流行性出血热。怀疑到该诊断后,患者在我院仅滞留数个小时,转到专科医院后随即明确诊断。

【病历摘要2】

患者,男性,28 岁,厨师。主因"间断发热 12d,外阴水肿 2d"于 2018 年 12 月 15 日5:00 来诊。

12d 前无诱因出现发热,体温最高 38.9℃,伴恶心、呕吐,无咳嗽、咳痰,无腹痛、腹泻,无尿频、尿急等不适,就诊于广东佛山市某医院,查白细胞升高,血小板减少,最低达 16×10⁹/L。肝功能不全:ALT 1 403U/L,AST 2 236U/L,TIBL 34.78μmol/L,DBIL 20.05μmol/L。肾功能不全:CRE 最高达 828μmol/L,考虑感染性血小板减低,急性肝损害,急性肾损伤,给予透析、抗感染、输注血小板等对症治疗后体温降至正常,血小板恢复正常,肝功能较前好转,尿量约 1 500mL/d,自行离院。2d 前患者出现阴囊阴茎水肿,疼痛不明显,不伴有发热,小便如常,就诊于山西大同市某医院,查 WBC 21.58×10⁹/L,HGB 56g/L,查超声示阴茎阴囊皮肤肿胀,腹股沟淋巴结肿大。以"白细胞升高、贫血、肝损害、肾损伤"转至我院。

既往体健,否认药物过敏史。

查体:血压 137/94mmHg,心率 91 次/min,神志清楚,精神弱,两肺呼吸音粗,可闻及少量湿啰音,心律齐,未及杂音,腹部饱满,无压痛,外阴形态肿胀明显,阴茎包皮明显水肿,双下肢轻度可凹性水肿。

急诊初步检查回报如下:

血常规:WBC 19.57×10⁹/L,NE% 77.4%,RBC 2.07×10¹²/L,HGB 63g/L,HCT 17.8%,PLT 201×10⁹/L。

生化:ALT 4U/L,AST 39U/L,GGT 246U/L,ALP 231U/L,LDH 578U/L,HBD 495U/L,CK 276U/L,TP 59g/L,ALB 32.2g/L,BUN 29.28mmol/L,CRE 813μmol/L,UA 885μmol/L,TBIL 27.5μmol/L,DBIL 15.1μmol/L,Ca²⁺ 1.73mmol/L,IP 1.6mmol/L,K⁺ 4.06mmol/L,Na⁺ 120.1mmol/L,Cl⁻ 80.8mmol/L,CO₂ 19.4mmol/L。

尿常规:比重 1.004,蛋白(-),pH 6.0,尿胆素原(+++),隐血(+),胆红素(+)。

心肌标志物:MYO 249ng/mL,BNP 1 210pg/mL,余正常。

血气分析:pH 7.47,PCO₂ 28mmHg,PO₂ 91mmHg,LAC 0.8mmol/L,HCO₃⁻ 20.4mmol/L。

凝血分析:D-二聚体 4 519ng/mL,FDP 33.4μg/mL。

PCT 1.52ng/mL;ESR 59mm/h;CRP 82mg/L。

淋巴结 B 超:双侧腹股沟区多发肿大淋巴结,右侧大者约 1.9cm×0.7cm,左侧大者约 1.4cm×0.8cm。

腹部彩色多普勒超声:阴囊壁明显增厚、肿胀,门静脉增宽(主干内径 1.5cm),胆囊胆汁淤积,双肾形态饱满,实质明显增厚(2.5~2.8cm),双侧胸腔积液。

头颅 CT:未见异常。

胸部 X 线:两肺渗出性病变可能大,心影增大,心包积液可能。

【分析 2】

总结病例 2 特点:①青年男性,急性起病;②发热伴呕吐;③会阴区水肿,下肢水肿,多浆膜腔积液,两肺渗出影,BNP 升高;④腹股沟淋巴结肿大;⑤外周血白细胞升高,一过性血小板下降,血红蛋白减少;⑥肝功能异常;⑦肾功能异常;⑧电解质紊乱;⑨PCT 和 CRP 均升高。那么,患者发热伴多系统损害的原因是什么呢? 感染性疾病,血液系统疾病,还是免疫系统疾病呢?

在急诊给予输注红细胞,纠正电解质紊乱,适当补液利尿,给予亚胺培南/西司他丁抗感染治疗,体温波动在 37~38℃之间,尿量每天可达 2 000~3 000mL,并进一步完善检查,同时送检流行性出血热抗体。

感染相关检查提示,甲型流感病毒和乙型流感病毒抗原检测阴性;肺炎支原体抗体测定 1:20 可疑,肺炎衣原体抗体、嗜肺军团菌抗体(−);乙型肝炎表面抗原、丙型肝炎病毒抗体、人类免疫缺陷病毒抗体、梅毒螺旋体抗体均阴性;结核 T-SPOT 阴性;真菌 G 试验阴性。

血液相关检查提示,贫血组合:铁蛋白 2 305ng/mL,维生素 B_{12} 1 018pg/mL,叶酸 5.24ng/mL。贫血检测:铁 5.59μmol/L,总铁结合力 40.75μmol/L,不饱和铁结合力 35.16μmol/L;结合珠蛋白 87.5mg/dL;血浆游离血红蛋白 56mg/L。Coombs 试验:抗人球广谱(+),抗人球蛋白 IgG(+),抗 C3d 抗体(−)。外周血涂片:中性杆状核粒细胞 6%,中性分叶核粒细胞 66%,淋巴细胞 14%,单核细胞 10%,嗜酸性粒细胞 1%,嗜碱性粒细胞 1%,中幼粒细胞 2%,破碎红细胞 <1%。

免疫、肿瘤、内分泌相关检查提示,自身抗体谱阴性;补体 C_3 0.653g/L,ASO 130IU/mL;抗肾小球基底膜抗体阴性;肿瘤标志物阴性。甲状腺功能:FT_3 3.03pmol/L。

超声心动图:左房扩大(上下径 6.1cm,左右径 4.4cm),三尖瓣轻度反流,肺动脉收缩压轻度增高(收缩压 47mmHg),少量心包积液(左室后壁舒张期 0.8cm,收缩期 1.3cm;左室侧壁舒张期 1.2cm,收缩期 1.8cm)。

胸部 CT:两肺多发渗出性病变(右肺下叶为著),感染可能。两肺上叶肺气肿(间隔旁型)。两肺间质改变。右侧少量胸腔积液,心脏饱满,心包积液。

最终,流行性出血热 IgM 和 IgG 抗体回报均阳性,明确诊断,转至专科医院继续治疗。

【病历摘要 3】

患者,女性,41 岁,职员,长期在北京工作和生活。主因"发热 5d"于 2018 年 11 月 8 日 9:00 来诊。

6d 前食用北极虾等火锅后夜间出现剑突下绞痛,持续数分钟自行缓解。5d 前出现畏寒,全身乏力,肌肉酸痛,伴双膝关节疼痛,未测体温,无咳嗽、咳痰,无尿频、尿急,下午自觉症状加重,测体温 38.4℃,同时出现恶心、呕吐、腹泻,呕吐 2 次,为内容物,非喷射性,腹泻 2 次,为黄色稀便。当地医院就诊查血常规:WBC 4.36×10⁹/L,HGB 135g/L,PLT 102×10⁹/L,尿蛋白(+),转氨酶正常,考虑急性胃肠炎,予以"奥美拉唑、依替米星、赖氨匹林"治疗,症状未缓解。3d 前,体温最高 39.5℃,至我院发热门诊。血常规提示 WBC 4.06×10⁹/L,NE% 82.2%,PLT 38×10⁹/L。CRP 33mg/L。生化:BUN 3.08mmol/L,CRE 89μmol/L,K^+ 4.01mmol/L,Na^+ 136.8mmol/L,Cl^- 98.9mmol/L,CO_2 27.6mmol/L,Ca^{2+}

2.12mmol/L。尿蛋白（±）。甲型流感病毒和乙型流感病毒抗原筛查阴性。胸部 X 线及腹部彩色多普勒超声未见异常，予以莫西沙星抗感染治疗 2d 未缓解，服用退热药可降温，转来急诊。

既往史：桥本甲状腺炎 20 年，规律口服左甲状腺素钠 50μg /d（每周服用 6d）。10 年前行双侧卵巢囊肿剥除术，15 个月前我院行剖宫产。

来诊查体：体温 38.5℃，脉搏 124 次 /min，血压 102/62mmHg，神志清楚，精神差，心、肺、腹查体未见异常。

【分析 3】

总结病例 3 特点：①青年女性，急性起病；②发热伴消化道症状，上腹痛，恶心、呕吐、腹泻；③中性粒细胞百分比升高，C 反应蛋白升高；④胸部 X 线和腹部 B 超均正常；⑤肌酐略高（我院女性肌酐的参考值为 45～84μmol/L），而尿素氮不高，尿蛋白（±）；⑥低钠、低氯、低钙；⑦血小板降低。

患者为青年女性，既往无慢性肾脏病基础，此次急性发病，肌酐略高（89μmol/L），而尿素氮不高，意味着什么呢？是发热、消化道症状失水所致的肾前性损害，还是其他原因呢？还是我们可以忽略这种轻微异常呢？我们都知道，血清中的尿素氮肌酐比值有助于鉴别肾前性和肾性肾损伤，两者比值大于 40 是肾前性。计算时，尿素氮（单位 mmol/L）换成 mg/dL，需要测定的数值乘以 2.8，而肌酐（单位 μmol/L）换算成 mg/dL，需要测定的数值除以 88.4。因此，该患者的尿素氮肌酐比值为 8.6，所以该患者并非肾前性损害，而且也不存在肾后性因素，应属肾性肾损伤。

此外，患者除了发热外，血小板也在降低，加上肾损伤，那患者的病因是什么呢？急诊初步给予头孢曲松 2g/d 静脉滴注抗感染治疗，并给予地塞米松 5mg 静脉推注 1 次，患者随即体温降至正常，继续留院观察，完善进一步检查。

血常规：WBC 9.05×10⁹/L，NE% 49.2%，HGB 123g/L，PLT 54×10⁹/L。生化：ALT 44U/L，AST 86U/L，LDH 478U/L，α-HBDH 410U/L，TP 58.8g/L，ALB 32.7g/L，BUN 6.46mmol/L，CRE 158μmol/L，Ca^{2+} 1.99mmol/L。凝血分析：PT 9.5s，FIB 2.86g/L，APTT 24.9s，D- 二聚体 365ng/mL。PCT 0.562ng/mL。24h 尿蛋白 0.45g。外周血涂片：可见非典型淋巴细胞 8%。超声心动图和头颅 MRI 均正常。

感染相关检查（支原体、衣原体、军团菌抗体、T-SPOT，巨细胞病毒 DNA，EB 病毒 DNA）均阴性。免疫相关检查（自身抗体谱、抗肾小球基底膜抗体）均正常。肿瘤相关检查（肿瘤标志物、血、尿 M 蛋白）均阴性。

患者在留观期间出现腰背部胀痛，右肾区叩痛，肌酐也进行性升高，最高达 753μmol/L，尿量最少 400mL/d，并出现双下肢水肿，给予对症利尿后，患者尿量逐渐增多，肌酐也随之下降。送检外院流行性出血热 IgM 和 IgG 抗体回报均阳性，进而明确诊断，转至专科医院进一步治疗。追问病史，患者曾在发病前 1 个月在吉林省某市短暂居住。

【讨论】

流行性出血热，又称肾综合征出血热，是由汉坦病毒引起的主要由啮齿类动物传播的一类自然疫源性疾病，临床上以发热、出血、休克和急性肾衰竭为主要表现。汉坦病毒在全球分布广泛，中国是受危害最严重的，历年报道的流行性出血热病例数占世界病例总数的 90%。

汉坦病毒属于布尼亚病毒科家族中的一个属，为椭圆形、有包膜的、单股负链 RNA 病毒。作为布尼亚病毒科的一个属，是唯一的由非节肢动物传播的病原体。病毒可对鼠类造成持续的感染，但不会致病，还可随鼠类共进化。在其他种哺乳动物体内的感染可以被清除，而现知唯一例外的是人类。人一旦感染汉坦病毒，后果是严重的，不仅可引起肾综合征出血热，还可导致汉坦病毒肺综合征。

在我国主要以黑线姬鼠、褐家鼠为主要宿主动物和传染源。虽本病四季均可发病，但有较明显的高峰季节，其中姬鼠传播者 11 月—次年 1 月为高峰，5 月—7 月为小高峰。家鼠传播者以 3 月—5 月为高峰。传播途径包括呼吸道传播、消化道传播、接触传播、垂直传播等。人群普遍易感，但以男性青壮年农民和工人多见。

流行性出血热的基本病理变化是全身小血管和毛细血管的损伤，加之本病毒的泛嗜性，可导致全身多器官损害，故临床表现错综复杂。

潜伏期 4～46d，一般 7～14d，以 2 周多见。典型病例有发热期（持续 3～7d）、低血压休克期（一般发生于第 4～6 天）、少尿期（一般发生于第 5～8 天）、多尿期（一般发生于第 9～14 天）和恢复期（一般发生于第 3～4 周）共五期经过，总病程 14～28d。但不典型病例明显增加，如轻型病例可出现越期现象，而重症患者可出现发热期、休克期和少尿期之间的重叠。发热期的三大主征是发热中毒症状、充血/出血/渗出水肿和肾损伤表现。典型的"三痛""三红"越来越少见，而多数患者可以出现胃肠中毒症状，如食欲减退、恶心、呕吐或腹痛、腹泻。根据发热高低、中毒症状轻重和出血、休克、肾功能损害严重程度的不同，临床上可分为轻型、中型、重型和危重型。轻型患者热退后症状缓解，重症患者热退后反而加重。

关于血常规：病程第 1～2 天白细胞计数多属正常，第 3 天后逐渐升高，可达 $15 \times 10^9 \sim$ $30 \times 10^9/L$，少数重型患者可达 $50 \times 10^9 \sim 100 \times 10^9/L$，早期中性粒细胞增多，核左移，有中毒颗粒，重症患者可见幼稚细胞呈类白血病反应；第 4～5 天后，淋巴细胞增多，并出现较多的非典型淋巴细胞；由于血浆外渗，血液浓缩，所以从发热后期开始至低血压休克期，血红蛋白和红细胞数均升高；血小板第 2 天开始减少，并可见异形血小板。

关于肝功能：多数流行性出血热会有肝功能损伤，可见转氨酶升高、胆红素升高。重型均有肝功能不同程度的损害，而危重型均为重度肝功能损害。

诊断上主要依靠临床特征性症状和体征，结合实验室检查，参考流行病学资料进行诊断。①流行病学资料：包括发病季节。②临床特征：包括早期 3 种主要表现和病程的五期经过。患者热退后症状反而加重。不典型者可有越期或重叠。③实验室检查：血清、血细胞和尿中检出肾综合征出血热病毒抗原和血清中检出特异性 IgM 抗体可明确诊断，特异性 IgG 抗体需双份血清效价升高 4 倍以上者才有诊断意义。

本病治疗以综合治疗为主，早期应用抗病毒，中晚期则针对病理生理进行对症治疗。"三早一就"仍然是本病治疗的原则，即早发现、早期休息、早期治疗和就近治疗。治疗中要注意防治休克、肾衰竭和出血。

【专家点评】

近年来，流行性出血热多数病例表现不典型，缺少典型五期经过，不具有典型"三痛""三红"征，流行病学史也不明确，这给早期诊断，尤其是发热期的诊断，带来了一定的困难，易漏诊和误诊。在本组病例中，均是以发热起病，白细胞高达 $100 \times 10^9/L$ 以上可能是流行性出血热，转氨酶高达 2 000U/L 以上可能是流行性出血热，而肌酐仅略高一点也可能是流行性出血热。不典型病例，或轻或重，体征以及实验室检查其实早有提示。因此，在秋冬季节，遇到发热、血小板减少和肾损伤的中青年患者，应对流行性出血热加以筛查，以免漏诊。

（编者：黄文凤　点评专家：朱继红）

病例 71 戚戚暑中痉
——横纹肌溶解背后的故事

【病历摘要】

患者,男性,85 岁。主因"摔倒、口周抽搐 3d"于 2018 年 6 月 11 日收入 EICU。

患者 3d 前晨起洗漱时摔倒,有口周及四肢抽搐,因爱人搀扶不动,在狭小的卫生间内坐在小椅子上达 2h,直至"120"到场,无意识丧失、大小便失禁。入急诊后发热,体温最高 38.9℃,少尿,茶色尿,WBC 17.83×10⁹/L、NE% 81.9%,CRP 1mg/L、PCT 0.345ng/mL、CK 9 640U/L,予以莫西沙星和厄他培南抗感染治疗。2d 前无尿,CK 高达 98 000U/L,WBC 25.72×10⁹/L,ALT 323U/L,AST 1 109U/L,LDH 1 916U/L,予以床旁血液滤过,为求进一步诊治收入 EICU。

既往史:高脂血症,未服药治疗;陈旧性肺结核;外伤史:1 年前摔伤,鼻骨骨折,1 周前摔伤左下肢,均未诊治;2 个月前体检肝肾功能均在正常范围。

入院查体:体温 37.0℃,心率 86 次/min,血压 119/81mmHg,神志清楚,口咽导管末端积存较多果冻样痰液,清理后咽部持续可闻及痰鸣音(如漱口),两肺呼吸音粗,未闻及干湿啰音。心律不齐,可闻及期前收缩音,各瓣膜听诊区未闻及杂音。腹软,无压痛及反跳痛。颈项强直,四肢肌力 5 级,左下肢肌张力增高,双侧巴宾斯基征(−),可凹性水肿,左下肢可见不规则结痂(图 71-1,彩图见文末彩插)。

急诊完善床旁腹部超声:胆囊增大,腹腔肠管胀气明显。胸部 X 线:左肺门区高密度影,左肺门增大。头颅 CT:双侧基底节区、半卵圆中心少许腔隙灶,轻度脑萎缩,鼻骨骨折,右侧腮腺区实性占位。

初步诊断:横纹肌溶解综合征、急性肾损

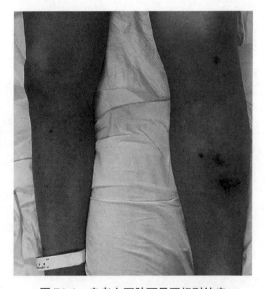

图 71-1 患者左下肢可见不规则结痂

伤、腔隙性脑梗死、陈旧性鼻骨骨折、阵发性房颤、肺部感染?给予艾司洛尔控制心室率、厄他培南和莫西沙星抗感染、复方甘草酸苷保肝降酶、床旁血液滤过。

入院后查胸部 CT 平扫:左肺上叶纵隔旁团块影,考虑左肺上叶前段陈旧性病变可能性大,较前无著变。腹部盆腔 CT 平扫未见明确异常。床旁超声心动图:双房增大,LVEF 68%。多次血培养阴性。尿常规:比重 1.021,葡萄糖(++),蛋白(++),颗粒管型 2/低倍镜视野。

入院后反复出现全身痉挛样抽动，牙关紧闭，多为肢体伸直强直位，严重时可有角弓反张，持续时间数分钟，无双眼上翻、意识丧失、二便失禁等，复查 PCT 8.45ng/mL。

【分析】

患者为老年男性，以摔倒后抽搐入院，实验室检查结果回报 CK 98 000U/L，核心问题是寻找横纹肌溶解的病因。可能的原因有：①由于多发伤、挤压伤、骨科手术、昏迷或制动造成的外伤性或压迫性肌肉损伤；②过度锻炼、热射病、镰状细胞贫血、癫痫、代谢性肌病、线粒体肌病、炎症性肌病、发热、神经阻滞剂恶性综合征等造成的非外伤性肌肉损伤；③药物毒物、酒精中毒、感染、内环境紊乱及内分泌紊乱等造成的非物理性肌肉损伤。结合患者病史，存在制动、肌肉反复抽搐的情况，亦有寒战或热衰竭的可能。

患者有发热、咽部可闻及痰鸣音（如漱口），PCT 由 0.345ng/mL 升高至 8.45ng/mL，胸部 X 线示左肺门区高密度影，实验室检查有 WBC、PCT 等炎症指标升高，那么感染未能控制、持续进展合并高热寒战能够解释横纹肌溶解吗？我们对照患者四肢抽动发作前后的体温变化规律，发现均未超过 38℃，多次血培养阴性，尿常规、胸腹 CT 未发现明确感染病灶，因此重度感染不能解释病情全貌。那么 PCT 由 0.345ng/mL 升至 8.45ng/mL 该如何解释？我们知道，PCT 是降钙素原，由甲状腺的滤泡旁细胞（C 细胞）以及肺和小肠的神经内分泌细胞分泌，但 PCT 升高不一定就代表严重感染，这是由于机体的固有免疫系统识别病原体携带的"病原体相关分子模式（pathogen associated molecular patterns，PAMPs）"，产生炎症反应，机体 PCT 升高；而由于创伤导致细胞受损释放的"损伤相关分子模式（damage associated molecular patterns，DAMPs）"与 PAMPs 结构相似，亦会引起 PCT 升高。因此我们推测本例患者 PCT 升高与其反复抽搐造成的细胞损伤密切相关。

对于热衰竭，支持点是老年、夏季、2h 处于高温高湿环境，有体温升高和肌肉痉挛，CK、AST、LDH 升高，肾功能不全；但病程中仅在来诊 2h 后出现一次高热、未做特殊处理未再发热，体温正常后仍有反复发作的肌肉痉挛，且无意识障碍，似乎不太支持，因此热衰竭的诊断不是非常确切。那么患者反复肌肉痉挛是癫痫吗？

癫痫分为单纯部分性发作和全面强直痉挛发作。前者无意识障碍，表现为某一局部不自主抽动，可以波及一侧面部及肢体，该患者为全身抽动及牙关紧闭，因此不是这一型。后者意识丧失、双侧强直后出现阵挛、累及全身骨骼肌、眼肌、咀嚼肌、喉肌及呼吸肌，患者全程均可正确回答医生问题，因此也不符合。

不是癫痫，那么他的肌肉痉挛的特点是什么，又是什么原因造成的呢？患者发作时全身痉挛样抽动，牙关紧闭，多为肢体伸直强直位，严重时可有角弓反张，持续时间数分钟，无双眼上翻、意识丧失、二便失禁，是非常有特点的一种肌肉痉挛，结合患者反复外伤病史，可追溯的为 1 年前和 1 周前这两次，最近一次在 1 周前，进一步追问病史，当时伤口创面大、污染重，未清创处理，因此不除外破伤风可能。予以美罗培南 0.5g 每 12 小时 1 次，联合奥硝唑 0.5g 1 次 /d 静脉滴注抗感染，间断床旁血液滤过（肝素抗凝、碳酸氢钠碱化），给予破伤风人免疫球蛋白 4 500U 多点肌内注射，咪达唑仑持续泵入 24h 后改为口服。肌内注射破伤风人免疫球蛋白后，患者未再出现四肢抽动，颈项强直及左下肢肌张力增高逐渐缓解。

进一步总结病例特点：患者为老年男性，以反复肢体抽搐为主要发病特点，实验室检查可见与感染灶不匹配的 PCT 升高，出现横纹肌溶解。综合其特征性肢体抽搐及外伤病史，考虑破伤风可能性大。入院前 2h 高温高湿环境内制动、发热等容易成为迷惑分析横纹肌溶解的因素。

破伤风是破伤风梭菌经伤口感染引起的一种急性中毒性人畜共患病。破伤风梭菌侵入机体后在缺氧条件下芽孢发芽繁殖，分泌外毒素（破伤风溶血素和破伤风痉挛毒素），破伤风痉挛毒素主要侵袭神经系统中的运动神经元，致伸、屈肌同时强烈收缩、肌肉强直。

该病潜伏期通常 3d～3 周（中位数 7d），个别短至 1～2d，或者长达数月，97% 在 30d 以内，离中枢神经越近，潜伏期越短。

临床分为局部型破伤风、头面型破伤风和全身型破伤风。局部型破伤风，少见、病情轻微、病死率小于 1%，表现为伤口附近限定区域肌肉痉挛，是由于毒素转运限定在局部神经。病程可持续数周到数月。头部型破伤风，可能与慢性中耳炎有关、也跟面神经分布区及眼眶周围受伤有关，主要表现在无张力的神经麻痹。全身型破伤风，表现为骨骼肌持续强烈收缩：咀嚼肌痉挛致牙关紧闭，张口困难；面部肌肉强直致苦笑面容；咽肌痉挛致吞咽困难；喉肌、膈肌和肋间肌痉挛致呼吸困难，可出现窒息、发绀；背部及腹部肌肉痉挛致触之坚硬，呈角弓反张；四肢肌肉痉挛致肩部内收、肘部腕部弯曲。肌肉收缩后导致的并发症包括：声门痉挛引发猝死（最常见死亡原因）；呼吸肌肉痉挛引发咳痰困难，从而出现肺炎、呼吸衰竭；其他还有肌断裂、骨折、横纹肌溶解、反射亢进、高热等并发症。

确诊破伤风以病史结合临床诊断为主，实验室检查意义不大。凡有外伤史或感染化脓病灶史，出现肌肉紧张：首先表现颜面、咽喉、颈、背腹及四肢肌肉酸痛、张口不易、言语不清、吞咽不便等，牙关紧闭、张口困难均是强烈提示，其中牙关紧闭、张口困难可通过刺激咽喉壁引发。

治疗原则包括处理伤口，及时清创，合理使用抗生素防治感染；应用被动免疫制剂中和体内游离毒素；对症支持让患者能坚持到体内毒素代谢干净。抗生素选择方面：青霉素可及早使用；甲硝唑口服 500mg，每 6 小时 1 次，或直肠内给药 1g，每 8 小时 1 次，持续 7～10d；碳青霉烯类广谱抗生素适用于重症患者。通过人工免疫，产生稳定的免疫力是一项重要的预防措施。主动免疫采用破伤风类毒素抗原注射，使人体产生抗体达到免疫目的。基础注射是在小儿计划免疫接种的百白破三联疫苗中，通常首次注射 0.5mL，4～6 周后注射 0.5mL，再过 6～12 个月注射 0.5mL，完成 3 次注射即完成基础注射。以后每隔 5～7 年重复注射 0.5mL 强化免疫。主动免疫的患者仅需在伤后注射 0.5mL 就可以形成有效的免疫抗体，不需要注射破伤风抗毒素。而未接受主动免疫的伤员，伤后尽早皮下注射破伤风抗毒素 1 500～3 000IU。对于深部创伤、潜在厌氧菌感染者需要在 1 周后追加 1 次。破伤风抗毒素易致过敏反应，需要皮试。目前最佳的被动免疫是肌内注射破伤风人免疫球蛋白，推荐剂量 3 000～6 000IU，500IU 就有效，免疫效能 10 倍于破伤风抗毒素。

病情轻者使用镇静剂和安眠药物，以减少对外来刺激的敏感性，随时观察患者意识和呼吸状态，忌用大剂量，以免引起呼吸抑制，可以选择地西泮 5mg 口服，或 10mg 静脉注射，每天 3～4 次控制和解除痉挛，效果较好。病情危重者需要收入监护病房，气管插管或气管切开，机械通气辅助呼吸；持续泵入咪达唑仑 0.03～0.2mg/（kg·h），或丙泊酚 0.3～4mg/（kg·h）；同时注意液体平衡，每天液体输注 2 500mL 以上，抽搐频繁注意检测 CK，防止横纹肌溶解；加强支持治疗力度。抽搐严重者可静脉推注咪达唑仑，每次 5～10mg，必要时使用肌松剂，如维库溴铵 0.05mg/kg 静脉推注（在气管切开及控制呼吸的条件下使用）；如并发高热、昏迷，可加用肾上腺皮质激素，泼尼松 30mg 口服，或氢化可的松 200～400mg，静脉滴注，每天 1 次。

此患者符合上述特征性肌肉收缩表现：发作时全身痉挛样抽动，牙关紧闭，多为肢体伸直强直位,严重时可有角弓反张,持续时间数分钟,并且1周前(平均潜伏期)有不洁外伤史。因此,在临床诊断后即刻给予患者破伤风人免疫球蛋白临床疗效较好。

转归:2周后,患者症状缓解,CK、AST、ALT恢复正常,但CRE仍偏高,无尿,转入下级医院肾内科继续治疗。

【讨论】

通过本病例,我们来探讨一下该病的诊治思路。

(1)横纹肌溶解临床识别不难,临床遇到肌痛、乏力、茶色尿的三联征,有些严重的患者还会伴有少尿、无尿乃至胸闷、喘憋等症状,CK增高5倍以上,尿色红,尿常规无红细胞等线索容易诊断,治疗措施也比较明确,包括水化碱化、血液净化等。但需要注意进一步寻找横纹肌溶解背后的病因,比较常见的病因有服用降脂(他汀类和贝特类)、利尿剂等药物、过度运动、多发创伤或制动、热射病。但是遇到不常见的病因时应该多思考,而不能仅停留在治疗横纹肌溶解的层面。

(2)抽搐并不是单一疾病,是许多疾病的临床表现和主要征象,因此在诊断过程中应综合分析才能明确病因。临床常见抽搐分为痫性抽搐和非痫性抽搐,后者包含手足搐搦、破伤风、癔症性发作、心源性抽搐、中毒性抽搐、高热惊厥、戒断反应以及代谢、内分泌异常所致抽搐。

(3)识别破伤风,需要掌握其最具特征性的肌强直在抽搐间歇期仍旧存在,抽搐发作时神志始终清楚。受累肌群可以是咀嚼肌、面肌、咽喉肌、肋间肌、背肌、腹肌以及四肢中的一部分或全部。另外,外伤病史至关重要,特别是肌肉收缩症状不重或者不典型者。该病经有效治疗,通常10d后缓解、3周左右稳定,个别患者肌肉痉挛持续数月。

(4)另外,需要明确的是大多数情况下PCT在感染,特别是革兰氏阴性杆菌引起的肺部、肠道感染的诊断和指导治疗中发挥着重要的作用,但是不能忽略非感染性疾病造成的细胞损伤出现的PCT升高。本病例是破伤风,其他还有严重创伤、大范围手术、烧伤、神经内分泌肿瘤(甲状腺髓样癌、小细胞肺癌、类癌综合征)等。

【专家点评】

临床详细询问病史、仔细观察患者发病特点是基本功,唯此才能掌握患者第一手发病资料。另外,杜绝治标不治本,才能避免漏诊误诊。非新生儿破伤风的诊断主要依据典型的临床表现,需至少有以下两项表现之一:①牙关紧闭或苦笑面容;②疼痛性肌肉痉挛。需要注意的是,外伤史不是诊断的必要条件,而持续性骨骼肌强直是最重要的诊断标准。老年人肌肉力量不够,所以骨骼肌强直没有年轻人那么典型,但需要反思的是如若没有持续性骨骼肌强直就不出现横纹肌溶解,另外就是漱口水样的气道改变应考虑是否为非典型的牙关紧闭。因此,对不典型症状和体征充分鉴别诊断、及时准确找到突破点、正确解读临床实验室检查结果均是非常考验急诊医生功底的,做到上述要点,临床工作才能事半功倍。

(编者:董桂英　点评专家:朱继红)

病例72　反复咯血伴长大的肺部阴影

——慢慢诊治路，"妖孽"很勾魂

【病历摘要】

患者，男性，29岁。主因"咯血3d，加重1d"于2018年11月24日13：45来诊。患者3d来出现咯血，为血块及鲜血，伴喘憋，无水肿，无尿量减少，右侧胸痛，深呼吸时明显，1d来症状加重，来诊。

既往史：10余天前有发热，体温39.4℃，自行服用感冒冲剂后体温很快正常。全血细胞减少13年，曾骨髓穿刺诊断为骨髓增生异常综合征（MDS），近10年未复查骨髓穿刺，平素口服激素（泼尼松25mg/d）和环孢素（150mg 2次/d）治疗，血常规控制在WBC 4×10^9/L，HGB 80g/L，PLT（10～30）×10^9/L，需间断输注血小板。高血压，糖尿病，否认冠心病。无过敏史。

查体：血压137/68mmHg，心率123次/min，SpO_2 88%，神志清楚，急性病容，左肺呼吸音粗，右侧呼吸音低，可闻及两肺底干啰音。腹软，无压痛。双下肢无水肿。

急诊给予吸氧、酚磺乙胺止血、多索茶碱平喘、莫西沙星抗感染，完善辅助检查，结果回报如下：

血常规：WBC 4.75×10^9/L，NE% 91.6%，HGB 85g/L，PLT 12×10^9/L，Ret 0.077 8×10^6/μL，Ret% 2.96%。凝血分析：FIB 5.01g/L，APTT 22.1s，D-二聚体325ng/mL。生化：LDH 265U/L，α-HBD 233U/L，BUN 11.5mmol/L，CRE 101μmol/L，ALB 35.4g/L，GLU 19mmol/L。血气分析（静脉血）：pH 7.34，PCO_2 38mmHg，PO_2 30mmHg，HCO_3^- 20.5mmol/L，LAC 3.8mmol/L；心肌标志物和BNP均阴性；CRP 26mg/L，PCT 1.360ng/mL，乙型肝炎表面抗原、丙型肝炎病毒抗体、人类免疫缺陷病毒抗体、梅毒螺旋体抗体均阴性。

心电图：窦性心动过速，可见$S_IQ_{III}T_{III}$（图72-1）。

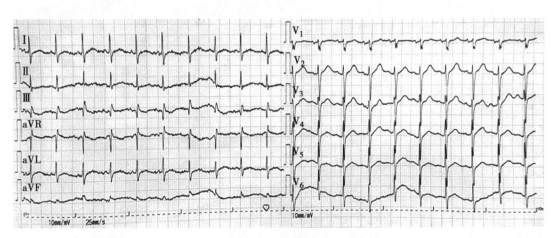

图72-1　来诊心电图
心电图示窦性心动过速，可见$S_IQ_{III}T_{III}$。

胸部 X 线：右上肺渗出性病变，左侧少量胸腔积液合并少许渗出可能，双侧颈部密度不均，不除外皮下积气（图 72-2）。腹部 B 超：双肾实质回声增强。

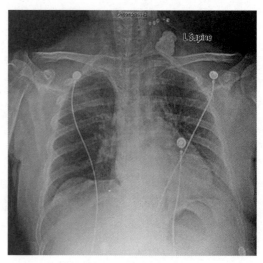

图 72-2　来诊胸部 X 线
胸部 X 线检查示右上肺渗出性病变。

【分析】

患者为青年男性，急性起病，既往有 MDS，主要表现为咯血。临床上咯血的原因多种多样，主要有：①气道疾病，如支气管炎（急性或慢性）、支气管扩张症、肿瘤（原发或转移）、外伤、异物等；②肺实质疾病，如肺结核、肺炎 / 肺脓肿、真菌感染、肿瘤等；③血管疾病，如肺栓塞、动静脉畸形、主动脉瘤、肺动脉高压、血管炎（ANCA 相关性血管炎、系统性红斑狼疮、肺出血肾炎综合征）等；④血液系统疾病，如凝血异常（肝硬化或华法林治疗）、DIC、血小板功能障碍、血小板减少症等；⑤心脏疾病，如充血性心力衰竭、心脏瓣膜病、心内膜炎等；⑥其他，如吸食可卡因、操作损伤、支气管动脉瘘等。

该患者有 MDS，来诊查血小板明显减少，会是单纯血小板减少引起的咯血吗？患者咯血，伴呼吸困难和胸膜炎性胸痛，是肺栓塞的三联征，且患者有低氧、窦性心动过速、$S_IQ_{III}T_{III}$、胸部 X 线检查提示类似楔形的右上肺渗出影，均支持肺栓塞的诊断，但尚需进一步查 CTPA 来明确，毕竟 MDS 患者合并血栓实属罕见。患者 MDS，长期口服激素和环孢素，还合并有糖尿病和高血压，属于免疫受损人群，血常规提示中性粒细胞百分比升高，CRP 和 PCT 有所升高，右上肺有渗出影，肺内的感染不能除外。10 余天前曾有过一次发热，会与此次咯血有关吗？

患者来诊后仍持续咯血，8h 后复查血常规：WBC $4.76×10^9$/L，NE% 74.8%，HGB 80g/L，PLT $9×10^9$/L。血气分析（鼻导管吸氧 5L/min）：pH 7.38，PCO_2 38mmHg，PO_2 76mmHg，HCO_3^- 22.5mmol/L，LAC 2.7mmol/L。进一步加强了对症支持治疗，加用注射用矛头蝮蛇血凝酶、垂体后叶素止血，加用哌拉西林 / 他唑巴坦抗感染，给予血小板 1U 和血浆 200mL 静脉滴注。来诊第 2 天上午患者咯血停止，复查血常规：WBC $3.44×10^9$/L，NE% 85.5%，HGB 66g/L，PLT $56×10^9$/L，给予红细胞悬液 2U 静脉滴注。

患者咯血虽已止，但原因尚不明。似乎患者的血小板上升后，咯血就停止了，难道咯血就是单纯血小板减少引起的吗？随后 CTPA（2018 年 11 月 27 日）回报：右肺上叶后段团片状实性密度影（4.8cm×2.8cm），实变可能，需鉴别梗死或其他（图 72-3），其内肺动脉分支小栓塞不除外，余两肺动脉主干及左肺动脉分支未见明确栓塞征象，结合临床；左侧颈部纵隔多发积气。

综上所述，原来真的有可能是肺栓塞。由于患者血小板减少，向患者及其家属交代抗凝有很大的出血风险后，谨慎抗凝治疗，给予达肝素钠 5 000IU 1 次 /d 皮下注射。查双下肢静脉血管超声未见明显栓塞表现，查超声心动图未见明显异常，估测肺动脉高压 34mmHg。抗凝 3d 后（2018 年 11 月 30 日）患者及家属要求离院，带莫西沙星和哌拉西林 / 他唑巴坦回家继续输液 3d，但未继续抗凝。

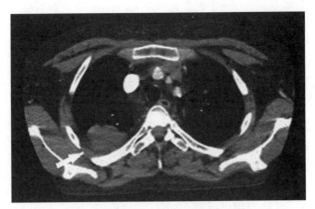

图 72-3　CTPA（ 2018 年 11 月 27 日 ）
CTPA 示右肺上叶后段团块状实性密度影。

患者的咯血从此就好了吗？当然不会。

患者主因 "咯血 2d，加重 5h" 于 2018 年 12 月 13 日 2：00 第 2 次来诊。2d 前患者出现痰中带血丝，5h 前自觉咽痒，用力咳嗽后开始较频繁咳嗽，咳鲜血痰，量为 200～300mL，伴胸闷、憋气，无头晕、心慌，无胸痛。查体：血压 130/64mmHg，心率 95 次 /min，神志清楚，左肺呼吸音粗，右下肺呼吸音减低，未闻及明显干湿啰音，律齐，双下肢轻度水肿，全身散在瘀斑。

来诊后急查 CTPA：右肺上叶后段团片状实变影，较前范围增大（6.1cm×3.3cm），考虑局部存在肺不张并肺泡内渗出性病变；病变区域肺动脉小分支栓塞不除外，余两肺动脉主干及分支未见明确栓塞征象；原左侧颈部、纵隔多发积气已较前吸收好转。实验室检查回报，血常规：WBC 4.14×10⁹/L，NE% 71.7%，HGB 82g/L，PLT 14×10⁹/L；CRP 18mg/L。凝血分析：FIB 5.33g/L，APTT 23.4s，D- 二聚体 489ng/mL。治疗上基本同前，包括注射用矛头蝮蛇血凝酶、酚磺乙胺、垂体后叶素止血，哌拉西林 / 他唑巴坦联合莫西沙星抗感染，输血浆 200mL 和血小板 2U；请介入科会诊，亦无介入指征。治疗后，咯血逐渐停止。

至此，再次总结患者的病例特点：青年男性，急性起病，既往 MDS，长期口服激素和环孢素，合并有糖尿病和高血压，反复咯血，肺部阴影逐渐增大，输血小板后咯血可止。那患者咯血到底是什么原因呢？咯血除了与血小板明显减少有关外，还与这逐渐增大的肺部阴影有关。那么这长大的肺部阴影是什么呢？首先，肺栓塞可以除外，其实 CTPA 一直未见明确的栓子。其次，是感染性疾病，如果未得到有效控制，肺内阴影可以增大。患者一直在使用哌拉西林 / 他唑巴坦联合莫西沙星抗感染治疗，如果是还在加重的感染性疾病，那么病原体是什么呢？是细菌，结核分枝杆菌，真菌，还是其他？最后，肺内恶性病变也应考虑到。不管是何种原因，都需要进一步的证据。

我们完善了感染、肿瘤、免疫相关的检查。G 试验和 GM 试验阴性。肺炎支原体抗体 1：40，衣原体和军团菌抗体阴性。肿瘤标志物：ProGRP 66pg/mL，余正常。自身抗体谱阴性。还请胸外科和呼吸科会诊，均建议首先完善支气管镜检查。于 2018 年 12 月 18 日行床旁纤维支气管镜检查，检查前静脉输注血小板，维持血小板在 50×10⁹/L 以上。纤维支气管镜检查结果回报：抗酸染色阴性，结核分枝杆菌基因及利福平耐药基因检测阴性；真菌培养阴性。

最后，考虑患者为感染性疾病，但病原体依然不明。这期间患者仍间断有少量咯血，对症处理后可止。患者及家属于 12 月 24 日再次要求离院，继续带莫西沙星和哌拉西林 / 他唑巴坦回家抗感染 3d。患者离院后，其纤维支气管镜取样的细菌培养回报为马红球菌，菌落计数＞10^5CFU/mL，为致病菌。虽然费了些周折，但诊断总算明确了。接下来的问题就是马红球菌是个什么样的菌？该如何治疗呢？

马红球菌是一种需氧放线菌，是胞内菌，为革兰氏染色阳性的球杆菌；与动物有关，马是其天然宿主，于人类是一种罕见的机会致病菌，主要见于 HIV 感染者；肺部受累最常见，肺外表现偶可见，主要是脑和皮肤；治疗上，需多药联合、长疗程，同时还要改善免疫状态，可复发。《热病：桑福德抗微生物治疗指南（新译第 46 版）》给出的治疗推荐为：首选阿奇霉素、左氧氟沙星或利福平中的 2 种药物，次选万古霉素或亚胺培南，联合阿奇霉素、左氧氟沙星或利福平中的 1 种，避免应用青霉素、头孢、克林霉素、四环素和复方磺胺甲噁唑。

患者于 2019 年 1 月 1 日再次来诊，追问病史，患者生活在农村，家中饲养鹦鹉和狗，但未接触过马。查血常规：WBC $2.8×10^9$/L，NE% 76.4%，HGB 86g/L，PLT $10×10^9$/L；PCT 0.169ng/mL，CRP 5mg/L。初始治疗，静脉滴注左氧氟沙星（0.4g 1 次 /d）、阿奇霉素（0.5g 1 次 /d）联合亚胺培南 / 西司他丁（0.5g，每 6 小时 1 次）。2019 年 1 月 2 日行第 3 次胸部影像学检查，CT 可见右肺上叶后段实性密度影，较前范围增大（6.1cm×4.3cm），累及胸壁、右侧第 3 后肋，并周围实变影、结节影。提示肺内病变仍在进展，并侵及胸壁肋骨。

马红球菌感染还偶有肺外表现，可累及中枢神经系统。该患者虽然没有神经精神症状，也没有神经系统定位体征，但是头颅 MRI（2019 年 1 月 5 日）可见双侧额叶、顶叶、枕叶、基底节区、右侧大脑脚、脑桥及右侧侧脑室后角可见多发异常信号影，直径在 1cm 以内，部分病变边缘呈环形长 T_1 长 T_2 信号，中央呈短 T_1 稍短 T_2 信号，部分病变边缘呈环形短 T_1 长 T_2 信号，中央长 T_1 长 T_2 信号，部分病变 DWI 呈高信号，大部分病变周围可见片状长 T_1 长 T_2 水肿信号，FLAIR 呈高信号。提示颅内多发异常信号（图 72-4），考虑感染可能性大，部分病灶不除外合并少许出血或含蛋白。患者不仅有肺内感染，还存在颅内感染。其实，患者在第 1 次就诊前 10d 曾有过一次发热，考虑颅内病变为血源播散所致。

患者马红球菌肺内感染累及骨骼和颅内，2019 年 1 月 5 日起将抗感染药物调整为万古霉素（1g 每 12 小时 1 次）联合阿奇霉素（0.5g 1 次 /d）。那治疗效果如何呢？

1 周后，第 4 次胸部 CT（2019 年 1 月 12 日）提示肺内病变开始缩小（5.4cm×3.7cm）。但随后的头颅增强 MRI（2019 年 1 月 21 日）可见双侧额叶、顶叶、颞叶、枕叶、基底节区、右侧大脑脚、脑桥及右侧侧脑室后角可见多发异常信号影，较大者直径约 1.1cm，部分病变边缘呈环形长 T_1 长 T_2 信号，中央呈短 T_1 稍短 T_2 信号，部分病变边缘呈环形短 T_1 长 T_2 信号，中央长 T_1 长 T_2 信号，部分病变 DWI 呈高信号，大部分病变周围可见片状长 T_1 长 T_2 水肿信号，FLAIR 呈高信号，增强可见结节状、环形高强化（图 72-5），增强另见双侧小脑半球、小脑蚓部多发高强化小结节。这提示小脑新见多发异常信号灶，余颅内多发异常信号，部分较前稍增大。

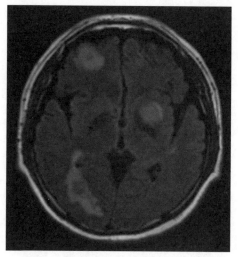

图 72-4　头颅 MRI（2019 年 1 月 5 日）
头颅 MRI 示颅内多发异常信号。

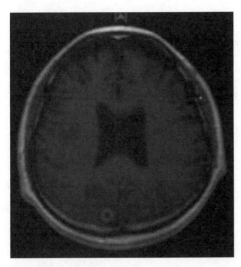

图 72-5　头颅增强 MRI（2019 年 1 月 21 日） 头颅增强 MRI 示颅内多发异常信号，增强可见结节状、环形高强化。

患者肺内病变好转而颅内病变进展，难道又是血脑屏障？万古霉素不能迅速通过正常血脑屏障进入脑脊液，但是当有中枢神经系统感染时，血脑屏障通透性增加，可渗入脑脊液中并达到有效抑菌浓度。该患者虽然有中枢神经系统感染，但是没有脑膜刺激的相关症状和体征，以致万古霉素的血脑屏障通透性可能还是差。此外，万古霉素在体外有活性，但马红球菌位于细胞内亦可能影响其药效。

患者肺内病变有效而颅内进展，自 2019 年 1 月 24 日起将抗感染药物调整为静脉美罗培南（1g 每 8 小时 1 次）联合利奈唑胺（0.6g 每 12 小时 1 次）。第 5 次胸部 CT（2019 年 1 月 29 日）示：右肺上叶后段实性密度影（5.0cm×3.8cm），累及胸壁、右侧第 3 后肋，并周围实变影、结节影，较前有所缩小。患者 2019 年 1 月 31 日要求离院回家，给予左氧氟沙星（0.5g 1 次 /d）、利奈唑胺（0.6g 1 次 /d）联合阿奇霉素（0.5g 1 次 /d）口服抗感染治疗。

我们都知道，利奈唑胺口服生物利用度近 100%，静脉转口服时无需调整剂量。其分子质量小，蛋白结合率较低，具有很好的组织穿透力，可用于颅内感染、肺炎、糖尿病足和骨关节炎等。利奈唑胺用于革兰氏阳性细菌的感染，剂量是每次 600mg，2 次 /d，疗程一般为 2～4 周。可是马红球菌的治疗可能长达半年，那么利奈唑胺可以用多久？长期使用不良反应有哪些？不良反应发生率有多少？用药多久开始出现？利奈唑胺可致骨髓抑制，而该患者本身就有骨髓造血功能低下，该怎么办呢？

除用于革兰氏阳性细菌感染的治疗外，近年来利奈唑胺还用于耐药肺结核或初治失败的结核病患者，因结核病治疗疗程较长，2 次 /d 的剂量导致不良反应和停药发生率较高，将剂量降低至 1 次 /d、每次 600mg 后，在保持治疗效果的同时，不良反应发生率更低，因此临床医生更倾向使用剂量为 1 次 /d、每次 600mg。

长疗程使用利奈唑胺，约 50% 会发生不良反应，包括周围神经病变（47.1%）、贫血（38.1%）、胃肠道反应（16.7%）、视神经炎（13.2%）、血小板减少（11.8%）。周围神经病变发生在用药后 18 周，胃肠道反应发生在用药后 8 周，而骨髓抑制发生在用药后 5 周。不良反应大多发生在治疗 6 个月内，治疗 6 个月后不良反应未再加重，也未出现新发不良事件；出现不良反应后应减量或停用。

该患者本身就存在骨髓造血功能低下，而且利奈唑胺需要长期使用，所以借鉴了结核病的给药方案，1 次 /d，每次 600mg，口服。在给药前也充分告知患者家属，使用利奈唑胺的必要性及其不良反应。

患者离院后 4 周即出现重度贫血和血小板减少，需要定期输血维持；间断复查血常规、胸部 CT 和头颅 MRI，提示病灶稳定好转（表 72-1、图 72-6 和图 72-7）。至 2019 年 6 月 19 日，利奈唑胺疗程近 6 个月，患者无症状，影像学稳定，骨髓抑制明显，调整抗感染药物为莫

表 72-1 患者血常规、胸部 CT 和头颅 MRI 的变化

检测项目	2019 年 2 月 27 日	2019 年 4 月 15 日	2019 年 6 月 19 日
WBC/($\times 10^9$/L)	3.98	2.35	1.99
HGB/($g \cdot L^{-1}$)	34	41	38
PLT/($\times 10^9$/L)	3	4	1
胸部 CT	病灶 3.1cm×4.2cm,较前略有缩小	病灶 2.4cm×4.0cm,较前缩小	病灶 3.7cm×2.5cm,基本同前
头颅 MRI	大部分病灶好转,最大直径 1.1cm	大部分病灶好转,最大直径 0.8cm	部分病灶较前稍减小,部分同前,最大直径 0.8cm

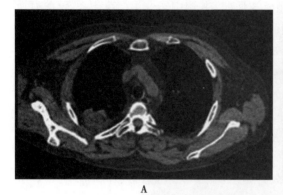
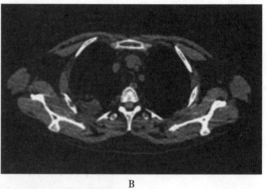

A

B

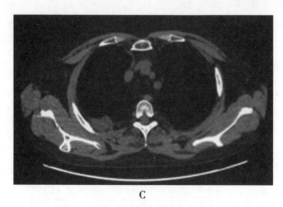

C

图 72-6 患者胸部 CT 的变化

A. 2019 年 2 月 27 日的胸部 CT;B. 2019 年 4 月 15 日的胸部 CT;C. 2019 年 6 月 19 日的胸部 CT。

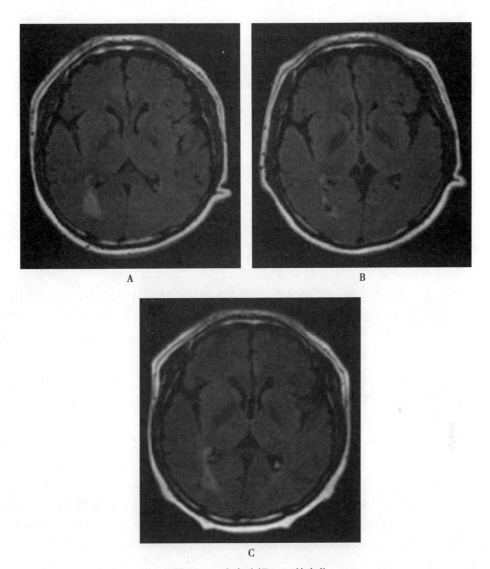

图 72-7 患者头颅 MRI 的变化

A. 2019 年 2 月 27 日的头颅 MRI；B. 2019 年 4 月 15 日的头颅 MRI；C. 2019 年 6 月 19 日的头颅 MRI。

西沙星 0.4g 1 次 /d 联合阿奇霉素 0.25g 1 次 /d 口服。无奈，2 个月后患者再次出现发热，未就诊，死亡。

【讨论】

马红球菌，属红球菌属、诺卡菌科、放线菌目，是一种兼性需氧、胞内、非运动性、无芽孢、革兰氏染色阳性、弱抗酸染色的球杆菌。1923 年最早从驹分离出来，1967 年首次报道人类感染，数十年都被认为是马棒状杆菌，直至 1986 年，重新分为红球菌属。其特征是在培养基内可产生一种红色色素。

马红球菌是土壤中的有机物，位于许多食草动物的肠道，因此广泛存在于动物粪便、肥料、牧场土壤和其他相关的农场环境。马是其天然宿主，其他还包括绵羊、山羊、牛、猫、狗和野生鸟类等。

马红球菌是兽医学的致病菌，可引起驹的肺脓肿和猪的下颌腺炎。于人类被认为是罕见的机会致病菌，主要见于免疫抑制患者，尤其是细胞介导免疫受损者，包括HIV感染、实体器官移植、干细胞移植、白血病、淋巴瘤、肺癌、化疗、单克隆抗体、长期激素使用；偶见于免疫正常宿主。

暴露于含有食草动物粪便的土壤后，通过吸入或食入感染，或伤口直接感染。马红球菌是一兼性细胞内菌，感染巨噬细胞后，在溶酶体内生存；细胞内的反应，可引起坏死性肉芽肿，主要由充满颗粒状胞质的巨噬细胞主导，PAS染色阳性，可能含有大量革兰氏染色阳性的球杆菌；坏死的肉芽肿可融合形成脓肿。

临床表现取决于受累的器官或系统。肺部受累最常见，多达80%，肺外表现偶可见，主要是脑和皮肤，可与肺部表现合并存在。25%仅有肺外表现，包括关节、眼睛、咽、中耳、淋巴结、骨和移植装置（腹膜透析和静脉导管）。血源性播散相对常见，主要来自肺。肺部感染通常是亚急性的，坏死性肺炎，可致空洞（>50%）和胸腔积液（20%），还可侵及邻近结构，引起脓胸、纵隔炎和菌血症。常见症状包括发热、咳嗽，伴或不伴胸痛、体重减轻、乏力，偶有咯血，可能会很严重，需要输血或肺切除。该患者就是以咯血为首发症状来诊。

马红球菌易于从微生物培养基中生长，但是，由于马红球菌与结核分枝杆菌、诺卡菌和一些棒状菌非常相似，实验室容易误诊，因此恰当的临床怀疑和医生与实验室人员之间的良好合作和沟通是非常重要的。可培养的标本包括：血、痰、胸腔积液、脑脊液、伤口、淋巴结和怀疑感染的器官组织等。

由于大部分患者是免疫受损者，从免疫受损伴肺部空洞疾病的患者中分离到革兰氏阳性球杆菌或抗酸菌，应怀疑到马红球菌感染。免疫受损者中超过50%血培养可阳性，而免疫正常者仅10%阳性。肺部脓肿的放射学特征可类似于诺卡菌和结核分枝杆菌。尽管罕见，但马红球菌被认为是肺部空洞病变的重要原因，尤其是HIV感染人群，病死率高达50%。

在治疗药物的选择上，对于免疫正常患者，单一药物可能足够，比如广谱大环内酯类或氟喹诺酮；对于免疫受损患者，推荐2种或以上药物，至少1种具有良好的巨细胞穿透性；抗感染药物的选择应该依据药物敏感试验的结果，包括万古霉素、利奈唑胺、碳青霉烯类、氟喹诺酮类、氨基糖苷类、大环内酯类和利福平；中枢神经系统受累时应该选择多种药物，具有良好的中枢神经系统渗透性。

治疗疗程：对于免疫受损患者，伴有严重感染，开始时应静脉使用2种或以上药物，持续2~3周，或直至症状改善，然后口服，至少2~6个月；直至症状和体征缓解和培养阴性才可开始口服治疗；针对性治疗外，还应跟随抑制性治疗，直至免疫重建，尤其是艾滋病患者，包括利福平加大环内酯类、多西环素或喹诺酮；HIV感染患者，应尽早启动抗病毒治疗，细胞免疫恢复与良好预后有关。

手术辅助治疗，对肺部感染，可能是必要的，如果对抗感染治疗反应差，肺脓肿或脓胸需手术引流，甚至切除。

【专家点评】

该患者诊断困难，治疗更难。对于免疫受损的患者，机会致病菌是无处不在的；对于容易累及中枢神经系统的病原体，即使没有相应症状，也需警惕中枢感染。治疗上，还是要继续强调个体化，注重细节。

（编者：裴源源　黄文凤　点评专家：朱继红）

病例 73 发热伴巨脾

——"和谐"二重奏

>>>>>>>>>>>>>>>>>>>>>>>>>>>

【病历摘要】

患者,女性,47岁。主因"发热、腹痛20d"于2018年5月25日就诊。

患者20d前(2018年5月5日)无明显诱因出现发热,最高体温39.2℃,呈不规则热型;伴有阵发性左腹疼痛,腹胀、恶心,无呕吐、腹泻。发热时感全身肌肉关节酸痛,无畏寒、寒战,无咳嗽、咳痰,无尿频、尿急,无盗汗、乏力。就诊当地医院,查胸、腹部平扫CT示脾大,肝内钙化灶,未予以治疗。后感左腹疼痛加重,左侧腹部包块逐渐增大,1周后复查腹部超声示脾大,18.7cm×6.7cm,腹腔多发淋巴结肿大。再1周后查腹部超声示脾大,25.5cm×8.9cm。其间对症抗感染治疗,效果不佳。为求进一步治疗,于某三甲医院就诊,外周血提示三系减低,WBC $2.42×10^9$/L,HGB 79g/L,PLT $65×10^9$/L;骨髓穿刺示骨髓增生活跃,原始粒细胞和早幼粒细胞约占3.5%,粒红两系增生,共见巨核细胞17个,血小板散在分布。免疫球蛋白电泳未见异常。ANA颗粒型1∶3 200,抗SSA抗体、抗心磷脂抗体IgM阳性。补体C_3、C_4降低,外院未予治疗,转来我院急诊就诊。

既往体健。孕2产2,末次月经2018年5月8日;其兄患淋巴瘤,具体分型不详。

入院查体:脉搏104次/min,血压104/62mmHg,呼吸频率16次/min,体温38℃,神志清楚,精神弱,消瘦,全身皮肤巩膜未见黄染,无皮疹,双颈部及锁骨上可触到多发肿大淋巴结,大者2.0cm×0.5cm。两肺呼吸音清,心律齐,各瓣膜听诊区未闻及明显杂音。腹软,全腹压痛,无反跳痛,肝未触及,脾可触及(图73-1),Ⅰ线13cm,Ⅱ线18cm,Ⅲ线+8cm,脾

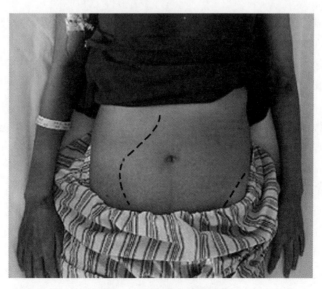

图73-1 患者脾的体表轮廓

区叩痛,肝肾区无叩痛。移动性浊音阴性,肠鸣音4次/min。双下肢无水肿。

急诊实验室检查,血常规:WBC 2.77×10^9/L,NE% 70.7%,NEUT 1.96×10^9/L,HGB 80g/L,PLT 68×10^9/L,网织红细胞正常。凝血:PT 14.8s,PTA 63%,INR 1.37,APTT 30s,D-二聚体 1 730ng/mL。铁蛋白:647ng/mL。生化:ALT 9U/L,AST 28U/L,TBIL 10.8μmol/L,BUN 4.1mmol/L,CRE 89mmol/L,UA 536μmol/L。

腹部彩色多普勒超声:巨脾,25cm×8.6cm,脾内回声不均,脾门、肝门及腹腔大血管旁可见多发肿大淋巴结,肝形态饱满。

腹部动脉及门静脉CT成像(图73-2):巨脾,门静脉高压;脾周及腹膜后、腹腔多发淋巴结肿大,必要时活检确诊;脾多发楔形低密度区,病变浸润或脾梗死? 腹腔、盆腔少许积液,副脾,肝内钙化灶,双肾囊肿。

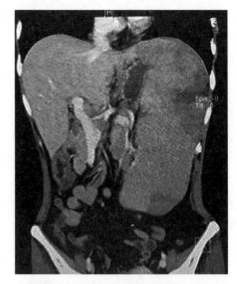

图73-2 腹部动脉及门静脉CT成像
CT成像示巨脾及脾内多发低密度灶。

【分析】

患者为中年女性,以发热、腹痛就诊,体格检查:淋巴结肿大、脾大,实验室检查三系减少、免疫指标异常。这似乎可以是多种疾病的症状,包括感染性疾病,结缔组织病,恶性肿瘤如淋巴瘤、白血病等,噬血细胞综合征(HPS)以及其他等。进一步分析病史,及时完善了针对性的实验室检查。

(1)针对感染性疾病进行感染病原学检查:结核分枝杆菌、EB病毒、巨细胞病毒检测阴性,肝炎病毒检测阴性,肥达试验、外斐反应阴性;PCT 0.276ng/mL。大便常规大致正常;尿常规:未见红白细胞,尿蛋白(+++)。床旁胸部X线检查:两肺纹理略增多。感染相关疾病临床证据不足。

(2)完善肿瘤相关检查:多项肿瘤指标检测阴性,床旁胸部X线检查显示肺内无占位,腹部CT未见占位性病变。

(3)增加免疫疾病相关检查:易栓症组合:稀释蝰蛇毒时间(dRVVT)确认34s,dRVVT筛查57s,标准化dRVVT比值1.48,均升高;硅化凝血时间(SCT)确认37s,SCT筛查43s、标准化SCT比值1.01,均正常;蛋白C活性、蛋白S活性、抗凝血酶Ⅲ活性正常,纤溶酶原活性73%,降低。风湿三项:CRP 14.1mg/L,ASO 40.7IU/mL,RF 34.7IU/mL;双下肢静脉超声未见明显血栓;结合来院前的检查需考虑系统性红斑狼疮的可能,合并抗心磷脂抗体综合征亦不能除外。

(4)血液病和HPS相关检查:肝肾功能电解质,ALB 28g/L,AST 27U/L,TBIL 10.1μmol/L,BUN 5mmol/L,CRE 81μmol/L,K^+ 4mmol/L,Na^+ 138mmol/L,LDH 494U/L,TG 1.2mmol/L,TC 2.13mmol/L,LDL-C 1.2mmol/L,HDL-C 0.5mmol/L;铁蛋白 647.3ng/mL,NK细胞活性22.01%,可溶性CD25 31 410pg/mL。

结合病例特点:患者中年女性,临床表现发热、腹痛,入院查体提示淋巴结肿大、巨脾,实验室检查三系减少、免疫指标异常:ANA阳性,抗心磷脂抗体阳性,补体C_3、C_4降低。考虑系统性红斑狼疮诊断明确；脾大病因考虑系统性红斑狼疮或淋巴瘤可能，脾梗死可以诊断。给予甲泼尼龙 40mg 1 次 /d 静脉滴注、硫酸羟氯喹 0.2g 2 次 /d 口服、磺达肝癸钠 2.5mg 1 次 /d 肌内注射抗凝。收入风湿免疫科病房进一步治疗。

在系统性红斑狼疮的治疗过程中，骨髓穿刺结果提示：细胞形态学分类不明细胞 21%，胞体大，染色质粗糙、核仁大而清晰，细胞质内偶见空泡，考虑淋巴瘤细胞白血病。免疫分型：骨髓可见 17.95% 异常成熟 B 淋巴细胞，考虑为大 B 细胞淋巴瘤累及骨髓。基因分型：未见异常。荧光原位杂交（fluorescence in situ hybridization，FISH）检查：发现 C-MYC 基因扩增占 22%，发现 IgH 基因重排占 25%。PET/CT 检查提示：全身多发代谢活跃肿大淋巴结（累及双侧颈部、锁骨上下区、腋窝、纵隔、肋膈角及心包旁、腹腔及腹膜后），脾大伴代谢活跃，倾向淋巴瘤可能大；全身骨弥漫性代谢增高，不除外淋巴瘤累及；脾多发梗死。

骨髓穿刺病理：B 细胞淋巴瘤累及，综合形态学及免疫组化结果，倾向于弥漫大 B 细胞淋巴瘤。最终诊断：系统性红斑狼疮；非霍奇金淋巴瘤，伴 MYC 表达的弥漫大 B 细胞淋巴瘤ⅣB 期；脾梗死。进一步治疗为：2018 年 6 月 13 日给予丙种球蛋白冲击治疗；2018 年 6 月 16 日开始 R-CHOEP 方案分次化疗，后给予甲泼尼龙 12mg/d 维持。2018 年 6 月 29 日腹部超声提示：脾大较前缩小（厚约 6cm，下缘超过肋弓 4cm），肝门、脾门及腹腔大血管旁多发肿大，淋巴结较前缩小。

【讨论】

系统性红斑狼疮（SLE）是一种多发于青年女性的累及多脏器的自身免疫性结缔组织病。病因至今尚未明确。诊断主要依靠临床表现、实验室检查、组织病理学和影像学检查。系统性红斑狼疮国际临床协作组（Systemic Lupus Erythematosus International Collaborating Clinics，SLICC）关于系统性红斑狼疮的分类标准，确诊标准包括：满足临床标准和免疫学标准中的 4 项标准，包括至少 1 项临床标准和 1 项免疫学标准；或肾活检证实狼疮肾炎，同时 ANA 阳性或抗双链 DNA 抗体阳性。其中临床标准包括：①急性或亚急性皮肤型红斑狼疮；②慢性皮肤型红斑狼疮；③口鼻部溃疡；④脱发；⑤关节炎；⑥浆膜炎，包括胸膜炎和心包炎；⑦肾病变，24h 尿蛋白大于 0.5g 或有红细胞管型；⑧神经病变，包括癫痫、精神病、多发性单神经炎、脊髓炎、外周或脑神经病变、急性精神混乱状态；⑨溶血性贫血；⑩至少 1 次白细胞减少或淋巴细胞减少；至少 1 次血小板减少。免疫学标准包括：①ANA 阳性；②抗双链 DNA 抗体阳性；③抗 Sm 抗体阳性；④抗磷脂抗体阳性，狼疮抗凝物阳性或梅毒血清学试验假阳性，或中高水平阳性的抗心磷脂抗体；⑤补体降低，C_3、C_4 或 CH_{50} 降低；⑥直接抗人球蛋白试验阳性。临床表现不明显但实验室检查足以诊断系统性红斑狼疮者，可暂称为亚临床型系统性红斑狼疮。

弥漫大 B 细胞淋巴瘤是成人最常见的淋巴系统肿瘤，是指由细胞核大于或等于巨噬细胞，或大于 2 个正常淋巴细胞的大 B 淋巴细胞构成的、伴弥漫生长的肿瘤。临床表现：无痛性、进行性淋巴结肿大和结外肿块；常伴有发热、乏力和盗汗；40% 肿瘤原发于结外，最常见累及部位为胃肠道，原发于骨髓和 / 或直接累及血液者较少见。确诊需要血液病理学专家根据合适的活检和 B 细胞免疫分型的证据而得出。

SLE 合并淋巴瘤：风湿性疾病中如皮肌炎与恶性肿瘤的相关性已被国内外公认；SLE 合并恶性肿瘤的报道也逐渐增多。一项大型的、多中心的国际队列研究（40 916 例患者在 30 个中心）表明，SLE 患者罹患血液恶性肿瘤的概率较正常对照组高 3 倍，尤以淋巴瘤居多。SLE 既可先于肿瘤发生，也可后于肿瘤发生，或者两者同时发生。当 SLE 患者疾病控制不良（SLEDAI 评分为中度及以上），伴有不明原因发热、淋巴结肿大、乳酸脱氢酶及 β_2 微球蛋白升高，应尽早完善骨髓穿刺、淋巴结活检、病变组织活检，警惕合并淋巴瘤可能。SLE 合并淋巴瘤发生的可能机制：免疫功能异常和免疫缺陷是 SLE 和淋巴瘤共同的发病机制之一；应用免疫抑制剂存在潜在不良反应，其中包括增加肿瘤发生的风险；免疫功能低下或缺陷易合并病毒感染如 EB 病毒，增加了淋巴瘤的易感性；遗传和环境因素、细胞因子分泌异常；可能与染色体如 t(3；16)、t(14；18)异常等有关。

【专家点评】

系统性红斑狼疮和弥漫大 B 细胞淋巴瘤单独发病临床诊断不难，难的是想到 SLE 合并淋巴瘤。发热、腹痛就诊，在急诊科很常见，查体淋巴结肿大、脾大，临床上也容易忽视。我们在临床工作中，应对患者的临床表现、体检发现进行仔细分析总结，尤其对于反复多家医院就诊者，要详细询问病史，认真查体。诊治患者时尽可能一元化诊断，当一元化诊断不能解释所有症状，应尽早完善针对性检查。

（编者：张玉梅　点评专家：朱继红）

病例 74　糖尿病酮症酸中毒伴多脏器脓肿
——繁华落尽，如梦无痕

【病历摘要】

患者，女性，59 岁。主因"多饮、多尿、消瘦半月，胸闷 5d"于 2019 年 4 月 10 日 9：03 来诊。

患者半月前无明显诱因出现烦渴、多饮（饮水 3～4L/d）、多食（以甜食为主）、多尿（1～2 次 / 夜），体重下降 5kg，未正规诊治。5d 前自觉上述症状加重，伴胸闷、憋气，乏力明显，无咳嗽、咳痰，无腹痛、腹泻，无发热，自行服用"复方氨酚烷胺"后，症状未缓解，入急诊科。

既往史：13 年前因右乳乳腺癌行手术治疗。

个人、家族史：2 个姐姐患 2 型糖尿病，均 50 岁后发病，目前使用口服降糖药物。

入院查体：体温 36.8℃，血压 100/80mmHg，脉搏 120 次 /min，呼吸频率 28 次 /min，SpO_2 98%。神志清楚，皮肤无黄染，口唇无发绀；两肺呼吸音粗，可闻及少许湿啰音；心律齐，各瓣膜听诊区未闻及病理性杂音；腹软，无压痛，肠鸣音正常可及；双下肢无可凹性水肿。

入院后即刻血糖超过测量上限。血气分析：pH 7.189，PCO_2 13.3mmHg，PO_2 115.9mmHg，BE −20.3mmol/L，HCO_3^- 5.0mmol/L，LAC 1.9mmol/L。尿常规：葡萄糖（＋＋＋）、酮体（＋＋＋），初步考虑为糖尿病酮症酸中毒，并即刻给予吸氧、心电监测、快速补液、胰岛素降糖纠酮等治疗。并继续完善血常规、生化、凝血分析、心肌损伤标志物、BNP 及 PCT 等检查。

血常规：WBC $17.7×10^9$/L，NE% 84.3%，HGB 136g/L，PLT $306×10^9$/L。生化：ALT 74U/L，AST 68U/L，TP 71.2g/L，ALB 34.7g/L，LDH 346U/L，α-HBDH 235U/L，BUN 7.55mmol/L，CRE 78.7μmol/L，GLU 28.47mmol/L，K^+ 5.36mmol/L，Na^+ 128mmol/L，Cl^- 95mmol/L，淀粉酶 14IU/L。CRP 437.37mg/L。心肌损伤标志物阴性，NT-proBNP 正常。凝血功能：D- 二聚体 2 300ng/mL。PCT 47.19ng/mL。糖化血红蛋白 13.4%。

【分析】

患者为中老年女性，主因"多饮、多尿、消瘦半月，胸闷 5d"来诊，有糖尿病家族史，快速血糖明显升高，代谢性酸中毒，尿酮体阳性，糖化血红蛋白升高，因此，糖尿病、糖尿病酮症酸中毒诊断明确。但是患者的病情真的就这么简单吗？患者的 CRP 和 PCT 升高明显，强烈提示存在感染的可能，但来诊时没有发热，也没有门户感染的症状，那么感染存在吗？病灶又在哪里呢？

急诊室病情瞬息万变，一切皆有可能。果不其然，患者于来诊当日 16：00 出现发热，体温高达 38℃。患者肺内有少许湿啰音，且呼吸道是最常见的感染部位，于是立即完善胸部 CT 检查（图 74-1），可见两肺内多发大小不等的结节状及团片状高密度影，部分边缘模糊，部分可见浅分叶，部分病灶内可见空泡影，纵隔窗部分呈软组织密度影，结论：两肺多发病变，炎性病变？占位性病变？

　　患者发热伴 CRP 和 PCT 升高，且患有糖尿病，首先考虑肺内病变为感染，给予比阿培南 0.3g 每 8 小时 1 次静脉滴注抗感染治疗，并完善血培养。但是患者既往有乳腺恶性肿瘤病史，肺部影像学可见两肺多发病变，亦不能除外恶性肿瘤转移所致，但是患者乳腺癌术后已 13 年，考虑可能性并不大，可进一步完善肿瘤标志物、穿刺活检等检查来明确。

　　第 2 天（2019 年 4 月 11 日）患者症状缓解，复查血气分析：pH 7.414，PCO_2 20.7mmHg，BE −9.8mmol/L，HCO_3^- 13mmol/L，LAC 3.1mmol/L。血常规：WBC $9.1×10^9$/L，NE% 78%。生化：ALT 529U/L，AST 85U/L，TP 45.7g/L，ALB 22.9g/L，LDH 1 100U/L，HBDH 432U/L，BUN 5.59mmol/L，CRE 61μmol/L；CRP 365.68mg/L，PCT 31.22ng/mL。白细胞介素−6 644.5pg/mL。乙型肝炎表面抗原、丙型肝炎病毒抗体、人类免疫缺陷病毒抗体均阴性。肿瘤标志物：CA12-5 65.4U/mL，余均正常。

　　患者的转氨酶上升较快，临床中需警惕其他部位的潜在感染灶，进一步完善腹部 CT 检查（图 74-2），可见肝右叶不规则混杂低密度影，边界不清，脾密度不均匀，可疑散在低密度灶。腹部 B 超提示：肝右后叶不均质回声团，范围约 10.8cm×7.7cm×6.4cm，肝脓肿可能性大。同时微生物室回报危急值：血培养可见革兰氏阳性球菌生长。于是在比阿培南基础上联合使用利奈唑胺加强抗感染治疗，同时给予保肝治疗，继续监测血常规、CRP、PCT、复查血培养及肝功能。

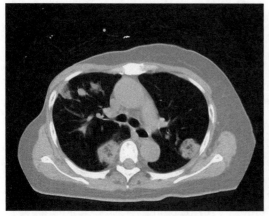

图 74-1　2019 年 4 月 10 日胸部 CT
胸部 CT 示两肺多发病变。

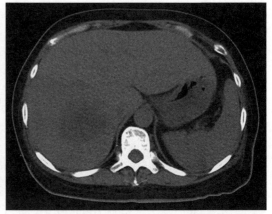

图 74-2　来诊第 2 天腹部 CT
腹部 CT 示肝右叶不规则混杂低密度影，脾可疑散在低密度灶。

　　随后患者体温降至正常，但是于 2019 年 4 月 16 日再次出现发热，体温最高达 38℃，复查血常规：WBC $13.1×10^9$/L。血培养结果回报：溶血葡萄球菌；追问病史：患者在 1 周前有手部外伤史，未予特殊处理后自愈。复查腹部 B 超：肝右后叶不均质回声团，范围约 11.7cm×8.7cm×8.1cm。复查胸部 CT（2019 年 4 月 17 日）（图 74-3）：两肺多发病变，较 2019 年 4 月 10 日加重，炎性病变，真菌感染？于是停用比阿培南，加用伏立康唑抗真菌治疗。

　　同时继续完善病原学检查。痰培养示嗜麦芽窄食单胞菌。真菌培养阴性。痰肺炎支原体培养阴性。痰涂片抗酸染色阴性。痰涂片找真菌阴性。复查两次血培养均为阴性。G 试验、GM 试验均阴性。T-SPOT 阴性。自身抗体谱：ANA 1∶100，余均阴性。进一步完善胸部增强 CT（2019 年 4 月 22 日）：双方多发结节样及空洞样病变，炎性病变，真菌感染，并部

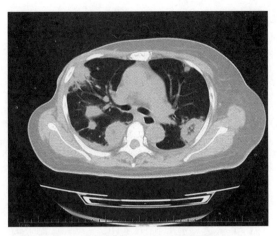

图74-3 2019年4月17日胸部CT
胸部CT示两肺多发病变,较4月10日加重。

分空洞形成可能。腹部增强CT(2019年4月24日):肝实质密度不均,肝右叶见巨大团片状密度减低区,增强扫描病灶呈低强化,内低密度无明显强化。脾内见多个不规则低密度区,强化不明显。结论:肝右叶脓肿可能,脾低密度影,囊性病变可能性大。肺穿刺活检提示:少量坏死及炎性渗出物。至此已排除肺部肿瘤转移可能。

4月16—22日患者体温波动在37～38℃,白细胞从 $11\times10^9/L$(4月17日)复升至 $12.6\times10^9/L$(4月22日),CRP则维持在128.29～124.44mg/L的平台期。至此,患者感染累及肝和肺部,那么其病原体到底是什么呢?溶血葡萄球菌?嗜麦芽窄食单胞菌?还是其他?能否用一元论解释呢?

并非所有培养阳性都是真正的病原菌!细菌培养结果的临床意义大小与所取标本有关,如为关节液、胸腔积液、血液等无菌标本,则临床意义较大。但即使血培养阳性,也可能为污染菌。某些标本极易受污染,如痰标本易受咽喉部携带菌的污染,尿培养易受下尿道及尿道口污染。

在多次血培养中单次培养下列细菌阳性,可认为是污染菌:凝固酶阴性葡萄球菌(溶血葡萄球菌)、棒状杆菌、丙酸杆菌、芽孢杆菌。单次血培养凝固酶阴性葡萄球菌、甲型溶血性链球菌、肠球菌阳性,污染可能性分别为85%、52%、22%。如多次血培养多次阳性,可能为条件致病菌,需结合临床分析。

有研究纳入了131例确诊为肝脓肿的患者,其中101例(77.10%)临床分离的肝穿刺标本中肺炎克雷伯菌阳性,30例(22.90%)肺炎克雷伯菌阴性,依次是大肠杆菌(20例,占15.27%),铜绿假单胞菌(3例,占2.29%),肠球菌(2例,占1.53%),弗氏柠檬酸杆菌(2例,占1.53%),阴沟肠杆菌(1例,占0.76%),金黄色葡萄球菌(1例,占0.76%),凝固酶阴性葡萄球菌1例(0.76%)。

仔细分析该患者病例特点及诊疗经过发现,该患者虽然在1周前有手部外伤史,但仅入院当日初次一套血培养提示为溶血葡萄球菌,随后复查的2次血培养均阴性,且在使用利奈唑胺的过程中再次出现发热,考虑溶血葡萄球菌可能为污染菌,而嗜麦芽窄食单胞菌可能为应用抗菌药后的菌群交替。至于影像学提示的真菌感染,由于患者G试验、GM试验均阴性,痰真菌培养、真菌涂片和肺穿刺活检亦未有提示,基本可除外。因此,考虑本次肝脓肿为低毒力肺炎克雷伯菌感染所致的可能性较大,而肺脓肿则为肝脓肿肝外侵袭所致。遂停用利奈唑胺,调整为环丙沙星联合依替米星抗感染治疗,患者体温逐渐降至正常。

2019年4月28日复查胸部CT(图74-4)提示:部分病灶较4月17日形态及空洞有所吸收;复查腹部B超示:肝右后叶不均质回声团,范围7.5cm×5.8cm,其内可见3处不相通的微小无回声团。请超声科会诊考虑脓肿范围缩小,且脓肿内形成分割,不建议穿刺引流。

至2019年5月8日体温未再反跳,且感染指标均降至正常,给予糖尿病宣教,给予阿卡波糖、利格列汀和重组人胰岛素注射液控制血糖,给予左氧氟沙星和联磺甲氧苄啶片口服

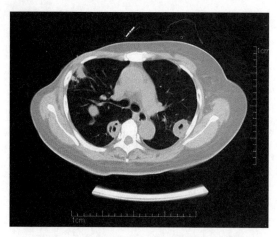

图74-4 2019年4月28日复查胸部CT
胸部CT示部分病灶较4月17日有所吸收。

继续控制感染后出院随诊。出院诊断：2型糖尿病、糖尿病酮症酸中毒，肝脓肿，肺脓肿伴肺炎，右乳乳腺癌术后。

患者出院后监测胸部CT和腹部超声，持续好转中，于2019年7月2日停用口服抗生素，抗感染总疗程计12周。

【讨论】

该患者为中老年女性，急性起病，以糖尿病酮症酸中毒为首发症状，实验室检查结果提示感染证据明显（CRP及PCT显著升高），急诊科医生应高度警惕，放宽诊疗思路，尽快积极寻找隐匿感染灶，避免漏诊误诊。

肝脓肿是肝实质内单发或多发的化脓性改变。糖尿病成为细菌性肝脓肿重要因素，据报道，糖尿病患者发生肝脓肿的概率是非糖尿病患者的3.6倍，是肝脓肿的高危人群。20世纪90年代以来，肺炎克雷伯菌和大肠埃希菌逐渐取代了金黄色葡萄球菌成为优势菌，特别是肺炎克雷伯菌。最新的研究显示，肺炎克雷伯菌在细菌性肝脓肿的病原菌中占到70%以上。

确诊肝脓肿后，早期在全身药物治疗前提下行超声引导下肝脓肿穿刺置管引流，能够缩短病程及改善预后。根据脓液培养结果，选用敏感抗菌药物，足疗程抗感染是成功治疗的关键。

【专家点评】

对于以糖尿病急性并发症首诊的患者，存在发热及感染相关证据，而无常见呼吸系统、泌尿系统等感染直接证据时，值得急诊医师高度警惕，应尽快积极寻找其他部位隐匿感染灶，避免漏诊误诊。此外，并非所有血培养阳性都是真正的病原菌，需结合临床具体分析。

（编者：赵晓丽　黄文凤　点评专家：祝振忠）

病例75　突发胸、腹、背痛

——偶遇"死神之征"

【病历摘要】

患者，男性，86岁。主因"突发胸、腹、背痛3h"，于2019年7月8日就诊于急诊胸痛中心，因诊断可疑急性冠脉综合征、急性胰腺炎待除外收入抢救室。

患者3h前无明显诱因出现胸、全腹及背部疼痛，伴大汗，伴恶心、呕吐，未呕吐血性及咖啡样物质，疼痛向背部放射，无咳嗽、咳痰、咳粉红色泡沫痰，疼痛持续不缓解，自服速效救心丸后无明显好转，遂来急诊就诊。

既往史：冠心病、经皮冠脉介入治疗术后，肾动脉支架术后，心房颤动，高血压病，糖尿病，肾功能不全。对氯吡格雷过敏。

入院查体：体温36℃，脉搏50次/min，血压153/70mmHg，呼吸频率20次/min，神志清楚，无颈静脉怒张，两肺呼吸音粗，未闻及干湿啰音，心率77次/min，律不齐。腹部膨隆，腹软，肝脾触诊不清，全腹压痛，无反跳痛及肌紧张，墨菲征阴性，肠鸣音正常，3次/min，双下肢无明显水肿。

辅助检查，心肌标志物：CKMB＜1.0ng/mL，MYO 176ng/mL，TnI＜0.05ng/mL，D-二聚体494ng/mL，BNP 90.8pg/mL。心电图：心房颤动，Ⅲ、aVF导联ST段抬高。血气分析：pH 7.428，PCO_2 31.5mmHg，PO_2 142.5mmHg，BE –3.1mmol/L，SaO_2 98.7%。

【分析】

患者为高龄男性，因突发胸、腹、背痛就诊于急诊胸痛中心，因可疑急性冠脉综合征、急性胰腺炎待除外收入抢救室。患者收入抢救室后，需要对患者病情风险进行重新评估。首先需要对当前风险进行评估，根据入抢救室时的初步查体及检查可见，患者神志清楚、生命体征相对平稳，因此，从呼吸、循环、中枢神经这三大系统功能来评估，患者当前属于相对低风险；其次需要针对潜在风险进行评估，患者高龄，突发不适，主诉及查体以包含重要器官区域的胸腹为主，同时既往有多种疾病，因此考虑患者潜在风险极高。

针对当前风险相对低而潜在风险极高收入抢救室的患者，除了予以常规连接监护、开通静脉通路以外并不能盲目予以治疗，因此该患者初步评估后给予的诊疗策略是尽快完善客观检查、进行全面评估、寻找诊疗方向。以此为原则，心血管方面：入抢救室时已经常规完善了心电监测、心电图、心肌标志物的检查；呼吸与内环境方面予以了连续血氧饱和度监护、血气分析及血清离子的检查，同时为排除相关胸部的疾病予以胸部CT的检查；神经系统方面，考虑患者神志清楚，且无神经科的主诉及定位体征，因此暂时未予以相关的影像学检查。消化、泌尿系统：予以血生化、尿常规、胃液及大便隐血、血氨等检查，因为患者有腹部相关症状体征，因此予以腹部CT检查；血液、凝血及感染等方面，予以血常规、凝血分析、降钙素原等检查。由于外出行胸腹CT需要一定的时间，为了最高效地得到检查结果，患者入抢救室后首先完善了心电图及各项抽血的工作，之后安排专人陪同进行影像学检查。

初步检查回报如下：

血常规：WBC 11.72×10⁹/L，NE% 84%，提示可能存在细菌感染。

生化：Na⁺ 133.8mmol/L，GLU 20.1mmol/L，BUN 16.4mmol/L，CRE 279.5μmol/L，肾小球滤过率（estimated glomerular filtration rate，eGFR）18.56mL/min，提示患者平日血糖控制不佳，且存在肾功能不全。

尿常规：葡萄糖（++++），提示血糖控制不佳。

胃液隐血：阴性。

大便常规及血氨正常。

影像学：胸腹部 CT 可以看到肝有明显的树形低密度影像，同时可以看到肺动脉及门静脉有少量低密度影像（图 75-1）。

患者血液生化检查并未提示更多有助于明确诊断的信息，而胸腹 CT 有明显的异常。第一时间与影像科医生交流后确认该低密度影像为气体，因气体主要存在于肝及门静脉，因此诊断为肝门静脉积气（hepatic portal venous gas，HPVG）。

当班医生此前从未遇到肝门静脉积气病例，无该疾病治疗经验，首先考虑的系列问题是：该积气会造成何种后果？何种原因造成此种积气？是否有可参照的疾病指导诊治？

针对肝门静脉积气可能造成何种后果？通过病理生理学知识可知，血管内积气一方面

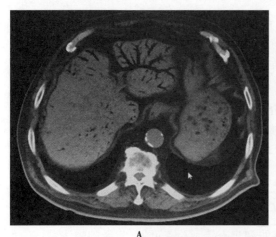

A

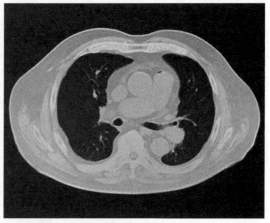

B

C

图 75-1 首日胸腹部 CT

A.肝有明显的树形低密度影像；B.肺动脉有少量低密度影像；C.门静脉有少量低密度影像（箭头所示）。

可能会顺血流方向移动，到某一直径血管后会造成气体的栓塞；此外，该门静脉含气如此之多不除外整个门静脉血流回流受阻，造成肠黏膜水肿，肠屏障功能受损，肠道细菌移位繁殖，以至于全身感染，产生脓毒症及多器官功能衰竭。

针对积气从何而来？考虑最可能为胃肠黏膜损伤后，胃肠内气体因压力缘故进入到门静脉系统；此外，不除外有产气菌进入门静脉系统产生气体可能，但由于血液的流动性，这种情况产生的概率较低，既往曾遇到过产气菌移行于腹腔引起感染导致假性胃肠穿孔的病例，但两者有所不同。

针对是否有可参照的疾病指导诊治？当时可以联想到的疾病有静脉气体栓塞、潜水病、腹腔产气菌感染、胃肠坏死性疾病。对于前两种疾病，如果严重，有一个非常重要的治疗方法就是高压氧治疗。对于产气菌感染，选择合适的抗生素则是非常重要。对于胃肠坏死性疾病由普外科、消化科等专科参与的诊疗则必不可少。因此，当时立即联系了高压氧、普外科、消化科的会诊。

高压氧科的会诊意见为：目前气体进入的原因不明，且肠道气体较多，溶解血管内气体需要的气体压力较高，不除外有促使肠道气体进一步进入血管的可能，因此建议首先保守治疗，但随时可以组织团队采取进一步的治疗措施。

普外科的意见为：目前诊断尚不明确，患者一般情况尚可，可进一步完善肠系膜动脉超声，治疗方面建议胃肠减压及灌肠，密切观察患者病情变化，必要时予以剖腹探查。

消化科的意见为：目前不适合进行胃肠镜检查，肠坏死可能性较大，建议保守治疗，必要时请普外科进行手术。

在请相关科室会诊的同时，当班医生也进行了快速的文献查询，找到了 2 例极端的病例，并对记录的治疗方法进行了总结。结合专科会诊意见制定了诊疗方案。首先，为减少患者气体的进一步进入门静脉系统，予以禁食水、胃肠减压、灌肠等措施；针对可能的感染，给予了覆盖产气菌的较强的抗感染治疗；针对内环境紊乱及可能的容量不足，给予了适当的补液治疗。同时，为了密切观察患者病情的变化，制订了监测评估体系，症状层面主要关注患者胸、腹、背痛的主观感受；体征方面针对肠鸣音、腹部硬度、压痛反跳痛、腹腔压力、腹围进行了记录；同时对相关实验室检查及影像学检查进行了必要的复查。

通过以上措施，患者症状很快得到了缓解。次日，患者已无明显胸、腹、背痛不适感。查体，肠鸣音正常，但右中上腹有深压痛。影像学复查可见肝内绝大部分气体已经吸收，仅残留少量气体、肺动脉内气体消失、右侧肠袢可见局部渗出影，怀疑为气体进入的病变部位(图 75-2)。

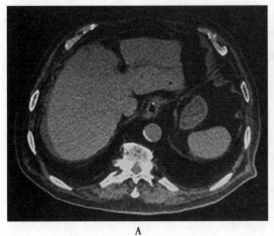
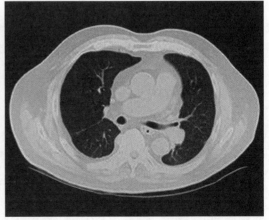

A   B

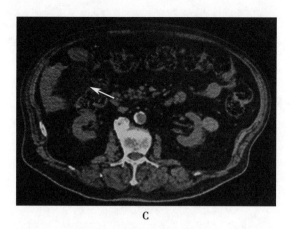

C

图 75-2　次日胸腹部 CT

A. 肝内绝大部分气体已经吸收, 仅残留少量气体; B. 肺动脉内气体消失; C. 右侧肠袢可
见局部渗出影怀疑为气体进入的病变部位(箭头所示)。

第 3 天患者病情继续好转, 且未见反复, 肝及门脉积气已全部消失, 右侧肠袢的渗出影
仍有残留。第 5 天患者转至其他医院住院继续保守治疗, 第 7 天开始进食, 之后患者曾准备
出院, 但因突发心脏冠脉事件继续治疗, 而胃肠系统症状未见反复。

【讨论】

肝门静脉积气(HPVG)是指由于各种原因导致气体在门静脉及其肝内门静脉分支异常
积聚形成的影像学征象, 是一种少见的影像学征象。1955 年, Wolfe 等在患有坏死性小肠炎
新生儿的平片中发现肝门静脉积气的表现。肝门静脉积气并不是一个独立的疾病, 而通常
是伴随消化道疾病出现的一种征象, 最常见于肠缺血和坏死。早期报道死亡率高达 75%,
常被称作"死神之征"。

HPVG 的发生机制并不是十分清楚。有文献研究指出, HPVG 气体来源主要包括肠腔
内气体、产气微生物产生的气体以及部分医源性操作的体外气体进入体内。如: 胃肠道黏
膜损伤, 使胃肠腔内气体通过损伤部位或通透性增加的黏膜进入肠系膜门静脉系统, 如肠
缺血、内镜下检查及操作等。胃肠道管腔扩张、肠腔内压力增加, 部分肠管可出现水肿甚至
缺血坏死, 使得腔内气体进入门静脉系统, 如外伤或肠梗阻等。细菌理论: 一方面产气细菌
侵入黏膜下产生气体、黏膜下血管对气体进行吸收, 另一方面则是细菌直接入血形成败血
症或静脉炎产气等。

肝门静脉气体的病因有从良性疾病到致死性病变, 回顾已发表的文献可发现肠缺血和
坏死是最常见的病因之一。各种原因所占比例为肠缺血和肠系膜血管病变(61.44%)、胃肠
道炎症(16.26%)、梗阻和扩张(9.03%)、败血症(6.6%)、医源性损伤和创伤(3.01%)、癌症
(1.8%)和原发性 HPVG(1.8%), 并且在性别方面无差异。也与其他潜在的疾病进程相关,
包括憩室炎、肝移植、炎症性肠病、化疗、获得性免疫缺陷综合征、近期内镜操作、腹部外伤
等。另外, 各种罕见的病因如癫痫等也相继被报道出来。

HPVG 并不是一种特殊的疾病, 而仅是急腹症患者的一种诊断线索。因此, 其临床表
现不具有特异性, 大部分表现为腹部急症。包括腹痛、腹胀、腹泻及便血、恶心呕吐、畏寒、
发热等, 毒素吸收或细菌移位时可出现腹膜炎、败血症、脓毒症休克、酸中毒等表现, 体征有
腹膜刺激征、肠鸣音减弱或消失、脱水等, 具体表现还与病因有着密切的关系。最常见的症

状是腹痛(83.3%),其次是恶心(61.1%)、呕吐(61.1%)、腹胀(38.9%)和腹泻(16.7%)。

　　CT 及超声是目前用来诊断肝门静脉气体的重要手段,本例患者以 CT 为明确诊断方法,因考虑腹部肠道内气体较多,因此并未进行超声的检查。

　　在治疗上,早期的干预对患者来说,通常预后更好。其方法有手术治疗和保守治疗两种,不同的治疗方法主要基于患者的病因及病情。对于那些生命体征平稳、良性病变引起的、无腹膜炎症状、检查发现积气量少的患者,保守治疗(禁食、胃肠减压、营养支持、必要的经验性抗感染等综合治疗)是可行的。当保守治疗情况未见明显改善,积极的手术治疗如剖腹探查也能提高患者的生存率。

　　预后方面,HPVG 可分为缺血性和非缺血性原因,前者病死率可预测较高;对于影像学检查发现 HPVG 的患者,应详细回顾病史并进行体格检查,以确定其基本情况、为剖腹探查提供良好的依据。单纯发现 HPVG 不能作为急诊探查的适应证,至于患者的预后,在很大程度上取决于患者的自身状况等。快速急诊内科评分(rapid emergency medicine score,REMS)对成人 HPVG 患者可预测疾病的严重程度和病死率,而且有较高的灵敏度(92.1%)和特异度(89.3%),可以帮助医师及时识别危重 HPVG 患者并对其进行分层。

　　回顾本例患者的诊疗过程,需要强调的是,诊断 HPVG 后及时给予禁食水及胃肠减压,这一方法虽然没有针对原发病进行治疗,却有效地降低了胃肠内气体的压力,为后续的治疗和患者身体的自行调节与康复赢得了时间。这点笔者在治疗过程中感受最深,在给予患者胃肠减压后不久,症状就有了明显的缓解。此外,针对本次突发疾病整体的治疗结果是良好的,但也存在一定可提高的余地。该患者为高龄男性,已经有冠状动脉及肾动脉的血管硬化及狭窄,且均已接受支架治疗,同时合并糖尿病且血糖控制不佳,因此其他部位动脉硬化及狭窄发生的概率极高,因其氯吡格雷过敏,因此平日抗血小板力度是不够的,再者患者合并有心室率不快的心房颤动,存在栓子脱落造成血栓性疾病的风险。综合这些因素,患者本次发病很可能的原因是肠系膜动脉的栓塞造成的局部肠坏死,由于患者平日运动较少,肠内气体较多,压力较大,气体通过坏死部位进入到门静脉系统存在较大概率。治疗方面,在此基础上如果给予抗凝治疗,则可能更有利,且对患者出院时出现的心脏冠脉事件也可能有预防作用。

【专家点评】

　　HPVG 在现阶段属于罕见疾病,在几十年前生活水平较低下时期则较多见。该疾病并非独立的疾病,而是不同疾病导致的结果,根据病因不同,转归有很大差异。整体来说,缺血因素导致的 HPVG 更加凶险,病死率更高。对于 HPVG,及时发现、针对不同因素进行治疗、观察病情变化、寻找潜在病因等环节极为重要,尤其是外科的及时介入必不可少。本例为 1 例较为成功的 HPVG 诊治案例,可为以后该类疾病的诊治过程提供有意义的参照。

(编者:刘京铭　点评专家:郭伟)

病例76 单侧眼球突出、发热伴精神异常
——"霉"来眼去

>>

【病历摘要】

患者,男性,48岁。主因"右眼胀痛、眼球活动受限34d,精神异常4d"于2019年1月25日以"右眼肿胀原因待查"收入院。

患者入院前34d(2018年12月22日),晨起出现右眼红肿、突出,结膜外翻,伴右眼疼痛及活动受限,伴头部胀痛,伴恶心、干呕,未重视。入院前31d外院查头颅MRI及MRA未见异常(图76-1A、图76-1B),诊断右眼眶内感染可能性大,予头孢曲松、依替米星联合万古霉素抗感染治疗,症状无改善,眼球肿胀加重,右眼突出(图76-2A,彩图见文末彩插),其间还出现视物不清,发热,体温最高38.9℃。入院前23d于首都医科大学附属北京同仁医

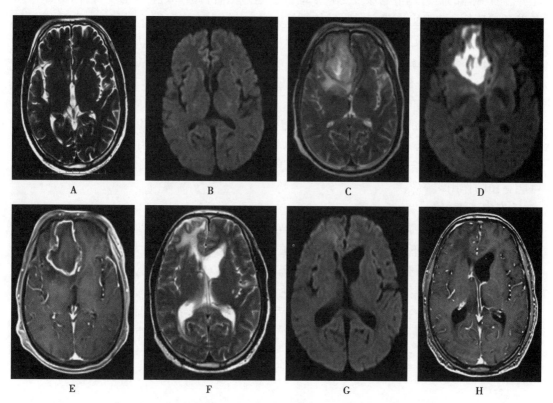

图76-1 患者入院前、入院后和出院后的头颅MRI检查结果对比

A、B. 2018年12月25日外院头颅MRI示T_2、DWI未见异常信号;C、D、E. 2019年1月27日查头颅MRI提示T_2和DWI均显示右侧额叶高信号,水肿明显,强化后可见环形强化,提示脓肿形成;
F、G、H. 出院后6个月(2019年10月12日)复查头颅MRI示T_2显示右侧额叶局部白质高信号,DWI示右侧额叶相应区域呈等信号,提示脓肿消失,胶质细胞增生,增强后无强化。

院眼科行眼底检查,诊断为右眼眶尖综合征,患者拒绝住院。入院前 4d 家属发现其言语混乱,发音不清,答非所问,全身乏力,小便失禁,到我院急诊,查头颅 CT 示:两侧额叶及胼胝体低密度影,脑室内少量积血,鼻窦炎,右侧视神经、上斜肌及右侧球后脂肪间隙异常改变。行腰穿检查(表 76-1),考虑"脑脓肿",予头孢曲松抗感染,无效,遂收入院。

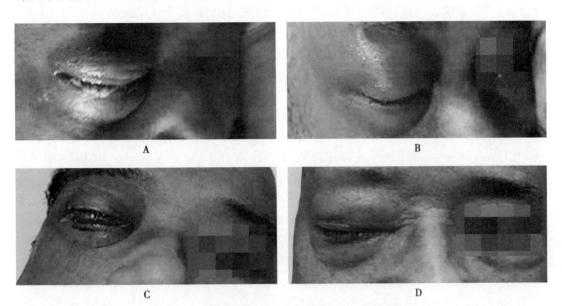

图 76-2　患者从治疗前到治疗后的右眼外观演变情况

A. 患者外院住院时右眼部红肿,眼球明显突出;B. 经两性霉素 B 治疗 24d 后右眼红肿,眼球突出较前改善;C. 治疗期间右眼部红肿及眼球突出加重;D. 经抗真菌和鼻内镜手术治疗后右眼红肿及眼球突出明显好转。

表 76-1　患者治疗前后腰穿结果对比

检测项目	正常值	1月21日	1月25日	1月31日	2月28日	3月19日	4月4日
压力 /mmH$_2$O	80～180	130	未测出	>330	250	158	60
外观	清亮	淡黄色清亮	血性	淡黄色清亮	淡黄色清亮	淡黄色清亮	清亮
白细胞数 /(×10^6/L)	0～10	387	366	76	16	24	6
蛋白 /(g·L^{-1})	0.15～0.45	1.14	3.48	1.90	1.59	1.23	0.52
糖 /(mmol·L^{-1})	2.5～4.4	5.16	3.52	1.75	2.94	3.85	2.63
氯 /(mmol·L^{-1})	118～128	114	119	121	121	121	125
IgA /(mg·dL^{-1})	0～0.2	1.62	8.85	4.33	2.69	1.54	0.56
IgM/(mg·dL^{-1})	0～0.2	0.64	2.79	2.39	0.49	0.47	0.14
IgG/(mg·dL^{-1})	0.48～5.86	16.8	49.0	56.4	27.9	12.4	4.99

　　既往史:膜性肾病、肾病综合征 1 年余,长期口服糖皮质激素,类固醇性糖尿病 1 年。

　　入院查体:体温 38.0℃,脉搏 102 次 /min,呼吸频率 20 次 /min,血压 128/89mmHg,双肺呼吸音略粗,心律齐,各瓣膜听诊区未闻及病理性杂音。神经系统检查:神志淡漠,双侧瞳孔不等大，右侧 4mm，左侧 3mm，右侧直接、间接光反射消失，左侧间接对光反射消失，右眼球居中固定，球结膜水肿，右眼轻度肿胀，睁眼费力，右侧眼球表面未触及搏动，未闻及血管杂音，颈抵抗，约 4 横指，克尼格征可疑阳性。

　　入院后予头孢曲松联合甲硝唑抗感染，补液等治疗。复查腰穿，脑脊液压力未测出，脑脊液呈血性，有凝块，白细胞数 366×10⁶/L，单个核细胞 35%，多个核细胞 65%，蛋白 3.48g/L（表 76-1）。血常规：WBC 5.44×10⁹/L，NE% 83.7%，HGB 100g/L，PLT 210×10⁹/L。血生化：ALB 25.49g/L，GLU 10.35mmol/L。白细胞介素 -6：17.170pg/mL。PCT 0.094ng/mL。GM 试验（－）。

【分析】

　　患者中年男性，急性起病，主要表现为单侧眼球突出、红肿胀痛，同时伴有神经精神异常，首先想到的是眶周感染导致的颅内感染。头颅 MRI 是重要的检查手段，入院第 3 天头颅 MRI 示右侧额叶脓肿形成（图 76-1C、图 76-1D、图 76-1E），头颅 MRA+ 头颅磁共振黑血血栓成像（MRBTI）提示右侧颈内动脉海绵窦段动脉瘤。支持眶周感染导致的脑脓肿。那么幕后黑手又是"谁"呢？入院第 7 天复查腰穿，压力＞330mmH₂O，脑脊液淡黄色清亮，蛋白 1.90g/L（表 76-1）。脑脊液涂片未见异常，查脑脊液基因二代测序协助病因筛查，第 8 天全麻下行内镜经鼻颅底病变切除术，留取病变组织做基因二代测序并送病理检查。3 天后，鼻窦内组织及脑脊液基因二代测序结果均提示毛霉菌感染，鼻窦内组织病理活检也提示毛霉菌感染（图 76-3，彩图见文末彩插）。致病菌找到了，那么问题出现了，该如何治疗呢？

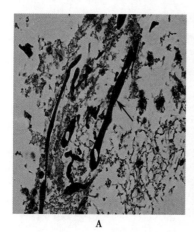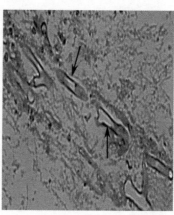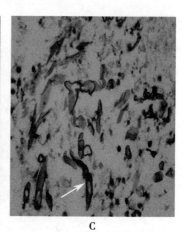

图 76-3　显微镜下右侧鼻窦内组织及分泌物中的毛霉菌菌丝

A. 改良 Gomori 六胺银染色（Gomori methenamine silver staining，GMS）显示黑色的毛霉菌菌丝（红色箭头所示）；B. 过碘酸希夫染色（PAS）显示粉染无结构物质、壁厚，无隔膜，钝角分枝菌丝（黑色箭头所示）；C. 苏木精 - 伊红染色（hematoxylin-eosin staining，HE）显示干树枝样的菌丝（白色箭头所示）。放大倍数均为 200 倍。

　　欧洲医学真菌学联盟（European Confederation of Medical Mycology，ECMM）和欧洲临床微生物学和传染病学会（European Congress of Clinical Microbiology and Infectious Diseases，ESCMID）推荐将两性霉素 B 脂质制剂、泊沙康唑作为一线药物。所以治疗上加两性霉素 B 抗真菌治疗，起始剂量 5mg，逐渐加量至每日 40mg，维持治疗，第 54 天脑脊液基因二代测序正常。然而治疗过程并不是那么一帆风顺。2019 年 3 月 2 日患者右眼肿胀较前加重（图 76-2B、C，彩图见文末彩插），考虑颅内脓肿引流不畅导致海绵窦静脉回流障碍,继续两性霉素 B 抗真菌治疗,并于 2019 年 3 月 2 日至 2019 年 4 月 16 日先后 4 次行内窥镜下脓肿清除和清洗术。住院期间多次腰穿,结果显示病情逐渐好转(表 76-1)。两性霉素 B 共治疗 74d,达到治疗总量 3g,之后改为泊沙康唑序贯治疗,400mg 2 次 /d 口服,经抗真菌和手术治疗,右眼红肿突出明显减轻(图 76-2D,彩图见文末彩插)。2019 年 4 月 11 日查头颈部 CTA 显示右侧颈内动脉瘤,而发病初的头颅 MRA 未见动脉瘤,因此考虑毛霉菌感染所致,未予特殊处置。最终诊断:①右侧眶尖综合征;②右侧海绵窦血栓形成(cavernous sinus thrombosis,CST);③右侧眶内感染;④脑脓肿;⑤右侧鼻窦炎;⑥右侧颈内动脉动脉瘤;⑦膜性肾病、肾综合征;⑧类固醇性糖尿病。

预后:患者出院后坚持口服泊沙康唑 400mg,2 次 /d,6 个月后随访,患者右眼球无红肿,球结膜无水肿,睁眼仍困难,复查头颅 MRI 显示脓肿消失(图 76-1F、图 76-1G、图 76-1H)。出院后泊沙康唑服用 10 个月后停药,右眼仍睁眼困难,右眼球可稍外展,能参加工作。

【讨论】

单侧眼球突出在临床工作中病因比较复杂,包括肿瘤性、血管性、感染性等,患者往往首先就诊于眼科。一项纳入 38 例眼球突出患者的临床研究病因分析显示,良性肿瘤 25 例(65.79%),恶性肿瘤 2 例(5.26%),颈内动脉海绵窦瘘 10 例(26.32%),脑膜脑膨出 1 例(2.63%),说明感染性原因可能并不常见。感染性病因一般伴有发热和眼部红肿,其中常见的疾病是海绵窦血栓形成(CST),此病发病率不高,但是能危及生命,主要见于鼻窦炎,还可见于单侧中耳和乳突感染、面部感染、口腔感染等头颈部感染。海绵窦的解剖特点是展神经从海绵窦中间穿过,紧邻颈内动脉,而动眼神经、滑车神经、三叉神经第一支和第二支均在海绵窦外侧壁通过,当海绵窦发生血栓时,可以出现头痛、病变侧突眼、眼球运动障碍,无视力障碍,头颅 MRI 直接征象是海绵窦的扩张和充盈缺损,间接征象是眼上静脉扩张,眼球突出以及海绵窦边界的硬膜增强。眶尖是眼眶四壁的后方交汇点,重要的结构包括内侧的视神经、眼动脉和外侧眶上裂内侧的动眼神经、滑车神经、展神经和眼神经。眶尖综合征除了会导致头痛、眼球运动障碍外,还会导致视力障碍,这也是区别于海绵窦综合征的特点。本例患者既有动眼神经、滑车神经、展神经、三叉神经受累,又有视神经受累,所以病变不仅累及海绵窦,还累及眶尖。对于 CST 病因的诊断尤其重要,引起 CST 的病原菌主要是金黄色葡萄球菌,其次是链球菌、肺炎球菌、嗜血杆菌、假单胞菌,少数为真菌感染,如毛霉菌。毛霉菌性 CST 非常少见,此病的诊断和治疗极具有挑战性。

毛霉菌病的诊断极其困难,需要组织病理学检查确诊,毛霉菌很少能从血液、脑脊液、痰、尿、粪便培养出来。临床中常用的 G 试验和 GM 试验对毛霉菌感染的灵敏度和特异度也低,常呈阴性结果。基因二代测序,可对病原体的序列数、覆盖度等进行定量分析。本例患者早期没有确诊,以至于病变侵袭到颅内形成脑脓肿,延误的原因考虑为:①患者本人没有足够重视;②多次腰穿脑脊液细菌、真菌培养均为阴性;③确诊需要病理组织学检查;④临床医生对毛霉菌病认识不足。

毛霉菌病主要是由毛霉菌目中的条件致病菌感染所致,据报道有超过 25 种毛霉菌能感染人类。在发达国家,毛霉菌病比较罕见,主要见于血液系统恶性肿瘤的患者,而相比较而言,在发展中国家,尤其是印度,此病比较常见,发病率高达 14/100 000,主要见于糖尿病和外伤的患者。毛霉菌感染后病死率高,鼻脑毛霉病的病死率为 25%～62%,而播散性毛霉病的病死率为 90%～100%。本例患者存在肾病综合征、类固醇性糖尿病,免疫力低下而导致右侧鼻和眼眶毛霉菌感染,毛霉菌性海绵窦血栓形成,感染甚至侵犯右侧额叶形成脑脓肿,引起患者神经精神症状的出现,这些都体现了毛霉菌感染的侵袭性和多脏器受累的特征。毛霉菌特别容易侵犯血管,导致毛霉菌血栓形成,罕见毛霉菌动脉瘤形成,而本例患者毛霉菌感染侵犯到颈内动脉海绵窦段,损害动脉管壁形成毛霉菌性动脉瘤。

毛霉菌病的治疗是基于多学科协作的治疗,包括逆转或停止潜在的诱发因素,尽早应用最佳剂量的活性抗真菌药物,完全清除所有感染组织和使用各种辅助疗法。本例患者之所以预后良好,关键取决于以下几点:①通过基因二代测序和病理活检精准诊断毛霉菌病;②充分的抗真菌药物精准治疗,基因二代测序及腰穿脑脊液检查用于疗效的评估;③基础疾病的有效控制;④多学科的合作,特别是先后经过 5 次耳鼻喉科鼻内窥镜下脓肿清除及鼻窦腔清洗术,控制感染的蔓延及加重。

【专家点评】

毛霉菌感染并不少见,但是诊断和治疗存在极大的困难。糖尿病或免疫力低下的患者出现脑神经麻痹、复视、鼻部疼痛、突眼、眶周肿胀、眶尖综合征等症状、体征时,要想到鼻脑毛霉病的可能。由于毛霉菌培养的阳性率比较低,所以早期病变组织、体液基因二代测序或病变组织病理活检至关重要。治疗上需要多学科协作,才能降低患者的病死率。

（编者:段建钢　点评专家:朱继红）

病例 77 "健康"青年的反复肠梗阻

——经多见广，温故知新

【病历摘要】

患者，男性，39岁。主因"突发腹痛伴恶心、呕吐4h"于2019年1月17日8:42入院。患者4h前晚餐进食自制比萨后突然出现腹痛，伴腹胀，伴恶心、呕吐，呕吐物为胃内容物，停止肛门排气排便。无发热，无腹泻。休息后无缓解，来诊。

既往史：反复发作肠梗阻15年，起初为7~12个月发作1次，目前间隔3~4个月发作1次。过敏性鼻炎14年。否认外伤史和手术史。

入院查体：体温36.8℃，血压131/92mmHg，心率90次/min，呼吸频率19次/min。体形偏瘦。神清语利，急性面容，口唇无明显发绀，两肺呼吸音清，两肺未闻及干湿啰音，心律齐，心率90次/min，各瓣膜听诊区未闻及明显杂音，腹部明显膨隆，脐周有压痛，无反跳痛，肠鸣音弱，双下肢无水肿。

急诊给予禁食水、胃肠减压、肥皂水灌肠、补液、抗感染、营养支持等治疗，化验血常规、急诊生化、乳酸、凝血全项和腹部CT，结果显示，血常规：WBC $20.35×10^9$/L，NE% 87%，HGB 181g/L，PLT $238×10^9$/L。急诊生化：TBIL 23.6μmol/L，DBIL 8.5μmol/L，GLU 9.66mmol/L，CO_2 17.9mmol/L，CRP 5.5mg/L，BUN及CRE正常。乳酸4.91mmol/L。凝血全项：D-二聚体1 950ng/mL。心电图大致正常。腹部CT提示：小肠管扩张，腔内充满液体影，内见气液平面，符合小肠梗阻表现（图77-1）。

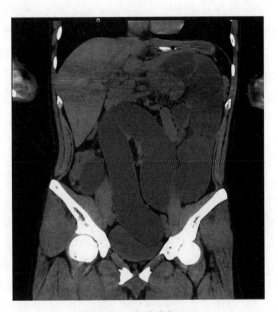

图77-1 来诊腹部CT
腹部CT示小肠管扩张，腔内充满液体影。

【分析】

该患者小肠梗阻的诊断是明确的，在给予禁食水、胃肠减压、肥皂水灌肠、补液、抗感染、营养支持等保守治疗后症状也很快缓解，抽血化验也较前好转。

我们重点询问了该患者的生活方式和饮食习惯。该患者不吸烟、不饮酒。每周≤1次在餐馆吃饭。口味清淡。每天坚持摄入奶制品、坚果、全麦等含钙食品。主要摄入的油类是花生油。每天摄入土豆、白面、大米等淀粉类食品。每天摄入不少于1~2个苹果。肉类摄入，以红色肉类（牛、猪、羊）为主。每周不少于150min有氧运动。平均每天走5km，每周打1次羽毛球，2h/次。可以看出，患者生活方式看起来还比较健康，不存在暴饮暴食。

就是这样一个生活这么健康的中年男性,反复肠梗阻发作居然有 15 年之久,导致患者从年轻时就开始发生肠梗阻的原因是什么呢?

在本病例中,患者既往无外伤史和手术史,使得我们不倾向考虑患者的肠梗阻的反复发作是由于粘连引起的。

在查阅国内外相关文献后,我们发现小肠梗阻最常见的发病原因是粘连,其次是克罗恩病和肿瘤。国外一项回顾性研究显示,小肠梗阻患者中,有 74% 的患者是由于粘连引起,7% 的患者是由克罗恩病造成,5% 的患者是由于肿瘤引起的,2% 的患者是由于疝引起的,1% 的患者由放射线引起,其他混杂的因素引起的占 11%。与其他病因引起肠梗阻的患者相比,克罗恩病引起肠梗阻的患者更为年轻。

结合该患者的病例特点,为了寻找患者肠梗阻反复发作深层次的原因,我们进一步完善了炎症性肠病抗体谱、抗中性粒细胞胞质抗体谱、抗核抗体谱、抗 ENA 抗体、补体、免疫球蛋白、类风湿因子、血清 IgG 亚类、血清免疫固定电泳、血清蛋白电泳、肿瘤标志物、T-SPOT 等检查,结果均未见异常。又进一步查了腹部的影像学检查,包括电子胃镜、电子结肠镜、电子小肠镜和腹部增强 CT+ 小肠重建。胃镜显示:慢性浅表性胃炎。结肠镜未见明显异常。小肠镜显示:所见小肠黏膜有增厚感,小肠绒毛缩短,有散在的片样的充血及糜烂,符合炎症性肠病表现。小肠活检病理提示:小肠黏膜慢性炎症,绒毛结构尚规则,灶性上皮内淋巴细胞增多。腹部增强 CT+ 小肠重建回报:十二指肠及空肠部分充盈不佳,肠壁增厚。结合患者的病史、查体、辅助检查结果及《炎症性肠病诊断与治疗的共识意见(2018年·北京)》,考虑该患者炎症性肠病的诊断可能性大,氨基水杨酸制剂是炎症性肠病患者治疗首先考虑的,建议患者服用美沙拉嗪来控制小肠内的炎症,嘱患者慎食海鲜、忌刺激性食物,少食油腻食物。定期复查肠镜检查。

【讨论】

急性小肠梗阻是急诊科常见的疾病,对于频繁反复发作的小肠梗阻我们需要寻找其背后的原因。该病例中由于完善了胃镜、小肠镜、结肠镜及实验室检查,最后找出了其反复发作肠梗阻的背后原因——炎症性肠病。

关于炎症性肠病的诊断我们参考的是《炎症性肠病诊断与治疗的共识意见(2018年·北京)》。该共识指出:克罗恩病缺乏诊断的"金标准",需结合临床表现、实验室检查、内镜检查、影像学检查和组织病理学检查进行综合分析,在排除感染性和其他非感染性结肠炎的基础上进行诊断。若诊断存疑,应在一定时间(一般是 6 个月)后进行内镜及病理组织学复查。

对于炎症性肠病导致的肠梗阻,我们急诊科医生似乎关注得还不够。其实炎症性肠病,尤其是克罗恩病的并发症中,肠梗阻最常见。其次是腹腔内脓肿,偶可并发急性穿孔、大量便血或癌变。温习了国外文献和查阅 UpToDate 数据库后,我们发现,出现复发性部分性小肠梗阻的并发症,属于中重度克罗恩病(高危)。除存在肠粘连的患者外,克罗恩病相关性肠梗阻发病机制为非绞窄性。静脉补液、胃肠减压和肠外营养等内科治疗措施通常有效,且可在 24~48h 内起效。克罗恩病相关性肠梗阻,应注意区分炎症活动引起的功能性痉挛与纤维狭窄引起的机械性梗阻。显然该例患者情况符合中重度克罗恩病(高危),需要重视炎症性肠病方面的基础治疗,而不只是每次单纯缓解小肠梗阻的问题。

炎症性肠病的治疗目标是诱导并维持临床缓解以及黏膜愈合,防治并发症,改善患者生命质量。加强对患者的长期管理。从治疗上说,炎症性肠病是分度进行的,也就是说程度不同,治疗方法也不相同。

轻度炎症性肠病治疗选用氨基水杨酸制剂、糖皮质激素；中度炎症性肠病治疗选用氨基水杨酸制剂、糖皮质激素、硫嘌呤类药物、英夫利西单抗；重度炎症性肠病治疗需住院评估，综合治疗。

UpToDate 数据库显示，中重度克罗恩病（高危）推荐降阶治疗，采用生物制剂［即抗肿瘤坏死因子（tumor necrosis factor, TNF）药物］联合硫基嘌呤类药物。这种方案称为联合治疗，其目标是诱导和维持缓解。一旦获得缓解，则在 6～12 个月后进行回肠结肠镜检查。采用抗 TNF 药物或免疫调节剂进行维持治疗的最佳疗程尚不清楚，但许多中至重度克罗恩病患者需要使用至少 1 种药物终身治疗。

对于大多数通过联合治疗获得临床、内镜下和组织学缓解的患者，推荐继续使用生物制剂进行维持治疗。虽然生物制剂将无限期持续使用，但计划在 1～2 年后停用硫基嘌呤类药物。在降低硫基嘌呤类药物的治疗强度之前，需行回结肠检查来确认黏膜愈合和组织学缓解，并通过检测抗 TNF 药物的谷浓度来确认抗 TNF 药物达到最佳药物浓度。

【专家点评】

临床上由于粘连原因导致的反复肠梗阻经常能见到。对于炎症性肠病导致的反复肠梗阻发作，急诊科医生就显得有一些陌生。从最新的流行病学调查数据来看，炎症性肠病的发生率有上升趋势，需引起我们的重视。临床工作中要避免临床思维的僵化，该病例诊治体现了急诊临床思维的重要性，从不能解释的反复小肠梗阻入手，通过查阅文献和完善相关检查找到了临床诊断的突破点。

（编者：郭志中　点评专家：朱继红）

病例78 新冠疫情期间的发热、喘憋伴肺部阴影
——情理之中,意料之外

【病历摘要】

患者,女性,14岁,学生。主因"发热6d,胸闷喘息1d"与2020年2月26日20:00来诊。

患者6d前受凉后出现发热,体温最高39.2℃,无畏寒、寒战,无咳嗽、流涕,自服退热药物后体温仍反复升高。4d前出现呕吐,间断心前区疼痛,至外院就诊,诊断"发热、支气管炎、尿路感染、急性胃炎、病毒感染",外院新型冠状病毒核酸检测阴性除外新型冠状病毒肺炎,给予口服"奥司他韦"及输液对症治疗,症状无明显好转,出现食欲减退、乏力、全身酸痛。1d前出现胸闷伴呼吸急促,再次于外院就诊,给予口服"双黄连口服液及头孢地尼"1次,胸部CT示肺炎,仍感喘憋加重,平静时即感喘憋,随即转入我院。

既往体健,新型冠状病毒肺炎的流行病学史(-)。无过敏史。

入院查体:体温36.0℃,脉搏134次/min,呼吸频率21次/min,血压98/66mmHg,两肺闻及散在湿啰音,心音低钝,可闻及奔马律,各瓣膜听诊区未闻及杂音,无心包摩擦音。腹平坦,肝脾肋下未触及,叩诊呈鼓音,移动性浊音阴性,肠鸣音无亢进或减弱,未闻及血管杂音,四肢末梢凉。

入院辅助检查,血气分析:pH 7.245,PCO$_2$ 40.9mmHg,BE -8.9mmol/L,HCO$_3^-$ 16mmol/L,LAC 8.0mmol/L。CRP 57mg/L。血常规:WBC 17.8×10^9/L,RBC 5.21×10^{12}/L,HGB 114g/L,PLT 323×10^9/L,NEUT 14.01×10^9/L,LY 3.02×10^9/L。心肌标志物:CKMB 11.7ng/mL,TnI 7.76ng/mL,NT-proBNP 28 455ng/L。生化:AST 245.2U/L,ALT 254.8U/L,LDH 760.2U/L,K$^+$ 4.42mmol/L,Na$^+$ 128.2mmol/L,Cl$^-$ 95.6mmol/L,Ca^{2+} 2.11mmol/L。凝血分析:PT 14.2s,INR 1.28,FIB 2.75g/L,APTT 35.5s。甲、乙型流感病毒抗原检测阴性,新型冠状病毒核酸检测阴性。心脏彩色多普勒超声示左心增大,二尖瓣、三尖瓣反流(均少量),心包积液(少量),左室收缩功能减低(LVEF 36%)。胸部CT回报"两肺感染性病变,请结合实验室检查及病原学检查;心包积液,右侧游离性胸腔积液,左侧肺底积液"(图78-1)。

【分析】

患者为年轻女性,于新冠疫情期间因"发热、喘憋"来诊,外院胸部CT以及我院CT均存在渗出影,不能完全区分肺水肿与肺部感染,并不能除外病毒性肺炎。在患者生命体征不稳定的情况下,无法将患者送入发热门诊等特定区域进行筛查。为保证正常的诊治,同时出于对潜在新型冠状病毒感染风险的考虑,将患者暂时放置于急诊抢救室隔离间,并于第一时间完善新型冠状病毒核酸检测。

此患者为年轻女性,急性病程。早期以发热、呕吐、腹泻等上呼吸道、消化道症状为主要临床表现,此后病情迅速进展,出现喘憋、血压下降。结合患者症状以及实验室检查结果,考虑患者为心力衰竭所致喘憋、肺水肿,合并肺部感染,暂无法分辨细菌性或病毒性肺

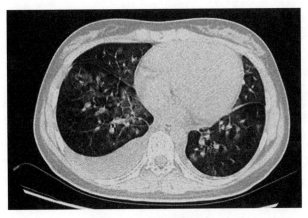

图78-1　患者急诊胸部CT
胸部CT提示两肺弥漫渗出影。

部感染。考虑患者年龄、心脏超声等临床特征,暂不考虑冠心病、急性心肌梗死、应激性心肌病或扩张型心肌病所致心力衰竭。结合患者存在可能的肺部感染,考虑患者诊断为暴发性心肌炎、心源性休克及呼吸衰竭。在急诊给予心电监测,储气囊面罩吸氧(10L/min),多巴胺(10μg/kg·min)泵入增加心排血量,严格控制入量,适当托拉塞米减轻前负荷,给予亚胺培南/西司他丁0.5g每8小时1次静脉滴注抗感染,及更昔洛韦0.25g 1次/d静脉滴注抗病毒。

　　但患者病情仍继续恶化,喘憋不缓解,不能平卧,心率可达150次/min以上,SpO_2低于90%。根据各暴发性心肌炎指南以及共识,此时应使用各项生命支持治疗,但我院急诊无ECMO等支持设备,联系多家医院,于2月28日转入首都医科大学附属北京儿童医院儿科重症监护病房,立即给予气管插管接呼吸机辅助通气(模式为压力调节容量控制通气,FiO_2 100%,PEEP 8cmH$_2$O,频率20次/min,潮气量420mL),给予咪达唑仑和丙泊酚镇静、芬太尼镇痛、罗库溴铵肌松,给予多巴酚丁胺(10μg/kg·min)持续泵入,并给予磷酸肌酸钠和左西孟旦治疗,行右侧颈动-股静脉切开置管、ECMO体外氧合治疗(ECMO初设值:氧气流量2.5L/min,浓度100%,转速3 500r/min,流量3.6L/min),给予甲泼尼龙1g 1次/d共3d冲击治疗,给予丙种球蛋白30g 1次/d共3d免疫调节治疗。

　　3月6日自身抗体结果回报抗核抗体1∶1 280,抗核糖核蛋白抗体强阳性,诊断混合型结缔组织病,给予血浆置换5次(3月3—7日),后患者血压、心率、血氧饱和度稳定,撤出ECMO,拔除气管插管,于3月16日转入风湿科病房,并给予第2轮甲泼尼龙冲击治疗3d(3月16—18日),后改给予泼尼松20mg 3次/d口服,并给予环磷酰胺0.4g/次、1次/周静脉滴注抑制免疫,其间患者出现淀粉酶升高,给予禁食水和乌司他丁后患者淀粉酶逐渐下降,无明显腹痛症状,并于4月3日出院,出院主要诊断:混合性结缔组织病(mixed connective tissue disease, MCTD),暴发性心肌炎,心源性休克,心源性肺水肿,呼吸衰竭,肺炎,心包积液,急性胰腺炎等。后规律于首都医科大学附属北京儿童医院随诊。

【讨论】

　　暴发性心肌炎是心肌炎最为严重和特殊的类型。在马尔堡心肌炎登记册中,有超过1 000例心肌炎患者,只有2.5%表现为暴发性表型;心肌炎住院患者中,约有30%的患者被认为是暴发性心肌炎;儿科患者中,超过1/3的患者被诊断为暴发性心肌炎。该病起病急骤,进展极其迅速,一旦怀疑或拟诊本病,须全力救治,帮助患者度过危险期。由于暴发性心肌炎随机研究资料极少,目前尚无规范的救治方案。《成人暴发性心肌炎诊断与治疗中国专家共识》提出按照"以生命支持为依托的综合救治方案"进行救治。

混合性结缔组织病(MCTD)是 1972 年 Sharp 等提出的一种新的自身免疫病,其特征为临床具有类似于多种自身免疫病的混合性表现,并有血清学高滴度斑点型抗核抗体和抗 U_1 核糖核蛋白抗体,具有心血管、肺、肾、关节、消化系统多器官损害为主的临床特点。早在 1985 年,Kaplan 报道了 MCTD 患者出现心肌损害,给予激素治疗后症状好转。此后,也有多篇文献介绍了 MCTD 患者合并心肌损害的病例,也有 MCTD 合并暴发性心肌炎应用主动脉内球囊反搏成功救治的案例,提示自身免疫病也可作为心肌炎以及暴发性心肌炎病因。

通过此病例,应提升临床医生对于暴发性心肌炎的认识,尤其是非病毒感染导致的暴发性心肌炎。在此,我们来探讨一下该病的诊治思路。

(1)病毒感染为急性心肌炎以及暴发性心肌炎主要病因,但应重视其余的可能病因,如有毒物质(可卡因、乙醇、重金属等),自身免疫病(变应性肉芽肿性血管炎、川崎病、系统性红斑狼疮、炎症性肠病等),药物不良反应(蒽环类药物、头孢菌素、利尿剂、青霉素、苯妥英钠、磺胺类药物、四环素等)所致暴发性心肌炎。此外,暴发性心肌炎进展快、病情危重、早期病死率高,应尽快识别病因,并进行相应病因治疗。

(2)暴发性心肌炎缺乏特异性指标,急骤发作且伴有严重血流动力学障碍的心肌炎症性疾病考虑为暴发性心肌炎,此病一般作为临床诊断而非组织学或病理学诊断,当存在明显病毒感染前驱症状,此后迅速出现严重血流动力学障碍、各项检查显示心肌严重受损、弥漫性室壁运动减弱时,排除冠心病急性心肌梗死、应激性心肌病等引起心力衰竭的疾病后,即可临床诊断暴发性心肌炎。

(3)病毒感染是引发病毒性心肌炎病理过程的始动因素,抗病毒治疗对病毒引起的暴发性心肌炎转归有益,且病毒侵犯、复制及心肌直接损伤均发生于疾病早期,故应尽早行抗病毒治疗。但是早期病毒感染症状与早期心力衰竭以及心肌炎症状如发热、腹泻、呕吐、胸闷难以区分,诊治初期难以获得病毒感染以及其他病因(如血药浓度检查、自身抗体)的证据,但考虑病毒感染为绝大部分心肌炎病因,且暴发性心肌炎病情危重、进展快,在缺乏病因诊断的情况下仍应尽早行抗病毒治疗。

(4)糖皮质激素具有抑制免疫反应、抗炎、抗休克、抗多器官损伤等多种作用,可消除变态反应,抑制炎性水肿,减轻毒素和炎症因子对心肌的不良影响。但糖皮质激素可能导致病毒复制增加,理论上应避免在病毒复制和病毒直接损伤阶段使用,应在病毒介导免疫损伤阶段使用,但对于暴发性心肌炎,病毒复制阶段短而免疫损伤发生早且后果严重,故应早期、足量使用。而对于其他原因导致的暴发性心肌炎,更应及早使用糖皮质激素,以减轻炎症对心肌的损害。

(5)生命支持治疗是暴发性心肌炎"以生命支持为依托的综合救治方案"的重点,升压药物、强心剂以及儿茶酚胺等药物治疗是在缺乏生命支持治疗条件时的次选方案或为生命支持治疗准备期过度治疗措施。通过生命支持使心脏得到休息,进而在系统治疗情况下恢复心脏功能,故应尽早使用如 ECMO、主动脉内球囊反搏以及无创、有创呼吸支持。

(6)应用血液净化治疗暴发性心肌炎主要为去除毒素和细胞因子抗体,减轻心脏负荷,维持水、电解质及酸碱平衡。此外,血浆置换治疗是一种替换患者体内含致病因子的血浆,并利用相同数量的置换液回输进患者体内的治疗方式,对于自身免疫病有良好的治疗效果,对于如系统性红斑狼疮等自身免疫病所致暴发性心肌炎也有成功救治的案例。对于本例患者，因 MCTD 导致暴发性心肌炎，应用 ECMO 联合血浆置换成功治疗，仍为首次报道。

【专家点评】

　　暴发性心肌炎为临床少见的急危重症，临床医生必须及早识别，积极救治，应用 ECMO 等体外循环设备进行以生命支持治疗为主的综合性治疗。此外，此例患者最终诊断为 MCTD 导致暴发性心肌炎，但是患者早期存在发热、呕吐、腹泻等症状，虽然在此后检查结果中无直接病毒感染证据，仍需要考虑病毒感染作为始动因素导致 MCTD 进而引起自身免疫病导致暴发性心肌炎，或是因始发 MCTD 而导致免疫功能下降进而导致暴发性病毒性心肌炎，孰为因果虽已无法追查，但在临床工作中仍需思考全面，不能遗漏可能的病因。

（编者：宣靖超　点评专家：李春盛）

附录1 常用实验室检查指标中英文名称及参考值

>>>>>>>>>>>>>>>>>>

中文名称	英文简称	参考值	单位
白细胞计数	WBC	3.5～9.5	$\times 10^9/L$
中性粒细胞百分比	NE%	40～75	%
中性粒细胞绝对数	NEUT	1.8～6.3	$\times 10^9/L$
淋巴细胞百分比	LY%	20～50	%
淋巴细胞绝对数	LY	1.1～3.2	$\times 10^9/L$
红细胞计数	RBC	4.3～5.8	$\times 10^{12}/L$
血红蛋白	HGB	130～175	g/L
红细胞比容	HCT	40～50	%
网织红细胞绝对值	Ret	0.024～0.084	$\times 10^6/\mu L$
网织红细胞百分比	Ret%	0.5～1.5	%
血小板计数	PLT	125～350	$\times 10^9/L$
钠	Na^+	137.0～147.0	mmol/L
钾	K^-	3.5～5.3	mmol/L
氯	Cl^-	99.0～110.0	mmol/L
钙	Ca^{2+}	2.2～2.65	mmol/L
无机磷酸盐	IP	0.81～1.45	mmol/L
血糖	GLU	3.3～6.1	mmol/L
二氧化碳	CO_2	22.0～29.0	mmol/L
血尿素氮	BUN	2.8～7.2	mmol/L
肌酐	CRE	59～104	$\mu mol/L$
尿酸	UA	208～428	$\mu mol/L$
丙氨酸转氨酶	ALT	9～50	U/L
天冬氨酸转氨酶	AST	15～40	U/L
γ-谷氨酰转肽酶	GGT	10～60	U/L
碱性磷酸酶	ALP	45～125	U/L
乳酸脱氢酶	LDH	109～245	U/L
α-羟丁酸脱氢酶	α-HBDH	72～182	U/L
肌酸激酶	CK	56～244	U/L

续表

中文名称	英文简称	参考值	单位
总蛋白	TP	65～85	g/L
白蛋白	ALB	40～55	g/L
总胆红素	TBIL	3.0～21.0	μmol/L
直接胆红素	DBIL	0.0～7.0	μmol/L
间接胆红素	IBIL	1.7～10.2	μmol/L
总胆固醇	TC	2.9～6.2	mmol/L
高密度脂蛋白胆固醇	HDL-C	1.03～1.55	mmol/L
低密度脂蛋白胆固醇	LDL-C	1.9～4.1	mmol/L
甘油三酯	TG	0.45～1.7	mmol/L
总胆汁酸	TBA	0.1～10.0	μmol/L
脂肪酶	LPS	13～60	U/L
血淀粉酶	AMY	28～100	U/L
凝血酶原时间	PT	10～13	s
凝血酶原活动度	PTA	70～140	%
国际标准化比值	INR	0.8～1.2	
纤维蛋白原	FIB	2～4	g/L
活化部分凝血活酶时间	APTT	25.4～38.4	s
纤维蛋白降解产物	FDP	0～5	μg/mL
D-二聚体	D-Dimer	0～250	ng/mL
凝血酶时间	TT	16～18	s
肌红蛋白	MYO	0～107	ng/mL
肌酸激酶同工酶MB	CKMB	0～4.3	ng/mL
		0～25	U/L
肌钙蛋白	TnI	0.01～0.023	ng/mL
B型钠尿肽	BNP	0～100	pg/mL
氨基末端脑钠肽前体	NT-proBNP	300～1 800	ng/L
血二氧化碳分压	PCO_2	35～45	mmHg
血氧分压	PO_2	95～100	mmHg
血氧饱和度	SaO_2	95～98	%
标准碳酸氢盐	SB	22～27	mmol/L
实际碳酸氢盐	HCO_3^-	22～27	mmol/L
剩余碱	BE	0±2.3	mmol/L
乳酸	LAC	0.5～1.6	mmol/L
阴离子间隙	AG	8～16	mmol/L
游离三碘甲腺原氨酸	FT_3	3.5～6.5	pmol/L
游离甲状腺素	FT_4	11.45～23.17	pmol/L
三碘甲状腺原氨酸	T_3	60～180	ng/dL

续表

中文名称	英文简称	参考值	单位
甲状腺素	T_4	3.2~12.6	μg/dL
促甲状腺激素	TSH	0.55~4.78	μIU/mL
癌胚抗原	CEA	0~4.7	ng/mL
糖类抗原 12-5	CA12-5	0~35	U/mL
糖类抗原 15-3	CA15-3	0~25	U/mL
糖类抗原 19-9	CA19-9	0~39	U/mL
细胞角蛋白 19 片段	CYFRA21-1	<3.3	ng/mL
神经元特异性烯醇化酶	NSE	0~16.3	ng/mL
胃泌素释放肽前体	ProGRP	0~65.7	pg/mL
鳞癌相关抗原	SCC	<1.5	μg/L
组织多肽抗原	TPA	<130	U/L
免疫球蛋白 A	IgA	0.82~4.53	g/L
免疫球蛋白 G	IgG	7.2~16.8	g/L
免疫球蛋白 M	IgM	0.46~3.04	g/L
补体 C_3	C_3	0.79~1.52	g/L
补体 C_4	C_4	0.16~0.38	g/L
类风湿因子	RF	0~20	IU/mL
抗链球菌溶血素 O	ASO	0~116	IU/mL
抗核抗体	ANA	<1∶40	
抗中性粒细胞胞质抗体	ANCA	阴性	
降钙素原	PCT	<0.5	ng/mL
红细胞沉降率	ESR	0~20	mm/h
C 反应蛋白	CRP	0~10	mg/L
血氨		<60	μmol/L
铁蛋白	Fer	13~150	ng/mL
维生素 B_{12}	VB_{12}	240~900	pg/mL
叶酸	FOL	4.2~19.9	ng/mL
血清铁	SI	8.95~30.0	μmol/L
总铁结合力	TIBC	37.6~69.8	μmol/L
不饱和铁结合力	NIBC	31~51	μmol/L
血浆游离血红蛋白	FHb	0~40	mg/L
结合珠蛋白	Hp	36~195	mg/dL
转铁蛋白	TRF	2.02~3.36	g/L
24h 尿蛋白总量		<0.15	g/24h

续表

中文名称	英文简称	参考值	单位
尿 α₁ 微球蛋白	α1-MG	10～20	mg/L
尿比重	SG	1.003～1.030	
尿酸碱度	pH	4.5～8.0	
尿蛋白	PRO	阴性	
尿酮体	KET	阴性	
尿胆红素	BIL	阴性	
尿胆素原	UBG	阴性	
尿葡萄糖	GLU	阴性	
尿隐血	BLD	阴性	
尿亚硝酸盐	NIT	阴性	
尿红细胞		0～3	/HP
		0～14	/μL
尿白细胞		0～5	/HP
		0～11	/μL
脑脊液白细胞		0～8	$\times 10^6$/L
脑脊液蛋白		0.15～0.45	g/L
脑脊液葡萄糖		2.5～4.4	mmol/L
脑脊液氯化物		120～132	mmol/L
脑脊液压力		80～180	mmH₂O
左室射血分数	LVEF	50～70	%

附录2 常用缩略语表

>>>>>>>>>>>>>>>>>>>>>>>>>>>>>

AAS	acute aortic syndrome	急性主动脉综合征
ACTH	adrenocorticotropic hormone	促肾上腺皮质激素
ADH	antidiuretic hormone	抗利尿激素
AE	autoimmune encephalitis	自身免疫性脑炎
AIHA	autoimmune hemolytic anemia	自身免疫性溶血性贫血
AKI	acute kidney injury	急性肾损伤
APACHE	acute physiology and chronic health evaluation	急性生理学和慢性健康状况评价
APE	acute pulmonary embolism	急性肺栓塞
AQP4	aquaporin-4	水通道蛋白 4
ARDS	acute respiratory distress syndrom	急性呼吸窘迫综合征
CAP	community-acquired pneumonia	社区获得性肺炎
CASS	coronary artery spasm syndrome	冠状动脉痉挛综合征
CCB	calcium channel blocker	钙通道阻滞剂
CKD	chronic kidney disease	慢性肾脏病
CNS	coagulase-negative staphylococcus	凝固酶阴性葡萄球菌
CRRT	continuous renal replacement therapy	连续性肾脏替代治疗
CSFP	coronary slow flow phenomenon	冠状动脉慢血流现象
CST	cavernous sinus thrombosis	海绵窦血栓形成
CT	computed tomography	计算机断层扫描
CTA	computed tomography angiography	CT 血管成像
CTPA	computed tomographic pulmonary angiography	CT 肺动脉造影
CVP	central venous pressure	中心静脉压
DAH	diffuse alveolar hemorrhage	弥漫性肺泡出血
DIC	disseminated intravascular coagulation	弥散性血管内凝血
DVT	deep venous thrombosis	深静脉血栓形成
ECMO	extracorporeal membrane oxygenation	体外膜氧合
EICU	emergency intensive care unit	急诊重症监护病房
ELISA	enzyme linked immunosorbent assay	酶联免疫吸附试验
ESBL	extended-spectrum β-lactamase	超广谱 β - 内酰胺酶

ESC	European Society of Cardiology	欧洲心脏病学会
FTA-ABS	fluorescence treponemal antibody absorption test	荧光密螺旋体抗体吸收试验
FiO$_2$	fraction of inspired oxygen	吸氧浓度
GABA	γ-aminobutyric acid	γ - 氨基丁酸
GABA$_B$R	γ-aminobutyric acid type B receptor	γ - 氨基丁酸 B 型受体
GIST	gastrointestinal stromal tumor	胃肠道间质瘤
HLH	hemophagocytic lymphohistiocytosis	噬血细胞性淋巴组织细胞增生症
HP	hyperlipidemic pancreatitis	高脂血症性胰腺炎
HP	hypersensitivity pneumonitis	过敏性肺炎
HPS	hemophagocytic syndrome	噬血细胞综合征
HPVG	hepatic portal venous gas	肝门静脉积气
IABP	intra-aortic balloon pump	主动脉内球囊反搏
ICU	intensive care unit	重症监护病房
IPFI	invasive pulmonary fungal infection	侵袭性肺部真菌感染
ITP	immunologic thrombocytopenic purpura	免疫性血小板减少性紫癜
KDIGO	Kidney Disease：Improving Global Outcomes	改善全球肾脏病预后组织
LGI1	leucine-rich glioma inactivated 1	富含亮氨酸胶质瘤失活蛋白 1
LM	Listeria monocytogenes	单核细胞增生李斯特菌
LMV	lupus mesenteric vasculitis	狼疮性肠系膜血管炎
LVEF	left ventricular ejection fraction	左室射血分数
MAP	mean arterial pressure	平均动脉压
MCTD	mixed connective tissue disease	混合性结缔组织病
MDS	myelodysplastic syndrome	骨髓增生异常综合征
MELAS	mitochondrial encephalomyopathy with lactic acidosis and stroke-like episode	线粒体脑肌病伴高乳酸血症和卒中样发作
MEN	multiple endocrine neoplasia	多发性内分泌腺瘤病
MODS	multiple organ dysfunction syndrome	多器官功能障碍综合征
MRA	magnetic resonance angiography	磁共振血管成像
MRI	magnetic resonance imaging	磁共振成像
MRSA	methicillin resistant Staphylococcus aureus	耐甲氧西林金黄色葡萄球菌
NMDAR	N-methyl-D-aspartate receptor	N- 甲基 -D- 天冬氨酸受体
NMS	neuroleptic malignant syndrome	神经阻滞剂恶性综合征
NS	nephrotic syndrome	肾病综合征
PAP	painless acute pancreatitis	无痛性急性胰腺炎
PAS	pulmonary artery sarcoma	肺动脉肉瘤
PBC	primary biliary cirrhosis	原发性胆汁性肝硬化
PCIS	postcardiac injury syndrome	心脏损伤后综合征

PCR	polymerase chain reaction	聚合酶链反应
PEEP	positive end-expiratory pressure	呼气末正压
PES	postextubation stridor	拔管后喘鸣
PET/CT	positron emission tomography and computed tomography	正电子发射计算机体层显像
PICCO	pulse-indicated continuous cardiac output	脉搏指示连续心排血量监测
PMIS	postmyocardial infarction syndrome	心肌梗死后综合征
PTE	pulmonary thromboembolism	肺血栓栓塞症
qSOFA	quick sequential organ failure assessment	快速序贯器官功能衰竭评分
RPR	rapid plasma regain test	快速血浆反应素试验
rtPA	recombinant tissue-type plasminogen activator	重组组织型纤溶酶原激活物
RVT	renal venous thrombosis	肾静脉血栓形成
$ScvO_2$	central venous oxygen saturation	中心静脉血氧饱和度
SFTS	severe fever with thrombocytopenia syndrome	发热伴血小板减少综合征
SLE	systemic lupus erythematosus	系统性红斑狼疮
SLEDAI	systemic lupus erythematosus disease activity index	系统性红斑狼疮疾病活动度评分
SOFA	sequential organ failure assessment	序贯性器官功能衰竭评分
SpO_2	percutaneous arterial oxygen saturation	经皮动脉血氧饱和度
$S\overline{v}O_2$	oxygen saturation in mixed venous blood	混合静脉血氧饱和度
TCA	tricyclic antidepressant	三环类抗抑郁药
TIA	transient ischemic attack	短暂性脑缺血发作
TPHA	treponema pallidum hemagglutination assay	梅毒螺旋体血凝试验
TPPA	treponema pallidum particle agglutination test	梅毒螺旋体颗粒凝集试验
TRUST	tolulized red unheated serum test	甲苯胺红不加热血清试验
TTP	thrombotic thrombocytopenic purpura	血栓性血小板减少性紫癜
UL-vWF	ultra-large multimers of von Willebrand factor	超大分子量血管性血友病因子
USR	unheated serum regain test	不加热血清反应素试验
VDKC	voltage-gated potassium channel antibody	抗电压门控钾离子通道抗体
VDRL	Venereal Disease Research Laboratory test	性病研究实验室试验
VTE	venous thromboembolism	静脉血栓栓塞症

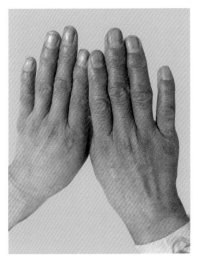

图 1-1 患者手背

手背皮肤粗糙，色素沉着，以关节处尤为明显。

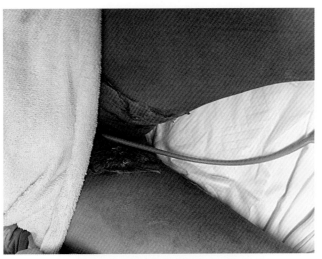

图 3-1 患者大腿内侧皮肤破溃

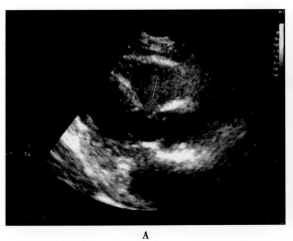

A

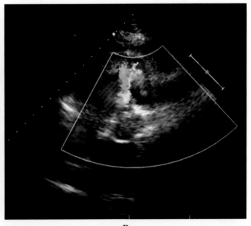

B

图 6-4 超声心动图

超声心动图示主动脉右冠状动脉窦局部呈瘤样向右室侧膨出。A. 右冠状动脉窦破口（箭头所示）；B. CDFI 示主动脉至右室流出道双期连续性左向右分流。

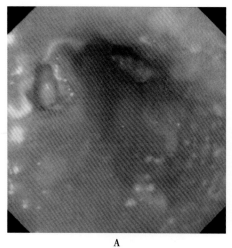 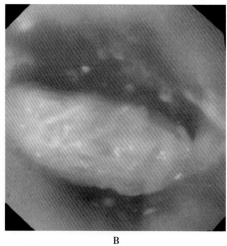

A   B

图 9-2 胃镜下所见食管异物

A.距门齿 30cm 所见；B.距门齿 33cm 所见。

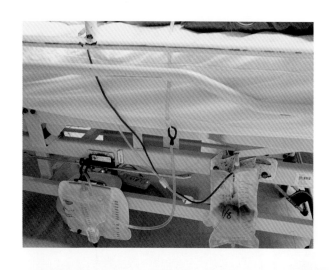

图 13-1 亚甲蓝试验

从尿管注入亚甲蓝后,腹腔引流袋迅速可见蓝色液体。

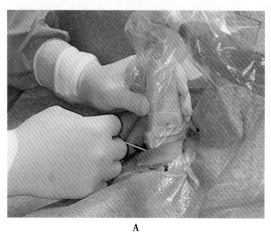 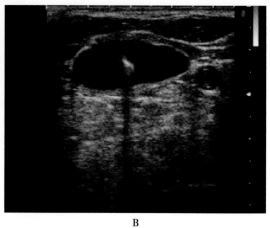

A   B

图 15-2 超声引导置入中心静脉导管

A.操作方法；B.可见穿刺针在血管内。

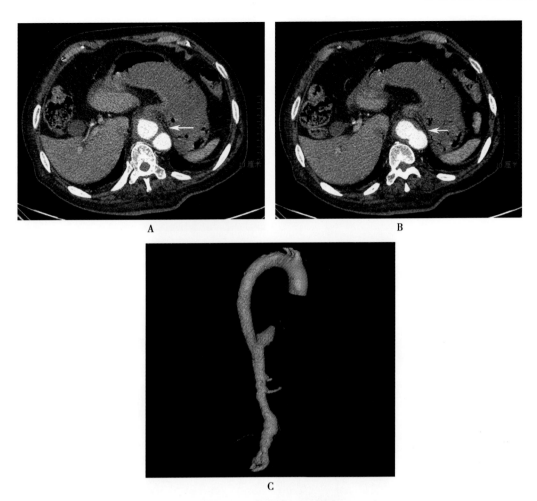

图 16-2 主动脉 CTA 检查

主动脉 CTA 示降主动脉假性动脉瘤。A. 食管肿物可见对比剂填充, 与下方腹主动脉密度一致, 提示腹主动脉假性动脉瘤（箭头所示）; B. 肿物逐渐与腹主动脉相连（箭头所示）; C. 主动脉重建背面观, 可见腹主动脉动脉瘤。

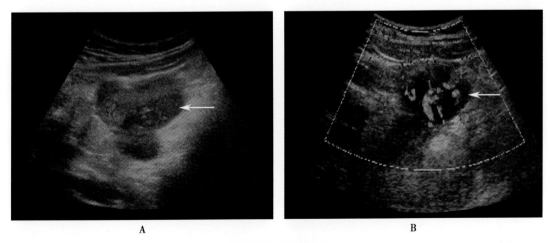

图 17-2 肠道超声

肠道超声示左下腹低回声肿物。A. 肿物呈分叶状（箭头所示）; B. 肿物血流丰富（箭头所示）。

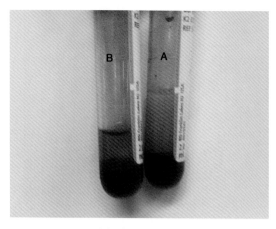

图 19-1　患者标本（A）与正常人（B）对照

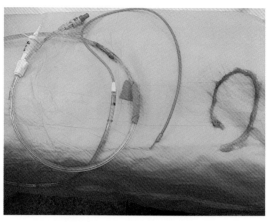

图 20-2　拔除的 1.5m 三腔引流管（左侧）及引起引流管堵塞的完整管状黏膜样物（右侧）

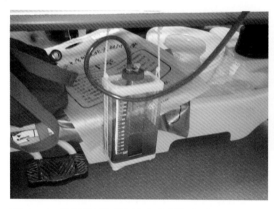

图 28-4　胸腔闭式引流引出大量褐色胸腔积液，含有食物残渣

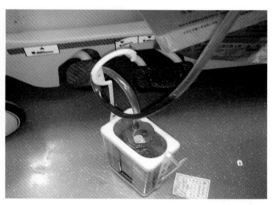

图 28-5　给予亚甲蓝口服后胸腔闭式引流管可见蓝色液体引出

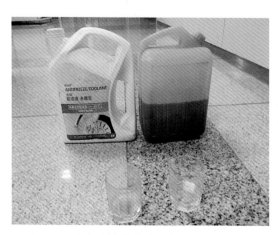

图 31-1　患者家的防冻液和存放酒的容器相似

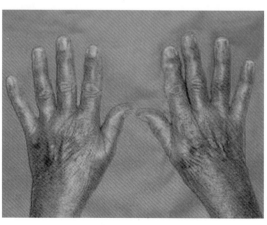

图 35-1　患者皮肤呈现古铜色

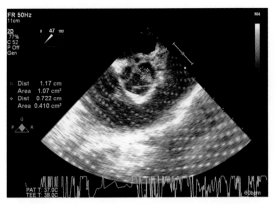

图 47-2　术中心脏彩色多普勒超声可见赘生物

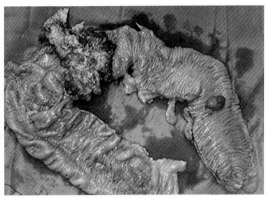

图 51-4　结肠切除标本

结肠脾曲环周菜花样肿物。

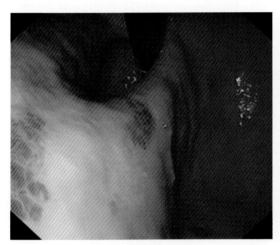

图 52-2　患者胃镜表现

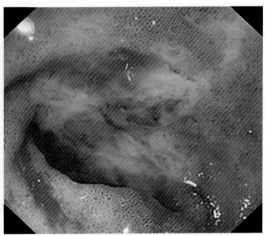

图 52-3　患者结肠镜表现

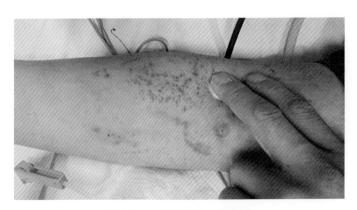

图 52-4　患者四肢皮肤紫癜

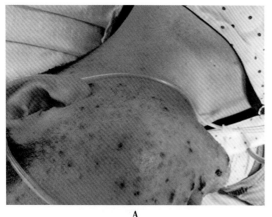
A

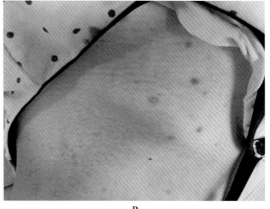
B

图 62-1　患者入院时面部和躯干的皮疹

A.面部的皮疹；B.躯干的皮疹。

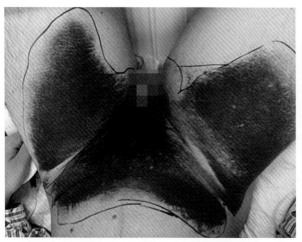

图 62-2　患者入院时下腹部和双侧大腿的巨大瘀斑

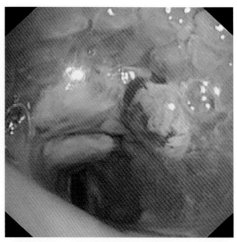

图 66-1　气管插管后气管镜检查所见

气管镜检查可见气管上段至声门下黏膜严重水肿，片状坏死，肉芽增生管腔狭窄。

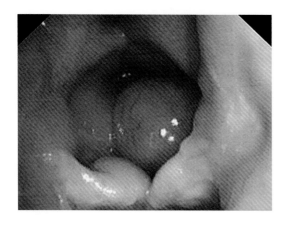

图 66-2　更换喉罩后气管镜检查所见

气管镜检查可见声门结构不清，声门前襞见球形结节。

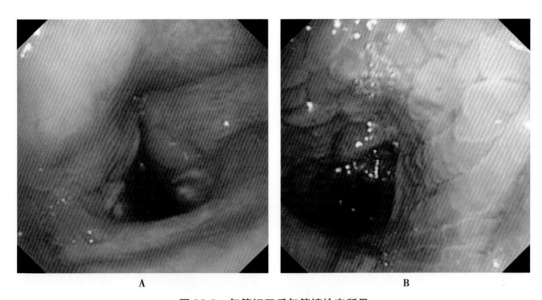

图 66-3　气管切开后气管镜检查所见
A. 双侧声带水肿,较前明显好转,双侧声带下角见片状坏死;B. 声门下气管上段黏膜明显水肿,前襞可见肉芽组织增生。

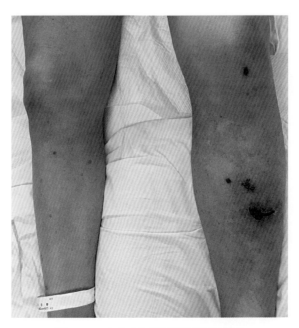

图 71-1　患者左下肢可见不规则结痂

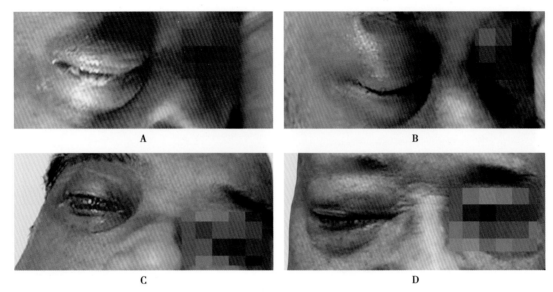

图 76-2　患者从治疗前到治疗后的右眼外观演变情况

A.患者外院住院时右眼部红肿,眼球明显突出;B.经两性霉素 B 治疗 24d 后右眼红肿,眼球突出较前改善;C.治疗期间右眼部红肿及眼球突出加重;D.经抗真菌和鼻内镜手术治疗后右眼红肿及眼球突出明显好转。

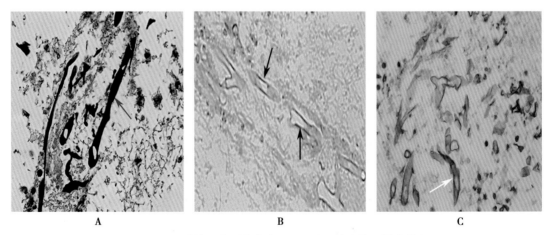

图 76-3　显微镜下右侧鼻窦内组织及分泌物中的毛霉菌菌丝

A.改良 Gomori 六胺银染色(Gomori methenamine silver staining, GMS)显示黑色的毛霉菌菌丝(红色箭头所示);B.过碘酸希夫染色(PAS)显示粉染无结构物质、壁厚,无隔膜,钝角分枝菌丝(黑色箭头所示);C.苏木精-伊红染色(hematoxylin-eosin staining, HE)显示干树枝样的菌丝(白色箭头所示)。放大倍数均为 200 倍。